影像护理专科规范教育
培 训 习 题

主 编 毛燕君 曾小红

科 学 出 版 社

北 京

内 容 简 介

本书是为影像护理人员提供的培训习题。内容包括医学影像护理管理和临床护理实践两个部分，其中医学影像护理管理介绍了影像科护理质量管理、影像科护理安全管理、影像科护理教学管理、影像科护理管理制度，临床护理实践介绍了X线特殊检查与造影检查护理、CT检查护理、MRI检查护理、数字减影血管成像护理、核医学检查护理等。本书题型多样，包括单项选择题、多项选择题和简答题，其中简答题以个案形式进行介绍，每一道题都引入最新指南及前沿的国内外文献和书籍来详细解答，以提高影像护理人员的专业水平，更好地为患者在影像检查前、中、后提供安全有效的护理措施。

本书为医学影像护理人员、新入职的规培护士、进修护士及实习护士提供参考，也可作为影像专科护士培训参考使用。

图书在版编目（CIP）数据

影像护理专科规范教育培训习题/毛燕君，曾小红主编. —北京：科学出版社，2022.10
ISBN 978-7-03-073383-2

Ⅰ.①影⋯ Ⅱ.①毛⋯②曾⋯ Ⅲ.①影像诊断－护理学－教育培训－习题集 Ⅳ.①R445-44②R47-44

中国版本图书馆CIP数据核字（2022）第188916号

责任编辑：高玉婷 / 责任校对：郭瑞芝
责任印制：赵 博 / 封面设计：龙 岩

科 学 出 版 社 出版
北京东黄城根北街 16 号
邮政编码：100717
http://www.sciencep.com

保定市中画美凯印刷有限公司 印刷
科学出版社发行 各地新华书店经销

*

2022 年 10 月第 一 版 开本：787×1092 1/16
2022 年 10 月第一次印刷 印张：20 3/4
字数：490 000

定价：138.00 元

编者名单

主　审　张　素　郑淑梅
主　编　毛燕君　曾小红
副主编　何晓华　周玉琛　吴燕燕　梁俊丽　刘雪莲　李　雪
编　委　（按姓氏汉语拼音排序）

毕燕方　南昌大学第一附属医院
陈　娜　南昌大学第一附属医院
陈琴蓝　浙江大学医学院附属第二医院
崔馨元　哈尔滨医科大学附属第二医院
丁香莲　中山大学附属第五医院
甘　娜　南昌大学第一附属医院
郭　灿　南昌大学护理学院
郭　林　哈尔滨医科大学附属第二医院
何晓华　南昌大学第一附属医院
洪　慧　南昌大学第一附属医院
黄红芳　广西医科大学第一附属医院
姜琳莉　江西省肿瘤医院
金　晶　南昌大学第一附属医院
李　雪　陆军特色医学中心
李　智　重庆医科大学附属第二医院
李玉梅　北京协和医院
梁俊丽　广西医科大学第一附属医院
林　芝　中山大学附属第一医院
刘　艳　中南大学湘雅三医院
刘佳驰　南昌大学第一附属医院
刘萍萍　南昌大学第一附属医院
刘雪莲　中山大学附属第三医院
毛燕君　同济大学附属上海市肺科医院
苏　琼　重庆医科大学附属第二医院

唐　慧　中南大学湘雅医院
陶　惠　哈尔滨医科大学附属第二医院
吴燕燕　上海长征医院
夏青霜　南昌大学第一附属医院
肖健华　南昌大学第一附属医院
肖依岚　中南大学湘雅医院
谢倩仪　中南大学湘雅三医院
许冰吟　重庆医科大学
许文华　中山大学附属第五医院
杨　黎　中南大学湘雅医院
杨　艺　南昌大学第一附属医院
杨喜贺　哈尔滨医科大学附属第二医院
曾小红　南昌大学第一附属医院
周玉琛　南昌大学第一附属医院
朱　丹　中山大学附属第三医院
朱常好　南昌大学第一附属医院

序

医学影像护理在医学影像学与专科护理的飞速发展下应运而生，并成为护理学的一个重要分支。近年来，影像设备日新月异，影像介入学科分支逐步精细化，而与之伴随的是影像护理人员队伍的不断壮大，临床工作对影像科护理工作的职责定位和专业要求越来越规范。培养高质量实用型影像护理人才，使其在专科领域发挥专业特长，已成为新时期医学影像护理发展面临的新课题。

医学影像学是汇聚 X 线、磁共振成像、计算机体层成像、超声、核医学、介入医学、肿瘤放射治疗等多种技术的影像诊断和治疗的综合性学科。成为一名合格的影像科专业护士，既要学习并掌握影像新动态，又要把临床护理与影像护理的理论、技术有机结合，真正实现影像护理与临床整体护理的无缝连接，因此，规范的理论学习和培训考核显得尤为重要。相信如果有一套针对医学影像护理的专科习题教材，医院各级护理管理者和影像科护士必视如珍宝。为此，我们集合了国内多名医学影像护理专家和经验丰富的教学骨干共同编写了《影像护理专科规范教育培训习题》一书。该书内容涵盖全面，难易程度适中，题型科学严谨，可作为医院新入职护士和影像专科护理日常教学培训考核的专用书籍，对医学影像护理工作者和管理人员的学习及工作提供了极好的参考与指导。

医学影像护理作为一门新兴的护理学科分支，以专科发展为引领，开展专科护士培训，提高专业技术水平，进一步推动医学影像护理学科建设和发展，为患者提供最优质的服务和最优化的检查，离不开影像护理工作者的努力和坚守。作为专业护理工作者，相信大家一定会抓住机遇和挑战，不断学习和更新理念，为建设一支优秀的影像护理专业人才队伍，为江西省护理事业高质量发展做出更大的努力！

江西省护理学会理事长

王莲琦

前　言

　　现代医学影像设备和技术处于快速发展阶段，在影像工作中对医学影像护理团队的要求也不断提升。因此，加强影像护理专科教育培训是保证影像护理质量的前提。我国缺乏系统性影像护理学教材，也没有针对影像护理专科教育培训习题指导方面教材，从而导致影像护理人员在"三基"培训中无从下手，影响其全面熟悉和掌握影像专业知识、提高专业能力及素质。

　　编者在总结多年医学影像护理教学工作经验基础上，将护理系统基础知识与医学影像专业学科特点相结合，并充分调研，查阅国内外医学影像护理方面指南、文献，汲取前沿信息，精心设计题目内容和题型。本书分为两篇，第一篇为医学影像护理管理，包括影像科护理质量管理、影像科护理安全管理、影像科护理教学管理、影像科护理管理制度四章。第二篇为临床护理实践，包括医学影像发展概述、X线特殊检查与造影检查护理、CT检查护理、MRI检查护理、数字减影血管成像护理、核医学检查护理、超声医学科检查护理、肿瘤放射治疗护理八章。

　　本书的特色是涵盖医学影像护理各细分学科，包含多方面影像知识，出题严谨、题型多样、难易适中，题型包括单项选择题、多项选择题和简答题，其中简答题多以个案形式进行指导复习。每一道题都引入最新指南及前沿的国内外文献和书籍来作为详细解答，凝练出更专业、全面的医学影像护理知识，以提高影像护理人员的专业水平，更好地为患者在影像检查前、中、后提供安全有效的护理措施。本书可为医学影像护理专业教学培训考核提供参考与指导，同时还能为广大医学影像护理工作者及临床护理人员的学习和工作提供参考。

　　本书编者主要是来自各地的中青年影像护理专家。尽管编者们已经做出了最大的努力，但由于编者水平有限，且各地区医学影像护理管理经验及知识层面等不尽相同，难免出现疏漏不妥之处，恳请各位影像护理工作者给予批评指正，在此表示衷心的感谢！同时还要向本书所参考、引用及借鉴文献资料的作者们致以诚挚的问候和谢意！

同济大学附属上海市肺科医院　毛燕君

南昌大学第一附属医院　曾小红

2022年4月

目　录

第一篇　医学影像护理管理

第一章

影像科护理质量管理

第一节　影像科护理质量管理的组织结构

一、单项选择题

1. 影像科护士对患者实施检查前、中、后护理服务与安全管理的效果与程度，称为（　　）

　A. 护理质量　　　B. 护理效果

　C. 护理安全　　　D. 护理程度

　E. 护理程序

2. 影像科一体化管理是指（　　）

　A. 护士与医生之间

　B. 护士与技师之间

　C. 护士与护士之间

　D. 医生与技师之间

　E. 医生、技师、护士之间

3. 质控小组应（　　）进行护理质量自我检查与考评

　A. 每日　　　　　B. 每周

　C. 每半个月　　　D. 每月

　E. 每日、每周、每月

4. （　　）主要负责科室年度护理质量监控计划、监控形式及整改意见

　A. 医生诊断组　　　B.CT 技师

　C.MRI 技师　　　D. 护士质控小组

　E.DSA 技师

5. 有利于提高影像科整体质量的是（　　）

　A. 医技护一体化管理

　B. 医生管理

　C. 护士管理

　D. 技师管理

　E. 各小组长管理

6. 在某医院影像科，小王是负责门诊 CT 增强机房的主班护士，小刘是负责急诊 CT 增强机房的主班护士，小张是负责 MRI 增强机房的主班护士。她们每隔一段时间就会由护士长安排进行调换岗位。这种方式称为（　　）

　A. 功能制护理　　　B. 小组制护理

　C. 个案护理　　　D. 综合护理

　E. 责任制护理

二、多项选择题

1. 影像科护理质控小组包括（　　）

　A. 护士长　　　　B. 总务护士

　C. 各区域责任护士　　D. 护理骨干

　E. 教学组长

2. 放射技护质控结构包括（　　）

　A. 总技师长　　　B. 护士长

　C. 副总技师　　　D. 总务护士

E. 技师长

3. 影像科质控小组进行护理质量自我检查与考评的时间要求为（　　）

A. 每日检查　　　　B. 每周核查

C. 每半天检查　　　D. 每月总查

E. 每两天检查

三、简答题

1. 什么是影像科护理质量？

2. 质控小组主要负责什么？

答案解析：

一、单项选择题

1. 参考《影像科护理》：影像科护理质量是指护士对患者实施检查前准备、检查中配合、检查后观察及全过程服务与安全管理的效果与程度。答案选择 A。

2. 参考《医学影像科护理工作手册》：影像科由医生、技师、护士组成，其中影像科技术与护理工作内容具有一定的相关性和交融性，医生、技师、护士配合好坏将直接影响检查速度、质量、安全与效率，而针对使用对比剂后出现的不良反应，三者相互配合可以提高抢救的成功率。答案选择 E。

3. 参考《影像科护理》：质控小组根据要求每日、每周或每月进行护理质量自我检查与考评。答案选择 E。

4. 参考《影像科护理》：护士质控小组主要负责科室年度护理质量监控计划、监控形式及整改意见。答案选择 D。

5. 参考《影像科护理》：医技护一体化管理有利于提高影像科整体质量。答案选择 A。

6. 参考《护理管理学》（第 4 版）：功能制护理是一种传统的、机械性的、以工作性质分工的护理模式。护士长按照护理工作的内容分配护理人员，每 1 ～ 2 名护士负责其中一个特定任务，各班护士相互配合共同完成患者所需的全部护理，护士长监督所有工作，护士分工明确，工作效率高，所需要护理人员较少，易于组织管理。答案选择 A。

二、多项选择题

1. 参考《影像科护理》，影像科护理质控小组包括护士长、总务护士、各区域责任护士、护理骨干、教学组长。答案选择 ABCDE。

2. 参考《影像科护理》：放射技护质控结构包括总技师长、护士长、副总技师长、总务护士、技师长。答案选择 ABCDE。

3. 参考《影像科护理》：质控小组根据要求进行护理质量自我检查与考评，每日检查、每周核查、每月总查。答案选择 ABD。

三、简答题

1. 参考《影像科护理》：影像科护理质量是指护士对患者实施检查前准备、检查中配合、检查后观察及全过程服务与安全管理的效果与程度。

2. 质控小组主要负责科室年度护理质量监控计划、监控形式及整改意见，根据要求对每日、每周或每月进行护理质量自我检查与考评。

第二节　影像科护理质量管理标准

一、单项选择题

1. 三维质量结构模式由 Avedis Donabedian 首次提出的年份是（　　）

A. 1966 年　　B. 1967 年　　C. 1968 年

D. 1969 年　　E. 1970 年

2. 美国护士协会率先提出了护理质量指标的概念，并将其定义为评估护理服务的过程和结局的年份是（　　）

A. 1996 年　　　　B. 1997 年

C. 1998 年　　　　D. 1999 年

E. 2000 年

3. 依据护理工作内容、特点流程、管理要求、护理人员及服务对象特点与需求而制订的护理人员应遵守的准则、规定、程序和方法，称为（　　）

A. 护理质量标准　　B. 护理准则

C. 护理规定　　　　D. 护理方法

E. 护理程序

4. 由美国著名学者 Avedis Donabedian 提出的质量结构理论是（　　）

A. 要素质量 - 环节质量

B. 要素质量 - 终末质量

C. 护理过程 - 护理结果

D. 环节质量 - 终末质量

E. 要素质量 - 环节质量 - 终末质量

5. 医疗机构中的组织要素、人员要素和计划实施，称为（　　）

A. 护理结构　　　　B. 护理结果

C. 护理过程　　　　D. 终末护理

E. 要素护理

6. （　　）是医疗服务效果，包括患者的相关疾病知识、健康状况和行为及对服务的满意度等

A. 护理结构　　　　B. 护理结果

C. 护理过程　　　　D. 终末护理质量

E. 要素质量

7. （　　）是护理过程的效果反映，通过对护理结果的评价反馈，可促进护理过程的完善

A. 护理结构　　　　B. 护理结果

C. 护理过程　　　　D. 终末护理质量

E. 要素质量

8. 强调服务活动过程和技术的是（　　）

A. 护理结构　　　　B. 护理结果

C. 护理过程　　　　D. 终末护理质量

E. 要素质量

9. 下列不是正式颁布的国家标准的是（　　）

A.《中华人民共和国护士管理办法》

B.《综合医院分级护理指导原则》

C.《医疗护理技术操作常规》

D.《基础护理服务工作规范》

E.《常用临床护理技术服务规范》

10. 患者在行影像学诊疗检查过程中，其护理措施错误的是（　　）

A. 机房整洁, 空气清新, 机床单位平整、清洁、干燥

B. 预约登记及时有效, 告知患者检查注意事项

C. 住院患者核对信息以检查单信息为准

D. 诊疗过程中保护患者隐私, 适当以屏风或隔帘遮挡

E. 行静脉留置针穿刺, 其穿刺部位选择要合理

二、多项选择题

1. 护理质量可以从以下哪些方面进行评价（　　）

A. 护理结构　　　　B. 护理结果

C. 护理过程　　　　D. 终末护理

E. 要素护理

2. 要素质量指标包括（　　）

A. 急救仪器、药物、设备完好率；人员配备

B. 培训计划落实率

C. 对比剂重度不良反应急救考核合格率

D. 高危药物外渗处理正确率

E. 工作人员个人剂量仪正确佩戴率

3. 环节质量指标包括（　　）

A. 检查者身份识别正确率

B. 高危药物使用正确率

C. 管道固定合格率

D. 检查者呼吸配合合格率

E. 对比剂不良反应正确识别率

4. 终末质量指标包括（　　）

A. 高危药物外渗发生例数

B. 非计划拔管发生例数

C. 转运危重患者意外事故发生例数

D. 被检查者跌倒（坠床）发生例数

E. 护理不良事件上报率

5. 下列现象属于护理质量缺陷的是（　　）

A. 患者不满意　　　B. 医疗纠纷

C. 患者投诉　　　　D. 医疗差错

E. 医疗事故

6. 临床护理质量管理与改进的具体要求包括（　　）

A. 实行分级护理制度质量控制流程

B. 落实岗位责任制

C. 明确临床护理内涵及工作规范

D. 有护理质量评价标准和考核指标

E. 有质量可追溯机制

7. 在临床各专科护理质量敏感性指标概况中，由南非 Mtz 等和英国 Guem 等提出了有关创伤患者急救方面的护理质量指标，其中包括（　　）

A. 出血性休克患者的病死率

B. 活动性出血 10min 内止血率

C. 中心静脉导管相关性血流感染率

D. ICU 48h 重返率

E. 头部外伤者 25min 内 CT 检查的获得率

三、简答题

1. 简述专科护理制度标准有哪些。

2. 简述护理质量管理的基本原则。

答案解析：

一、单项选择题

1. 参考《护理质量管理指标解读》：三维质量结构模式由 Avedis Donabedian 于 1966 年首次提出，它是一种由结构、过程和结果三个环节构成的理论模式，其结构环节指标主要用于评价执行护理工作的基本条件，过程环节指标主要用于评价护理活动的过程，结果环节指标主要用于从患者的角度评价护理效果。答案选择 A。

2. 参考《护理质量管理指标解读》：1998 年，美国护士协会率先提出了护理质量指标的概念，并将其定义为评估护理服务的过程和结局，定量评价和监测影响患者结局的护理管理、临床实践等各项的质量，指导护士照顾患者感知。答案选择 C。

3. 参考《影像护理学》：护理质量标准是依据护理工作内容、特点流程、管理要求、护理人员及服务对象特点与需求而制订的护理人员应遵守的准则、规定、程序和方法。答案选择 A。

4. 参考《影像护理学》："要素质量 - 环节质量 - 终末质量"三维质量结构理论由美国著名学者 Avedis Donabedian 提出。答案选择 E。

5. 参考《影像护理学》：护理结构是指医疗机构中的组织要素、人员要素和计划实施。答案选择 A。

6. 参考《影像护理学》：护理结果是医疗服务效果，包括患者的相关疾病知识、健康状况和行为及对服务的满意度等。答案选择 B。

7. 参考《影像护理学》：终末护理质量是护理过程的效果反映，通过对护理结果的评价反馈，可促进护理过程的完善。答案选择 D。

8. 参考《影像护理学》：护理过程强调服务活动过程和技术。答案选择 C。

9. 护理质量标准由一系列具体标准组成，如在医院工作中，各种条例、制度、岗位职责、医疗护理技术操作常规均属于广义的标准。《中华人民共和国护士管理办法》《综合医院分级护理指导原则》《基础护理服务工作规范》与《常用临床护理技术服务规范》等，均是正式颁布的国家标准。答案选择 C。

10. 参考《护理质量管理指标解读》，并结合《影像护理学》要求：核对住院患者信息时，检查执行单和腕带信息要一致。答案选择 C。

二、多项选择题

1. 参考《影像护理学》：护理质量可以从护理结构、护理过程、护理结果三方面进行评价。答案选择 ABC。

2. 参考《影像护理学》要素质量指标：①急救仪器、药物、设备完好率；②人员配备；③培训计划落实率；④对比剂重度不良反应急救考核合格率；⑤高危药物外渗处理正确率；⑥工作人员个人剂量仪正确佩戴率。答案选择 ABCDE。

3. 参考《影像护理学》环节质量指标：①检查者身份识别正确率；②高危药物使用正确率；③管道固定合格率；④检查者呼吸配合合格率；⑤对比剂不良反应正确识别率。答案选择 ABCDE。

4. 参考《影像护理学》终末质量指标：①高危药物外渗发生例数；②非计划拔管发生例数；③转运危重患者意外事故发生例数；④被检查者跌倒（坠床）发生

例数；⑤护理不良事件上报率。答案选择 ABCDE。

5. 一切不符合护理质量标准的现象都属于护理质量缺陷，在护理工作中，由于各种原因导致令人不满意的现象与结果发生，或给患者造成损害，统称为护理质量缺陷。答案选择 ABCE。

6. 参考卫生部三级综合医院评审细则，对临床护理质量管理与改进的具体要求：根据卫生部分级护理的原则和要求实行分级护理制度质量控制流程、落实岗位责任制、明确临床护理内涵及工作规范、有护理质量评价标准和考核指标、有质量可追溯机制等。答案选择 ABCDE。

7. 参考《护理质量管理指标解读》：在南非 Mtz 等和英国 Guem 等提出了有关创伤患者急救方面的护理质量指标，如出血性休克患者的病死率、活动性出血 10min 内止血率、头部外伤患者 25min 内 CT 检查的获得率等，可成为急症护理质量指标的补充。答案选择 ABE。

三、简答题

1. 参考：《影像科护理》专科护理制度标准：值班与交接班制度、核查制度、不良事件管理制度、危重患者检查制度、CT 增强检查流程、对比剂不良反应预防与控制、对比剂不良反应抢救制度、磁共振检查安全管理制度、对比剂渗漏处理流程、金属异物吸入磁体处理流程等。

2. 护理质量管理的基本原则：①以患者为中心的原则；②预防为主的原则；③工作标准"零缺陷"的原则；④全员参与原则；⑤基于事实的决策方法原则；⑥持续改进原则。

第三节　管理工具在影像科护理质量管理中的应用

一、单项选择题

1. 国际医疗卫生机构认证联合委员会医院评审标准《国际患者安全目标》中明确指出，医护人员必须提高有效的交流沟通的年份是（　　）

A. 2010 年　　　　　B. 2011 年

C. 2012 年　　　　　D.2013 年

E. 2014 年

2. 标准化沟通模式的英文简写是（　　）

A. SABR　　　　　B. SBRA

C. SBAR　　　　　D. SARB

E. SRAB

3. 日本石川馨博士于 1962 年提出（　　）

A. 品管圈　　　　　B. 质量管理

C. PDCA　　　　　D. 临床路径

E. PDSA

4. 由同一部门的人员自动自发地进行品质管理活动是（　　）

A. 品管圈　　　　　B. 护理质量管理

C. PDCA　　　　　D. 临床路径

E. PDSA

5. PDCA 循环概念是（　　）提出的

A. 日本石川馨博士

B. 美国爱德华·戴明

C. 美国布伦达·齐默曼

D. 国际医疗卫生机构认证联合委员会

E. 加拿大肖洛姆·格鲁伯曼

6. 一个需用系统管理的科学手段进行管理的照顾模式是（　　）

A. 品管圈　　　　　B. 质量管理

C. PDCA　　　　　D. 临床路径

E. PDSA

7. 一种自下而上的管理模式是（　　）

A. 品管圈　　　　　B. 质量管理

C. PDCA　　　　　D. 临床路径

E. PDSA

8. 一个质量管理标准化、科学化的循环系统，是不断循环、不断提高、螺旋式上升的过程的是（　　）

A. 品管圈　　　　　B. 质量管理

C. PDCA　　　　　D. 临床路径

E. PDSA

9. 在护理质量管理的 PDCA 循环管理中，C 阶段要完成的工作是（　　）

A. 调查分析质量现状，找出问题

B. 找出影响质量问题的主要因素

C. 针对主要原因拟定解决对策和措施

D. 检查执行结果并注意发现新问题

E. 总结经验形成标准

10. 护理质量评价方法包括（　　）

A. 以医疗服务为导向的评价

B. 以要素质量为导向的评价

C. 以流程简化为导向的评价

D. 以患者服务为导向的评价

E. 以资料标准化为导向的评价

11. 护理质量评价结果分析的定量方法有（　　）

A. 调查表法　　　　B. 流程图法

C. 头脑风暴法　　　D. 直方图法

E. 对策法

12. 鱼骨图的制作步骤包括（　　）

A. 明确要解决的质量问题

B. 判断真正影响质量的主要原因

C. 召开专家及有关人员的质量分析会，针对要解决的问题找出各种影响因素

D. 管理人员将影响质量的因素按大、中、小分类，依次用大小箭头标出

E. 以上都是

二、多项选择题

1. 标准化沟通模式的简写由（　　）英文首字母缩写组成

A. 现状　　　　　B. 背景

C. 结论　　　　　D. 建议

E. 评估

2. PDCA 循环的 4 个阶段是（　　）

A. 计划　　　　　B. 实施

C. 检查　　　　　D. 反馈

E. 处理

3. 对医院来说，实行临床路径可以（　　）

A. 帮助医院对资料进行归纳整理

B. 规范诊疗流程

C. 降低平均住院日和医疗成本

D. 提高医疗服务水平

E. 提高患者满意度

4. 对医务人员来说，实行临床路径可以（　　）

A. 有计划地进行标准医疗和护理

B. 减轻工作量

C. 减少医疗差错

D. 明确医生、护士及相关人员的责任

E. 降低工作效率

5. 对患者而言，通过临床路径可以（　　）

A. 了解住院中的治疗计划

B. 增加患者同医务人员的沟通

C. 大致预计出院时间

D. 减少患者家属的护理陪护时间

E. 降低疾病间接经济负担

6. 常用的护理质量管理方法有（　　）

A. PDCA 循环

B. D×T×A 模式

C. QUACERS 模式

D. 质量管理圈活动

E. 护理质量保证模式

7. 有效的目标应满足以下哪些条件（　　）

A. 明确的　　B. 可实现的　　C. 崇高的

D. 可衡量的　　E. 相关联的

三、简答题

1. 简述 PDCA 的主要内容。

2. 简述制订护理质量标准的方法与步骤。

答案解析：

一、单项选择题

1. 参考《影像护理学》：2011 年国际医疗卫生机构认证联合委员会医院评审标准《国际患者安全目标》指出，医护人员必须提高有效的交流沟通。答案选择 B。

2. 参考《影像护理学》：标准化沟通模式的英文简写为 SBAR。答案选择 C。

3. 参考《影像护理学》：日本石川馨博士于 1962 年提出"品管圈"。答案选择 A。

4. 参考《影像护理学》：由同一部门的人员自动自发地进行品质管理活动是"品管圈"。答案选择 A。

5. 参考《影像护理学》：美国著名的质量管理专家爱德华·戴明提出了 PDCA 循环概念。答案选择 B。

6. 参考《影像护理学》：临床路径是一个需用系统管理的科学手段进行管理的照顾模式。答案选择 D。

7. 参考《影像护理学》："品管圈"是一种自下而上的管理模式。答案选择 A。

8. 参考《影像护理学》：PDCA 是一个质量管理标准化、科学化的循环系统，是不断循环、不断提高、螺旋式上升的过程。答案选择 C。

9. 根据爱德华·戴明提出的 PDCA 循环概念，C 阶段即检查阶段，该阶段是把执行结果与预定目标进行对比，检查计划目标的执行情况。对每一项阶段性实施结果进行全面检查，注意发现新问题、总结经验、分析失败原因等。答案选择 D。

10.护理质量评价方法包括以要素质量为导向的评价、以流程优化为导向的评价及以患者满意为导向的评价。答案选择 B。

11.护理质量评价结果分析的常用方法有定性分析法和定量分析法两种。定性分析法包括调查表法、分层法、水平对比法、流程图法、亲和图法、头脑风暴法、因果分析法、树图法和对策图法等。定量分析法包括排列图法、直方图法和散点图的相关分析等。答案选择 D。

12.因果图又称鱼骨图，其制作步骤：①明确要解决的质量问题；②召开专家及有关人员的质量分析会，针对要解决的问题找出各种影响因素；③管理人员将影响质量的因素按大、中、小分类，依次用大小箭头标出；④判断真正影响质量的主要原因。答案选择 E。

二、多项选择题

1.参考《影像护理学》：标准化沟通模式（SBAR）由现状（situation）、背景（background）、评估（assessment）、建议（recommendation）的英文首字母缩写组成。答案选择 ABDE。

2.参考《影像护理学》：PDCA 循环的 4 个阶段是计划（plan）、实施（do）、检查（check）、处理（action）。答案选择 ABCE。

3.参考《影像护理学》：对医院来说，实行临床路径可以帮助医院对资料进行归纳整理、规范诊疗流程、降低平均住院日和医疗成本、提高医疗服务水平和患者满意度。答案选择 ABCDE。

4.参考《影像护理学》：对医务人员来说，实行临床路径可帮助医务人员通过有计划的标准医疗和护理，减轻工作量，减

少医疗差错；可以明确医生、护士及相关人员的责任。答案选择 ABCD。

5.参考《影像护理学》：患者通过临床路径可以了解住院中的治疗计划；可提高患者对自身疾病治疗的心理准备与自身管理意识；增加患者同医务人员的沟通；大致预计出院时间，帮助患者对费用进行预测；减少患者家属的护理陪护时间，降低疾病间接经济负担。答案选择 ABCDE。

6.常用的护理质量管理方法有 PDCA 循环、D×T×A 模式、QUACERS 模式、以单位为基础的护理质量保证模式和质量管理圈活动等。答案选择 ABCDE。

7.有效的目标遵循 SMART 原则，S（specific）明确性，M（measurable）可衡量性，A（attainable）可实现性，R（relevant）关联性，T（time-bound）时限性。答案选择 ABDE。

三、简答题

1.参考《影像护理学》：POCA 的主要内容包括 4 个阶段、8 个步骤。4 个阶段为计划（plan）、实施（do）、检查（check）、处理（action）。8 个步骤为分析现状，找出问题；分析各种影响因素；找出主要因素；采取措施；制订计划；执行制订的措施计划；检查结果；标准化。

2.制订护理质量标准的方法与步骤如下。

（1）调查研究，收集资料：调查内容包括国内外有关标准资料、标准化对象的历史和现状、有关方面的科研成果，以及实践经验、技术数据的统计资料及有关方面的意见和要求等。调查方法要实行收集资料与现场考察相结合、典型调查与普查相结合、本单位与外单位相结合。调查工作完成后，要进行认真的分析、归纳和总结。

（2）拟定标准并进行验证：在掌握情

况的基础上，对各种资料、数据进行统计分析和全面综合研究，然后着手编写关于标准的初稿。初稿完成后要发给有关单位、人员征求意见，组织讨论、修改形成文件。凡须通过试验才能得出结论的内容，要通过试验验证，以保证标准的质量。

（3）审定、公布、实行：对拟定的标准进行审批，须根据不同标准的类别经有关机构审查通过后公布，在一定范围内实行。

（4）标准的修订：随着人们认识的提高和护理学科的发展，修改和完善现行的护理质量标准体系应提到日程上来。

参 考 文 献

李环廷，魏丽丽，黄霞，等，2019.护理质量管理指标解读 [M].北京：科学出版社.

李雪，曾登芬，2014.医学影像科护理工作手册 [M].北京：人民军医出版社.

刘平，汪茜，王琳，等，2019.实用影像护理手册 [M].北京：科学技术文献出版社.

秦月兰，郑淑梅，刘雪莲，2020.影像护理学 [M].北京：人民卫生出版社.

郑淑梅，李雪，2019.影像科护理 [M].北京：人民卫生出版社.

第二章

影像科护理安全管理

第一节 影像科常见护理风险

一、单项选择题

1. 对比剂不良反应的简称是（ ）

A. ADR 　　　　B. AADR

C. ARD 　　　　D. ADAR

E. ARAD

2. 患者在行 CT 增强检查时，出现输注肢体肿胀，范围 5cm×6cm，这属于（ ）

A. 输液反应 　　B. 对比剂外渗

C. 药物溢出 　　D. 药物漏出

E. 静脉炎

3. 患者行 CT 增强检查时，出现皮肤瘙痒，全身多处出现直径为 2cm 的大皮丘疹，该患者是发生了（ ）

A. 输液反应 　　B. 皮炎

C. 对比剂过敏 　　D. 药物溢出

E. 静脉炎

4. 属于对比剂严重不良反应的是（ ）

A. 瘙痒、少数红疹

B. 过敏性休克

C. 结膜充血

D. 轻微头痛、头晕

E. 呕吐

5. 不属于影响护理安全人员因素的是（ ）

A. 患者 　　　　B. 医生

C. 护士 　　　　D. 技师

E. 在医院以外的人员

6. 影像检查过程中发生管道滑脱应按不良事件在（ ）内上报护理部

A. 48h 　　B. 36h 　　C. 24h

D. 12h 　　E. 6h

7. 患者，男，63 岁，意识不清，做 CT 检查呼叫时能睁眼，核对姓名时能准确回答，行静脉穿刺留置针时不能按吩咐握拳，穿刺疼痛时有逃避反应，根据格拉斯哥昏迷量表评分为（ ）

A. 15 分 　　B. 13 分 　　C. 12 分

D. 8 分 　　E. 6 分

8. 85 岁高龄患者，家属在将患者转运至轮椅上时，因地面湿滑导致患者跌倒，这种情况属于下列哪一种护理风险（ ）

A. 患者就医行为所致的风险

B. 患者个体因素所致的风险

C. 护理行为局限性所致的风险

D. 护理人员因素所致的风险

E. 系统因素所致的风险

9. CT 增强检查注射穿刺部位的正确选择是（ ）

A. 前臂 　　B. 足部 　　C. 足踝

D. 腕部 　　E. 手背

10. 使用碘对比剂取得知情同意不包括（ ）

A. 告知对比剂使用的适应证

B. 告知对比剂使用的禁忌证

C. 告知可能发生的不良反应

D. 加重患者紧张焦虑情绪

E. 耐心解答患者及其家属的疑问

二、多项选择题

1. 影响护理安全的因素包括（　　）

A. 人员因素　　　　B. 管理因素

C. 技术因素　　　　D. 物质因素

E. 环境因素

2. 影像科常见的护理风险有（　　）

A. 对比剂不良反应

B. 对比剂渗漏

C. 金属异物吸入磁体

D. 患者识别错误

E. 检查中发生坠床

3. 导致患者在影像检查过程中跌倒的主要因素包括（　　）

A. 检查床太高

B. 患者不合作

C. 踏板太高

D. 患者疾病酸胀痛伴同侧肢体无力

E. 患者活动自如

4. 根据医疗事故损害后果程度将医疗过失行为责任分为（　　）

A. 完全责任　　　　B. 主要责任

C. 次要责任　　　　D. 轻微责任

E. 无责任

三、简答题

1. 简述影像科常见的护理风险。

2. 什么是护理风险识别，以及如何识别护理风险？

答案解析：

一、单项选择题

1. 参考《碘对比剂静脉注射护理实践手册》和《黑龙江省专科护士培训教材影

像科护理》：对比剂不良反应（adverse drug reactions）简写为 ADR。答案选择 A。

2. 参考《碘对比剂静脉注射护理实践手册》和《黑龙江省专科护士培训教材影像科护理》：患者行 CT 增强检查造成输注肢体肿胀，称为对比剂外渗。答案选择 B。

3. 参考《碘对比剂静脉注射护理实践手册》和《黑龙江省专科护士培训教材影像科护理》：患者行 CT 增强检查时，出现皮肤瘙痒，全身多处出现直径为 2cm 的大皮丘疹，这是发生了对比剂过敏。答案选择 C。

4. 参考《碘对比剂静脉注射护理实践手册》和《黑龙江省专科护士培训教材影像科护理》：对比剂严重不良反应包括喉头水肿、意识丧失、休克等。答案选择 B。

5. 不属于影响护理安全人员因素的是在医院以外的人员。答案选择 E。

6. 参考《临床护理应急预案与处理流程》严格执行向护士长汇报，24h 内（重大事件 2h 内）护士长以口头、电话、短信等形式上报护理部，72h 内填写《护理不良事件报告单》，1 个月内科室组织讨论、分析原因、确定改进措施。答案选择 C。

7. 参考格拉斯哥昏迷量表，睁眼反应：呼之能睁眼分值为 3 分，言语反应：能对答，定向正确分值为 5 分，运动反应：刺痛肢体回缩分值为 4 分，得分 12 分。答案选择 C。

8. 风险来临采取措施不力，如地面湿滑导致患者跌倒属于医院环境管理即安全保障制度建设方面的因素，属于系统因素所致的风险。答案选择 E。

9. 参考《含碘对比剂静脉外渗护理管理实践指南》推荐意见要点：注射穿刺部位推荐选择前臂、肘部，尽量避免手、腕部、足和足踝处，外周静脉穿刺推荐选择肘窝处粗、直且弹性好的静脉，包括肘正中静脉、头静脉和贵要静脉，不推荐使用肱静脉。答案选择 A。

10. 参考北京市医学影像质量控制与改进中心专家组北京市对比剂使用知情同意书推荐模板：取得知情同意包括告知对比剂使用的适应证、禁忌证、可能发生的不良反应和注意事项，并耐心解答患者及其家属的疑问，缓解其紧张焦虑情绪，签署"含碘对比剂使用知情同意书"。答案选择 D。

二、多项选择题

1. 参考《影像科护理》：影响护理安全的因素包括人员因素、管理因素、技术因素、物质因素、环境因素等方面。答案选择 ABCDE。

2. 参考《影像科护理》：影像科常见的护理风险有对比剂不良反应、对比剂渗漏、金属异物吸入磁体、患者识别错误、检查中发生坠床、发错报告或胶片、检查过程中患者突发病情变化处置不及时导致病情加重或死亡等。答案选择 ABCDE。

3. 造成患者跌倒的原因有患者自身的因素、陪护及其家属的因素、环境设备因素、医护人员的因素，题干给出的检查床太高、患者不合作、踏板太高和患者疾病酸胀痛伴同侧肢体无力均可造成患者跌倒。答案选择 ABCD。

4. 根据卫生部颁发《医疗事故处理条例》第 4 条规定：根据对患者人身造成的损害程度，医疗事故分为四级。

一级医疗事故：造成患者死亡、重度残疾的。

二级医疗事故：造成患者中度残疾、器官组织损伤导致严重功能障碍的。

三级医疗事故：造成患者轻度残疾、器官组织损伤导致一般功能障碍的。

四级医疗事故：造成患者明显人身损害的其他后果的。答案选择 ABD。

三、简答题

1. 参考《影像科护理》：影像科常见的护理风险有对比剂不良反应、对比剂渗漏、金属异物吸入磁体、患者识别错误、检查中发生坠床、发错报告或胶片、检查过程中患者突发病情变化处置不及时导致病情加重或死亡等。

2. 护理风险识别是采用系统化的方法识别某些特定已知风险事件和不可预测的风险事件，进行判断、归类，鉴定其性质的过程。护理风险识别的主要方法：①呈报护理风险事件，正确收集相关信息；②积累临床护理资料，全面掌握风险控制规律；③分析护理工作流程，科学预测护理风险防范。

第二节 影像科常见药物安全性管理

一、单项选择题

1. 对比剂常规置于（　　）以下
A. 5 ～ 7℃　　　　B. － 1℃
C. 40℃　　　　　D.30℃
E. 50℃

2. 介入治疗常用的抗凝血药是（　　）
A. 肝素钠　　　　B. 鱼精蛋白

C. 地塞米松　　　　D. 利多卡因
E. 维生素 K

3. 不是介入室治疗常用栓塞剂的是（　　）
A. 碘化油　　　　B. 明胶海绵
C. 微球　　　　　D. 弹簧圈
E. 垂体后叶素

4. 检查药品的质量，其中不包括（　　）

A. 药品包装　　　B. 药名

C. 生产批号　　　D. 药品成分

E. 有效期

5.CT 增强常用的对比剂是（　　）

A. 钆剂　　　　　B. 碘剂

C. 铁剂　　　　　D. 钡类

E. 锰类

6. 科室使用药品时，应严格执行（　　）原则

A. 顺手

B. 先进先出，近期先用

C. 一领就用

D. 后进先用

E. 随意

7. 影响药物稳定性的环境因素不包括（　　）

A. 温度　　　　　B. pH

C. 光线　　　　　D. 空气中的氧

E. 空气湿度

8. 以下属于碘对比剂不良反应预防措施的是（　　）

A. 使用离子型碘对比剂

B. 预防性用药

C. 对比剂使用前加温到 37℃

D. 检查前禁食禁饮

E. 检查后立刻返回住院部

9. 碘对比剂外渗的风险因素不包括（　　）

A. 碘对比剂的渗透压

B. 碘对比剂的黏稠度

C. 高压注射器流速

D. 使用温度

E. 选择合适型号留置针

10. 碘对比剂一般不选择（　　）

A. 低浓度等渗对比剂

B. 高浓度等渗对比剂

C. 非离子型次高渗对比剂

D. 非离子型等渗对比剂

E. 离子型高渗对比剂

11. 对比剂存放使用前建议加温至（　　）

A. 35℃　　　D. 36℃　　　C. 37℃

D. 38℃　　　E. 39℃

二、多项选择题

1. 抢救药品要做到"五定"，包括（　　）

A. 定人管理　　　B. 定位放置

C. 定时查对　　　D. 定量供应

E. 定期补充和消毒

2. 查对制度的"三查"包括（　　）

A. 取药时查　　　B. 取药后查

C. 用药前查　　　D. 用药后查

E. 用药中查

3. 毒麻药品的管理包括（　　）

A. 专柜专用

B. 统一贴上醒目标签

C. 加锁管理

D. 随意放置

E. 随便取用

4. 碘对比剂放入恒温箱处于 37℃的优点包括（　　）

A. 降低患者不适感

B. 降低过敏反应

C. 降低外渗率

D. 降低对比剂黏度

E. 增加恶心呕吐反应

5. 慎用碘对比剂的情况（　　）

A. 肺及心脏疾病

B. 妊娠和哺乳期妇女

C. 骨髓瘤和副球蛋白血症

D. 高胱氨酸尿

E. 甲状腺功能亢进未治愈患者

三、简答题

1. 什么是对比剂? 常用的对比剂有哪些?

2. 简述用药安全护理措施。

答案解析：

一、单项选择题

1. 参考《影像护理学》：对比剂常规置于30℃以下。答案选择 D。

2. 参考《影像护理学》：介入治疗常用的抗凝血药是肝素钠。答案选择 A。

3. 参考《影像护理学》：介入室治疗常用栓塞剂：碘化油、明胶海绵、微球、微囊、弹簧圈等。答案选择 E。

4. 参考《新编护理学基础》（第3版），检查药品的质量包括药品包装、药名、浓度、剂量、方法、时间、生产批号、有效期等。答案选择 D。

5. 参考《影像护理学》：CT增强常用的对比剂是碘剂。答案选择 B。

6. 参考《影像护理学》科室使用药品时，应严格执行"先进先出，近期先用"原则。答案选择 B。

7. 影响药物稳定性的外界因素包括处方因素和环境因素。处方因素是指pH、广义的酸碱催化、溶剂、离子强度、表面活性剂、赋形剂与附加剂等；环境因素是指温度、光线、空气（氧）、金属离子、湿度和水分、包装材料等。答案选择 B。

8. 参考《碘对比剂使用指南》（第2版）和《影像科碘对比剂输注安全专家共识》，碘对比剂不良反应预防措施：①建议使用非离子型碘对比剂；②不推荐预防性用药；③对比剂使用前加温到37℃；④患者注射对比剂后需留观30min才能离开检查室；⑤检查前后充分水化。答案选择 C。

9. 参考《含碘对比剂静脉外渗护理管理实践指南》：含碘对比剂的渗透压、黏稠度、使用温度均可能影响外渗发生的频率和严重程度。高渗、高黏稠度含碘对比剂的应用会增加外渗风险，含碘对比剂注射

速度与留置针型号不匹配会增加静脉外渗的风险。答案选择 E。

10. 参考《碘对比剂使用指南》（第2版）和《碘对比剂血管造影应用相关不良反应中国专家共识》：对比剂选择根据多项研究结果及国际推荐使用非离子型次高渗或等渗碘对比剂，不推荐使用离子型高渗对比剂。答案选择 E。

11. 参考《碘对比剂使用指南》（第2版）和《不同温度对比剂在冠状动脉造影术中不良反应的对比观察》：对比剂处理存放条件必须符合说明书要求，使用前建议加温至37℃，并置于恒温箱中。答案选择 C。

二、多项选择题

1. 参考《影像护理学》：抢救药品要做到"五定"，包括定人管理、定位放置、定时查对、定量供应、定期补充和消毒。答案选择 ABCDE。

2. 参考《新编护理学基础》（第3版）：查对制度的"三查"包括取药时查、用药前查、用药后查。答案选择 ACD。

3. 参考《影像护理学》：毒麻药品的管理包括专柜专用、统一贴上醒目标签、加锁管理。答案选择 ABC。

4. 参考《碘对比剂使用指南》（第2版）：对比剂的不良反应主要与黏度有关，对比剂的黏度与碘浓度成正比，但与温度成反比，对比剂的碘浓度越高或温度越低时，其黏度越高，在血管内滞留的时间也越长，从而对血管内皮细胞的损伤越大，引发的不良反应和外渗概率则越高，37℃是人体的正常体温，处于此温度，对比剂理化性质几乎不发生改变，减缓患者恶心呕吐反应，增加患者舒适性。答案选择 ABCD。

5. 参考《碘对比剂使用指南》（第2版），慎用碘对比剂的情况包括肺及心脏疾病、妊娠和哺乳期妇女、骨髓瘤和副球蛋白血症、高胱氨酸尿。甲状腺功能亢进未治愈患者

属于绝对禁忌患者。答案选择 ABCD。

三、简答题

1. 参考《影像护理学》：对比剂是指以医学成像为目的，将某种特定物质引入人体，以改变机体局部组织的显影对比度，从而达到提高诊断准确性的目的，这种被引入的物质称为对比剂，常用于 X 线显影的有碘类、钡类对比剂，磁共振显影常用的有钆类、锰类、铁类对比剂，常用的超声对比剂有声诺维。

2. 用药安全护理措施：① 成立临床用药护理安全管理小组；② 设计并制作药品标志卡；③ 各类药品标识的规范使用；④ 完善护理安全管理制度；⑤ 完善护理人员临床用药培训制度，提高其安全意识。

第三节 影像科核素辐射安全性管理

一、单项选择题

1. 研究核技术在医学中的应用及其理论的学科是（　　）

A. 放射学　　　　B. 放疗学

C. 影像学　　　　D. 核医学

E. 介入学

2. 放射性药品使用许可证有效期为（　　）

A. 1 年　　B. 2 年　　C. 3 年

D. 5 年　　E. 10 年

3. 用于医学诊断、治疗和科研的放射性核素及其标记化合物，称为（　　）

A. 放射性药物　　B. 化疗性药物

C. 介入类药物　　D. 对比剂

E. 一般药物

4. SPECT 和 PET 是核医学的两种 CT 技术，它们向人体内发射（　　）射线成像

A. β　　　B. α　　　C. γ

D. λ　　　E. μ

5. 心肌灌注显像所用的剂量是（　　）

A. 20 ～ 25mCi　　B. 10 ～ 15mCi

C. 5 ～ 10mCi　　D. 10 ～ 20mCi

E. 25 ～ 30mCi

6. 辐射防护要解决的是辐射应用与辐射危害之间的矛盾，下列关于辐射防护基本任务说法错误的是（　　）

A. 辐射防护的基本任务是保护环境

B. 保障从事放射性工作人员和公众的健康、安全

C. 促进原子能事业的发展

D. 只需要考虑经济因素，不需要考虑辐射水平

E. 保护他们的后代

7. 核素的含义是（　　）

A. 不同的核素是指不同的核外电子

B. 核素是指具有一定数目质子和一定数目中子的一种原子

C. 不同的核素必定是不同的同位素

D. 核素就是元素

E. 核素是一种微量元素

8. 甲状腺癌患者口服大剂量 ^{131}I 后，为避免造成对他人外照射，应于有防护设施的单人病房隔离（　　）

A. 1 ～ 2d　　　　B. 1 ～ 3d

C. 2 ～ 3d　　　　D. 3 ～ 5d

E. 5 ～ 7d

9. 患者接受核素诊疗，陪伴者可以做的有（　　）

A. 在病房进食　　B. 在病房喝水

C. 在病房吸烟　　D. 与患者共卧一室

E. 采用铅屏防护

10. 临床诊疗中，放射性核素的用药途

径不包括（　　）

A. 口服途径

B. 肌内注射途径

C. 皮内及皮下途径

D. 脑室注射

E. 皮外途径

11. 下列不属于天然辐射的是（　　）

A. 宇宙射线

B. 宇生放射性核素

C. 核能发电链排放源

D. 空气中的氡及其衰变产物

E. 地壳天然放射性衰变链中的放射性核素

12. 贮存的放射性药物应及时登记建档，登记内容不包括（　　）

A. 生产单位　　　　B. 到货日期

C. 核素种类　　　　D. 理化性质

E. 贮存容器材质

二、多项选择题

1. 放射性核素的物理半衰期可分为（　　）

A. 长半衰期　　　　B. 中等半衰期

C. 短半衰期　　　　D. 超短半衰期

E. 极短半衰期

2. 放射性衰变类型可分为（　　）

A. 单光子　　　　　B. 正电子

C. β粒子　　　　　D. α粒子

E. λ粒子

3. 核医学显影的关键是（　　）

A. 放射性药物　　　B. 核医学设备

C. 专业人员　　　　D. 患者

E. 家属

4. 患者，男，78岁，因患胃癌入院2d，诉持续腹痛，为进一步明确是否发生胃癌转移，需行骨显像，患者既往未行过核素扫描检查，既往体健，无其他病史，用药后，针对该患者辐射防护的最佳管理

措施是（　　）

A. 叮嘱患者注意多休息

B. 就诊时患者之间无须间隔

C. 在各候诊椅之间设置屏蔽层

D. 鼓励患者多饮水，多排尿以促进核素的排出

E. 患者用药后可以直接离开去做其他检查

5. 患者核素扫描检查注射显像剂后，需向患者交代的重点是（　　）

A. 患者暂时只能在监督区活动直至超过药物的5个半衰期（每个半衰期为24h）

B. 嘱咐患者在近期要尽量避免与婴幼儿及孕妇的密切接触

C. 对于哺乳期患者建议停止哺乳，直到乳汁内不再含有放射性药物的活度为止

D. 无特殊交代的事项

E. 与陪同人员保持一个相对安全的陪护距离（1～4m）

6. 进行放射性药物治疗前的最优化措施包括（　　）

A. 确认患者身份

B. 施药前患者的准备和施药程序

C. 判断患者是否妊娠或处于哺乳期

D. 给予患者口头或书面指导

E. 无须处理患者呕吐物和排泄物

7. 下列属于辐射工作场所控制区的是（　　）

A. 走廊　　　　　　B. 操作室

C. 给药室　　　　　D. 显像室

E. 治疗患者的床位区

三、简答题

1. 简述核医学辐射防护基本原则。

2. 简述针对核素辐射的防护对策。

3. 简述放射与剂量监测的安全管理。

答案解析：

一、单项选择题

1. 参考《实用影像护理手册》：核医学是研究核技术在医学中的应用及其理论的学科。答案选择 D。

2. 参考《影像护理学》：放射性药品使用许可证有效期为 5 年。答案选择 D。

3. 参考《实用影像护理手册》：放射性药物指用于医学诊断、治疗和科研的放射性核素及其标记化合物。答案选择 A。

4. 参考《影像护理学》：SPECT 和 PET 是核医学的两种 CT 技术，它们向人体内发射 γ 射线成像。答案选择 C。

5. 参考《实用影像护理手册》：心肌灌注显像所用的剂量是 20 ～ 25mCi。答案选择 A。

6. 参考《实用影像护理手册》中辐射防护基本任务：保护环境；保障从事放射性工作人员和公众的健康和安全；保护他们的后代；促进原子能事业的发展。答案选择 D。

7. 参考《实用影像护理手册》：核素是指具有一定数目质子和一定数目中子的一种原子。答案选择 B。

8. 参考《放射性核素在临床诊疗中用药途径及其防护的护理研究》：甲状腺癌患者口服大剂量 ^{131}I 后，为避免造成对他人外照射，应于有防护设施的单人病房隔离 3 ～ 5d，不留陪护，1 周内在专用厕所大小便，便后彻底冲洗，探视人员与患者保持 1.5 m 以上距离，拒绝孕妇、儿童、婴幼儿探视或进入病区。答案选择 D。

9. 参考《放射性核素在临床诊疗中用药途径及其防护的护理研究》：患者接受核素诊疗时，尽量不要陪护，必须陪护时，陪伴者应当尽量缩短近距离接触时间或采用铅屏防护，不得在病房进食、喝水、吸烟、共卧一室。答案选择 E。

10. 参考《放射性核素在临床诊疗中用药途径及其防护的护理研究》：临床诊疗中，放射性核素的用药途径包括口服途径、肌内注射途径给药、皮内及皮下途径、静脉途径、蛛网膜下腔注射及脑室注射、局部注射。答案选择 E。

11. 参考《临床核医学辐射安全专家共识》：天然辐射包括宇宙射线及宇生放射性核素、地壳中天然放射性衰变链中的放射性核素、空气中的氡及其衰变产物，以及包含在食物及饮料中的各种天然存在的放射性核素。人工辐射包括医学诊断与治疗程序、大气层核试验的放射性落下灰、事故释放源、核能发电链排放源、核与辐射技术利用排放源，以及人为活动引起的天然辐射增强源。答案选择 C。

12. 参考《临床核医学辐射安全专家共识》：贮存和运输放射性物质均应使用专门容器，且有适当屏蔽和防护措施，其贮存室应定期进行放射防护监测；贮存的放射性药物应及时登记建档，登记内容包括生产单位、到货日期、核素种类、理化性质、活度和容器表面放射性污染擦拭试验结果等。答案选择 E。

二、多项选择题

1. 参考《实用影像护理手册》：放射性核素的物理半衰期可分为长半衰期、中等半衰期、短半衰期、超短半衰期。答案选择 ABCD。

2. 参考《实用影像护理手册》：放射性衰变类型可分为单光子、正电子、β 粒子。答案选择 ABC。

3. 参考《实用影像护理手册》：核医学显影的关键是放射性药物、核医学设备、专业人员。答案选择 ABC。

4. 患者注射核素后成为活动放射性源，其活动范围应限制在监督区，遵照医嘱进行不同的饮食，使用指定厕所，护士在患者周围逗留时间应限制在最低限度，检查完毕后，鼓励患者多饮水促进核素排出，减少膀胱及其周围器官性腺对核素的吸收剂量，且避免尿液污染皮肤。答案选择ACD。

5. 患者注射完核素，需交代患者暂时只能在自己病房活动直至超过5个半衰期（即5d），与陪同人员保持一个相对安全的距离（1～4m），近期不要接触孕妇、儿童，以减少核素对周围环境的污染和对公众的危害。答案选择ABE。

6. 参考《临床核医学的患者防护与质量控制规范性》：进行放射性药物治疗前的最优化措施包括确认患者身份；施药前患者的准备和施药程序；判断患者是否妊娠或处于哺乳期；给予患者口头和书面指导，以减少其对家庭成员和公众所造成的照射；要特别注意防止患者呕吐物和排泄物造成的放射性污染。答案选择ABCD。

7. 参考《电离辐射防护与辐射源安全基本标准》和《临床核医学放射卫生防护标准》：临床核医学科工作场所分为Ⅰ、Ⅱ、Ⅲ 3 类；非密封源工作场所分为甲、乙、丙 3 级；辐射工作场所分为 3 区：控制区（如制备及分装放射性药物的操作室、给药室、显像室、治疗患者的床位区等）、监督区（如使用放射性核素的标记实验室、诊断患者的床位区、放射性核素或药物贮存区、放射性废物贮存区等）和非限制区（如工作人员办公室、电梯、走廊等）。答案选择 BCDE。

三、简答题

1. 参考《实用影像护理手册》中核医学辐射防护基本原则

（1）实践正当化：检查前综合考虑患者的病情、年龄、性别及是否哺乳等因素，判断是否有必要做核医学检查。

（2）放射防护与安全最优化：可以在诊断图像质量的基础上给予患者最低的剂量。

（3）个人剂量限制：把辐射实践综合照射所致的个人总有效剂量控制在国家规定的限值。

2. 核素辐射的防护对策

（1）医院核医学科布局要符合规范，分区合理，建立健全放射工作制度。

（2）建立监督机制。

（3）强化专科培训，降低核辐射职业伤害。

（4）加强健康宣教，提高患者的防护依从性。

（5）加大公众宣传力度，减少公众核辐射损伤。

3. 放射与剂量监测的安全管理

（1）剂量监测应有专人组织实施，个人剂量计应佩戴在左胸位置。

（2）控制区的工作人员应进行常规个人剂量监测，监督区内的工作人员仅在需要确定工作场所是否安全和验证个别操作的安全性时才进行个人剂量监测。

（3）使用挥发性或放射性气体的操作区应进行气体、气溶胶放射性浓度的常规监测；验证防护屏蔽效果时应进行场所及其周围环境的外照射水平监测。

（4）实验室、病房、洗涤室、给药间应经常进行表面污染监测。

（5）工作人员操作后离开放射性工作室前应洗手和进行表面污染监测，从控制区取出任何物品都应进行表面污染检测。

（6）各项监测结果应记录在案，包括地点、日期、使用仪器型号和监测人员姓名。

第四节　影像科放射防护管理

一、单项选择题

1. 辐射防护和安全最优化的前提是
（　　）
　　A.利益化　　　　B.正当化
　　C.合理化　　　　D.限制化
　　E.防护化

2. （　　）内的妊娠女性不能进行放射
辐射检查
　　A.1个月　　　　B.3个月
　　C.2个月　　　　D.3～6个月
　　E.6～9个月

3. 人体受照射的剂量与距离的平方成
反比，即距离每增加一倍，照射剂量减少
（　　）
　　A.1/4　　　B.1/2　　　C.1/3
　　D.2/3　　　E.3/4

4. 从事放射辐射工作的人员每（　　）
年接受一次职业健康体检
　　A.1　　　　B.2　　　　C.3
　　D.4　　　　E.5

5. 从事放射辐射工作的女性妊娠（　　）
内不接触射线
　　A.1个月　　　　B.2个月
　　C.3个月　　　　D.4个月
　　E.6个月

6. 外照射防护的3个要素中离辐照源
的距离越近，照射对人的影响（　　）
　　A.越小　　　　B.越大
　　C.没变化　　　D.不确定
　　E.差不多

7. 外照射防护的3个要素中接触照射
的时间越长，照射对人的影响（　　）
　　A.越小　　　　B.越大
　　C.没变化　　　D.不确定

8. 放射工作人员接受放射防护和有关
法律知识培训，两次培训间隔时间不应超
过（　　）
　　A.1年　　　B.2年　　　C.3年
　　D.4年　　　E.5年

9. 颅脑CT平扫检查中，针对患儿采取
的最佳射线防护措施是（　　）
　　A.CT检查正当性和最优化的落实
　　B.尽可能低剂量的放射线检查原则
　　C.遵医嘱使用镇静药帮助患儿完成
　　　检查
　　D.颈部用铅围脖围上，身体用包裹式
　　　铅围裙防护
　　E.患儿哭闹，家属按压完成检查

10. 患者，女，26岁，因3d前淋雨受
凉后出现高热，伴咳嗽、咳痰，痰少呈铁
锈色，入院行胸部CT平扫检查，针对该患
者（处于孕龄期，非孕妇）的重点防护部
位是（　　）
　　A.胸部、腹部、足部
　　B.头部、颈部、腹部
　　C.头部、腹部、盆腔
　　D.颈部、肩部、足部
　　E.头部、颈部、腹部

二、多项选择题

1. 辐射安全防护三原则是（　　）
A.实践正当化
B.辐射防护和安全最优化
C.定期保养
D.个人剂量限值
E.定期检测

2. 外照射防护基本方法可分为（　　）
A.时间防护　　　　B.距离防护

C. 屏蔽防护　　　D. 空间防护

E. 人员防护

3. 放射辐射工作环境及设备管理的要求（　　）

A. 每年对已开展工作的放射辐射设备进行检测

B. 进行职业病危害预评价、控制效果评价和竣工验收

C. 放射辐射工作场所有电离防辐射警示标志、工作指示灯清晰

D. 对新、改、扩建项目必须在项目立项时向卫生监督部门提出申请

E. 引进新设备安装调试完毕后，须取得"辐射安全许可证"后方可投入使用

4. 下列屏蔽防护的基本原则正确的是（　　）

A. 正当性　　　　B. 局限性

C. 剂量限值　　　D. 最优化

E. 便捷性

三、简答题

1. 防护用品保养、清洁与消毒包括哪些内容？

2. 简述外照射防护基本方法。

3. 简述如何做到患者放射防护。

答案解析：

一、单项选择题

1. 参考《影像科护理》：辐射防护和安全最优化的前提是正当化。答案选择 B。

2. 参考《影像科护理》：3 个月内的妊娠女性不能进行放射辐射检查。答案选择 B。

3. 参考《影像科护理》：人体受照射的剂量与距离的平方成反比，即距离每增加一倍，照射剂量减少 3/4。答案选择 E。

4. 参考《影像科护理》：从事放射辐射工作的人员每两年接受一次职业健康体检。答案选择 B。

5. 参考《影像科护理》：从事放射辐射工作的女性妊娠 6 个月内不接触射线。答案选择 E。

6. 参考《影像科护理》：外照射防护的三个要素中离辐照源的距离越近，照射对人的影响越大。答案选择 B。

7. 参考《影像科护理》：外照射防护的三个要素中接触照射的时间越长，照射对人的影响越大。答案选择 B。

8. 参考《放射性职业受照人员健康管理办法》：放射工作用人单位应当定期组织本单位的放射工作人员接受放射防护和有关法律知识培训。放射工作人员两次培训间隔时间不应超过 3 年，每次培训时间不应少于 2d。答案选择 C。

9. 患儿行颅脑 CT 平扫检查时，最佳防护措施需要做到防护颅脑以外不需要照射的部位。答案选择 D。

10. 孕龄期女性患者行胸部 CT 检查，最佳防护措施需要做到防护胸部以外不需要照射的部位。答案选择 C。

二、多项选择题

1. 参考《影像科护理》辐射安全防护三原则：①实践正当化；②辐射防护和安全最优化；③个人剂量限值。答案选择 ABD。

2. 参考《影像科护理》：外照射防护基本方法可分为①时间防护；②距离防护；③屏蔽防护。答案选择 ABC。

3. 参考《影像科护理》：放射辐射工作环境及设备管理的要求：①对新、改、扩建项目必须在项目立项时向卫生监督部门提出申请；②要进行职业病危害预评价、控制效果评价和竣工验收；③引进新设备安装调试完毕后，须取得"辐射安全许可证"后方可投入使用；④放射辐射工作场

所有电离防辐射警示标志、工作指示灯清晰；⑤每年对已开展工作的放射辐射设备进行检测，内容包括放射辐射剂量、图像分辨率、线性、重复性等。答案选择 ABCDE。

4. 参考《电离辐射防护与辐射源安全基本标准》：屏蔽防护的基本原则有正当性、剂量限值和最优化。答案选择 ACD。

三、简答题

1. 防护用品保养、清洁与消毒

（1）防护用品使用后应平放或用衣架挂起，不能折叠，以免长期折叠造成破裂，发生漏线现象。

（2）应储存在相对湿度不大于80%、无阳光直射、远离热源、无腐蚀气体和通气良好的室内；严禁与酸、碱等其他有损于产品的物品接触，延长其使用寿命。

（3）防护用品的使用限为 4～5 年，应定期检查。检查方法是用手平摸或拆下布面，以目力观察，如果有 1/3 的裂纹，产品就不能继续使用，必须报废更新。

（4）防护用品表面有污渍应尽快清洗掉，可用凉水或柔性清洗剂擦洗，不能用高温消毒处理。

2. 外照射防护基本方法

（1）时间防护：受照剂量和时间成正比，缩短受照时间可达到减少受照剂量的目的。在不影响工作质量的前提下，尽量缩短人员受照射时间。

（2）距离防护：对于点状源，在不考虑空气对射线的吸收时，人体受照射的剂量与距离的平方成反比，即距离每增加一倍，照射剂量减少 3/4。

（3）屏蔽防护：在放射源和人体之间放置能够吸收放射线的屏蔽材料，以降低或消除射线对人体的危害。需要在 X 线管与工作人员之间设置某些屏蔽物质，如铅围裙、铅手套、铅屏风及隔室透视装置等，这些均属屏蔽防护，以使工作人员所受到的辐射剂量降低。

3. 患者放射防护方法

（1）放射辐射检查中，不支持家属陪同，若必须陪同，让家属穿上防护铅衣，带上铅帽。

（2）3 个月内的妊娠女性不得进行放射辐射检查，已终止妊娠或必须进行放射检查，需与医生联系沟通，并由患者签字确认。

（3）对患者进行放射辐射检查时，对非检查部位的射线敏感部位应用铅防护进行保护。

（4）对儿童进行放射辐射检查时，对其性腺等射线敏感部分应用铅防护进行保护。

（5）及时认真查对评估患者，熟练操作，定位准确，防止因准备不足操作失误，而导致患者重复检查。

（6）检查中，提倡以最小的照射剂量达到诊断的目的。

第五节　影像科常见护理风险的预防措施

一、单项选择题

1. 婴儿检查前多久不可过多喂奶（　　）

A. 120min　　　　B. 60min

C. 30min　　　　D. 180min

E. 150min

2. 高压注射前先试水，除哪项外，都必须要做到（　　）

A. 一看　　　　B. 二摸

C. 三感觉　　　　D. 四整理

E. 四询问

3. 通过静脉输注碘对比剂的患者，合理水化应在（　　）进行，每小时饮水不少于 100ml

　　A. 检查前 1～2h 和检查完后 1h

　　B. 检查前 2～3h 和检查完后 6h

　　C. 检查前 3～4h 和检查完后 10h

　　D. 检查前 4～5h 和检查完后 12h

　　E. 检查前 4～6h 和检查完后 24h

4. 患者行 CT 增强检查后，至少在观察室观察（　　）

　　A. 5min　　　　　B. 10min

　　C. 15min　　　　D. 20min

　　E. 30min

5. 进入 MRI 检查室的患者，除下列哪项外，须将身上的物品取出（　　）

　　A. 银行卡　　　　B. 手表

　　C. 皮带　　　　　D. 餐巾纸

　　E. 硬币

6. 对比剂肾病是指排除其他肾毒性因素后，静脉注射对比剂后（　　）内发生的急性肾损伤

　　A. 6h　　　　B. 12h　　　　C. 24h

　　D. 48h　　　　E. 72h

7. 碘对比剂使用绝对禁忌证是（　　）

　　A. 既往使用碘对比剂出现中、重度不良反应者

　　B. 有其他药物不良反应或过敏史者

　　C. 不稳定型哮喘者

　　D. 甲状腺功能亢进未进行治疗者

　　E. 脱水或血容量不足者

二、多项选择题

1. 预防对比剂外渗时，须根据（　　）选择适宜的留置针型号

　　A. 血管条件　　　B. 检查部位

　　C. 注射速率　　　D. 个人习惯

　　E. 随意原则

2. 严禁带入磁共振检查室内的物品是（　　）

　　A. 轮椅　　　　　B. 平车

　　C. 心电监护仪　　D. 血糖仪

　　E. 氧气瓶

3. 检查时，必须严格执行查对制度，须查对（　　）

　　A. 姓名　　　　　B. 性别

　　C. 年龄　　　　　D. 住院号（检查号）

　　E. 检查部位及检查设备

三、简答题

1. 简述碘对比剂不良反应预防措施。

2. 简述碘对比剂外渗预防措施。

3. 简述患者行影像诊疗检查时防止坠床的护理措施。

答案解析：

一、单项选择题

1. 参考《影像科护理》：婴儿检查前 30min 不可过多喂奶。答案选择 C。

2. 参考《影像科碘对比剂输注安全专家共识》：高压注射前先试水，必须要做到"一看、二摸、三感觉、四询问"。答案选择 D。

3. 参考《碘对比剂使用指南》（第 2 版）和《影像科碘对比剂输注安全专家共识》：通过静脉输注碘对比剂的患者，合理水化应在检查前 4～6h 和检查完后 24h 进行，饮水不少于 100ml/h。答案选择 E。

4. 参考《影像科碘对比剂输注安全专家共识》：行 CT 增强检查输注碘对比剂后，至少在观察室观察 30min。答案选择 E。

5. 参考《影像科护理》：进入 MRI 检查室的患者，须将身上的物品取出的有银行卡、手表、皮带、硬币、打火机、项链、耳环等。答案选择 D。

6. 参考《肾病患者静脉注射碘对比剂应用专家共识》：对比剂肾病是指排除其他

肾毒性因素后，静脉注射对比剂后 48h 内发生的急性肾损伤。答案选择 D。

7. 参考《碘对比剂使用指南》（第 2 版）：碘对比剂使用绝对禁忌证为甲状腺功能亢进未行治疗者。答案选择 D。

二、多项选择题

1. 参考《含碘对比剂静脉外渗护理管理实践指南》：预防对比剂外渗时，静脉穿刺前应根据含碘对比剂浓度及注射速度对受检者病情、穿刺侧肢体、穿刺部位及血管条件进行全面评估。答案选择 ABC。

2. 参考《影像科护理》严禁将轮椅、平车、心电监护仪、血糖仪、氧气瓶等金属物品带入磁共振检查室内。答案选择 ABCDE。

3. 参考《影像科护理》：检查时，必须严格执行查对制度，须查对姓名、性别、年龄、住院号（检查号）、检查部位及检查设备等。答案选择 ABCDE。

三、简答题

1. 碘对比剂不良反应预防措施

（1）完善抢救设施和急救药品，加强影像科医护技急救培训，提高急救意识与技能。

（2）询问病史，充分评估，筛选碘对比剂不良反应高危因素。

（3）做好增强检查前患者的准备，进行健康宣教及心理沟通。

（4）认真签署对比剂使用患者知情同意书。

（5）对比剂加温，恒温箱温度设置在 37℃。

（6）合理水化，检查前 4 ～ 6h 和检查完后 24h 内饮水不少于 100ml/h，促进对比剂排泄。

（7）密切观察检查中、检查后的异常反应，及时发现对比剂不良反应，及时有效处理。

2. 碘对比剂外渗预防措施

（1）健康宣教，告知患者安置留置针的目的及如何保护留置针。

（2）充分评估，选择粗、直、弹性好的血管，根据血管条件、检查部位、注射速率选择适宜的留置针型号，避免盲目性穿刺。

（3）穿刺成功后，妥善固定，防止脱落。

（4）对肥胖、血管细及放疗、化疗、糖尿病等血管条件差的患者，常规部位无法穿刺时可选择颈外静脉穿刺，穿刺前评估心功能，检查单上贴颈外静脉穿刺标志。

（5）慎用临床带来留置针，禁止使用不耐高压中心静脉导管（耐高压静脉导管如耐高压 PICC、耐高压输液导管除外），若使用耐高压静脉导管，使用前必须严格冲封管并保持无菌操作。

（6）加强与技师沟通，使用外渗风险标志，及时调整注射速度和剂量。

（7）高压注射前先试水，做到"一看、二摸、三感觉、四询问"，观察局部组织有无疼痛、肿胀，及时发现对比剂外渗先兆。动态观察注射过程中患者异常反应和图像中对比剂进入情况。

3. 患者行影像诊疗检查时防止坠床的护理措施

（1）将检查床退至方便患者上下床的高度。

（2）护士、技师站于检查床两边。

（3）一人扶患者的头、肩，使其坐起，一人抬患者的双腿慢慢上下检查床。

（4）针对使用平车的患者，检查床与平车平行靠拢，4 人平行移动患者于检查床上。

（5）对于躁动和不配合者先镇静后检查，意识不清、危重患者妥善固定。

（6）必要时专人陪同检查（征得家属同意）。

（7）上下检查床时询问患者有无不适，防止因直立性低血压、低血糖导致跌倒。

（8）搀扶行动不便的患者进出检查室。

第六节 影像科感染监控

一、单项选择题

1. 卫生手消毒监测的细菌菌落总数应为（ ）

A. ≤ 5CFU/cm²   B. ≤ 10CFU/cm²

C. ≤ 15CFU/cm²   B. ≤ 20CFU/cm²

E. ≤ 25CFU/cm²

2. 下列关于医务人员洗手与卫生手消毒陈述错误的是（ ）

A. 接触患者前、后

B. 当手部有血液或其他体液等肉眼可见的污染时应及时洗手行手消毒

C. 当手部没有肉眼可见污染时，宜使用手消毒剂进行卫生手消毒

D. 直接为传染病患者进行检查、治疗、护理或处理传染病患者污物之后，应洗手

E. 可能接触艰难梭菌、肠道病毒等对速干手消毒剂不敏感的病原微生物时，应洗手

3. 加强检查室的空气环境管理，紫外线照射时间应大于（ ）

A. 10min   B. 20min   C. 25min

D. 30min   E. 40min

4. 每日对检查室使用含有效氯（ ）mg/L 的消毒液进行常规擦拭地板

A. 200   B. 300   C. 500

D. 1000   E. 2000

5. 使用中的紫外线灯管辐照强度值（ ） $\mu W/cm^2$，应更换成新灯管

A. < 50   B. < 60

C. < 70   D. < 80

E. < 90

6. 检查时紫外线强度的检测，应（ ）检测一次。

A. 每 1 个月   B. 每 3 个月

C. 每半年   D. 每一年

E. 每两年

7. 行接触性隔离时，墙壁、地板、桌子等被患者血液等感染性物质污染后，须立刻用含有效氯（ ）mg/L 的含氯消毒液作用（ ）min 再进行清洁处理

A. 1000；20   B. 1500；30

C. 1000；30   D. 2000；30

E. 2000；20

8. 机房护士在给新型冠状病毒感染的患者行静脉留置针穿刺完毕后，发现手套破损且有皮肤损伤，下列处理错误的是（ ）

A. 脱外层手套

B. 在相应区域的缓冲间实施手卫生

C. 轻轻由伤口远心端向近心端挤压，尽可能挤出损伤处的血液

D. 再用肥皂水和流动水进行冲洗，用 75% 乙醇溶液或 0.5% 碘伏进行消毒并包扎

E. 预防用药（必要时）→登记、上报、追踪随访

9. 被新型冠状病毒感染的患者分泌物污染时，应先使用一次性吸水材料清除污染物，再用含有效氯（ ）的含氯消毒剂进行擦拭消毒，作用 30min，再使用清水擦拭

A. 500mg/L   B. 1000mg/L

C. 2000mg/L   D. 5000mg/L

E. 10 000mg/L

二、多项选择题

1. 烈性传染病患者检查后，使用化学消毒法进行消毒时应按（ ）顺序依次

进行均匀喷雾

　　A. 先上后下　　　B. 先左后右

　　C. 由里向外　　　D. 先表面后空间

　　E. 循序渐进

　　2. 关于口罩的选择，能有效预防新型冠状病毒传播的是（　　）

　　A. 纸质口罩　　　B. 一次性医用口罩

　　C. 医用外科口罩　D. N95 防护口罩

　　E. 棉布口罩

　　3. 手卫生的"两前三后"原则是（　　）

　　A. 接触患者前　　B. 行无菌操作前

　　C. 接触患者后　　D. 体液暴露后

　　E. 接触患者周围环境后

　　4. 下列属于半污染区的是（　　）

　　A. 候诊区　　　　B. 更衣室

　　C. 办公室　　　　D. 登记窗口

　　E. 检查室

　　5. 方舱 CT 技师给行动不便的新型冠状病毒感染患者行胸部检查，在搬运患者时发现防护服破损，该如何处理（　　）

　　A. 尽快撤离隔离区

　　B. 75% 乙醇溶液喷洒破损处（范围大于破损处直径的 3 倍）

　　C. 告知同班人员

　　D. 按流程脱摘防护用品

　　E. 脱工作服，并沐浴更衣

　　6. 介入手术室诊疗二级防护用品包括（　　）

　　A. 医用防护口罩（N95 型及以上）

　　B. 护目镜或防护面屏

　　C. 一次性工作帽

　　D. 一次性乳胶手套

　　E. 一次性医用防护服

三、简答题

　　1. 简述手卫生七步洗手法的具体步骤。

　　2. 影像科工作人员如何实施空气隔离？

　　3. 标准预防的具体措施有哪些？

答案解析：

一、单项选择题

　　1. 参考《医务人员手卫生规范》（WS/T 313—2019）：卫生手消毒监测的细菌菌落总数应为 ≤ $10CFU/cm^2$。答案选择 B。

　　2. 参考《医务人员手卫生规范》（WS/T 313—2019）：下列情况医务人员应洗手和（或）使用手消毒剂进行卫生手消毒：①接触患者前，清洁、无菌操作前，包括进行侵入性操作前，暴露患者体液风险后和接触患者黏膜、破损皮肤或伤口、血液、体液、分泌物、排泄物、伤口敷料等之后；②接触患者后，接触患者周围环境后，包括接触患者周围的医疗相关器械、用具等物体表面后。

　　（1）下列情况应洗手：①当手部有血液或其他体液等肉眼可见的污染时；②可能接触艰难梭菌、肠道病毒等对速干手消毒剂不敏感的病原微生物时；③手部没有肉眼可见污染时，宜使用手消毒剂进行卫生手消毒。

　　（2）下列情况医务人员应先洗手，然后进行卫生手消毒：①接触传染病患者的血液、体液和分泌物及被传染性病原微生物污染的物品后；②直接为传染病患者进行检查、治疗、护理或处理传染病患者污物之后。答案选择 D。

　　3. 参考《影像护理学》：加强检查室的空气环境管理，紫外线照射时间应 > 30min。答案选择 D。

　　4. 参考《影像护理学》：每日对检查室使用含有效氯 500mg/L 的消毒液进行常规擦拭地板。答案选择 C。

　　5. 含有效氯《影像护理学》：使用中的紫外线灯管辐照强度值 < 70 μ W/cm^2，应更换成新灯管。答案选择 C。

　　6. 参考《影像护理学》：检查时紫外线

强度的检测，应每半年检测一次。答案选择 C。

7. 参考《影像护理学》：行接触性隔离时，墙壁、地板、桌子等被患者血液等感染性物质污染后，须立刻用含有效氯 2000mg/L 的含氯消毒液作用 30min 再进行清洁处理。答案选择 D。

8. 参考《新冠肺炎疫情期间医疗机构不同区域工作岗位个人防护专家共识》：发现手套破损且有皮肤损伤→在相应区域的缓冲间实施手卫生→脱外层手套手卫生→脱内层手套→伤口局部清洗、消毒、包扎（轻轻由伤口近心端向远心端挤压，尽可能挤出损伤处的血液，再用肥皂水和流动水进行冲洗，用 75% 乙醇溶液或 0.5% 碘伏进行消毒，并包扎伤口）→重新戴双层手套→按流程脱摘防护用品→脱工作服→沐浴更衣→接受专业评估与指导→预防用药（必要时）→登记、上报、追踪随访。答案选择 C。

9. 参考《消毒剂使用指南》新型冠状病毒肺炎疫情防控：被患者血液、体液、分泌物、排泄物等可见明显污染物污染时，应先使用一次性吸水材料清除污染物，再用含有效氯 10 000mg/L 的含氯消毒剂进行擦拭消毒，作用 30min，再使用清水擦拭。答案选择 E。

二、多项选择题

1. 参考《影像护理学》：烈性传染病患者检查后，使用化学消毒法进行消毒时应按先上后下、先左后右、由里向外、先表面后空间、循序渐进的顺序依次进行均匀喷雾。答案选择 ABCDE。

2. 2020 年人民卫生出版社出版的《新型冠状病毒感染的肺炎公众防护指南》：医用外科口罩、N95 防护口罩，能有效预防新型冠状病毒传播。答案选择 CD。

3. 手卫生的"两前三后"原则是接触患者前、行无菌操作前、接触患者后、体液暴露后及接触患者周围环境后。答案选择 ABCDE。

4. 参考《基础护理学》（第 5 版）：半污染区是指：凡有可能被病原微生物污染的区域。主要是指医护办公室、治疗室、配餐室、值班室、候诊区、登记窗口、检查室等区域。答案选择 ADE。

5. 参考《新冠肺炎疫情期间医疗机构不同区域工作岗位个人防护专家共识》：发生防护服破损后，应尽快撤离隔离区，更换全套防护用品。处理流程如下：发现防护服破损→75% 乙醇溶液喷洒或速干手消毒剂涂抹破损处（喷洒或涂抹范围大于破损处直径的 3 倍）→告知同班人员→与同班人员交接工作→撤离隔离区→按流程脱摘防护用品→脱工作服→沐浴更衣→根据工作需要重新穿戴防护用品后入隔离区。答案选择 ABCDE。

6. 参考《介入医务工作者应对新型冠状病毒感染防控专家共识》：二级防护用品包括医用防护口罩（N95 型及以上）、一次性工作帽、护目镜或防护面屏、一次性乳胶手套（可双层佩戴）、一次性医用防护服 / 隔离衣和鞋套。答案选择 ABCDE。

三、简答题

1. 手卫生七步洗手法的具体步骤

（1）内：掌心相对，手指并拢，相互揉搓。

（2）外：手心对手背，沿指缝相互揉搓，双手交换进行。

（3）夹：掌心相对，双手交叉沿指缝相互揉搓，双手交换进行。

（4）弓：弯曲手指使关节在另一手掌心旋转揉搓，双手交换进行。

（5）大：一手握住另一手拇指旋转揉搓，双手交换进行。

（6）立：将 5 个手指尖并拢放在另一

手掌心旋转揉搓，双手交换进行。

（7）腕：掌心环握手腕进行揉搓，双手交换进行。

2.影像科工作人员应按以下方式实施空气隔离

（1）严格执行手卫生规范。

（2）给患者检查过程中，医务人员应当戴手套和帽子，穿隔离衣。

（3）物体表面，如地板、检查床、仪器表面、椅子、门窗台等，可用 0.5% 过氧乙酸喷雾、擦拭消毒，或用含有效氯 2000mg/L 的含氯消毒液擦洗，擦拭 2 次，间隔时间为 30min，最后用新的抹布，用清水擦拭，去除消毒剂残留。

（4）墙壁、地板、桌子等被患者血液等感染性物质污染后，须立刻处理，用含有效氯 2000mg/L 的含氯消毒液作用 30min 再进行清洁处理。

（5）患者更换的衣服、被单等棉织品怀疑被感染性物质污染时，应放入双层黄色塑料袋内扎紧袋口送消毒处理。

3.标准预防的具体措施

（1）戴手套。

（2）适时使用一次性外科口罩、医用防护口罩、防护眼镜、面罩，穿隔离衣或围裙。

（3）避免锐器刺伤。

（4）正确处理患者用后的医疗器械、器具。

（5）手卫生，即洗手和手消毒。

第七节　影像科急救管理

一、单项选择题

1.心搏骤停复苏抢救时的最佳药物是（　　）

A.去甲肾上腺素　　B.麻黄碱

C.肾上腺素　　　　D.地塞米松

E.异丙肾上腺素

2.抗惊厥治疗的首选药物为（　　）

A.肾上腺素　　　　B.地塞米松

C.地西泮　　　　　D.异丙肾上腺素

E.麻黄碱

3.下列属于血管扩张药物的是（　　）

A.硝酸甘油　B.利多卡因　C.阿托品

D.地西泮　　E.山莨菪碱

4.对于轻度对比剂不良反应的患者，除下列哪项外都是其处理方法（　　）

A.给患者多饮水

B.必要时给予地塞米松 10mg 静脉注射

C.严密观察 60min

D.不适随诊

E.高流量吸氧

5.心搏骤停后，须立即给予（　　）

A.心肺复苏　　　　B.吸氧

C.吸痰　　　　　　D.建立静脉通道

E.测量血压

6.各类休克的共同病理生理基础是（　　）

A.血压下降

B.代谢改变

C.组织缺氧

D.有效循环血容量锐减

E.重要脏器受损

7.抢救仪器管理遵守"六定"原则，下列不正确的是（　　）

A.定点放置　　　　B.定人保管

C.定时保养和维修　D.定时检查

E.定期使用

二、多项选择题

1.下列属于呼吸兴奋药的有哪些

（　　　）

  A. 尼可刹米　 B. 多巴胺

  C. 洛贝林　 D. 肾上腺素

  E. 间羟胺

  2. 水化的方法包括（　　　）

  A. 口服补液　 B. 动脉内补液

  C. 静脉补液　 D. 皮肤补液

  E. 灌肠

  3. CT 室常备的急救药物有（　　　）

  A. 地塞米松　 B. 肾上腺素

  C. 生理盐水　 D. 肝素钠

  E. 葡萄糖

  4. 过敏性休克的临床症状以哪三大系统为主（　　　）

  A. 神经系统　 B. 循环系统

  C. 呼吸系统　 D. 消化系统

  E. 泌尿系统

三、简答题

影像科急救管理有哪些？

答案解析：

一、单项选择题

1. 参考《严重过敏反应急救指南》推荐意见：心搏骤停复苏抢救时的最佳药物是肾上腺素。答案选择 C。

2. 参考《影像科护理》：抗惊厥治疗的首选药物为地西泮。答案选择 C。

3. 参考《影像科护理》：属于血管扩张药物的是硝酸甘油。答案选择 A。

4. 参考《影像护理学》：对于轻度对比剂不良反应的患者，给患者多饮水，严密观察 60min，必要时给予地塞米松 10mg 静脉注射，不适随诊，所以高流量吸氧不是其处理方法。答案选择 E。

5. 参考美国心脏协会最新发布《2020 美国心脏协会心肺复苏心血管急救指南》：心搏骤停后，须立即给予心肺复苏。答案

选择 A。

6. 有效循环血容量锐减、组织灌注不足及产生炎症介质是各类休克共同的病理生理基础。答案选择 D。

7. 参考《护理质量管理指标解读》：抢救仪器管理遵守"六定"原则，即定点放置、定人保管、定时保养和维修、定时检查、定量供应、定期消毒，班班交班，做到账物相符。答案选择 E。

二、多项选择题

1. 参考《影像护理学》：属于呼吸兴奋药的有尼可刹米、洛贝林。答案选择 AC。

2. 参考《影像护理学》：水化的方法包括口服补液、动脉内补液、静脉补液。答案选择 ABC。

3. 参考《影像护理学》：CT 室常备的急救药物有地塞米松、肾上腺素、生理盐水、葡萄糖。答案选择 ABCE。

4. 过敏性休克的临床症状以神经系统、呼吸系统、循环系统三大系统为主。答案选择 ABC。

三、简答题

影像科急救管理如下：

（1）检查室配备完善的抢救物品及药品，做到定点放置、定量供应、定人管理、定时查对、定期补充和消毒。

（2）急救车有检查登记及补充记录，每日每班有交接记录，护士长每周检查并签名。

（3）影像科医技护熟悉抢救药品及器材种类、作用和使用方法，急救药品及器材随时处于完好备用状态，合格率 100%。

（4）对急救车内的各种无菌包，必须定期检查其有效期，一经使用要及时灭菌。

（5）急救药品标签清楚、正确，有效期明显，无过期、失效、变质。

（6）不得任意挪用和外借急救物品，以保证抢救工作顺利进行。

（7）建立急救设备仪器维护保养制度，定期保养、检查、维修，并有记录，确保急救设备功能完好。

（8）危重患者检查实行"绿色通道"，保证急、危、重患者到及时、准确、有效检查。

（9）定期对影像科医技护人员进行心肺复苏、除颤仪、微量泵、吸痰器、呼吸机操作培训，每月进行对比剂不良反应急救演练1次。

（10）危重患者经影像科初步抢救处理后及时转运至病房或急诊科进一步治疗。

参 考 文 献

白煜峡，杨松兰，郭璇，等，2009.护理质量督导在护理质量管理中的作用 [J].护理学杂志，24（15）：62-64.

北京市医学影像质量控制与改进中心专家组，2016.北京市"对比剂使用知情同意书"推荐模板 [J].中国医学影像技术，2016，32（7）：1143-1145.

陈俊芳，2007.质量改进与质量管理 [M].北京：北京师范大学出版社.

陈韵岱，陈纪言，傅国胜，等，2014.碘对比剂血管造影应用相关不良反应中国专家共识 [J].中国介入心脏病学杂志，22（6）：341-348.

国家卫生健康委办公厅，2020.消毒剂使用指南 [J].中国感染控制杂志，19（2）：196-198.

黄瀛，2016.放射性核素在临床诊疗中用药途径及其防护的护理研究 [J].护理研究，30（19）：2312-2315.

嵇国光，王大禹，严庆峰，2010.1SO/TS 16949 五大核心工具应用手册 [M].2 版.北京：中国标准出版社.

姜安丽，钱晓路，2018.新编护理学基础 [M].3 版.北京：人民卫生出版社.

李春辉，黄勋，蔡虹，等，2020.新冠肺炎疫情期间医疗机构不同区域工作岗位个人防护专家共识 [J].中国感染控制杂志，19（3）：199-213.

李环廷，魏丽丽，黄霞，等，2019.护理质量管理指标解读 [M].北京：科学出版社.

李晓桐，翟所迪，王强，等，2019.《严重过敏反应急救指南》推荐意见 [J].药物不良反应杂志，21（2）：85-91.

李雪，曾登芬，2014.医学影像科护理工作手册 [M].北京：人民军医出版社.

李雪，郑淑梅，屈梅香，2018.影像科碘对比剂输注安全专家共识 [J].介入放射学杂志，27（8）：707-712.

李元墩，林明烟，1999.品质管理 [M].台南：复文书局.

刘平，汪茜，王琳，等，2019.实用影像护理手册 [M].北京：科学技术文献出版社.

毛燕君，李玉梅，曾小红，2020.碘对比剂静脉注射护理实践手册 [M].上海：上海科学技术出版社.

匿名，2020.医务人员手卫生规范 WS/T 313—2019[J].中国感染控制杂志，19（1）：93-98.

彭明强，2012.临床路径的国内外研究进展 [J].中国循证医学杂志，12（6）：626-630.

秦月兰，郑淑梅，刘雪莲，2020.影像护理学 [M].北京：人民卫生出版社.

屈红，王非凡，潘群，2019.临床护理应急预案与处理流程 [M].北京：科学出版社.

宋丽萍，程燕，马静，2014.PDCA 循环理论在护理信息系统建设中的应用 [J].护理管理杂志，14（01）：66-67+73.

孙琪，金志鹏，2021.2020 年美国心脏协会心肺复苏及心血管急救指南[J].中华实用儿科临床杂志，36（5）：321-328.

卫生部放射卫生防护标准专业委员会，2006.GBZ 120—2006 临床核医学放射卫生防护标准 [S].北京：中国标准出版社.

杨吉华，2012.质量管理工具分析与高效应用 [M].广州：广东经济出版社.

张莉国，2014.罗伊适应模式在鼻咽癌放疗患者康复护理中的应用 [J].中国护理管理，14（10）：1116-1118.

赵博伦，2014.罗伊适应模式护理评估工具的构建与应用 [J].护理研究，28（08）：905-906.

郑淑梅，李雪，2019.影像科护理 [M].北京：人民卫生出版社.

中国医学会核医学分会《临床核医学辐射安全专家共识》编写委员会，2017.临床核医学辐射安全专家共识 [J].中华核医学与分子影像杂志，37（04）：225-229.

中华护理学会内科专业委员会，2021.含碘对比剂静脉外渗护理管理实践指南 [J]. 中华护理杂志，56（7）：1005.

中华人民共和国国家质量监督检验检疫总局，2002. GB 18871—2002 电离辐射防护与辐射源安全基本标准 [S]. 北京：中国标准出版社.

中华人民共和国卫生部，中国国家标准化管理委员会，2012. GB16361—2012 临床核医学的患者防护与质量控制规范性 [S] . 北京：中国标准出版社.

中华医学会放射学分会对比剂安全使用工作组，2014. 碘对比剂使用指南（第 2 版） [J]. 中华医学杂志，94（43）：3363-3369.

周鹏，王秋林，蔡国才，等，2011. 不同温度对比剂在冠状动脉造影术中不良反应的对比观察 [J]. 介入放射学杂志，20（10）：769-771.

周如女，罗玲，周嫣，等，2013. 应用 PDCA 循环管理提高护理满意度的效果 [J]. 解放军护理杂志，30（11）：48-51.

朱海东，熊斌，贾中芝，等，2020. 介入医务工作者应对新型冠状病毒感染防控专家共识 [J]. 介入放射学杂志，29（4）：337-344.

第三章

影像科护理教学管理

第一节　影像科护理教学目标

一、单项选择题

1. 我国影像护理事业蓬勃发展，逐渐形成专业、精准、高效的护理队伍是在（　　）

A. 19 世纪

B. 20 世纪 40 年代

C. 20 世纪 70 年代

D. 20 世纪 80 年代

E. 21 世纪

2. 在影像科临床护理教学过程中，对带教教师静脉输液过程的模仿和操作，属于教育目标领域中的（　　）

A. 认知领域　　B. 强化阶段

C. 自如阶段　　D. 应用阶段

E. 以上皆不是

3. 在影像科护理教学及实习课程设置中占主导地位的是（　　）

A. 系统模式　　B. 行为目标模式

C. 过程模式　　D. 文化分析课程模式

E. 自主模式

4. 下列不属于护理教育的目标体系的是（　　）

A. 教育目的（国家）

B. 培养目标（各级护理院校）

C. 课程目标（各门课程）

D. 教学目标（课程具体课目）

E. 教育方式（教育方法）

5. 影像技能操作教学目标的精神运动领域，其水平从低到高依次是（　　）

A. 模仿、精确、操作、连接、自然化

B. 模仿、操作、精确、连接、自然化

C. 连接、模仿、操作、精确、自然化

D. 模仿、精确、连接、操作、自然化

E. 模仿、精确、操作、自然化、连接

二、多项选择题

1. 影像科临床护理教学目标应包括 3 个领域，即（　　）

A. 认知　　　　B. 技能

C. 态度　　　　D. 批判性思维

E. 影像临床护理问题决策

2. 影像科护理教育的目标中，对影像科护士素质要求包括（　　）

A. 较高的专业知识

B. 较强的服务意识和沟通能力

C. 良好的管理意识

D. 较强的急救意识和技能

E. 坚持以自我为中心的理念

三、简答题

影像科临床护理教学目标中的技能目

标包括哪些?

答案解析：

一、单项选择题

1. 参考《影像护理学》：我国影像护理事业发展历程：20 世纪 70 ～ 80 年代护理由技师或临床护士进行，20 世纪 90 年代影像科开始聘用专职护士。21 世纪影像科独立，影像介入分支精细化，影像科护士队伍不断壮大，工作职责和要求不断规范，影像护理事业蓬勃发展，逐渐形成专业、精准、高效的影像护理队伍。答案选择 E。

2. 参考《护理教育导论》：精神运动领域的目标主要涉及的是各种精神运动技能，其水平从低到高依次为模仿、操作、精确、连接和自然化。模仿和操作属于精神运动领域，答案选择 E。

3. 参考《护理教育导论》：行为目标模式在护理教学所有课程设置过程中均占主导地位，是一个循环往复的过程。答案选择 B。

4. 参考《护理教育学》：影像护理同护理教育的目标体系，包括：教育目的(国家)、培养目标（各级护理院校）、课程目标（各门课程）、教学目标（课程具体课目）。答案选择 E。

5. 参考《护理教育导论》：教学目标的精神运动领域，其水平从低到高依次是模仿、操作、精确、连接、自然化。答案选择 B。

二、多项选择题

1. 参考《护理教育学》：影像科临床护理教学的目标包含在护理教育学的临床护理教学目标中，包含 3 个领域，即认知、技能及态度。答案选择 ABC。

2. 参考《影像科护理》和《影像护理学》等多本专科教材，影像科护士的素质要求包括四大方面：较高的专业知识、较强的服务意识和沟通能力、良好的管理意识、较强的急救意识和技能，护士要以患者为中心，而不是以自我为中心。答案选择 ABCD。

三、简答题

影像科护士除了应具备丰富、扎实的护理学专业理论知识外，技能目标包括 3 个方面：①护理操作技能；②护患沟通能力；③组织管理能力。

第二节　影像科护理教学组织管理

一、单项选择题

1. 在影像科临床护理教学中，作为管理者和决策者，临床护理教师的职责是（　　）

A. 促进护士与服务对象等的紧密合作

B. 帮助患者理解从其他健康服务者那里获得的信息

C. 管理与影像教学相关的物质资源、人力资源等

D. 为患者做健康宣教

E. 指导、计划和组织人员为患者服务

2. "我观看了一次 CT 增强高压注射器的操作过程"属于经验分类中的（　　）

A. 面临　　　　　B. 参与

C. 认同　　　　　D. 传播

E. 模仿

3. 在影像科护理教育中，以"培养既具有一定影像科实际护理工作能力，又具有一定的管理、教学及科研能力的临床应用型及学科型护理人才"为目的的教育层次是（　　）

A. 高等护理专科教育

B. 高等护理本科教育

C. 影像护理专业硕士研究生教育

D. 影像护理专业博士研究生教育

E. 影像护理专科护士教育

4. 在临床实习带教或初级进修学员带教过程中应用小组教学法，其中关于"组"的解释正确的是 （　　）

A. 组的规模没有上限，由授课人数决定

B. 小组的活动应由带教教师主导

C. 进行组内活动时应给组内成员创造面对面交流的机会

D. 教学组与临床治疗组的功能、任务相同

E. 以上均不正确

5. 在采用讲授法进行影像护理理论知识培训时，教师与学生互动中存在的问题是 （　　）

A. 教师不能与许多学生交流

B. 教师不能照顾个别学生

C. 教师不能介绍课本里没有的新知识

D. 教师不能提高学生的主观能动性

E. 以上均不正确

二、多项选择题

1. 基于影像科护理临床教师的职责，临床教师必须做好的准备包括 （　　）

A. 授课　　　　B. 提问

C. 解决问题　　D. 组织讨论

E. 评价

2. 在面对影像护理学生时，关于教育和教学的说法，正确的有 （　　）

A. 学生的教育与教学相互联系、相互区别

B. 教育是教学的一部分

C. 教学是进行全面教育的基本途径

D. 课外活动、影像科实习、社会实践也是教育的途径

E. 教学是一种认识活动

三、简答题

简述影像护理临床带教制的优点。

答案解析：

一、单项选择题

1. 参考《护理教育导论》：临床护士在教学中的职责是指负责教学相关的资源及内容，其他四项均为针对患者的行为措施。答案选择 C。

2. 观看操作属于经验分类中的面临。答案选择 A。

3. 参考《护理教育学》：以"培养既具有一定影像科实际护理工作能力，又具有一定的管理、教学及科研能力的临床应用型及学科型护理人才"为目的的教育层次是高等护理本科教育。答案选择 B。

4. 参考《基于雨课堂的翻转教学在影像护理实习中的应用》：小组教学法也就是PBL教学模式，主导者是授课对象，以学生为主体，相互之间讨论对问题进行深度研究及总结，教师只起到辅助作用。答案选择 C。

5. 参考《护理教育学》：讲授法的缺点为讲授不能照顾个别学生的需要，讲授的进度不一定适合所有学生，教师可能会存在明显的偏好，学生在很大程度上是被动的，学生得到的是"第二手"资料，学生的注意力会逐渐减弱。答案选择 B。

二、多项选择题

1. 参考《护理教育学》：临床教师必须做好的准备包括授课、提问、解决问题、组织讨论、评价。答案选择 ABCDE。

2. 影像科护理及其他教学与教育都是既相互联系，又相互区别，两者是部分和整体的关系。护理教育包括教学，教学是学校进行全面教育的一个基本途径。除教学外，还可以通过课外活动、临床实习、参与社会实践，如影像护理相关知识的健

康科普等方式对学生进行教育。答案选择ACDE。

三、简答题

参考《护理教育学》和《影像护理学》，影像科护理临床带教制的优点：①带教制有助于增进教师的知识和技能；②教师发挥了自身价值，感到被需要并受尊敬，增加他们工作的满意度（或改善他们的人际关系）；③学生同一位合格的临床护理带教导师一起工作可以获得许多有价值的帮助（或带教导师能够为学生选择最适合的服务对象，并通过照顾这样的患者达到学习目标）；④学生在带教导师的监护下，可以避免工作中的失误，杜绝差错事故给患者造成的损失；⑤学生在带教导师的指导下，结合实习生或进修员的特点，可以进行一些专题研究，在实践中锻炼自己的科研和创新能力。

第三节　影像科实习护生和进修学员管理

一、单项选择题

1. 影像科临床护理教师作为护理实践参与者的角色是（　　）
　　A. 评估者
　　B. 计划者
　　C. 促进者和支持
　　D. 咨询者和技术顾问
　　E. 提供照顾者

2. 教师对表现良好的学生报以赞许的微笑，可以促进实习生良好表现的出现，这是强化原则中的（　　）
　　A. 正性强化　　　　B. 惩罚
　　C. 负性强化　　　　D. 强化消退
　　E. 鼓励

3. 熟悉和掌握影像科高压注射器护理操作的顺序和要求，属于操作技能形成阶段中的（　　）
　　A. 认知阶段　　　　B. 强化阶段
　　C. 自如阶段　　　　D. 应用阶段
　　E. 以上皆不是

4. 在影像护理对进修学员管理中，下列关于应用开放式学习的叙述正确的是（　　）
　　A. 强调以临床带教导师为中心
　　B. 采用多种媒体、导师指导及临床资

料等支持系统进行学习
　　C. 导师在其进修学习期间被赋予高度控制权力
　　D. 临床环境是学习的主要媒体
　　E. 进修学员自行安排学习

5. 影像护理小组教学中出现个别组员愤然离开或找理由请假时，带教导师应采取的措施是（　　）
　　A. 立即追出去进行宽慰
　　B. 忽略此学员的行为，继续进行组内讨论
　　C. 对此行为进行评论，警示其他组员
　　D. 合理解释并重新安排小组讨论
　　E. 通知该实习学生所在学院或进修学员所在医院

二、多项选择题

1. 影像科临床护理教育的基本要素包括（　　）
　　A. 教育者　　　　　B. 受教育者
　　C. 教育内容　　　　D. 教育场地
　　E. 教育手段

2. 影像护理专业教学中，常用的评估方法包括（　　）
　　A. 观察法
　　B. 影像理论笔试试卷

C. 书面材料的提交

D. 答辩汇报

E. 影像相关技能操作考试

三、简答题

影像科实习护生和进修学员的临床教学过程中，评价带教教师教学水平的项目有哪些？

答案解析：

一、单项选择题

1. 由于临床教学的复杂性，临床教师扮演了众多角色。影像科临床护理教师具有现代影像护士的专业角色，同时又承担教师的角色，即是护理实践的参与者，又是护理专业的教育者。护理实践参与者包括提供照顾者、健康教育者、管理者、决策者、患者利益的维护者等诸多角色。答案选择 E。

2. 参考《护理学导论》：正性强化即指某种具体行为的后果，或效果是积极的就能增加该行为再次出现的概率。教师如果对表现良好的学生报以赞许的微笑，或在实习评价表中给予肯定的评价，则可以促进学生良好表现的出现。答案选择 A。

3. 参考《护理教育学》：认知阶段是学习和掌握操作程序的过程，包括操作动作执行的顺序和要求。答案选择 A。

4. 参考《护理教育导论》：开放式学习的特征是强调以学习者为中心，并采用多种媒体、导师指导及临床资料等支持系统进行学习。答案选择 B。

5. 参考 "Learning outcomes of a flipped classroom teaching approach in an adult-health nursing course：a quasi-experimental study"：此情况应该合理解释并重新安排小组讨论，完成相应学习内容，不影响整体小组的学习。课后再对突发事件学生或进修生进行了解及处理。答案选择 D。

二、多项选择题

1. 参考《护理教育导论》：任何教育活动都有 4 个基本要素，即教育者、受教育者、教育内容、教育手段。答案选择 ABCE。

2. 在护理学专业教学中，常用的评估方法包括观察法、笔试试卷、书面作业、口头报告及操作考试等。在影像护理教育的临床实践中，答辩属于口头报告的升级模式，其他选项模式均为常用的评估方法。答案选择 ABCDE。

三、简答题

在影像科实习护生和进修学员的临床教学过程中，可以通过对教师的教学态度、教学水平、教学方法和教学效果 4 个方面的评价来判断带教教师的教学质量高低。教学水平的评价项目：①对教学内容有广泛深入的了解；②能正确清楚地解答学生提出的疑问；③讲解清楚、有条理；④重点突出；⑤教学难易适中。

第四节 影像科在职护理层级教学管理

一、单项选择题

1. 根据各检查室岗位职责、操作要求、风险程度、合理调整护理队伍能级结构设置，充分发挥不同层次护理人员的作用，这属于（ ）

A. 岗位需要原则　　B. 以人为本原则

C. 能级对应原则　　D. 结构合理原则

E. 动态调整原则

2. 下列不符合在职护士培训教师选择标准的是（ ）

A. 具有渊博的影像护理理论专业知识

B. 懂得教育科学规律

C. 具有教育学和心理学知识

D. 富于进取精神和学术上的开创力

E. 年资较高

3. "解决了护士在学习上的主要疑难问题"是评价培训教师教学质量中的（　　）

　　A. 教学态度　　　B. 教学水平

　　C. 教学方法　　　D. 教学效果

　　E. 教学能力

4. 在影像护理专科培训中，不属于基础知识与临床技能操作教学目标的是（　　）

　　A. 影像诊断及技术等基础知识

　　B. 影像护理专业理论知识

　　C. 影像护理专科技能操作知识

　　D. 影像护理风险管理知识

　　E. 影像护理管理及科研能力提升

5. 在临床护理培训过程中，不能再认也不能回忆称为（　　）

　　A. 不完全遗忘　　B. 临时性遗忘

　　C. 完全遗忘　　　D. 永久性遗忘

　　E. 部分遗忘

二、多项选择题

1. 影像护理构建以岗位胜任力为导向的人才培养模式包括（　　）

　　A. 构建以岗位胜任力为导向的课程设置

　　B. 采取具有转化式学习功能的教学策略和方法

　　C. 基于专业行为表现的考评模式

　　D. 营造有利于岗位胜任力培养的教育环境

　　E. 开展基于 IT 技术的教育资源共享行动

2. 影像护理教育的任务是（　　）

　　A. 影像护理理论学习

　　B. 影像护理技能学习

　　C. 培养合格的影像护理人才

D. 开展影像护理学专业科学研究和教育研究

E. 发展影像护理相关的社会服务项目

3. 护理层级管理由美国 Zimmer 教授开创性提出分为进入期、中间期、高级期三个层级后，Benner 教授经过大量研究为层级制度提供了更清晰、更详细的理论基础，即"从新手到专家"的金字塔护理职业发展模型，得到广泛认可，包括（　　）

　　A. 新手（护生）

　　B. 初级护士（依据流程和制度）

　　C. 胜任护士（依据经验和流程）

　　D. 精通护士（整体性、前瞻性）

　　E. 专家护士（依据直觉）

三、简答题

影像科高层级护士在进行护理教育时应培养的专科能力有哪些？

答案解析：

一、单项选择题

1. 参考《美国护理层级管理制度的梳理及其对我国护理管理的启示》：临床应根据各检查室岗位职责、操作要求、风险程度、合理调整护理队伍能级结构设置，充分发挥不同层次护理人员的作用是能级对应原则。答案选择 C。

2. 参考《护理教育导论》：理论联系实践可发现，在职护士培训教师选择标准是具有渊博的影像护理理论专业知识、懂得教育科学规律、具有教育学和心理学知识、富于进取精神和学术上的开创力、具有高尚的道德品质，年资高并不代表具有相应素质。答案选择 E。

3. 根据《护理教育导论》：①听课者的成绩；②解决了听课人员学习上的主要疑难问题；③听课护士的能力有明显提高。答案选择 D。

4. 参考《影像科护理人员规范化护理培训模块的建立与实施》：影像基础知识、专业理论知识、专科技能操作知识及急救等护理风险管理知识均属于基础知识与临床技能操作教学目标。影像护理管理及科研能力提升属于管理教学科研能力的培训教学目标。答案选择 E。

5. 遗忘有各种情况，能再认不能回忆称为不完全遗忘；不能再认也不能回忆称为完全遗忘；一时不能再认或重现称为临时性遗忘；永久不能再认或回忆称为永久性遗忘。答案选择 C。

二、多项选择题

1. 影像护理构建以岗位胜任力为导向的人才培养模式：①构建以岗位胜任力为导向的课程设置；②采取具有转化式学习功能的教学策略和方法；③基于专业行为表现的考评模式；④营造有利于岗位胜任力培养的教育环境。答案选择 ABCD。

2. 影像护理教育的任务是培养合格的影像护理人才、开展影像护理学专业科学研究和教育研究及发展影像护理相关的社会服务项目，影像护理理论学习和影像护理技能学习都包含在培养合格的影像护理人才中。答案选择 CDE。

3. 参考《从新手到专家：临床护理实践中的卓越与力量》文献中 Benner 教授经过大量研究为层级制度提供了更清晰、更详细的理论基础，即"从新手到专家"的金字塔护理职业发展模型，是现代护理层级的奠基石，临床护士有 5 个发展阶段，即新手—初级护士—胜任护士—精通护士—专家护士，并从护理实践的各领域对每个阶段的特征作了详尽描述。该专家还指出，每个发展阶段都是在前一个发展阶段的基础上，通过经验的积累逐渐形成的，到达高级别的人数将越来越少（金字塔）。这一护理职业发展模型得到了护士和护理学者的广泛认同，成为后来绝大多数医院层级管理制度的理论基础，具有重大的影响力。答案选择 ABCDE。

三、简答题

参考《影像科护理人员规范化护理培训模块的建立与实施》研究，影像科高层级护士应具备的能力模块为：影像基础知识、影像专业知识、影像专科护理技能、影像风险管理能力。不同于低层级护士，高层级护士还应在护理教育中重点进行影像护理专业的管理能力、教学能力及科研能力的提升。

参 考 文 献

姜安丽，段志光，2019. 护理教育学 [M].4 版 . 北京：人民卫生出版社 .

兰芳，赵丽，段雨，等，2020.影像科护理人员规范化护理培训模块的建立与实施[J].护理学杂志，35（10）：51-54.

刘兰，王小琳，何晓静，等，2021. 基于雨课堂的翻转教学在影像护理实习中的应用[J].重庆医学，50（17）：3053-3055.

秦月兰，郑淑梅，刘雪莲，2020. 影像护理学 [M]. 北京：人民卫生出版社 .

谭磊，2020. 护理层级管理在提高临床护理服务质量的作用研究 [J]. 护理论著，36（9）：140-141.

向家良，魏琳，2020. 美国护理层级管理制度的梳理及其对我国护理管理的启示 [J]. 解放军护理杂志，37（7）：51-54.

郑淑梅，李雪，2019. 影像科护理 [M]. 北京：人民卫生出版社 .

郑修霞，2011. 护理教育导论 [M]. 北京：北京大学医学出版社 .

BENNER P，1984．From novice to expert：excellence and power in clinical nusing practice [M]．Menlo Park，CA：Addison-Wesley：30-58.

FAN J Y，TSENG Y J，CHAO L F，et al，2020．Learning outcomes of a flipped classroom teaching approach in an adult-health nursing course：a quasi-experimental study[J].BMC Med Educ，20（1）：317.

第四章

影像科护理管理制度

第一节　护理查对制度

一、单项选择题

1.（　　）是保证医疗安全的一种制度，是防止事故差错的一项重要制度
A.查对制度
B.护理质量管理制度
C.护理会诊制度
D.交接班制度
E.护理查房制度

2.下列关于护理查对制度，不正确的是（　　）
A.查对科别、病房、姓名、年龄、部位、片号、目的、条件、时间、角度、剂量
B.使用对比剂前需查对患者对比剂过敏史
C.体位摆放时，只需由技师或护士一人核对患者姓名、性别、年龄、检查部位
D.清点药品时和使用药品前,检查质量、标签、有效期、批号,如不符合要求,不得使用
E.发报告时，查对姓名、编号、年龄、检查部位、胶片数、报告有无错别字

3.下列不是备药前要检查药品质量内容的是（　　）
A.瓶口有无松动
B.询问患者过敏史
C.检查药液有无浑浊
D.检查药品有无渗漏
E.检查生产日期、有效日期、批号是否清晰

4.下列患者行介入手术治疗时突发病情变化，需要输血，护士做法错误的是（　　）
A.输血前须由2名医护人员核对患者床号、姓名、病区、住院号、血袋号、血型、血量，核对供血者的姓名、编号、血型与患者的交叉配血试验结果，核对血袋上标签是否相符
B.输血前检查采血日期、血袋有无外渗、血液外观质量,确认无溶血、凝血块,无变质后方可使用
C.血液自血库取出后勿振荡，勿加温，勿放入冰箱速冻，在室温放置时间不宜过长
D.输血前、后静脉注射生理盐水冲洗输血管道，连续输注不同供血者的血液时，前一袋血输尽后，静脉注射生理盐水冲洗输血器，再继续输

注另外血袋。输血期间,密切巡视患者有无输血反应

E. 输血后再次进行核对,核对完后血袋不需要保存,确认无误后签名

5. 下列抢救危重患者时处理正确的是（　　）

A. 医生下达的口头医嘱,执行者须大声复述方可执行

B. 医生下达的口头医嘱,执行者须大声复述一遍复核无误后可执行

C. 抢救完毕医生无须开医嘱

D. 安瓿用后马上丢弃

E. 抢救时护士无须开医嘱

二、多项选择题

1. 执行各项影像检查操作需要严格执行"影像科检查查对"制度,是为了防止（　　）

A. 检查错患者　　B. 检查错部位

C. 用错药品　　　D. 取错报告

E. 发错胶片

2. 介入手术治疗时,以下正确的是（　　）

A. 接患者时,查对患者姓名、性别、年龄、科室、床号、住院号、诊断、手术名称、手术部位、所带药品等

B. 实施麻醉前、手术开始前、患者离开手术室前,执行手术安全核查制度

C. 查对无菌包内灭菌指示及手术器械、敷料是否合格、数量是否符合

D. 对手术使用的各种体内植入物,应对其标识内容与有效期进行逐一核查

E. 每例手术患者佩戴"腕带",其上具备查对用的患者身份信息

三、简答题

简述影像科检查查对制度。

答案解析：

一、单项选择题

1. 查对制度是保证医疗安全的一种制度,是防止事故差错的一项重要制度。为了提高医疗技术工作质量,防止差错的发生,所有工作人员必须严格执行本岗位查对制度。答案选择 A。

2. 参考卫生部医管司下发的《医院工作制度与人员岗位职责》（2017 修订版）及《医学影像科护理工作手册》：①医学影像科检查时,查对科别、病房、姓名、年龄、部位、片号、目的;②治疗时,查对科别、病房、姓名、部位、条件、时间、角度、剂量;使用对比剂时应查对患者对比剂过敏史;③体位摆放时,技师与护士共同出声核对姓名、性别、年龄、检查部位;④清点药品时和使用药品前,要检查质量、标签、有效期和批号,如不符合要求,不得使用;⑤发放胶片报告时,报告发放人认真核对患者姓名、编号、年龄、检查部位、胶片数、报告有无错别字等。答案选择 C。

3. 询问患者过敏史不属于检查药品的质量内容。答案选择 B。

4. 参考卫生部《临床输血技术规范》,制订抽血交叉配备查对制度、取血查对制度、输血查对制度：根据医生开具的医嘱取血、输血,必须由双人共同进行"三查八对"。三查包括血液有效期、血液质量、输血装置是否完好。血液质量检查应注意确认：①血袋完整无破漏和裂缝;②库存血一般可分为两层,上层为淡黄色血浆,下层为暗红色的红细胞,二者边界清楚,无红细胞溶解;③血液无变色、浑浊,无血凝块、气泡和其他异常物质。八对包括患者姓名、床号、病区、住院号、血袋号、血型、交叉配血试验结果、血的种类和血量。核对无误后,护士在配血单上签名后方可输血。

血液自血库取出后勿振荡，勿加温，勿放入冰箱速冻，以免红细胞大量破坏、血浆蛋白凝固变性而引起输血反应。输注 2 个以上供血者的血液时，应间隔输入少量等渗盐水，避免发生免疫反应。完成输血操作后，再次进行核对医嘱，患者床号、姓名、血型、配血报告单、血袋标签的血型、血编号、献血者姓名、采血日期，确认无误后签名。将输血记录单（交叉配血报告单）贴在病历中，并将血袋送回输血科（血库）至少保存 1d。答案选择 E。

5. 在抢救危重患者过程中，医生下达口头医嘱时必须清晰说出药物名称、剂量（不使用容量单位表示）、用药途径，执行者须复述一遍，双方确认无误后方可执行，并暂保留用过的空安瓿，须经两人核对后再弃去。抢救结束后 6h 内据实补齐医嘱并签字。答案选择 B。

二、多项选择题

1. 参考《医学影像科护理工作手册》：执行各项影像检查操作要严格执行"影像科检查查对"制度，防止检查错患者、检查错部位、发错报告和胶片等。答案选择 ABDE。

2. 参考卫生部医管司下发的《医院工作制度与人员岗位职责》（2017 修订版）查对制度，手术室内容：①接患者时，查对患者姓名、性别、年龄、科室、床号、住院号、诊断、手术名称、手术部位、所带药品等；②每例手术患者佩戴"腕带"，其上具备查对用的患者身份信息；③对手术使用的各种体内植入物，应对其标识内容与有效期进行逐一核查；④建立病房与手术室之间的交接程序，麻醉科医生、手术室护士与病房医生、护士应当严格按照查对制度的要求进行逐项交接，核对无误后双方签名确认；⑤查对无菌包内灭菌指示及手术器械、敷料是否合格、数量是否符合。答案选择 ABCDE。

三、简答题

参考卫生部医管司下发的《医院工作制度与人员岗位职责》（2017 修订版）及《医学影像科护理工作手册》：①分检登记时核对姓名、性别、ID 号（住院号）、年龄、检查部位、检查设备、检查目的；②体位摆放时技师与护士共同出声核对姓名、性别、年龄、检查部位；③扫描及注射时核对姓名、性别、ID 号（住院号）、年龄、检查部位、检查设备、目的、条件、时间、角度、剂量，询问增强检查患者有无碘对比剂过敏史；④发放胶片报告时，报告发放人认真核对姓名、ID 号（住院号）、年龄、检查部位、胶片数、报告有无错别字等。

第二节　护理值班与交接班制度

一、单项选择题

1. 以下不是影像科值班人员需做到的"六个不准"的是（　　）

A. 上班时间不准闲聊和大声喧哗

B. 不带小孩或男女朋友等无关人员上班

C. 实习和进修人员不得单独值班

D. 不准私自换班

E. 上班时间不准做私活

2. 遇有危重患者抢救或其他突发事件时，下列护士做法正确的是（　　）

A. 交班护士与接班护士交接工作后，即可下班

B. 接班护士与交班护士交接工作后，即可下班

C. 上一班护士需坚守岗位，协助抢救，完成护理工作后方可下班

D. 上一班护士需坚守岗位，协助抢救，完成护理工作，不得擅自下班

E. 以上均不正确

3. 交接班发现药品数量与基数不符，应由谁负责（ ）

A. 接班时、交班后发现的问题，均由交班者负责

B. 接班时、交班后发现的问题，均由接班者负责

C. 接班时发现的问题由交班者负责，接班后发现的问题由接班者负责

D. 接班时发现的问题由接班者负责，接班后发现的问题由交班者负责

E. 以上均不正确

4. （ ）是保证临床护理工作昼夜连续进行的一项重要措施，护理人员必须严肃认真地贯彻执行

A. 护理查房制度

B. 医嘱查对制度

C. 患者知情同意制度

D. 患者识别制度

E. 交接班制度

5. 以下不属于值班人员要做到的"三交代一回忆"内容的是（ ）

A. 办公室交代

B. 口头交代

C. 书面交代

D. 回忆当日工作是否做完

E. 特殊患者当面交代

二、多项选择题

1. 下列属于影像科值班人员应做到的"四看二听一巡视"的是（ ）

A. 看检查单、看分时段检查预约单，评估患者，了解检查进展、预约检查情况

B. 看接物本，了解常规及急救物品是否在位、性能是否完好

C. 看检查床上患者的一般情况、是否安全，看等待检查的患者，检查前准备是否完好，有无特殊情况

D. 听患者主诉声，解决患者护理需求和问题；听技师呼叫声，根据检查进展及时更换患者

E. 巡视环境是否清洁、整齐、安全

2. 影像科接班人员的"五个不交不接"是（ ）

A. 本班工作未完成

B. 办公区域、操作间、检查间、准备室不整洁

C. 用过物品未清洁

D. 物品及抢救药品、器材不齐

E. 对比剂使用数量与基数不相符

三、简答题

简述影像科护理值班和交接班要求。

答案解析：

一、单项选择题

1. 参考《医学影像科护理工作手册》护理值班与交接班制度：值班人员做到"六个不准"，上班时间不准离开工作岗位；上班时间不准闲聊和大声喧哗；上班时间不打私人电话，不会客（特殊情况除外）；上班时间不准做私活；不准私自换班；不准带小孩、男友、女友等无关人员上班。答案选择 C。

2. 参考《医学影像科护理工作手册》护理值班与交接班制度：遇有危重患者抢救或其他突发事件，上一班护士仍须坚守岗位，协助抢救，完成护理工作，不得擅自下班。答案选择 D。

3. 参考《医学影像科护理工作手册》护理值班与交接班制度：接班时发现的问

题由交班人负责，接班后发现的问题由接班者负责。答案选择 C。

4. 交接班制度是保证临床护理工作昼夜连续进行的一项重要措施，护理人员必须严肃认真地贯彻执行。答案选择 E。

5. 参考《医学影像科护理工作手册》护理值班与交接班制度，值班人员做到"三交代一回忆"：三交代，口头交代、书面交代、特殊患者当面交代；一回忆，回忆当日工作是否做完。答案选择 A。

二、多项选择题

1. 参考《医学影像科护理工作手册》护理值班与交接班制度"四看二听一巡视"。四看：①看检查单，评估患者，了解检查进展等；②看分时段检查预约单，了解预约检查情况；③看接物本，了解常规及急救物品是否在位、性能是否完好等；④看患者，看检查床上的患者一般情况、是否安全，看等待检查的患者检查前准备是否完好及有无特殊情况。二听：①听患者主诉声，解决患者护理需求和问题；②听技师呼叫声，根据检查进展及时更换患者，保证检查的连续性。一巡视：巡视环境是否清洁、整齐、安全。答案选择 ABCDE。

2. 参考《医学影像科护理工作手册》护理值班与交接班制度中"五个不交不接"：本班工作未完成不交不接；办公区域、操作间、检查间、准备室不整洁不交不接；用过物品未清洁不交不接；物品及抢救药品、器材不齐不交不接；对比剂使用数量与基数不相符不交不接。答案选择 ABCDE。

三、简答题

参考《医学影像科护理工作手册》护理值班与交接班制度中值班、交接班要求：①护士认真执行各项规章制度和操作流程，工作严谨，确保检查患者的护理安全；②在非办公时间及节假日均安排护理备班和护理值班岗位，每班为下一班做好准备，如补充各类物品、药品、环境清洁等。值班人员在非特殊情况和未经允许时不能私自换班；③所有值班人员均必须具备相应资质，新上岗人员需通过专科培训且通过考评后才可单独值班，实习和进修人员不得单独值班；④特殊护理事件按流程及时上报；⑤值班人员负责清点各种急救物品、药品和抢救器材，并做好记录，保持100%完好无损；⑥重点交接正在接受检查和即将接受检查患者的情况，包括患者基本信息、准备情况、特殊要求、病情等；⑦负责保持物品的规范放置，环境清洁、整齐，下班前负责检查门窗、空调、水电、电脑等是否关闭或处于安全状态；⑧做好使用物品、药品、耗材的出库登记管理；⑨值班人员做到"六个不准""四看二听一巡视""三交代一回忆"，接班人员做到"五个不交不接"；⑩遇有危重患者抢救或其他突发事件，上一班护士仍须坚守岗位，协助抢救，完成护理工作，不得擅自下班；⑪接班时发现的问题由交班人负责，接班后发现的问题由接班者负责。

第三节　影像学检查危急值报告制度

一、单项选择题

1. 近年来随着医疗体制的改革，为防止及减少医疗不良事件、医闹纠纷及事故的发生，保证医疗质量及维护医疗秩序，在（　　）中明确提出医疗机构中建立危急值报告制度，并给出了相应的定义

A. 患者安全目标

B. 医院安全管理制度

C. 急危重患者抢救及报告制度

D. 医疗质量管理制度

E. 医院工作管理制度

2. 有关危急值的说法正确的是（　　）

A. 超过正常参考区间上限的检查结果

B. 有危急值的项目一般都是急诊检验

C. 超过医学决定水平的检查结果

D. 危及患者生命的检验或检查结果

E. 低于正常参考区间下限的检验结果

3. 危急值报告实行原则是（　　）

A. 谁接收，谁处理

B. 谁记录，谁处理

C. 谁接收，谁记录

D. 谁接收，谁报告

E. 谁报告，谁处理

4. 下列关于医学影像危急值报告程序，不正确的是（　　）

A. 检查人发现危急值情况时，确认检查设备是否正常、操作是否正确，确认临床及检查过程中无异常的情况，方可将检查结果发出

B. 立即电话通知相应临床科室医护人员危急值结果，核实患者基本信息

C. 在危急值报告登记本上对报告情况做详细记录

D. 积极与临床沟通，为临床提供技术咨询，必要时进一步检查，保证诊断结果的真实性

E. 管床医生需在 8h 内在病程中记录接收到的危急值报告结果和诊治措施

5. 下列不是影像检查后可能发生危急值的是（　　）

A. 过敏反应　　　B. 腹痛

C. 突发癫痫　　　D. 意识障碍

E. 呼吸心搏骤停

二、多项选择题

1. 在影像检查中突发病情变化或阳性检查结果时，可能发生的危急值是（　　）

A. 肺栓塞、气胸、血胸、胸廓多发骨折

B. 消化道穿孔、急性胰腺炎

C. 脑出血、动脉瘤破裂

D. 主动脉夹层动脉瘤

E. 脏器破裂、肠套叠

2. 危急值项目包括（　　）

A. 检验

B. 放射

C. 超声

D. 心电图

E. 病理

三、简答题

简述影像学检查危急值报告制度。

答案解析：

一、单项选择题

1. 危急值报告制度是近年来随着医疗体制的改革，为防止及减少医疗不良事件、医闹纠纷及事故的发生，保证医疗质量及维护医疗秩序，中国医院协会在《2021 年患者安全目标》中明确提出在医疗机构中建立危急值报告制度，并给出了相应的定义。答案选择 A。

2. 在医疗机构检查或检验中，当某种检查或检验结果出现时，患者的生命可能处于危险的边缘，临床医生得到这种结果，迅速给予有效干预或治疗，则有可能使患者脱离生命危险或转为平安，否则有可能出现严重后果，故将其状态或结果称为危急值。答案选择 D。

3. 危急值报告与接收均遵循"谁报告（接收），谁记录"原则。各临床科室、医技科室应分别建立检查（验）危急值报告登记本，对危急值处理的过程和相关信息做详细记录。答案选择 C。

4. 医学影像危急值报告流程：①检查

人发现危急值情况时，确认检查设备是否正常、操作是否正确，确认临床及检查过程中无异常的情况，方可将检查结果发出；②立即电话通知相应临床科室医护人员危急值结果，核实患者基本信息；③在危急值报告登记本"上对报告情况做详细记录；④积极与临床沟通，为临床提供技术咨询，必要时进一步检查，保证诊断结果的真实性；⑤管床医生需在 6h 内在病程中记录接收到的危急值报告结果和诊治措施。答案选择 E。

5. 参考《医学影像科护理工作手册》：影像学检查后可能发生的危急值包括过敏反应、突发癫痫、意识障碍、呼吸心搏骤停等。答案选择 B。

二、多项选择题

1. 参考《医学影像科护理工作手册》影像检查危急值报告制度，在检查中突发病情变化或阳性检查结果，如肺栓塞、气胸、血胸、胸廓多发骨折、主动脉夹层动脉瘤；脑出血、动脉瘤破裂；消化道穿孔、肠套叠、肠梗阻、脏器破裂、急性胰腺炎等。答案选择 ABCDE。

2. 危急值是指在医疗机构检查或检验中，当某种检查或检验结果出现时，患者的生命可能处于危险的边缘。答案选择 ABCDE。

三、简答题

参考《医学影像科护理工作手册》中影像检查危急值报告制度：①建立电话沟通记录表；②建立危急值记录本；③立即与临床科室联系，告诉报告单位、患者姓名、ID（住院号）号、沟通内容，互相确认报告者和接听者姓名，记录在电话沟通记录本上，并复述一遍；④发生危急值时，立即将患者平卧休息，不能让其单独离开检查室，等候科室或陪检中心用平车在医师陪同下送回病房或急诊科；⑤影像科医务人员掌握危急值处理流程和抢救措施，配备常用的抢救设备；⑥ 30min 内向临床科室提供检查信息（照片、报告、上传图像）；⑦立即报告一线医师、住院总医师，必要时报告科室主任、医院医疗值班人员。

第四节　影像学检查患者知情同意制度

一、单项选择题

1. 影像学检查时，医务人员须以简明易懂的方式和语言告知患者，下列不属于应告知患者的信息是（　　）

A. 检查目的和意义

B. 不良反应

C. 需要支付的费用

D. 发生过敏后的抢救流程

E. 检查要求、拒绝检查的后果

2. 下列说法正确的是（　　）

A. 当出现危及患者生命安全的新情况，必须紧急采取新的抢救性有创治疗措施时，征得家属同意后采取抢救措施

B. 无创诊治措施是指对人体组织器官无直接器械创伤的各种诊疗措施，包括药物治疗及各种物理治疗等

C. 使用有明显毒副作用、过敏反应，可能造成组织器官损伤的药物时无须事先告知

D. 神志清楚的 18 周岁及以上患者，必须直接告知患者本人，不可以告知患者委托对象

E. 患者有自主选择诊治医生的权利，也具有拒绝的权利，医生也有拒绝给患者治疗的权力和选择权

3. 下列属于告知方式的是（　　）

A. 书面告知

B. 口头告知

C. 电话告知

D. 门急诊告示

E. 以上均是

4. 患者本人因各种原因授权他人行使其知情同意权时，患者必须签署（　　）

A.《手术风险告知书》

B.《检查告知书》

C.《手术知情同意书》

D.《患者授权委托书》

E.《入院须知》

5. 知情同意权是指患者有权知道自己的病情，并对医务人员要采取的医疗措施进行决定，不包括（　　）

A. 了解权　　　　　　B. 被告知权

C. 选择权、同意权　　D. 拒绝权

E. 协议权

二、多项选择题

1. 下列关于知情同意制度说法错误的是（　　）

A. 施行输血等血制品治疗，须在使用前告知

B. 为抢救患者采取的紧急抢救措施，在告知对象无法及时签字的情况下，医院内工作人员无权做主

C. 新技术、新疗法、新药临床试验等，须在使用前告知

D. 患者死亡，死因不清，需做尸检时，须在患者死亡后 24h 内告知

E. 病重患者有生命危险，但家属坚持要求转院或自动出院，医疗机构不应给予支持，不得为其办理

2. 当急诊、危重患者需要行急诊 CT 增强检查时，在患者无法履行知情同意手续又无法与其家属直接联系，或家属无法在短时间内到达，但病情可能危及患者生命安全时，应紧急请示（　　），经批准后由急诊科或临床科室医生陪同并签署知情同意书再施行检查

A. 科主任　　　　　　B. 科住院总

C. 医疗主管部门　　　D. 医院总值班

E. 科室护士长

三、简答题

试述影像增强检查的患者履行书面知情同意手续的要求。

答案解析：

一、单项选择题

1. 参考《医学影像科护理工作手册》影像检查患者知情同意制度，医务人员须以简明易懂的方式和语言告知患者，一般应告知患者如下信息：①增强检查的目的、意义、可能出现的不良反应、准备要求、药物的排泄、拒绝增强的可能后果等；②需要支付的费用。答案选 D。

2. ①当出现危及患者生命安全的新情况，必须紧急采取新的抢救性有创治疗措施，在患者本人无法履行知情同意手续时，征得家属同意后采取抢救措施；②使用有明显毒副作用、过敏反应，可能造成组织器官损伤的药物时须事先告知，患者有知情同意的权利；③神志清楚的 18 周岁及以上患者，必须直接告知患者本人及其家属；④患者有拒绝治疗的权利，无论在什么情况下医生都不能强迫或拒绝患者的治疗。答案选择 B。

3. 告知方式有两种：口头告知和书面告知。以上选项均正确。答案选择 E。

4. 完全民事行为能力因各种原因授权

他人行使其知情同意权时，患者必须签署《患者授权委托书》。被授权人只能在授权权限范围内签署意见，非被授权人不得在相关医疗知情同意书上签署有关意见。答案选择 D。

5. 知情同意权是指患者有权知道自己的病情，并对医务人员要采取的医疗措施进行决定，包括了解权、被告知权、选择权、拒绝权和同意权等。答案选择 E。

二、多项选择题

1. ①为抢救患者采取的紧急抢救措施，在患者本人无法履行知情同意手续又无法与其家属取得联系或家属短时间内不能来院履行相关手续，且病情又不允许等待时，应由专科主管医生或急诊医生签署相关知情同意；②患者死亡，医患双方当事人不能确定死因或对死因有异议的，应当在患者死亡后 48h 内进行尸检；具备尸体冻存条件的，可以延长至 7d。尸检应当经死者

近亲属同意并签字。答案选择 BD。

2. 参考《影像检查技术规范手册：护理分册》：急诊、危重患者需要行急诊 CT 增强检查时，在患者无法履行知情同意手续又无法与其家属直接联系，或家属无法在短时间内到达，但病情可能危及患者生命安全时，应紧急请示报告科住院总、科主任、医疗主管部门、医院总值班，经批准后由急诊科或临床科室医师陪同并签署知情同意书再施行检查。答案选择 ABCD。

三、简答题

参考《医学影像科护理工作手册》中履行书面知情同意手续的要求：实施检查、安置留置针、注射对比剂前，操作者亲自与患者及其家属详细交代检查的目的、可能发生的不良反应等情况，经患者本人或其家属知情同意，签署医患双方同意书后才可实施操作。

第五节　影像科危重患者安全管理制度

一、单项选择题

1. 为确保急、危、重患者得到及时、准确、有效的影像检查，建立危重患者检查的"绿色通道"。此类患者应在（　　）内检查完毕并安全离科

A. 10min B. 15min

C. 20min D. 25min

E. 30min

2. 危重患者在接受检查的转运途中，护士应站在患者的哪一侧（　　）

A. 头侧 B. 足侧

C. 右侧 D. 左侧

E. 以上均不是

3. 以下可以进行转运的患者是（　　）

A. 颈椎骨折，已固定妥当者

B. 心跳、呼吸骤停者

C. 有紧急气管插管指征，但未气管插管者

D. 血流动力学极其不稳定，但未气管插管者

E. 严重心律失常者

4. 危重患者在 MRI 检查室内发生意外时，首先应（　　）

A. 停止检查，同时在机房就地对患者实施抢救

B. 停止检查，立即将患者送回病房实施抢救

C. 停止检查，立即将患者送去急诊科实施抢救

D. 停止检查，同时将患者抬出 MRI 检查室外后抢救

E. 以上均不正确

5. 抢救物品、器械及药品必须完备，定人保管，定位放置，定量储存，所有抢救设施处于应急状态，并有明显标记，不准任意挪动或外借。护士必须（　　）核对一次物品，班班交接，做到财物相符

A. 每日　　　　　B. 每两日

C. 每 3 日　　　　D. 每周

E. 每月

二、多项选择题

1. 关于影像科危重患者急救管理制度，正确的有（　　）

A. 每个护理单元配备急救车，需做到"四定"

B. 急救箱物品不得任意挪用和外借，保证抢救工作顺利进行

C. 磁共振护理单元配备急救箱、氧气袋、负压吸引器，有必要可在机房内配置无磁呼吸机和无磁心电监护仪

D. 按医院急救车管理要求配备急救药品和必备物品，可根据科室需要改动用物

E. 熟悉急救药品、器械的种类、作用和使用方法

2. 危重患者到放射科检查突发紧急意外情况需要抢救，属于抢救处理应急预案的是（　　）

A. 检查和诊疗过程中，注意观察患者生命体征，对于颅底骨折者，禁止摄颞颌顶位

B. 当现场急救后确认患者病情趋向稳定时，立即将其转入相关科室进行进一步的观察治疗

C. 危急重症患者一定需要临床医生陪同，并要求在病情稳定后才可进行检查

D. 患者在检查过程中突发意外或病情

突然加重，应立即停止检查，同时对患者实施现场抢救

E. 注意与患者及其家属沟通，使医患双方建立协调配合的良好关系，以利于患者抢救治疗

三、简答题

有开放人工气道的危重患者行影像学检查，作为影像科护士应如何对患者进行安全管理？

答案解析：

一、单项选择题

1. 参考《医学影像科护理工作手册》影像检查危重患者安全管理制度：建立危重患者检查的"绿色通道"，确保急、危、重患者得到及时、准确、有效检查。"绿色通道"患者应在 15min 内检查完毕并安全离科。答案选择 B。

2. 参考卫生部医管司下发的《医院工作制度与人员岗位职责》（2017 修订版）：危重患者在接受检查的转运途中，护士应站在患者的头侧，便于观察患者的意识状态、病情变化。答案选择 A。

3. 参考卫生部医管司下发的《医院工作制度与人员岗位职责》（2017 修订版）：转运前护士需评估患者病情，明确无转运安全隐患，病情稳定方可进行转运。答案选择 A。

4. 参考《影像检查技术规范手册：护理分册》：在 MRI 检查室内发生意外时，首先将患者抬到 MRI 检查室外后再实施抢救。答案选择 D。

5. 参考卫生部医管司下发的《医院工作制度与人员岗位职责》（2017 修订版）：护士须每日核对一次物品，班班交接，做到财物相符。答案选择 A。

二、多项选择题

1. 参考《影像检查技术规范手册：护理分册》急救管理制度：①每个护理单元配备急救车，需做到"五定"；②根据各医院急救车管理要求配备急救药品和必备物品，要求卡物相符，不得随便删改。答案选择 BCE。

2. 参考《放射科管理规范与操作常规》：危重患者到放射科检查及使用对比剂的患者均有可能发生意外，制订了放射科患者紧急意外情况抢救处理应急预案。答案选择 ABCDE。

三、简答题

参考《影像检查技术规范手册：护理分册》：对于有开放人工气道的患者，检查前护士应及时有效清除呼吸道分泌物，并妥善固定好通气管道，保证呼吸道通畅，充分吸氧。应持续观察患者 SpO_2、意识、面色、皮肤、末梢循环等情况，在保证患者没有缺氧指征的情况下进行检查。扫描过程中及结束后，注意密切观察患者的病情变化，一旦发生各种危及生命的病情变化和变态反应，应及时报告和处理，保证患者安全。

第六节 影像科药物安全性管理制度

一、单项选择题

1. 常用的超声对比剂是（　　）

A. 碘类　　　　　　B. 钡类

C. 铁类　　　　　　D. 声诺维

E. 锰类

2. 过敏体质者是发生钆对比剂过敏的高危人群，与无过敏体质者相比，风险增加（　　）

A. $2.0 \sim 3.5$ 倍　　B. $2.0 \sim 3.6$ 倍

C. $2.0 \sim 3.7$ 倍　　D. $2.0 \sim 3.8$ 倍

E. $2.0 \sim 3.9$ 倍

3. 超声对比剂是一种纯血池对比剂，经肺循环可完全被代谢掉的时长约为（　　）

A.10min　　B.15min　　C.20min

D.25min　　E.30min

4. 根据药品说明书要求正确存放药物，对比剂放置要求温度在（　　）以下，避光，防 X 线，密闭保存，防止对比剂效能降低

A. $22℃$　　B. $25℃$　　C. $28℃$

D. $30℃$　　E. $37℃$

5. 放射性药品使用许可证有效期为 5 年，期满前（　　），医疗单位应当向原发证的行政部门重新提出申请，经审核批准后，换发新证

A. 2 个月　　　　　B. 3 个月

C. 4 个月　　　　　D. 5 个月

E. 6 个月

二、多项选择题

1. 对比剂请领流程为首先清点库房，（　　）至入库

A. 按使用情况填写请领计划单

B. 护士长签字确认

C. 送请领计划本到药房

D. 药房将对比剂送入科室

E. 影像科签收

2. 放射性药品必须设有专门的放射性核素（　　）

A. 分装

B. 注射

C. 存储场所

D. 放射性废物屏蔽设备

E. 污染监测仪

三、简答题

试述各类对比剂使用的总体目标。

答案解析：

一、单项选择题

1. 参考《影像护理学》：常用的超声对比剂有声诺维。答案选择 D。

2. 参考《影像护理学》：过敏体质者是发生钆对比剂过敏的高危人群，与无过敏体质者相比，风险增加 2.0 ～ 3.7 倍。答案选择 C。

3. 参考《影像护理学》：超声对比剂是一种纯血池对比剂，经肺循环 10min 左右可以完全被代谢。答案选择 A。

4. 根据药品说明书要求正确存放药物，对比剂放置要求温度在 30℃ 以下，避光，防 X 线，密闭保存，防止对比剂效能降低。答案选择 D。

5. 参考《影像护理学》：放射性药品使用许可证有效期为 5 年，期满前 6 个月，医疗单位应当向原发证的行政部门重新提出申请，经审核批准后，换发新证。答案选择 E。

二、多项选择题

1. 参考《医学影像科护理工作手册》对比剂请领流程：清点库房→按使用情况填写请领计划单→护士长签字确认→送请领计划本到药房→药房将对比剂送入科室→影像科签收→入库。答案选择 ABCDE。

2. 参考《影像护理学》：放射性药品必须设有专门的放射性核素分装、注射、存储场所、放射性废物屏蔽设备。答案选择 ABCD。

三、简答题

参考《影像护理学》各类对比剂使用的总体目标：①确保符合其适应证与适用于该患者；②权衡检查获益与不良反应的可能性；③提高诊断的精确性和治疗效果；④做好不良反应应对准备。

第七节　影像科一次性耗材管理制度

一、单项选择题

1. 使用高压注射器时，对于预灌装对比剂应做到（　　）

A. 一人一管　　　B. 一人一筒
C. 一人一筒一管　D. 一人一筒一药
E. 一人一筒一管一药

2. 使用高压注射器时，对于中央系统管应（　　）更换

A. 一人一管　　　B. 每班
C. 每 4 小时　　　D. 每 6 小时
E. 每 24 小时

3. 使用高压注射器时，对于非预灌装对比剂应做到（　　）

A. 一人一管　　　　B. 一人一筒

C. 一人一筒一管　D. 一人一筒一药
E. 一人一筒一管一药

4. 建立出入库登记制度，领取物品时入库，消耗时出库，（　　）清点领取量、消耗量、剩余量是否相符

A. 每班　　　　　　B. 每日
C. 每周　　　　　　D. 每月
E. 每季度

5. 下列说法正确的是（　　）

A. 无须建立专门的库房，只需建立使用登记本，有计划领用一次性耗材

B. 设立影像科专用库房，建立基数，专人负责发放，有计划领取

C. 设立影像科专用库房，放置胶片、药品、一次性耗材、消毒液等用品，

有计划领取

  D. 物品不需要盘点,快用完时直接去申领即可

  E. 一次性耗材用后及时处理,不必毁形,避免重复使用

二、多项选择题

1.《医疗机构医用耗材管理办法》要求,医疗机构应当建立(　　)

  A. 医用耗材临床应用质量安全事件报告

  B. 不良反应监测

  C. 重点监控

  D. 超常预警

  E. 评价制度

2. 影像科一次性耗材,需按照(　　)等有序摆放,标识醒目,防止过期

  A. 种类   B. 型号

  C. 价格   D. 重量

  E. 失效期

三、简答题

简述影像科一次性耗材管理制度。

答案解析:

一、单项选择题

1. 参考《影像检查技术规范手册:护理分册》:预灌装对比剂做到"一人一管"。答案选择 A。

2. 参考《影像检查技术规范手册:护理分册》:中央系统管 24h 更换。答案选择 E。

3. 参考《影像检查技术规范手册:护理分册》:非预灌装对比剂做到"一人一筒

一管一药"。答案选择 E。

4. 参考《医学影像科护理工作手册》:建立出入库登记制度,领取物品时入库,消耗时出库,每周清点,查看领取量、消耗量、剩余量是否相符。答案选择 C。

5. 参考《医学影像科护理工作手册》:设立影像科专用库房,建立基数,专人负责发放,有计划领取。答案选择 B。

二、多项选择题

1. 参考《医疗机构医用耗材管理办法》:医疗机构应当建立医用耗材临床应用质量安全事件报告、不良反应监测、重点监控、超常预警和评价制度。答案选择 ABCDE。

2. 参考《医学影像科护理工作手册》:物品按照种类、型号、失效期等有序摆放,标识醒目,防止过期,严格把关。答案选择 ABE。

三、简答题

参考《医学影像科护理工作手册》:①设立影像科专用库房,建立基数,专人负责发放,有计划领取;②建立出入库登记制度,领取物品时入库,消耗时出库,每周清点,查看领取量、消耗量、剩余量是否相符;③物品按照种类、型号、失效期等有序摆放,标识醒目,防止过期,严格把关;④一次性耗材用后及时处理、毁形,避免重复使用。

参 考 文 献

李雪, 曾登芬, 2014. 医学影像科护理工作手册 [M]. 北京: 人民军医出版社.

秦月兰, 郑淑梅, 刘雪莲, 等, 2020. 影像护理学 [M]. 北京: 人民卫生出版社.

许乙凯, 陈曌, 林芝, 等, 2021. 影像检查技术规范手册: 护理分册 [M]. 北京: 科学出版社.

第二篇 临床护理实践

第五章

概　述

第一节　医学影像发展概述

一、单项选择题

1. 发现 X 线的时间是（　　），物理学家是（　　）

A. 1895 年、伦琴

B. 1896 年、贝克勒尔

C. 1897 年、居里夫人

D. 1898 年、Hounsfield

E. 1899 年、洛克

2. X 线的发现获得首届诺贝尔物理学奖时间为（　　）

A. 1897 年　　　　B. 1898 年

C. 1899 年　　　　D. 1900 年

E. 1901 年

3. CT 技术获得诺贝尔生理学或医学奖的时间为（　　）

A. 1977 年　　　　B. 1978 年

C. 1979 年　　　　D. 1980 年

E. 1981 年

4. 超声是指人耳听不见、频率高于（　　）的声波

A. 18kHz　　　　B. 19kHz

C. 20kHz　　　　D. 21kHz

E. 22kHz

5. MRI 是在物理学领域，发现（　　）

理论的基础上发展起来的

A. 核磁共振　　　　B. X 线成像

C. 核医学成像　　　D. 物质磁性

E. 无线电微波电子学技术

6. 数字减影血管成像是应用计算机程序进行多少次成像完成的影像技术（　　）

A. 一次　　　　　　B. 两次

C. 三次　　　　　　D. 四次

E. 五次

7. 世界上第一台 CT 设备的制成时间是（　　）

A. 1956 年　　B. 1962 年

C. 1972 年　　D. 1976 年

E. 1982 年

8. 多层螺旋 CT 是指（　　）

A. 可同时重建多个层面图像的 CT 设备

B. 可同时采集多个层面数据的 CT 设备

C. 可同时显示多个层面的 CT 设备

D. 可同时存储多个层面影像数据的 CT 设备

E. 可同时处理多个层面影像数据的 CT 设备

9. 临床核医学主要是利用放射性核素

及其（　　）对疾病进行诊断和治疗

A. 体外放射分析　　　B. 活化分析

C. 标志物　　　　　　D. 示踪

E. 核衰变测量

10. 1951 年美国加州大学的 Cassen 研制第一台核素扫描仪，通过（　　）获得器官的放射性分布图像

A. 扫描机光点打印法

B. 逐点打印

C. 双探头的扫描机

D. 断层扫描

E. 单光子发射型计算机断层仪

11. 磁共振的物理现象及理论建立的时间是（　　）

A. 1895 年　　　　　B. 1940 年

C. 1946 年　　　　　D. 1952 年

E. 1971 年

12. 当放射性核素衰变时，应遵循哪种规律（　　）

A. 数量变化服从指数规律，活度变化服从反比规律

B. 数量变化服从正比规律，活度变化服从反比规律

C. 数量和活度变化都服从平方反比规律

D. 数量和活度变化都服从正比规律

E. 数量和活度变化都服从指数规律

13. 国际机构推荐，对于甲亢患者，^{131}I 施用量不超过（　　）

A. 1100MBq　　　B. 1200MBq

C. 1300MBq　　　D. 1400MBq

E. 1500MBq

二、多项选择题

1. 关于数字 X 线信息影像形成的叙述，正确的是（　　）

A. 被照体为信息源

B. X 线为信息载体

C. 经显影处理后形成 X 线信息影像

D. 信息影像形成的质量取决于被照体与后处理

E. X 线诊断是 X 线影像信息传递与转换的过程

2. 下列医学影像技术发展历程叙述，正确的是（　　）

A. 1896 年 11 月 8 日，伦琴发现了 X 线为放射技术伊始

B. 1895 年 12 月 22 日第一张 X 线照片诞生为放射技术伊始

C. 20 世纪 10 ～ 20 年代为医技一体阶段

D. 随着 X 线设备的发展出现了医技分家阶段

E. 1972 年计算机 X 线断层扫描机问世

3. 下列医学影像成像术语英文简称正确的是（　　）

A. X 线摄影——radiography

B. 磁共振成像——MRI

C. 数字减影血管造影——DSA

D. 图像存储与通讯系统——PACS

E. 计算机体层成像——CT

4. 下列属于数字化成像技术的成像方法是（　　）

A. 超声

B. MRI

C. 屏—片系统 X 线摄影

D. CT

E. X 线摄影

5. 下列关于 CT 技术发展历史的叙述，正确的是（　　）

A. 1972 年第一台 CT 设备用于临床

B. 1989 年螺旋 CT 问世

C. 1998 年多层面 CT 诞生

D. 2004 年推出容积 CT

E. 2005 年双源 CT 研制成功

三、简答题

试述患者行影像诊疗检查时，如何做好 X 线防护措施？

答案解析：

一、单项选择题

1. 参考《医学影像检查技术学》：自 1895 年伦琴发现 X 线并运用于医学检查以来，已有百年历史。答案选择 A。

2. 参考《医学影像检查技术学》：X 线的发现获得首届诺贝尔物理学奖时间为 1901 年。答案选择 E。

3. 参考《影像护理学》：CT 技术获得诺贝尔生理学或医学奖的时间为 1979 年，答案选择 C。

4. 参考《影像护理学》：超声是指人耳听不见、频率高于 20kHz 的声波。答案选择 C。

5. 参考《影像护理学》：MRI 是在物理学领域发现磁共振理论的基础上发展起来的，是医学影像领域的一种新型检查技术。答案选择 A。

6. 数字减影血管成像是应用计算机程序进行两次成像完成的影像技术。答案选择 B。

7. 参考《医学影像检查技术学》：世界上第一台 CT 设备的制成时间是 1972 年。答案选择 C。

8. 参考《医学影像检查技术学》多层螺旋 CT：使机架球管围绕人体旋转一周，能同时采集多个层面图像数据，大大提高了扫描速度。答案选择 B。

9. 参考《影像护理学》：临床核医学是指利用放射性核素及其标志物对疾病进行诊断和治疗，在诊断方面包括以脏器显影和功能测定为主要内容的体内诊断法与以体外放射分析为主要内容的体外诊断法。

答案选择 C。

10. 参考《医学影像检查技术学》：1951 年美国加州大学的 Cassen 研制第一台核素扫描仪，通过逐点打印获得器官的放射性分布图像。答案选择 B。

11. 磁共振的物理现象及理论建立的时间是 1946 年。答案选择 C。

12. 当放射性核素衰变时，应遵循数量和活度变化都服从指数规律。答案选择 E。

13. 参考《临床核医学辐射安全专家共识》：我国和国际机构推荐了和有关剂量约束值相应的 ^{131}I 施用量值。对于甲亢患者，^{131}I 施用量不超过 1200MBq，对其探视者及其家属的辐射剂量不会大于 5mSv 剂量约束。答案选择 B。

二、多项选择题

1. 参考《医学影像检查技术学》，答案选择 ABCE。

2. 参考《医学影像检查技术学》：自 1895 年伦琴发现 X 线并运用于医学检查以来，已有百年历史。答案选择 BCDE。

3. PACS 系统是 Picture Archiving and Communication Systems 的缩写，意为影像归档和通信系统。答案选择 ABCE。

4. 数字化成像技术成像方法主要包括超声、MRI、CT、X 线摄影。答案选择 ABDE。

5. 参考《医学影像检查技术学》，答案选择 ABCDE。

三、简答题

参考《放射科管理规范与操作常规》患者行影像诊疗检查中 X 线防护措施。

（1）对从事放射工作的人员进行上岗培训，接受放射防护知识教育。

（2）对射线及射线装置要经过上级监督部门检测合格后方可使用。

（3）设备操作人员如发现毫安量或曝光量不准，应停机检查。

（4）放射科检查，必须根据患者诊断需求，不得进行不必要的检查，在检查中尽量减少曝光次数，并将照射野尽量缩小，同时在检查前为患者穿好铅衣做好防护措施。

（5）对患者身体敏感和重点部位，如性腺、甲状腺、眼睛等，使用铅橡皮屏蔽的射线防护。

（6）要求医技人员工作熟练，确保一次性成功。

（7）对妊娠早期女性应当避免行 X 线检查。

（8）患者应尽量在有防护的区域候诊，绝不允许在机房内候诊。

第二节　医学影像科护理概述

一、单项选择题

1. 影像科护士最早出现于 20 世纪 40 年代美国哪家研究所（　　）

A. 波士顿达纳法伯癌症研究所

B. 脑科学研究所

C. 遗传医学研究所

D. 美国国立卫生研究院

E. 巴罗神经学研究所

2. 为促进影像护理队伍规范稳定发展，于（　　）成立美国放射护士协会

A. 1980 年　　　　　B. 1981 年

C. 1982 年　　　　　D. 1983 年

E. 1984 年

3. 影像科护理在应用护理学的基本知识，结合（　　）对患者实施影像检查全过程

A. 影像学诊断和技术要求

B. 临床医生要求

C. 影像诊断医生要求

D. 影像护理人员和技术要求

E. 患者及其家属要求

4. 下列最早可为放射专科护士提供资格认证的协会是（　　）

A. 中华医学会放射学分会护理专业委员会

B. 美国放射护士协会（ARNA）

C. 中华护理学会

D. 英国放射学会

E. 中华医学会放射学分会

5. 黑龙江省影像护理专委会和辽宁省影像护理专委会于（　　）率先成立，正式开启了影像护理学术平台的大门

A. 2005 年　　　　　B. 2006 年

C. 2007 年　　　　　D. 2008 年

E. 2009 年

6. 影像护理与临床护理的区别，不包括（　　）

A. 护理工作模式及工作范畴不同

B. 护理人力分配与日常工作方式不同

C. 岗位职责不同

D. 检查和考核标准不同

E. "以患者为中心的整体护理"不同

7. 在中华医学会放射学分会放射护理专业委员会主持下，（　　）通过某网站对我国影像护士工作进行现状调查

A. 2014 年 8 月　　B. 2015 年 8 月

C. 2016 年 8 月　　D. 2017 年 8 月

E. 2018 年 8 月

8. 影像科护士工作职责不包括（　　）

A. 准确执行医嘱，正确实施检查、用药和护理措施

B. 做好患者检查前的准备工作

C. 经常巡视候诊患者的病情变化，对危重患者优先安排检查

D. 负责增强扫描后患者的观察

E. 对检查后的图像质量进行评估

9. 中华医学会放射学分会放射护理专业委员会在 2015 年 12 月召开第一次学术大会，成立了 4 个亚专业组，其中不包括（　　）

A. 青年学组

B. 介入手术学组

C. 放射诊断护理学组

D. 介入病房学组

E. 核医学诊断护理学组

10. 下列不属于护理任务的是（　　）

A. 促进健康　　　B. 预防疾病

C. 恢复健康　　　D. 降低伤残

E. 减轻痛苦

11. 影像护理学的范畴和目的不包括（　　）

A. 为患者提供全方位服务

B. 为患者提供系统化服务

C. 为患者提供个性化护理服务

D. 是确保各项检查和治疗安全顺利完成的关键

E. 为临床提供诊断服务

12. 2015 年 9 月，中华医学会放射学分会护理专业委员会成立于（　　）

A. 北京　　　　　B. 上海

C. 广州　　　　　D. 哈尔滨

E. 湖南

13. 未来的影像护理应以（　　）理论为指导

A. 基础护理学

B. 影像诊断学

C. 影像检查技术学

D. 现代护理学

E. 医学影像学

14. 影像科检查具有病种多，项目复杂，常有急、危重症患者检查，影像科护士必须具备较强的（　　）

A. 临床经验

B. 突发事件应急处理能力

C. 沟通能力

D. 管理能力

E. 专业知识

15. 全国各省市的影像护理专业委员会在（　　）指导下提高影像科护理质量

A. 中华医学会放射学分会护理专业委员会

B. 中华医学会放射学分会

C. 中华医学会医学伦理学分会护理学组委员会

D. 中华医学会放射学分会介入护理专业委员会

E. 中华护理学会护理教育专业委员会

二、多项选择题

1. 在影像护理学中提出为患者提供最优质的服务和最优化的检查理念包括（　　）

A. 让 X 线透出细心

B. 让磁场磁化爱心

C. 让对比剂强化责任心

D. 让超声感知热心

E. 让数字减影血管成像透出暖心

2. 2013 年发布的《放射护士认证与再认证指南》中研究结论包括（　　）

A. 评估患者和制订护理计划

B. 管理监督和评价介入治疗

C. 教育家属，为患者提供支持环境

D. 能够处理应急事件

E. 参加质量保证、特许质量协会及专业实践活动

3. 影像护理工作范畴主要包括（　　）

A. 咨询、接待检查患者，健康宣教和心理护理

B. 检查前的准备工作、检查中的护理、检查后的观察

C. 对比剂不良反应的预防与处理

D. 急、危重症患者"绿色通道"的建立

E. 急救物品与药品、器械的准备和管理

4. 对影像科护士素质的要求包括（　　）

A. 较高的专业知识

B. 较强的服务意识和沟通能力

C. 良好的管理意识

D. 较强的急救意识和技能

E. 较强的科研能力

5. 影像护理学主要通过运用护理学的基本知识，结合（　　），不断规范与完善的流程管理下，为患者提供个性化护理服务

A. 影像诊断学　　　B. 影像技术学

C. 内科护理学　　　D. 外科护理学

E. 妇产科护理学

6. 下列体现具备较强服务意识和沟通能力的内容包括（　　）

A. 言谈举止彬彬有礼

B. 仪容仪表大方得体

C. "以患者为中心"的服务理念

D. 多给予患者表扬性语言

E. 多给予患者鼓励性语言

三、简答题

1. 简述医学影像检查技术的发展历程。

2. 简述国内影像科护理发展现状。

3. 作为一名影像科护士，如何认识并掌握影像护理新动态？

答案解析：

一、单项选择题

1. 影像科护士最早出现于20世纪40年代美国波士顿达纳法伯癌症研究所。答案选择A。

2. 为促进影像护理队伍规范稳定发展，

美国放射护士协会1981年成立，答案选择B。

3. 影像科护理是护理学的又一分支学科，应用护理学的基本知识，结合影像学诊断和技术要求，对患者实施影像检查宣教、心理护理、检查全过程的指导和观察等护理。答案选择A。

4. 美国放射护士协会（ARNA）是最早为放射专科护士提供资格认证，第一位放射专科护士于20世纪40年代受雇于美国波士顿达纳法伯癌症研究所。答案选择B。

5. 黑龙江省和辽宁省影像护理专委会于2006年率先成立，正式开启了影像护理学术平台的大门。答案选择B。

6. 影像护理与临床护理的主要区别：护理工作模式、工作范畴、岗位职责、检查和考核标准及护理人力分配与日常工作方式不同，其中"以患者为中心的整体护理"是所有护理学共同重点。答案选择E。

7. 2016年8月，在中华医学会放射学分会放射护理专业委员会主持下，通过某网站对我国影像护士工作进行现状调查。答案选择C。

8. 影像科护士工作职责：①准确执行医嘱，正确实施检查、用药和护理措施；②做好患者检查前的准备工作；③为增强检查患者进行静脉注射；④经常巡视候诊患者的病情变化，对危重患者优先安排检查；⑤具有对比剂不良反应高危人群识别能力；⑥负责增强扫描后患者的观察；⑦参与急危重症患者抢救配合，熟悉保养、使用各种急救器材及药品；⑧落实患者安全防护措施等。答案选择E。

9. 中华医学会放射学分会放射护理专业委员会在2015年12月召开第一次学术大会，成立了青年学组、介入手术学组、放射诊断护理学组和介入病房学组4个亚

专业组。答案选择 E。

10. 护理任务主要是促进患者健康、预防疾病、恢复健康及减轻痛苦。答案选择 D。

11. 参考《影像护理学》和《影像科护理》：影像护理学的范畴和目的是为患者提供全方位、系统化、个性化护理服务，是确保各项检查和治疗安全顺利完成的关键，是临床整体护理的延伸。答案选择 E。

12. 2015 年 9 月，中华医学会放射学分会护理专业委员会在哈尔滨成立。答案选择 D。

13. 参考《影像护理学》和《影像科护理》：未来的影像护理应以现代护理学理论为指导，结合影像科特点，探索适合影像护理发展的新理论、特色技术和特色服务。答案选择 D。

14. 影像科检查所面对的患者流量大、病种多、杂，常有急、危重患者检查。因此，影像科护士必须具备较强的突发事件应急处理能力，对各种状况能采取正确的急救措施，及时、有效抢救患者生命。答案选择 B。

15. 全国各省市的影像护理专业委员会或放射护理学组在中华医学会放射学分会护理专业委员会指导下，根据工作指南，规范流程、统一标准、更新观念、不断创新，提高影像科护理质量。答案选择 A。

二、多项选择题

1. 参考《影像护理学》：为探索适合影像护理发展的新理论、特色技术和特色服务，提出为患者提供最优质的服务和最优化的检查理念是让 X 线透出细心、让磁场磁化爱心、让对比剂强化责任心、让超声感知热心的服务理念。答案选择 ABCD。

2. 对于放射护士的准入，美国护士教育考试中心和放射护理认证委员会，于 2013 年发布《放射护士认证与再认证指南》：①评估患者和制订护理计划；②管理监督和评价介入治疗；③教育家属，为患者提供支持环境；④能够处理应急事件；⑤参加质量保证、特许质量协会及专业实践活动。答案选择 ABCDE。

3. 影像护理工作范畴：①咨询、接待检查患者，健康宣教和心理护理；②检查前的准备工作、检查中的护理、检查后的观察；③对比剂不良反应的预防与处理；④急、危重症患者"绿色通道"的建立；⑤急救物品与药品、器械的准备和管理；⑥耗材物资管理；⑦环境与感染控制管理等。答案选择 ABCDE。

4. 参考《影像护理学》影像科护理的工作范畴和护士素质要求，对影像科护士素质的要求：①较高的专业知识；②较强的服务意识和沟通能力；③良好的管理意识；④较强的急救意识和技能。答案选择 ABCD。

5. 影像护理学主要通过运用护理学的基础知识，结合影像诊断学和影像技术学，不断规范与完善的流程管理下，为患者提供个性化护理服务。答案选择 AB。

6. 影像科作为医院的窗口部门，需要护士言谈举止彬彬有礼、仪容仪表大方得体，坚持"以患者为中心"的服务理念。由于影像科每日接待大量患者，具有病种多、检查项目复杂的特点，护理人员应多给予患者表扬性和鼓励性语言。因此，需要护士具备良好的沟通能力以赢得患者的信赖，顺利完成检查。答案选择 ABCDE。

三、简答题

1. 医学影像检查技术发展历程：医学影像检查技术的应用与发展，从最初的模拟 X 线检查技术发展到数字 X 线检查技术，从唯一的普通 X 线检查技术发展到 X 线、CT、MRI、核医学、超声等多种数字化检查方式并存，互相补充，而且新技术日新月异、层出不穷，医学影像检查技术取得长足的发展，给医学诊断和治疗带来许多改变。

2. 国内影像科护理发展现状：我国影像科护理发展始于 20 世纪 70 ～ 80 年代，那时影像科的护理工作多由技师兼任，或由临床科室派护士临时完成；20 世纪 90 年代，随着介入放射学的发展，国内影像科开始聘用专职护士；21 世纪，随着影像科的独立，影像介入分支的精细化，大影像时代的到来，以及区域影像中心的成立，影像护士队伍越来越壮大，影像科护理工作的职责和要求越来越规范，影像科护理事业蓬勃发展，逐渐形成了专业、精准、高效的影像科护理队伍。

3. 作为一名影像科护士应把临床理论与影像护理理论、技术、管理相结合，实现与临床整体护理的无缝连接，在未来影像护理应以现代护理学理论为指导，并结合影像科的特点，探索适合影像护理发展的新理论、新技术及个性化服务等方式来掌握影像护理新动态。

参 考 文 献

秦月兰，郑淑梅，刘雪莲，2020. 影像护理学 [M]. 北京：人民卫生出版社 .

许乙凯，陈曌，林芝，等，2021. 影像检查技术规范手册：护理分册 [M]. 北京：科学出版社 .

余建明，曾勇明，2016. 医学影像检查技术学 [M]. 北京：人民卫生出版社 .

张俊仁，郭力，2018. 放射科管理规范与操作常规 [M]. 北京：中国协和医科大学出版社 .

郑淑梅，李雪，2019. 影像科护理 [M]. 北京：人民卫生出版社 .

中华医学会核医学分会《临床核医学辐射安全专家共识》编写委员会，2017. 临床核医学辐射安全专家共识 [J]. 中华核医学与分子影像杂志，37 (04)：225-229.

第六章

X线特殊检查与造影检查护理

第一节 X线检查基本知识

一、单项选择题

1. 德国科学家伦琴哪年发现了X线
（　　）

A. 1988 年　　　　B. 1977 年

C. 1895 年　　　　D. 1866 年

E. 1898 年

2. 与X线减弱无关的因素是（　　）

A. 原子序数　　　B. 密度

C. 每克电子数　　D. X线能量

E. X线硬度

3. 下列与X线产生条件无关的是
（　　）

A. 电子源　　　　B. 高真空

C. 高速电子的产生　D. 管套结构

E. 电子的骤然减速

4. X线照射后产生生物效应，生物学
阶段的时间范围是（　　）

A. 立刻出现　　　B. 2～4h

C. 3～4h　　　　D. 24h

E. 数十年至数百年

5. X线在与物质相互作用时，突出表
现的性质是（　　）

A. 波动性　　　　B. 流动性

C. 粒子特性　　　E. 波粒二象性

E. 生物效应特性

6. X线管管套内绝缘油的作用是（　　）

A. 润滑　　　　　B. 密封

C. 填充　　　　　D. 绝缘和散热

E. 防水

7. X线诊断专用装置不包括（　　）

A. X线管专用支架　　B. X线管

C. 专用诊视床　　　D. 影像装置

E. 准直器

8. 对固定阳极X线管的叙述，错误的
是（　　）

A. 阳极头由阳极体和靶面组成

B. 阳极柄的主要作用是热传导

C. 阴极的主要作用是吸收二次电子

D. 靶面受到高速电子轰击时产生X线

E. 灯丝的主要作用是发射电子

9. X线管的靶面材料通常是（　　）

A. 铁　B. 金　C. 钨　D. 铝　E. 铜

10. 影响X线质的因素是（　　）

A. 管电压　　　　B. 滤过

C. 高压波形　　　D. 以上都是

E. 以上都不是

11. 产生了特征X线现象的是（　　）

A. 光电效应　　　B. 光核反应

C. 康普顿效应　　D. 电子对效应

E. 相干散射

12. 与连续X线最短波长有关的是

（　　）

　　A. 管电流　　　　　B. 管电压

　　C. 光照时间　　　　D. 电子能量

　　E. 光子数量

　　13. 各组织对 X 线衰减由小到大的顺序是（　　）

　　A. 空气、脂肪、肌肉、骨

　　B. 骨、脂肪、肌肉、空气

　　C. 空气、肌肉、脂肪、骨

　　D. 脂肪、骨、空气、肌肉

　　E. 肌肉、空气、脂肪、骨

　　14. 关于 X 线强度分布的叙述，错误的是（　　）

　　A. 在照射野内分布是均匀的

　　B. 与靶面倾斜角度有关

　　C. 近阳极端 X 线分布弱

　　D. X 线长轴两侧对称

　　E. 靶面损坏，X 线强度不均

　　15. 变压器油的绝缘强度一般应达到（　　）

　　A. 45kV　　　　　B. 40kV

　　C. 30kV　　　　　D. 35kV

　　E. 15kV

二、多项选择题

　　1. X 线的物理特性包括（　　）

　　A. 荧光作用

　　B. 电离作用

　　C. 热作用

　　D. 直线传播的不可见电磁波

　　E. 不受外界磁场、电场的影响

　　2. X 线产生需要以下哪些基本条件（　　）

　　A. 有一个电子源

　　B. 有一个能经受高速电子撞击而产生 X 线的靶面

　　C. 有一个低速电子光

　　D. 有一个高速电子流

　　E. 有物体敏感效应

　　3. 下列关于 X 线机保护接地的描述，正确的是（　　）

　　A. 设备不带电的各金属外壳及机柜框架接地

　　B. 人体电阻大于接地装置电阻

　　C. 漏电流可通过地线流入大地

　　D. 保护接地使人体免受电击

　　E. 接地装置由接地极和连接导线组成

　　4. X 线管的基本组成部件包括（　　）

　　A. 阴极　　　　　　B. 阳极

　　C. 管壳　　　　　　D. 高压发生器

　　E. 控制台

　　5. X 线机组成包括（　　）

　　A. X 线管　　　　　B. 高压发生器

　　C. 影像装置　　　　D. 操作台

　　E. 电极

　　6. 影响连续 X 线的因素包括（　　）

　　A. 靶物质的影响　　B. 管电压

　　C. 管电流　　　　　D. 高速电子

　　E. 最短波长

　　7. 下列叙述正确的是（　　）

　　A. 高速电子碰撞阳极靶面产生的 X 线分布与阳极倾角有关

　　B. 近阳极端 X 线强度弱，近阴极端 X 线强度强

　　C. 阳极倾角越小，阳极效应越明显

　　D. 阳极倾角指垂直 X 线管长轴的平面与靶面的夹角

　　E. 以上都不对

三、简答题

　　1. 简述旋转阳极 X 线管的基本结构。

　　2. 简述 X 线的基本特性有几个方面。

　　3. 简述 X 线的控制台由哪几个方面组成。

　　4. 简述影响 X 线衰减的因素。

答案解析

一、单项选择题

1. 参考《放射物理与防护》（第二版）：X 线由德国著名物理学家伦琴于 1895 年 11 月 8 日发现。答案选择 C。

2. 可使 X 线减弱的因素有 X 线能量、原子序数、密度、每克电子数。答案选择 E。

3. 套管结构是安放、固定 X 线管的封闭容器。答案选择 D。

4. X 线照射后产生生物效应，生物学阶段时间范围是数十年至数百年。答案选择 E。

5. 参考《放射物理与防护》（第二版）：X 线在传播时，突出地表现了它的波动性，具有频率和波长，并有干涉、衍射等现象，但 X 线在与物质互相作用时，则突出表现了它的粒子特性，具有能量、质量和动量。答案选择 C。

6. 产生 X 线时，X 线管产热量很大，不能及时散发出去，另外 X 线管阴极 / 阳极间加有很高的管电压，易产生击穿放电现象，为提高散热效率及绝缘性能，在 X 线管管套内注入绝缘油。答案选择 D。

7. X 线管是 X 线机的核心部件，不属于 X 线诊断专用装置，X 线管的作用是将电能转化为 X 线。答案选择 B。

8. 阳极帽的作用是防止二次电子积聚到管壁上引起纵向应力。答案选择 C。

9. X 线管的靶面材料需为高熔点、高原子序数、高电率及热传导，通常选用钨。答案选择 C。

10. X 线的质取决于管电压的千伏值，滤过对 X 线的量和质及能谱构成均有影响。脉动电压产生的 X 线质比恒定电压下的软，所以管电压波形对 X 线的质也有影响。答案选择 D。

11. X 线光子与构成原子的内壳层轨道电子碰撞时，将其全部能量传递给原子的壳层电子，原子中获得能量的电子摆脱原子核的束缚，成为自由电子，而线光子则被物质的原子吸收，这种现象称为光电效应。失去电子的原子变成正离子，处于激发态，不稳定，外层电子填充空位，放出特征 X 线。答案选择 A。

12. 连续 X 线最短波长只与管电压有关，而与其他选项都无关。答案选择 B。

13. 人体各组织对 X 线的衰减按骨、肌肉、脂肪、空气的顺序由大变小，这一差别形成了 X 线影像的对比度。答案选择 A。

14. 阳极倾角越小，阳极效应越明显。近阳极端 X 线强度弱，近阴极端强。答案选择 A。

15. 参考《医学影像设备学》（第三版）：变压器又称绝缘油，盛放在高压发生器油箱和 X 线管管套内，起绝缘和散热的作用，其绝缘强度一般应达到 30kV。答案选择 C。

二、多项选择题

1. X 线物理特性包括 X 线具有电磁波的属性，不带电，不受外界磁场或电场的影响，具有穿透性，同时还有荧光作用、电离作用及热作用。答案选择 ABCDE。

2. 从 X 线产生原理可知，X 线是高速运动电子在与物质的相互作用中产生的。答案选择 ABD。

3. 保护接地是将设备不带电的各金属外壳及机柜框架接地，一旦发生电器绝缘失效或高压击穿使机壳带电，由于人体电阻大于接地装置电阻，漏电流可通过地线流入大地，使人体免受电击。答案选择 ABCDE。

4. X 线管的基本组成包括阴极、阳极、管壳。答案选择 ABC。

5. X 线机组成包括 X 线管、高压发生器、操作台、影像装置。答案选择 ABCD。

6. 参考《放射物理与防护》（第二版）：

影响连续 X 线的因素有很多，很复杂，包括靶物质的影响、管电压、管电流、最短波长等因素。答案选择 ABCE。

7. 高速电子碰撞阳极靶面产生的 X 线分布与阳极倾角有关；近阳极端 X 线强度弱，近阴极端 X 线强度强；阳极倾角越小，阳极效应越明显；阳极倾角指垂直 X 线管长轴的平面与靶面的夹角。答案选 ABCD。

三、简答题

1. 旋转阳极 X 线管的基本结构：灯丝引线、玻璃壁、阴极、阳极、靶面、定子线圈、转子。

2. X 线的基本特性：X 线是一种电磁波，它除具有电磁波的共同属性外，还具有以下几方面特性：物理特性、化学特性、生物效应特性。

3. X 线的控制台基本电路一般由 4 个单元电路构成。

（1）电源电路：它是为自耦变压器输送电能的电路。

（2）X 线管灯丝加热电路：它是为 X 线管灯丝输送加热电源的电路。

（3）高压发生电路：它是将自耦变压器供给的低电压转化为直流高电压输送到 X 线管两极的电路。

（4）控制电路：它是控制 X 线发生和停止，以及与此相关的各种电路所构成的电路。

4. 影响 X 线衰减的因素

（1）距离引起的衰减：根据 X 线强度衰减平方反比法则可知，X 线衰减与距离的平方成反比。

（2）通过 X 线穿过物体时的衰减规律的讨论，可以看出，决定其衰减程度的因素有 4 个：① X 线本身的性质；② 吸收物质的性质（即物质的密度）；③ 原子序数；④ 每克物质含有的电子数。

第二节　常见造影检查护理

一、单项选择题

1. 以下是食管造影的适应证的是（　　）

A. 食管气管瘘　　　B. 急性消化道出血

C. 肠梗阻　　　　　D. 门静脉高压

E. 腐蚀性食管炎的急性期

2. 以下食管造影对比剂准备正确的是（　　）

A. 医用硫酸钡，调钡剂，钡水比（3～4）：1，调成糊状，约 80ml；碘剂 40～50ml

B. 医用硫酸钡，调钡剂，钡水比（3～4）：2，调成糊状，约 60ml；碘剂 30～40ml

C. 医用硫酸钡，调钡剂，钡水比（3～

4）：1，调成糊状，约 80ml；碘剂 50～60ml

D. 医用硫酸钡，调钡剂，钡水比（3～4）：1，调成糊状，约 40ml；碘剂 40～50ml

E. 医用硫酸钡，调钡剂，钡水比（3～4）：2，调成糊状，约 70ml；碘剂 40～50ml

3. 以下食管造影检查中的护理错误的是（　　）

A. 核对患者姓名、ID（住院号）及检查申请单信息

B. 协助患者进入检查间并摆好体位，必要时用约束带固定患者于检查床上

C. 将钡剂放置在检查床上，便于患者

使用，告知患者检查中听技师指令进行检查

D. 常规先行胸腹部透视，排除胃肠道穿孔及肠梗阻等并发症

E. 检查中密切观察患者反应

4. 食管吞钡充盈，轮廓光滑整齐，宽度可达到（　　　）

A. 1～2cm　　　　B. 3～4cm

C. 2～3cm　　　　D. 1～5cm

E. 6～7cm

5. 患者，男，60岁，长期间歇性下咽困难，伴胸骨后疼痛，近来食欲明显下降，钡剂检查：食管中段管壁边缘欠规则，管壁扩张性略差，钡剂涂布不连续，黏膜粗糙呈颗粒状或大颗粒网状，病灶附近黏膜粗细不均、扭曲、中断。本病应诊断为（　　　）

A. 食管静脉曲张

B. 食管中段浸润型癌

C. 食管中段早期癌

D. 反流性食管炎

E. 腐蚀性食管炎

6. 正常食管前缘压迹的个数为（　　　）

A. 3　　B. 4　　C. 2　　D. 5　　E. 1

7. 以下不属于消化道造影检查的是（　　　）

A. 食管造影　　　B. 胃及十二指肠造影

C. 小肠造影　　　D. 盆腔造影

E. 结肠造影

8. 以下属于钡剂不良反应的是（　　　）

A. 胃肠道活动能力低下

B. 荨麻疹

C. 静脉外渗

D. 咳嗽、打喷嚏

E. 全身发热

9. 下列关于胃钡剂造影所见的描述，错误的是（　　　）

A. 胃小弯侧的黏膜皱襞排列不规则，弯弯曲曲呈网状

B. 胃黏膜皱襞像可见皱襞间的沟内充以钡剂，呈致密的条纹状影

C. 皱襞显示为条状透亮影

D. 胃体大弯的黏膜皱襞为斜行、横行而呈现不规则之锯齿状

E. 胃窦部黏膜皱襞可以表现为纵行、斜行及横行

10. 胃排空一般于服钡后（　　　）

A. 1～2h　　　　B. 2～3h

C. 3～5h　　　　D. 2～4h

E. 2～6h

11. 患者，女，55岁，因上腹部隐痛，反酸就诊，上消化道钡剂示：胃小弯处有线状龛影，呈光整或毛糙的线状沟影，该患者考虑为（　　　）

A. 胃溃疡　　　　B. 直肠癌

C. 胃癌　　　　　D. 幽门梗阻

E. 肠梗阻

12. 患者，男，52岁，两周前行肝移植术，患者术后出现进行性腹胀与腹痛，听诊肠鸣音减弱，反射性呕吐，腹部彩超显示：肠型和蠕动波，建议进一步检查，应选择（　　　）

A. DSA　　　　　B. SPECT

C. 超声造影　　　D. 上消化道钡剂

E. 全消化道钡剂

13. 大肠排空一般于服钡后（　　　）

A. 6～8h　　　　B. 8～12h

C. 6～10h　　　　D. 6～12h

E. 24～28h

14. 根据对比剂对X线吸收程度的不同，可将其分为（　　　）

A. 有机盐和无机盐碘制剂

B. 碘制剂和非碘制剂

C. 细胞内对比剂和细胞外对比剂

D. 血管内对比剂和细胞外对比剂

E. 阴性对比剂和阳性对比剂

15. 下列有关X线造影引入途径的描述，

正确的是（　　）

    A. 包括直接引入法和间接引入法

    B. 口服钡剂是检查胃肠道的间接方法

    C. 逆行性尿路对比剂子宫输卵管造影属于间接引入法

    D. 穿刺造影及经导管造影属于间接引入法

    E. 经外周静脉注入对比剂，经肾排泄而行尿路造影是直接引入法

16. 全消化道钡剂检查前需要（　　）禁食水

A. 6～8h   B. 2～4h

C. 4～6h   D. 12h

E. 24h

17. 下列结肠钡剂灌肠的适应证正确的是（　　）

    A. 结肠坏死   B. 急性阑尾炎

    C. 阑尾穿孔   D. 结肠穿孔

    E. 结肠良性、恶性肿瘤、炎症及结核

18. 护士为患者进行钡剂灌肠时，应选择哪种体位（　　）

    A. 截石位   B. 俯卧位

    C. 右侧卧位   D. 左侧卧位

    E. 先左侧屈膝卧位，后取仰卧位

19. 技师在为患者行钡剂灌肠过程中，护士发现钡头出现分流的情况，应该如何处理（　　）

    A. 注射钡剂，继续检查

    B. 嘱患者深呼吸，放松肛门

    C. 立即停止注钡，密切观察患者情况

    D. 嘱患者更换体位，屏气

    E. 无须处理

20. 钡剂灌肠溶液的配比，以下哪项是正确的（　　）

    A. 硫酸钡制剂，配成钡水重量比1∶4的溶液，用量800～1000ml，加10～20g阿拉伯胶，温度为39～41℃

    B. 硫酸钡制剂，配成钡水重量比1∶3的溶液，用量600～800ml，温度为38～42℃

    C. 硫酸钡制剂，配成钡水重量比1∶5的溶液，用量800～1000ml，加10～20g阿拉伯胶，温度为39～41℃

    D. 硫酸钡制剂，配成钡水重量比1∶2的溶液，用量900～1000ml，加40g阿拉伯胶，温度为39～41℃

    E. 硫酸钡制剂，配成钡水重量比2∶4的溶液，用量800～1000ml，加10～20g阿拉伯胶，温度为39～41℃

21. 结肠钡剂灌肠检查结束后排出的大便颜色是（　　）

A. 黄色   B. 白色

C. 灰色   D. 黑色

E. 绿色

22. 钡剂灌肠时，灌肠压力为（　　）

A. 4～5kPa   B. 7～8kPa

C. 3～4kPa   D. 6～7kPa

E. 10～12kPa

23. 以下为膀胱造影的适应证的是（　　）

A. 尿道严重狭窄   B. 尿道急性感染

C. 膀胱大出血   D. 膀胱肿瘤

E. 膀胱急性感染

24. 膀胱正常容量为（　　）

A. 150～300ml   B. 200～400ml

C. 450～700ml   D. 350～500ml

E. 500～800ml

25. 透视的缺点是（　　）

A. 不能了解器官的动态改变

B. 不可转动患者体位

C. 操作不便

D. 辐射剂量小

E. 缺乏客观记录

26. 下列 X 线造影检查对比剂应具备的条件，错误的是（　　）

　　A. 与人体组织密度对比相差大

　　B. 无毒无刺激性，不良反应少

　　C. 理化性能稳定，久储不变

　　D. 不易吸收，不在体内存留

　　E. 使用方便，价格力求低廉

27. 以下不是膀胱癌 X 线膀胱造影表现的是（　　）

　　A. 突入腔内的菜花状或乳头状充盈缺损

　　B. 病灶基底较窄

　　C. 局部壁较僵硬、凹凸不平

　　D. 输尿管和肾积水

　　E. 膀胱形态不规整

28. 行盆腔充气造影时，护士穿刺成功后，无条件时需要注入多少氧气或二氧化碳（　　）

　　A. 400 ～ 500ml　　　　B. 700 ～ 800ml

　　C. 1000 ～ 1300ml　　D. 1000 ～ 1500ml

　　E. 1200 ～ 1400ml

29. 盆腔充气造影穿刺的部位为（　　）

　　A. 脐下 1cm

　　B. 脐下 5cm

　　C. 脐左及下方各两横指处

　　D. 脐右及上方各三横指处

　　E. 脐左及上方各三横指处

30. 以下不是盆腔造影适应证的是（　　）

　　A. 盆腔内肿块

　　B. 内分泌失调患者

　　C. 患者身体条件差、有严重高血压者

　　D. 陈旧性异位妊娠

　　E. 未婚女性

31. 行盆腔造影检查时，护士应协助患者选择哪种体位（　　）

　　A. 左侧卧位

　　B. 右侧卧位

　　C. 平卧位

　　D. 检查床倾斜45°，患者斜靠上面

　　E. 屈膝位

32. 盆腔造影检查应选择几号针头（　　）

　　A. 7 号　　　　　　　　B. 4 号

　　C. 9 号　　　　　　　　D. 6 号

　　E. 5 号

二、多项选择题

1. 食管造影检查下食管癌早期分为几型（　　）

　　A. 平坦型　　　　　　B. 隆起型

　　C. 溃疡型　　　　　　D. 凹陷型

　　E. 混合型

2. 以下属于食管裂孔疝 X 线表现的是（　　）

　　A. 短食管型　　　　　B. 食管旁型

　　C. 混合型　　　　　　D. 复合型

　　E. 滑动型

3. 以下食管造影检查前的健康教育错误的是（　　）

　　A. 检查前不需要更换检查服

　　B. 检查前嘱患者含一口钡剂，剂量不宜过多

　　C. 嘱患者取站立位，稍右前倾，吞钡，头部保持不动

　　D. 碘稀释液造影的患者检查前无须签署对比剂增强知情同意书

　　E. 检查前需要空腹24h 以上

4. 成人的胃部根据形状分为哪几种类型（　　）

　　A. 牛角型　　　　　　B. 钩型

　　C. 瀑布型　　　　　　D. 短钩型

　　E. 长钩型

5. 行胃肠钡剂造影时，良性溃疡的特征包括（　　）

　　A. 黏膜线

B. 颈圈征

C. "V" 字裂隙（尖角征）

D. 指压迹征

E. 狭颈征

6. 早期胃癌的诊断需要综合（　　）

A. 临床表现

B. 胃镜检查

C. 活体组织病理检查

D. 胃肠钡剂造影检查

E. 介入造影

7. 下列哪项属于全消化道钡剂造影的禁忌证（　　）

A. 食管、胃肠道穿孔或食管气管瘘、食管纵隔瘘

B. 严重的吞咽困难及肠梗阻

C. 食管镜下活检后 5d 内慎用

D. 消化道急性炎症、急性出血

E. 不能合作者，对抗胆碱药物山莨菪碱有禁忌证者

8. X 线的防护原则包括（　　）

A. 剂量限制体系

B. 防护外照射的一般方法

C. 固有防护为主与个人防护为辅的原则

D. X 线工作者和被检者防护兼顾原则

E. 合理降低个体受照剂量与全民检查频度

9. X 线检查中对膀胱癌有定性诊断价值的表现是（　　）

A. 肾盂积水

B. 输尿管积水

C. 膀胱区充盈缺损

D. 膀胱壁不规整、僵直

E. 膀胱壁增厚

10. 以下是逆行膀胱造影禁忌证的是（　　）

A. 严重血尿

B. 泌尿系感染

C. 尿路狭窄

D. 碘对比剂过敏

E. 严重的肾功能不全或其他严重的全身性疾病

11. 膀胱造影检查前的准备工作包括（　　）

A. 清洁灌肠

B. 嘱咐患者排空尿液

C. 准备导尿包（成人 12 ～ 14 号，小儿 8 ～ 10 号）

D. 急救药品物品

E. 造影前一晚服泻药

12. 以下是盆腔造影禁忌证的是（　　）

A. 碘对比剂过敏者

B. 腹膜炎、腹壁感染、腹膜粘连

C. 尿潴留、肠道胀气、胃腹腔引流

D. 出血体质、病重、体质弱、心肺功能衰竭者

E. 肛门手术或外伤未痊愈者

13. X 线影像上属于低密度的组织结构是（　　）

A. 脂肪组织　　　B. 呼吸道腔

C. 肝脏组织　　　D. 乳突气房

E. 胃肠道气体

三、简答题

1. 简述食管造影检查后，护士如何为患者做好护理。

2. 何为 X 线造影检查？

3. 叙述对比剂的分类及引入途径。

4. 简述全消化道钡剂检查常见疾病及 X 线表现要点。

5. 造影中的意外事件有哪些？

6. 膀胱造影的方法有哪些？

7. 简述碘过敏反应的临床表现及急救措施？

8. 简述盆腔造影的适应证。

9. 患者，男，60 岁，因上腹部不适和反酸、嗳气等症状就诊，外院诊断为食管

裂孔疝，请问患者应该进一步做哪项影像检查，护士该如何指导患者做好检查前的准备工作？

答案解析：

一、单项选择题

1. 参考《实用影像护理手册》食管造影适应证：①吞咽不畅及吞咽困难；②门静脉高压，了解有无静脉曲张；③食管异物及炎症；④食管、咽部肿瘤或异物感；⑤观察食管周围病变与食管的关系。答案选择D。

2. 参考《实用影像护理手册》：医用硫酸钡，调钡剂，钡水比（3～4）：1，调成糊状，约40ml；碘剂40～50ml，若疑有气管食管瘘者宜用碘稀释液或碘油作对比剂。答案选择D。

3. 参考《实用影像护理手册》中食管造影检查中的护理：①核对患者姓名、ID（住院号）及检查申请单信息；②协助患者进入检查间并摆好体位；必要时用约束带固定患者于检查床上；③将钡剂放置在固定架上，便于患者使用，告知患者检查中听技师指令进行检查；④常规先行胸腹部透视，排除胃肠道穿孔及肠梗阻等并发症；⑤检查中密切观察患者反应。答案选择C。

4. 参考《医学影像诊断学》（第四版）：指出食管吞钡充盈，轮廓光滑整齐，宽度可达到2～3cm，正位观察位于中线偏左，管壁柔软，伸缩自如。答案选择C。

5. 参考《外科护理学》食管癌早期临床表现：①吞咽哽噎感，这是非常多见的临床表现，由于食管具备高度弹性扩张能力，病变只是出现在食管上皮内，没有发生在食管壁的肌层，所以只是出现哽噎感；②胸骨后疼痛，这也是临床中多次出现的症状。其主要表现就是咽下食物时，胸骨后出现轻微疼痛感，同时清楚疼痛的区域，

疼痛的特点大致就是针刺样疼；③食管内异物感；④食物经过缓慢同时具有滞留感；⑤剑突下疼痛，其临床表现就是出现烧灼样刺痛感；⑥咽喉部干燥与紧缩感，临床表现就是患者咽喉部干燥发紧，很难咽下食物，同时出现细微疼痛，吞咽干燥及粗糙食物时较为显著；⑦胸骨后闷胀不舒服；钡剂检查：病灶附近黏膜破坏可以判断为食管癌；食管壁扩张性尚可，考虑早期食管癌。答案选择C。

6. 参考《医学影像诊断学》（第四版）：食管吞钡充盈，轮廓光滑整齐，宽度可达2～3cm。右前斜位是观察食管的常规位置，在其前缘可见3个压迹，从上至下为主动脉弓压迹、左支气管压迹、左心房压迹。答案选择A。

7. 参考《医学影像检查技术》（第三版）：消化系统无良好的天然对比，因此在检查时必须采用造影技术，消化道的检查方法是透视与摄片（点片）相结合，但以透视为主。透视可以随意转动患者，观察胃肠道的解剖和功能情况。消化系统包括食管、胃、小肠、结肠及肝、脾、胰等脏器。消化道造影检查分为食管造影、胃及十二指肠造影、小肠造影和结肠造影。答案选择D。

8. 参考《硫酸钡制剂在消化道造影中的不良反应及并发症研究进展》：硫酸钡制剂消化道造影的不良反应和并发症发生率低，多数患者有胃肠道活动能力低下的反应，但症状轻微并有自限性，如轻度便秘、腹泻、腹痛等，无须处理，数日后会自行缓解。但对于下列并发症，应给予足够的重视：①过敏样反应，是机体对外源性物质引起的严重的可危及生命的不良反应，包括广义的和狭义的两种概念。硫酸钡制剂引起的过敏样反应发生率很低，约为1：250万，在特应性个体如变应性皮炎、哮喘等

的患者中发生概率可能增加，有对比剂过敏史者风险更高；②硫酸钡中毒；③硫酸钡粪石嵌顿：结肠的主要功能是吸收水分，因此行消化道造影后残留于结肠内的硫酸钡混悬液因水分被吸收而形成坚硬的硫酸钡粪石，进而造成嵌顿，是上消化道造影的罕见并发症，但在上消化道几乎不发生，多发生于老年患者及慢性或药物性便秘患者。硫酸钡粪石可在数月甚至数年内都不产生任何症状，也可在数日至数月内引起肠梗阻甚至肠穿孔；④硫酸钡制剂漏出：硫酸钡制剂漏出至浆膜腔是很罕见但可危及患者生命的并发症，多发生于下消化道造影，在老年患者病死率高达75%；⑤硫酸钡制剂漏入静脉：硫酸钡制剂漏入静脉进入全身循环虽然很罕见，但却是严重的并发症，病死率约为55%，60岁以上患者病死率更高；⑥其他并发症包括误吸、高血容量、细菌污染、药物干扰及诊断干扰。答案选择A。

9. 胃小弯的黏膜皱襞平行整齐，胃大弯黏膜皱襞粗，呈横行或斜行，胃底黏膜皱襞粗而弯曲，略呈网状，胃窦黏膜皱襞主要与胃小弯平行，也可呈斜行。答案选择A。

10. 参考《医学影像诊断学》（第四版）：胃的蠕动来源于肌层的波浪状收缩，由胃体上部开始，有节律地向幽门方向推进，波形逐渐加深，一般同时可见2～3个蠕动波，胃窦没有蠕动波，是整体向心性收缩，使胃窦呈一细管状，将钡剂排入十二指肠，胃的蠕动受胃的张力、蠕动、幽门功能和精神状态等影响，一般于服钡后2～4h排空。答案选择D。

11. 参考《医学影像诊断学》（第四版），X线造影表现因溃疡的形状、大小及部位、病理改变的不同而异，归纳起来可分为两大类：①直接征象，代表溃疡本身的表现

（龛影）；②间接征象，为溃疡所致的功能性与瘢痕性改变（痉挛性改变、胃液分泌增多、胃蠕动的变化）。上消化道钡剂提示胃小弯处有线状龛影。答案选择A。

12. 参考《肝移植患者术后并发低位小肠不完全性肠梗阻的观察与护理》，由于腹部手术创伤、患者下床活动较晚、低钾血症等原因并发低位小肠不完全性肠梗阻，一般发生在术后2周左右，初步考虑患者为小肠不完全性肠梗阻；参考《影像护理学》全消化道钡餐适应证：①观察消化道先天性畸形、慢性炎症、异物、肿瘤，并了解其功能状态；②小肠和结肠肿瘤的诊断；③临床怀疑小肠不完全性肠梗阻病变；④消化道不明原因出血性病变；⑤炎性病变（结核或局限性肠炎）；⑥小肠不完全性肠梗阻；⑦了解门静脉高压患者有无食管静脉曲张及其程度；⑧胰头或壶腹部肿瘤；⑨消化道手术后复查或放化疗后随访复查，题中提到患者肝移植术后2周出现腹痛、腹部彩超可见肠型和蠕动波考虑患者为小肠不完全性肠梗阻。答案选择E。

13. 参考《医学影像诊断学》（第四版）：大肠的蠕动主要是总体蠕动，右半结肠出现强烈的收缩，呈细条状，将钡剂迅速推向远侧，结肠的充盈和排空时间差异较大，一般服钡剂后6h可达肝曲，12h可达脾曲，24～28h排空。答案选择E。

14. 参考《医学影像检查技术学》（第三版）：根据对比剂对X线吸收程度的不同，可将其分为：阴性对比剂和阳性对比剂。

（1）阴性对比剂：是一种密度低、吸收X线少、原子序数少、比重小的物质。X线照片上显示为密度低或黑色的影像。常见的有空气、氧气、二氧化碳等。

（2）阳性对比剂：是一种密度高、吸收X线多、原子序数高、比重大的物质。X线照片上显示为密度高或白色的影像。

常用对比剂有硫酸钡、碘化合物。答案选择E。

15. 参考《医学影像检查技术》（第二版），X线对比剂的引入途径有直接引入法和间接引入法两大类。

（1）直接引入法：是通过人体自然孔道、病理瘘管和体表穿刺等途径，直接将对比剂引入造影部位。一般有三种途径：①口服法，如消化道钡剂造影等；②灌注法，如钡剂灌肠和子宫输卵管造影等；③穿刺注入法，经注射针头或导管将对比剂注入体内，如血管造影、关节造影等。

（2）间接引入法：是将对比剂通过口服或静脉注入体内，经过吸收，利用某些器官的排泄功能，使对比剂有选择地集聚到需要检查的部位而产生对比。一般有两种途径：①生理排泄法，如静脉肾盂造影等；②生理吸收法，如间接淋巴管造影等。答案选择A。

16. 参考《影像科护理》：全消化道钡剂造影检查前1d不要服用含铁、碘、钠、铋、银等的药物；不宜多吃纤维类和不易消化食物，晚餐吃少渣、不宜产气饮食；禁食水6～8h。答案选择A。

17. 参考《钡灌肠检查的操作规范》中结肠钡剂灌肠的适应证。

（1）先天性疾病：先天性肠旋转不良和先天性巨结肠（必须用等渗盐水调钡，以免发生水中毒）。

（2）先天性直肠肛门畸形：先天性肛门狭窄、肛门闭锁、先天性细小结肠、先天性大肠重复畸形。

（3）大肠炎性疾病：肠易激综合征、溃疡性结肠炎、肠结核、克罗恩病、结肠血吸虫病、结肠阿米巴病、缺血性结肠炎、放射性结肠炎、结肠放线菌病、性病性淋巴肉芽肿。

（4）大肠肿瘤：大肠癌（肿块型、溃疡型、浸润型）、大肠转移性肿瘤、结肠息肉和息肉综合征、淋巴瘤、结肠脂肪瘤、绒毛样腺瘤、平滑肌瘤、大肠类癌、结肠血管瘤。

（5）其他大肠疾病：肠套叠（钡剂灌肠不仅能诊断本病，而且还能起到治疗作用，使套叠的肠管复位）、结肠憩室和憩室炎、结肠粪石或异物、结肠脂肪垂钙化、子宫内膜异位症、假性淋巴瘤、间位结肠、白塞氏病、大肠外在性压迫侵压、盲肠扭转、乙状结肠扭转。

（6）阑尾疾病：慢性阑尾炎（钡剂灌肠对其诊断有特征性）、阑尾周围脓肿、阑尾囊肿、阑尾憩室、阑尾畸形（先天缺如、双阑尾、阑尾异位）、阑尾肿瘤。答案选择E。

18. 参考《影像护理学》：钡剂灌肠是指从肛门插入肛管，成人深度为10cm，利用稀钡自直肠逆行灌入结肠，再通过X线检查，可以诊断结肠肿瘤、息肉、炎症、肠梗阻等病变。患者取左侧屈膝卧位，将肛管缓慢插入直肠后，再取仰卧位行胸腹部透视，以了解胸腹部一般情况。答案选择E。

19. 参考《影像护理学》：钡剂灌肠检查中应密切观察钡头有无受阻、分流、狭窄，发现异常，立即停止注钡。答案选择C。

20. 参考《医学影像检查技术》（第二版）钡剂灌肠对比剂准备：硫酸钡制剂，配成钡水重量比1：4的溶液，用量800～1000ml，加10～20g阿拉伯胶，增加钡剂黏稠度，防止快速沉淀，溶液温度为39～41℃。答案选择A。

21. 参考《实用影像护理手册》：结肠钡剂灌肠造影检查结束后告知患者多饮水，食用粗纤维的食物，2～7d排出大便为白色属于正常现象，嘱患者自主排便，便秘者可使用缓泻药协助排便。答案选择B。

22. 参考《影像科护理》：钡剂灌肠检查前先行腹部透视，再行钡剂灌入及适当充气,灌肠压力为 7 ～ 8kPa。答案选择 B。

23. 参考《实用影像护理手册》,膀胱造影是通过导尿管注入对比剂进入膀胱,以显示膀胱的位置、形态、大小及周围组织器官的关系,主要用于排尿困难或尿失禁的患者查找病因。适应证:①膀胱器质性病变,如肿瘤、结石、炎症、憩室及先天性畸形等;②膀胱功能性病变,如神经性膀胱、尿失禁及输尿管反流等;③膀胱外在性压迫,如前置胎盘、盆腔内肿瘤、前列腺疾病、输尿管囊肿等。答案选择 D。

24. 膀胱正常容量为 350 ～ 500ml。答案选项 D。

25. 透视的优点:可转动患者体位、能了解器官动态改变、辐射剂量小、操作方便、费用低。缺点:影像对比度及清晰度差,缺乏客观记录。答案选择 E。

26. 参考《X 线造影检查行为规范》X线对比剂应具备:①无害、无刺激,不良反应少,在嗅觉、视觉、味觉上无特别感受;②与人体组织密度对比相差大;③理化性能稳定,能久储不变;④易于吸收与排泄,不在体内存留;⑤使用方便,价格力求低廉。答案选择 D。

27. 膀胱癌多为移行细胞癌,呈乳头状生长,多位于膀胱三角区,其次为两侧壁,X 线膀胱造影表现为基底较宽的菜花状及乳头状充盈缺损影突入腔内,局部僵硬,若膀胱壁广泛浸润则可使膀胱壁广泛僵硬,凹凸不平,若肿瘤侵犯输尿管口,可导致输尿管及肾积水。答案选择 B。

28. 参考《影像护理学》:盆腔充气造影是利用人工气腹使女性盆腔器官周围充气形成对比而进行 X 线检查的方法。穿刺成功后,协助医生连接人工气腹机或氧气筒。无条件时直接用针筒抽氧气注射,缓慢注入 1000 ～ 1500ml 氧气或二氧化碳。答案选择 D。

29. 参考《影像护理学》:盆腔充气造影穿刺部位为脐左及下方各两横指处,不从右侧穿刺,为的是避免穿刺上移至阑尾,常规消毒局麻后,穿刺针头缓慢地逐层进入腹腔,这样才不致刺伤肠管。需回抽时无血无气体,无血表示针未进入血管,无气体表示针未进入肠腔。答案选择 C。

30. 参考《影像护理学》:盆腔充气造影是利用人工气腹使女性盆腔器官周围充气形成对比而进行 X 线检查的方法。该方法可以清晰地了解女性内生殖器的大小、形态、部位及周围组织之间的关系,并为内生殖器生理改变妇科疾病的诊断提供依据。适应证:①盆腔内肿块;②内分泌失调患者;③各种类型的内生殖器官发育畸形,特别是阴道闭锁无法进行子宫输卵管造影者,盆腔充气造影可能获得诊断,以及双性畸形的鉴别;④陈旧性异位妊娠;⑤未婚女性及肥胖妇女,不能做阴道检查,双合诊诊断不清楚者。答案选择 C。

31. 参考《影像科护理》:行盆腔造影检查前需要将检查床倾斜 45°,患者斜靠在上面。答案选择 D。

32. 参考《影像科护理》:盆腔造影检查穿刺针头选择 9 号针头。答案选择 C。

二、多项选择题

1. 参考《医学影像诊断学》(第四版)早期食管癌的 X 线表现:①平坦型,切线位可见管壁边缘欠规则,扩张性略差或钡剂涂布不连续,黏膜粗糙呈颗粒状或大颗粒网状,提示癌症糜烂;②隆起型,病变呈不规则状扁平隆起,分叶或花边状边缘,表面呈颗粒状或结节状之充盈缺损,可有溃疡形成;③凹陷型,切线位示管壁边缘轻微不规则,正位像可为单个或数个不规则浅钡斑,其外围见多数小颗粒状隆起或黏膜皱襞集中现象。答案选择 ABD。

2. 参考《医学影像诊断学》(第四版):

食管裂孔疝是指腹腔内脏器通过膈食管裂孔进入胸腔的疾病，疝入的脏器多为胃，食管裂孔疝是膈疝中最常见的一种。食管裂孔疝的病因可为先天性，也可为后天性，以后天性者多见。正常情况下，食管裂孔疝约2.5cm。先天发育不全或后天性的外伤、手术及腹内压升高、高龄等均可致食管裂孔疝加大、膈食管膜与食管周围韧带松弛变性，致胃经裂孔向上疝入。X线影像表现根据食管裂孔疝的形态分为：滑动型、短食管型（先天性或后天性的食管挛缩）、食管旁型、混合型。答案选择ABCE。

3. 参考《实用影像护理手册》食管造影检查前的健康教育：①检查前向患者讲解食管吞钡检查的目的、过程、检查配合注意事项；②检查前去除患者身上的金属物件及高密度伪影衣物，或更换检查服，以防止伪影的产生；③听技师的指令，患者含一口钡剂，剂量不宜过多，患者取立位，稍左前倾，吞钡，头部保持不动；④碘稀释液造影的患者检查前一定要签署碘对比剂增强检查知情同意书；⑤消化道准备，禁食2h即可，无须禁食24h以上。答案选择ACDE。

4. 参考《医学影像诊断学》（第四版），胃的形状与体型、张力与神经系统的功能状态有关，可分为四型：①牛角型，位置、张力均高，呈横位，上宽下窄，胃角不明显，形如牛角，多见于肥胖患者；②钩型，位置、张力中等，胃角明显，胃的下极大致位于髂嵴水平，形如鱼钩；③瀑布型，胃底宽大呈囊袋状向后倾，胃泡大，胃体小，张力高。充钡时，钡剂先进入后倾的胃底，充满后再溢入胃体，犹如瀑布；④长钩型，又称无力型胃，位置、张力均低，胃腔上窄下宽犹如水袋状，胃下极位于髂嵴水平以下，见于瘦长型患者。答案选择ABCE。

5. 参考《医学影像诊断学》（第四版）：

X线造影下胃溃疡的直接征象是龛影，龛影口部常有一圈黏膜水肿所造成的透明带，是良性溃疡的特征，表现为黏膜线、颈圈征、狭颈征。V字裂隙（尖角征）、指压迹征是恶性溃疡的征象。答案选择ABE。

6. 早期胃癌：指局限于黏膜或黏膜下层的肿瘤，气钡双重造影可显示一些异常表现，诊断需要综合X线造影、胃镜和活检结果。答案选择BCD。

7. 参考《影像护理学》全消化道钡剂造影的禁忌证：①食管、胃肠道穿孔或食管气管瘘、食管纵隔瘘；②严重的吞咽困难及肠梗阻；③食管镜下活检后5d内慎用；④消化道急性炎症、急性出血；⑤不能合作者，体质差难以接受检查者，对抗胆碱药物山莨菪碱有禁忌证者如脑出血急性期及青光眼等。答案选项ABCDE。

8. 参考《影像护理学》X线防护原则：①剂量限制体系；②防护外照射的一般方法；③固有防护为主与个人防护为辅的原则；④X线工作者和被检者防护兼顾原则；⑤合理降低个体受照剂量与全民检查频度。答案选择ABCDE。

9. 肾盂积水及输尿管积水可见于结石，膀胱壁增厚可由膀胱结核引起，因此不能作为膀胱癌的定性诊断。答案选择CD。

10. 参考《影像护理学》逆行膀胱造影的禁忌证：①严重血尿；②泌尿系统感染；③尿路狭窄；④碘对比剂过敏；⑤严重的肾功能不全或其他严重的全身性疾病。答案选择ABCDE。

11. 参考《医学影像检查技术》（第二版）膀胱造影检查前的准备：①清洁灌肠；②嘱咐患者排空尿液；③准备导尿包（成人12～14号，小儿8～10号）；④急救药品物品。答案选择ABCD。

12. 参考《影像科护理》盆腔造影检查禁忌证：①碘对比剂过敏者；②腹膜炎、

腹壁感染、腹膜粘连；③尿潴留、肠道胀气、胃腹腔引流；④出血体质、病重、体质弱、心肺功能衰竭者；⑤肛门手术或外伤未痊愈者。答案选择 ABCDE。

13. 人体组织按照自身密度及其对 X 线吸收程度的不同，分为三类：①高密度组织（X 线影像呈白色）——骨或钙化；②中密度组织（X 线影像呈灰白色）——软骨、肌肉、神经、实质器官、结缔组织及体液；③低密度组织（X 线影像呈灰黑色或深黑色）——脂肪、含气组织。答案选择 ABDE。

三、简答题

1. 食管造影检查后护理措施：①协助患者清洁口腔，根据病情嘱其多饮水和适量食用粗纤维食物（食管静脉曲张患者遵医嘱进食），加速钡剂排泄；②心理护理，告知患者次日解大便为白色属于正常现象，排便困难者可使用缓泻剂和灌肠促进排便，碘水造影的患者需要观察有无不良反应发生；③告知患者及其家属取片与报告的时间、地点，以及回家后继续观察和水化，如有不适及时就诊。

2. 普通 X 线检查根据人体各组织器官的密度不同、对 X 线吸收的程度各异而形成不同的影像进行诊断，当某些组织和器官的密度与邻近组织和器官或病变的密度相同或相似而缺乏天然对比时，则不能显示器官的形态和彼此间的空间关系。人工将能吸收 X 线的物质导入体内，改变组织和器官与邻近组织的对比度，以显示其形态和功能的检查方法，称为 X 线造影检查。

3. 对比剂的分类

（1）分类

1）根据对比剂的显示效果分类

①阴性对比剂：是一种密度低、吸收 X 线少、原子序数少、比重小的物质。X 线照片上显示为密度低或黑色的影像。常

见的有空气、氧气、二氧化碳等。

②阳性对比剂：是一种密度高、吸收 X 线多、原子序数高、比重大的物质。X 线片上显示为密度高或白色的影像。常用的有钡剂和碘剂，碘剂可分为无机碘和有机碘。无机碘因副作用较大，现已少用。

2）根据对比剂的分子结构分类

①离子型对比剂：对比剂在溶液中以离子型存在。常用的有复方泛影葡胺、碘克酸等。

②非离子型对比剂：对比剂在溶液中以无离子型存在。常用的有碘海醇、碘普罗胺、碘曲仑等。

3）根据使用途径分类

①血管内注射对比剂：主要采用静脉注射，也可经导管用于动脉。

②椎管内注射对比剂：穿刺后注入蛛网膜下腔，可由此做椎管及脑池造影。

③胃肠道使用对比剂：可口服，也可灌肠。

④腔内注射对比剂：如膀胱造影、胸膜腔造影等。

4）根据成像方式分类

①普通 X 线造影检查用对比剂。

② CT 增强成像用对比剂。

（2）对比剂的引入途径分为：直接引入法和间接引入法

1）直接引入法：是通过人体自然孔道、病理瘘管和体表穿刺等途径，直接将对比剂引入造影部位。一般有 3 种途径。

①口服法：如消化道钡剂造影。

②灌注法：如钡剂灌肠和子宫输卵管造影等。

③穿刺注入法：经注射针头或导管将对比剂注入体内，如血管造影、关节造影等。

2）间接引入法：是将对比剂通过口服或静脉注入体内，经过吸收，利用某些器

官的排泄功能，使对比剂有选择地集聚到需要检查的部位而产生对比。一般有两种途径。

①生理排泄法，如静脉肾盂造影。

②生理吸收法，如间接淋巴管造影等。

4.参考《影像科护理》全消化道钡剂检查常见疾病及X线表现要点，全消化道钡剂检查常见疾病包括肠腔狭窄和肠壁肿瘤。

（1）肠腔狭窄：炎性肠腔狭窄范围多广泛，边缘较整齐，可呈节段性；肿瘤性肠腔狭窄范围多局限，边缘不整齐，且管壁僵硬；外压性狭窄多在管腔一侧，可见整齐压迹或伴有移位。

（2）肠壁肿瘤：突入肠腔可造成局部钡剂充盈缺损，向腔外生长会推移邻近肠管，表现为肠祥间距离增宽。良性肿瘤可使黏膜展平、皱襞消失，表现为表面光滑的充盈缺损；恶性肿瘤侵蚀破坏黏膜导致充盈缺损部位表现不规则，而且常见管壁僵硬，使钡剂通过受阻。肠道憩室表现为肠管向外囊袋状突出影。

5.造影中的意外事件：①碘过敏反应；②麻醉药反应；③腹部加压引起的迷走神经反应；④气体栓塞；⑤碘油栓塞；⑥循环衰竭与呼吸衰竭；⑦昏厥。

6.膀胱造影的方法：①逆行造影（最常用）；②静脉尿路造影和静脉滴注造影；③穿刺造影；④气壁造影。

7.碘对比剂过敏反应的临床表现及急救措施

（1）一般反应：头痛、恶心、呕吐、荨麻疹等，一般不需要特殊处理。

（2）轻度反应：打喷嚏、流眼泪、结膜充血、全身发热、一过性胸闷、血管神经性水肿等。

（3）中度反应：面色苍白、呕吐、出汗、气促、胸闷、眩晕、喉干痒等。

（4）重度反应：呼吸困难、反射性心动过速、惊厥、震颤、抽搐、意识丧失、休克等，甚至死亡或出现其他不可预测的不良反应。

出现碘对比剂过敏反应时，必须根据情况及时、有效地做好相应处理，保证被检者的安全。

（1）一般反应：无须特殊处理，属于一过性的，做好患者的心理护理，嘱患者检查后24h内多饮水，饮水量需要每小时大于100ml，利于对比剂更快地排出体外。

（2）轻度反应：须卧床休息，吸氧，测量生命体征。必要时遵医嘱肌内或静脉注射地塞米松10mg，嘱患者多饮水，若无法饮水，遵医嘱补液加速对比剂排出体外，做好患者的心理护理，当班人员做好记录，随访。

（3）中度反应：立即停止注射对比剂，遵医嘱立即静脉注射地塞米松10mg，同时吸氧，将患者放于通风、保暖环境平卧。观察生命体征，对症处理，加强水化工作，做好心理护理。

（4）重度反应：立即停止注射对比剂，让患者平卧，立即给氧（氧流量6～10L/min），测生命体征，测瞳孔对光反应，通知医生参与抢救，遵医嘱给予盐酸肾上腺注射液（成人按0.01mg/kg剂量给药，14岁以上患者单次最大剂量不超过0.5mg，14岁以下患者单次最大剂量不超过0.3mg）肌内注射，注射部位为大腿中部外侧，并组织有关的配合抢救（如气管切开、人工呼吸、胸外按压及急救药物应用等）。

8.盆腔造影的适应证：①排便困难、便秘、黏液血便、肛门坠胀、排便时会阴及腰骶部疼痛，而经临床肛肠指检、钡灌肠和内镜检查未见异常者；②做过肛直肠功能性疾病手术后症状仍不改善或没有改善者；③有盆底沉重感、直立时背痛、卧位症状缓解者；④直肠腹膜疝、间隔腹膜疝、阴道腹膜疝、网膜腹膜膜疝等。

9. 根据患者病情并结合外院诊断，选择上消化道钡剂造影检查，参考《影像护理学》分析如下。

（1）上消化道钡剂造影检查适应证：①消化不良、上腹部不适等症状，疑有食管、胃、肠病变者；②观察周围组织、器官病变对食管、胃、肠的影响；③上腹部包块；④上消化道出血；⑤消化道部分梗阻；⑥食管裂孔疝。

（2）检查前准备工作：①确认患者无消化道梗阻或穿孔等检查禁忌证；②告知患者检查当天穿纯棉无金属衣裤，以免影响检查结果；③询问患者有无其他检查，若同时进行腹部 CT 检查，应先行 CT 检查；④询问病史，特别是药物过敏史及是否停用影响造影或胃肠功能的药物；⑤询问患者有无腹痛、腹胀、呕血等不适及肛门排气排便情况；⑥指导患者做好胃肠道准备，检查前一天起禁服含有金属的药物（如钙片）；胃肠无梗阻者，检查前一天进食照常（以软食为好），晚餐素食，晚餐后禁食（包括不食牛奶、浓茶）。检查当日早晨禁食、禁水（包括不服用药物），对幽门梗阻者，应插胃管抽取胃液后再进行造影检查。

第三节　特殊造影检查护理

一、单项选择题

1. 胆道手术后，一般留置"T"管的时间是（　　）

A. 1 周　　　B. 2 周　　　C. 3 周

D. 5d　　　E. 10 ～ 14d

2. 经"T"管胆道造影配制对比剂，碘剂与生理盐水的配比是（　　）

A. 2 ∶ 1　　　　B. 1 ∶ 2

C. 1 ∶ 1　　　　D. 1 ∶ 3

E. 3 ∶ 1

3. 碘过敏试验方法中最可靠的是（　　）

A. 口服试验　　B. 皮内试验

C. 舌下试验　　D. 眼结膜试验

E. 静脉注射试验

4. 碘油剂不能用于（　　）

A. 瘘管窦道造影　B. 心血管造影

C. 支气管造影　　D. 输卵管造影

E. 椎管造影

5. 下列碘对比剂过敏反应中，最危险的是（　　）

A. 面部潮红　　　B. 喉部发痒

C. 皮肤瘙痒　　　D. 打喷嚏

E. 恶心

6. "T"管造影检查结束后引流管要开放（　　）

A. 2 ～ 3d　　　　B. 1d

C. 4 ～ 5d　　　　D. 5 ～ 6d

E. 7d

7. 可用医用硫酸钡做造影检查的是（　　）

A. 胆管　　　　B. 子宫

C. 尿路　　　　D. 膀胱

E. 胃

8. 窦道造影一般在 X 线透视下的摄影体位为（　　）

A. 正位片　　　B. 侧位片

C. 正侧位片　　D. 斜位

E. 功能位

9. 关于碘对比剂过敏反应的描述，错误的是（　　）

A. 检查室应备足抢救设备和药品

B. 造影前用抗过敏药可减少碘过敏

反应

C. 碘过敏试验阴性则不会发生碘过敏
反应

D. 多见于血管内给予含碘对比剂

E. 用同一批号含碘对比剂也要做碘过
敏试验

10. 下列造影不用碘剂的是（　　）

A. 动脉血管造影

B. 静脉血管造影

C. 逆行肾盂造影

D. 脊髓造影

E. 胃肠道常用的双对比造影

11. 下列造影组合，错误的是（　　）

A. 膝关节 - 空气

B. 心血管造影 - 碘油

C. 消化道 - 钡剂

D. 椎管 - 碘苯酯

E. 膀胱 - 双重对比

12. 下列静脉肾盂造影前患者胃肠道准
备中不正确的是（　　）

A. 造影前 3d 禁食产气食物

B. 造影前一晚用番泻叶泡茶喝导泻

C. 造影前 12h 禁食禁水

D. 造影前无须禁食禁水

E. 造影前尽量排空肠道

13. 在疑有食管气管瘘、食管破裂、食
管穿孔、吞咽动作失调及腐蚀性食管炎时，
可用于检查的对比剂是（　　）

A. 硫酸钡　　　　B. 碘油

C. 泛影葡胺　　　D. 沙丁胺醇

E. 亚甲蓝

14. 有关静脉肾盂造影腹部压迫的叙述，
错误的是（　　）

A. 防止对比剂流入膀胱

B. 压迫点为脐下方两侧

C. 压迫球呈正八字形放置

D. 压力为 5.3 ～ 8.0kPa

E. 观察全尿路时解除压迫

15. 关于肾盂造影的叙述，错误的是
（　　）

A. 静脉法简单易行

B. 静脉法必须行碘过敏试验

C. 能显示肾盂、肾盏的形态变化

D. 肾功能丧失时尽量采用静脉法

E. 静脉法可了解肾脏的排泄功能

16. 属 于 静 脉 肾 盂 造 影 禁 忌 证 的 是
（　　）

A. 肾盂结石　　　　B. 膀胱结石

C. 尿道狭窄　　　　D. 肾动脉狭窄

E. 严重血尿

17. 大量静脉滴注肾盂造影的禁忌证是
（　　）

A. 小儿　　　　　　B. 肥胖患者

C. 严重肾功能不全　D. 血管硬化

E. 腹部有较大肿块

18. 下列有关乳腺摄影的叙述，错误的
是（　　）

A. 需要加压

B. 使用单层乳剂专用胶片

C. 使用双屏高速增感屏

D. 常规摄取轴位和侧斜位

E. 依发育期确定曝光条件

19. 乳腺钼靶常规摄影位置为（　　）

A. 轴位 + 侧位　　　B. 侧位 + 斜位

C. 轴位 + 侧斜位　　D. 轴位 + 放大摄影

E. 侧位 + 放大摄影

20. 下列乳腺导管造影检查完的注意事
项中不正确的是（　　）

A. 检查完成后要轻挤乳房，让对比剂
尽量排出

B. 检查后 2d 内禁止洗澡

C. 尽量保持乳头清洁

D. 可以用毛巾擦洗

E. 注意要避免挤压、碰撞乳房

21. 乳腺导管造影检查注射对比剂剂量
一般为多少（　　）

A. 1～2ml　　　B. 4～5ml

C. 0.5～1ml　　D. 2～3ml

E. 3～4ml

22.乳腺导管造影检查最好的时间为（　　）

A.月经来潮前

B.月经来潮中

C.月经完全结束后

D.任何时候

E.急性乳腺炎期间

二、多项选择题

1.经"T"管胆道造影的禁忌证是（　　）

A.严重的胆系感染或出血

B.碘过敏

C.甲状腺功能亢进

D.胰腺炎病史

E.心肺功能严重损害

2.下列经"T"管胆道造影的注意事项中正确的是（　　）

A.注入对比剂速度不宜过快

B.当患者感到肝区饱胀时，可继续注射

C.对比剂用量不超过60ml

D.造影时体位变化多，防止坠床

E.检查结束后夹闭引流管

3.患者经"T"形管胆道造影的过程中，正确的是（　　）

A.仰卧位先夹闭引流管远端

B.消毒引流管及管口

C.穿刺引流管远端

D.将对比剂10ml缓慢注入T形管内

E.透视观察肝管及胆总管充盈情况

4.窦道造影的禁忌证包括（　　）

A.碘过敏

B.甲状腺功能亢进

C.窦道、瘘管有慢性炎症

D.窦道、瘘管有急性炎症

E.糖尿病

5.对比剂引起的一般不良反应，可能表现为（　　）

A.全身的热感

B.恶心、呕吐

C.全身荨麻疹，胸闷、呼吸困难

D.面色发白，手足发冷

E.腹腔积气

6.下列不能行静脉肾盂造影检查的有（　　）

A.孕妇及对碘过敏的患者

B.肝、肾功能严重受损者

C.患严重心血管疾病，全身极度衰竭者

D.出现原因不明的血尿者

E.甲状腺功能亢进、急性传染病、高热患者

7.检查泌尿系统疾病时摄取腹部X线片的目的在于（　　）

A.观察有无肾、输尿管或膀胱的阳性结石

B.观察泌尿系统占位病变的性质

C.在优质X线片上观察肾脏位置、轮廓有否明显变化

D.作为造影前的对照片

E.观察有否包括泌尿系统在内的腹部钙化

8.乳腺导管造影检查常规采用的体位有（　　）

A.内外侧斜位　　B.头尾位（轴位）

C.侧位　　　　　D.腋下位

E.局部放大位

9.以下人群不适宜做乳腺导管造影的有（　　）

A.患有急性乳腺炎者

B.正处于妊娠期、哺乳期者

C.碘过敏者

D. 乳头严重回缩者

E. 乳头、乳晕明显感染者

三、简答题

1. 患者胆道术中和术后，经"T"形管行胆道造影检查的目的是什么？

2. 请叙述瘘管及窦道造影检查方法及注意事项。

3. 简述患者行静脉肾盂造影检查的护理措施。

4. 请叙述常规静脉肾盂造影的造影方法。

5. 简述乳腺导管造影检查的适应证。

6. 简述乳腺导管造影检查摄影头尾位摄片标准。

7. 患者，女，56岁，因不明原因血尿入院，泌尿外科医生建议行静脉肾盂造影检查，患者在检查完后 10min 时，突然出现全身瘙痒，伴有喉部发痒等，高度怀疑出现对比剂急性不良反应，该如何提前做好应急预案？

答案解析：

一、单项选择题

1. 参考《外科护理学》，一般术后 12～14d，无特殊情况，可以拔除"T"形管。拔管指征：黄疸消退，无腹痛、发热，大便颜色正常；胆汁引流量逐渐减少，颜色呈透明金黄色，无脓液、结石，无沉渣及絮状物。拔管前先在饭前、饭后各夹管 1h，拔管前 1～2d 全日夹管，如无腹胀、腹痛、发热及黄疸等症状，说明胆总管通畅，可予以拔管。答案选择 B。

2. 参考《影像护理学》：经"T"管胆道造影配制对比剂，碘剂与生理盐水的配比是 1：1。答案选择 C。

3. 碘过敏试验方法中最可靠的是静脉注射试验。答案选择 E。

4. 碘油在血液中不溶，滴状碘油会形成血栓。因此碘油剂不能用于心血管造影。答案选择 B。

5. 参考《碘对比剂使用指南》(第二版)：碘对比剂不良反应轻度反应主要表现为咳嗽、打喷嚏、一过性胸闷、恶心、荨麻疹等，中度不良反应主要表现为严重的呕吐、明显的荨麻疹、面部水肿及呼吸困难等，重度不良反应主要表现为喉头水肿、惊厥、意识丧失、休克甚至死亡等，ACD 主要是见于轻度不良反应。答案选择 B。

6. 参考《影像科护理》："T"形管造影检查结束后，需要开放引流管 2～3d，使对比剂充分排出。答案选择 A。

7. 医用硫酸钡多用于食管，胃，肠，窦道及瘘管检查。答案选择 E。

8. 参考《影像科护理》：窦道造影一般在 X 线透视下摄正侧位片。答案选择 C。

9. 碘过敏试验阴性不代表不会发生碘过敏反应，碘过敏反应发生与碘剂的剂量和过敏试验无相关。答案选择 C。

10. 胃肠道常用的双对比剂造影为气钡双对比造影法，是先后引入气体和钡剂，可不应用碘剂，而动静脉血管造影、肾盂和脊髓造影，均需用到碘剂。答案选择 E。

11. 碘油在血液中不溶，滴状碘油会形成血栓。答案选择 B。

12. 参考《影像护理学》：静脉肾盂造影前评估患者是否做好肠道准备，要求造影前 3d 禁食产气食物，造影前一晚用番泻叶泡茶喝导泻，有利于排出肠道内残渣，清洁肠道，造影前 12h 禁食禁水，造影前尽量排空肠道以减少干扰。答案选择 D。

13. 在疑有食管气管瘘、食管破裂、食管穿孔，吞咽动作失调及腐蚀性食管炎时，可用于检查的对比剂是碘油或有机碘，硫酸钡和其他类的对比剂安全性差。答案选择 B。

14. 压迫球倒八字形放置,利于阻断输尿管。答案选择 C。

15. 肾功能丧失时,静脉法肾盂不能显影,且对比剂的使用会加重肾功能损伤。答案选择 D。

16. 严重血尿一般常见于急性肾小球肾炎,此时多有肾功能不良,肾盂造影显影不佳,且使用对比剂会加重肾功能损伤,所以使用对比剂的禁忌证包含严重血尿。答案选择 E。

17. 静脉肾盂造影,就是通过静脉将对比剂注射到体内,对比剂会通过肾脏排出,就可以显示肾盂的形状。静脉肾盂造影的禁忌证包括严重的肾功能损害。对比剂也会对肾脏造成损伤,故有肾功能不全的患者要慎用,而且行静脉肾盂造影后要注意多饮水,尽量减少对肾脏的损伤。答案选择 C。

18. 乳腺摄影专用增感屏以单层乳剂胶片与单张软线增感屏组合使用的方法。答案选择 C。

19. 乳腺钼靶常规摄影位置为轴位 + 侧斜位。答案选择 C。

20. 乳腺导管造影检查后注意事项:①检查完成后要轻挤乳房,让对比剂尽量排出;②检查后 2d 内禁止洗澡;③尽量保持乳头清洁,可以用一次性洗脸巾等轻擦,不要用毛巾擦洗,以免发生感染;④检查后数日内可能会出现血性溢液,属于检查时小血管损伤带来的正常现象,不用紧张,保持清洁即可。如果溢液持续时间较长,需要及时到乳腺科就诊;⑤注意要避免挤压、碰撞乳房;⑥保持心情愉快,避免不良情绪。答案选择 D。

21. 参考《影像科护理》:乳腺导管造影检查中注射对比剂要适量,一般 0.5 ~ 1ml 即可,量多易渗透腺泡,致导管显示不清,量少小分支导管和末叶腺泡未能充盈,显

示不够,造成误诊。答案选择 C。

22. 乳腺导管造影检查最好选择月经完全结束后,一般为来潮后 7d 左右进行,此时乳腺变化最小,而急性乳腺炎为乳腺导管造影检查的禁忌证。答案选择 C。

二、多项选择题

1. 经"T"形管造影检查的禁忌证如下。①严重的胆系感染和出血,造影可使炎症扩散或引起再次大出血;②碘过敏;③心、肾功能严重损害;④甲状腺功能亢进;⑤有胰腺炎病史者,以不做为宜。答案选择 ABCDE。

2. 参考《影像护理学》:行经"T"形管胆道造影时,注入对比剂速度不宜过快;当患者感到肝区饱胀时,应停止注射;对比剂用量不超过 60ml;造影时体位变化多,防止坠床;检查结束后夹闭引流管。答案选择 ACDE。

3. 参考《影像护理学》:患者经"T"形管胆道造影的过程中,患者仰卧位先夹闭引流管远端,消毒引流管及管口,穿刺引流管近端,将对比剂 10ml 缓慢注入"T"形管内,透视观察肝管及胆总管充盈情况。答案选择 ABDE。

4. 参考《影像科护理》窦道造影禁忌证:①碘过敏;②甲状腺功能亢进;③窦道、瘘管有慢性炎症。答案选择 ABC。

5. 参考《碘对比剂使用指南(第 2 版)》,对比剂不良反应中轻、中度反应包括全身热感,恶心、呕吐,全身荨麻疹,胸闷、呼吸困难及面色发白、手足发冷,但不包括腹腔积气。答案选择 ABCD。

6. 静脉肾盂造影的检查禁忌:孕妇及对碘过敏的患者;肝、肾功能严重受损者;患严重心血管疾病,全身极度衰竭者;甲状腺功能亢进、急性传染病、高热患者。静脉肾盂造影检查的适应证:患有泌尿系统肿瘤、结石、结核、梗阻、畸形和排尿

困难等病变者；置入膀胱镜或逆行插管有困难者；出现原因不明的血尿者。答案选择 ABCE。

7. 腹部 X 线片不能确定占位肿瘤的性质，良恶性只能通过术后标本的病理结果确定。答案选择 ACDE。

8. 乳腺常规摄片体位为：内外侧斜位和轴位。答案选择 AB。

9. 乳腺导管造影检查的禁忌证：急性乳腺炎；妊娠期、哺乳期；碘过敏；乳头严重回缩；乳头、乳晕明显感染。答案选择 ABCDE。

三、简答题

1. 经"T"形管行胆道造影检查的目的

（1）术中造影可判断胆道系统病变的性质和程度，有助于决定是否探查胆总管及采用何种手术方式。

（2）拔"T"管前造影，可了解胆管内有无残留病变及胆道通畅情况，有助于决定是否拔管。

2. 瘘管及窦道造影检查方法和注意事项

（1）患者准备：碘过敏试验，腹部窦道造影前应清洁灌肠。

（2）对比剂准备：40% 碘化油及各种有机碘水溶液。

（3）检查方法

1）患者取卧位，窦口在上，周围皮肤及窦口常规消毒后，经窦口插入导管，管口应尽量接近病灶，在透视下将对比剂注入至稍有外溢，观察对比剂引入途径、分布情况，以及瘘管或窦道与邻近结构的关系，并适时点片。

2）肛周瘘管及窦道检查需在肛门插入探针以判断瘘管及窦道位置、走行及与直肠的关系。

（4）注意事项

1）适应证，先天性及感染性瘘管或窦道。

2）禁忌证，碘过敏及瘘管或窦道有急性炎症。

3. 行静脉肾盂造影检查的护理措施

（1）造影术前向患者及其家属说明造影的目的、步骤和注意事项，做好患者的心理护理，消除患者的紧张和恐惧。

（2）协助患者做好术前准备，顺利完成造影术。

（3）术后观察有无皮疹、荨麻疹等迟发碘过敏反应。

（4）术后鼓励患者多饮水，促进对比剂排泄。

4. 常规静脉肾盂造影的造影方法：患者仰卧于检查床正中，置两个椭圆形压迫器于脐两旁，相当于输尿管经过处，用连以血压计的气袋覆盖其上，然后束紧压迫带，压阻两侧输尿管通路，使气袋充气，加压至 80 ～ 100mmHg，最高不得超过患者的动脉压，否则造影时间延长时，患者难以忍受，并可引起股动脉缺血（腹部不宜加压时，可采用患者头低足高 10°～ 15° 位）。经肘部静脉快速注入对比剂 20ml，1min 内注完，使血液中对比剂浓度迅速升高，显影效果良好。注射完毕后 7min 摄第一片，即刻冲洗胶片，以观察摄影位置、条件及肾盂、肾盏显影情况，15min 摄第二片，30min 摄第三片。如一侧肾盂、肾盏显影不佳，应延长摄片时间。肾盂积水按常规时间摄片不显影时，可在数小时后再摄片。如双侧肾盂、肾盏显影满意，除去腹压带，则输尿管和膀胱充盈，并摄全尿路片。

5. 乳腺导管造影检查的适应证

（1）乳头异常溢液或病理性乳头溢液，包括血性、浆液性、黄色和清水样乳头溢液等。

（2）怀疑有乳腺肿瘤、导管疾病。

（3）钼靶 X 线片不能发现导管病变部

位和性质的。

（4）某些乳腺癌患者，虽无乳头溢液，也可行乳腺导管造影检查。

6. 乳腺导管造影检查摄影头尾位摄片标准

（1）所有内侧乳房组织可见。

（2）乳头居于影像中心。

（3）后乳头线测量值在内外斜位的1cm之内或胸大肌可见。

7. 高度怀疑出现对比剂急性不良反应，应提前做好应急预案

（1）医护人员的准备：放射科医护人员要熟悉和掌握碘对比剂的性能、用量、禁忌证及不良反应的处理方法，掌握必要的急救措施。

（2）设备和药品的准备：检查室内要备有急救设备与药品，固定位置并由专人负责。检查室中必须备有的抢救器械包括装有复苏药品（必须定期更换）和器械的抢救车；医用氧气管道、氧气瓶或氧气袋；血压计、吸痰设备和简易呼吸器等。检查室中必须备有的急救用药包括肾上腺素（1∶1000）、组胺 H_1 受体阻滞剂（如异丙嗪、苯海拉明）、地塞米松、阿托品、生理盐水或林格液和抗惊厥药（如地西泮）等。

（3）建立抢救应急通道与急诊室或其他临床相关科室针对碘对比剂不良反应抢救的应急快速增援机制，以确保在不良反应发生后如有需要，各科临床医生能够及时赶到抢救现场进行抢救。

参 考 文 献

韩萍，于春水，2017. 医学影像诊断学 [M].4 版 . 北京：人民卫生出版社 .

李乐之，路潜，2017. 外科护理学 [M].6 版 . 北京：人民卫生出版社 .

李晓桐，郑航慈，门鹏，等，2020.《严重过敏反应急救指南》计划书 [J]. 药物流行病学杂志，29（3）：193-197.

刘定正，2005.X 线造影检查行为规范 [C]// 中国人民解放军医学会第九届放射诊疗专业学会论文集 [C].北京：医疗装备杂志社 .

刘平，汪茜，王琳，等，2019.实用影像护理手册 [M].北京：科学技术文献出版社 .

钱权，杨宝玲，廖昌贵，等，2019.肝移植患者术后并发低位小肠不完全性肠梗阻的观察与护理 [J]. 世界最新医学信息文摘，19（86）：277-278.

秦月兰，郑淑梅，刘雪莲，2020.影像护理学 [M].北京：人民卫生出版社 .

唐兴华，李琼，曾婉婷，等，2013.硫酸钡制剂在消化道造影中的不良反应及并发症研究进展 [J].中国全科医学，16（27）：2536-2538 .

陶弘武，柳越冬，2007.钡灌肠检查的操作规范 [C]// 中华中医药学会肛肠分会换届会议暨便秘专题研讨会论文专刊 . 辽宁：中华中医药学刊杂志社 .

王鹏程，2009.放射物理与防护 [M].2 版 . 北京：人民卫生出版社 .

徐跃，梁碧玲，2010. 医学影像设备学 [M].3 版 . 北京：人民卫生出版社 .

袁聿德，陈本佳，2009. 医学影像检查技术 [M].2 版 . 北京：人民卫生出版社 .

张云亭，于兹喜，2010. 医学影像检查技术学 [M].3 版 . 北京：人民卫生出版社 .

郑淑梅，李雪，2019. 影像科护理 [M]. 北京：人民卫生出版社 .

中华医学会放射学分会对比剂安全使用工作组，2014.碘对比剂使用指南（第 2 版）[J]. 中华医学杂志，94（43）：3363-3369.

第七章

CT 检查护理

第一节　CT 检查基本知识

一、单项选择题

1. 双源 CT 具有两个 X 线球管和相应的两套影像数据采集系统，相比单源 CT 可以使扫描速度提高（　　）

A. 1 倍　　　B. 2 倍　　　C. 3 倍

D. 4 倍　　　E. 5 倍

2. CT 利用 X 线对人体选定部位进行旋转扫描，由（　　）接收透过该层面的 X 线，将接收到的信号转化成计算机可以处理的数字信号，然后通过计算机处理形成相应的图像

A. 探测器　　　　B. 准直器

C. 滤过器　　　　D. X 线球管

E. A/D 转换器

3. 在实际应用中，CT 值以下列哪个物质的衰减系数作为基准（　　）

A. 肌肉　　　　B. 脂肪

C. 神经　　　　D. 体液

E. 水

4. 螺旋 CT 在硬件方面最重要的改进技术是（　　）

A. 投影技术　　　B. 三维技术

C. 气垫轴承技术　D. 容积扫描技术

E. 滑环技术

5. 多层螺旋 CT 的核心之一是（　　）

A. X 线管和探测器

B. X 线管和数据采集系统

C. 探测器的结构和数据采集系统

D. 探测器的结构和准直器

E. 准直器的结构和数据采集系统

6. 下列属于电离辐射的随机性效应的是（　　）

A. 红斑　　　　　B. 肿瘤

C. 脱发　　　　　D. 晶状体混浊

E. 男性暂时性少精

7. CT 薄层扫描是指扫描层厚小于或等于（　　）

A. 1mm　　　B. 2mm　　　C. 3mm

D. 4mm　　　E. 5mm

8. 在 CT 扫描中，准直器的作用之一是（　　）

A. 接收 X 线辐射

B. 调节 CT 扫描的层厚

C. 去除长波 X 线

D. 将信号放大转化为数字信号输入计算机处理

E. 进行数据采集

9. CT 成像原理是利用 X 线在人体内的（　　）为基础，采用一定的数字方法，经过计算机处理，得出该层面内的衰减系数值在人体内的二维分布矩阵，从而实现建

立断层图像的现代医学成像技术

A. 增值系数   B. 衰减系数

C. 吸收系数   D. 发生系数

E. 转换系数

10. CT 影像是以（   ）分布的形式显示在图像面上的

A. 黑度   B. 白度

C. 黑白度   D. 灰度

E. 灰白度

11. （   ）11 月 8 日，德国物理学家威廉·康拉德·伦琴发现了 X 线

A. 1895 年   B. 1896 年

C. 1917 年   D. 1920 年

E. 1971 年

12. CT 成像原理是 1917 年由（   ）提出来的，他在数学研究中从理论上证明了三维的物体能够以它投影的无限集合来唯一地重建图像

A. 威廉·康拉德·伦琴

B. 亨斯菲尔德（Godfrey N. Hounsfield）

C. 马克（Cormac KAM）

D. 雷登（J·Radon）

E. 美国斯坦福大学的布洛赫

13. 扫描架和检查床同时旋转和移动，X 线同时连续曝光采集图像，一次完成一个部位或器官的扫描方式称为（   ）

A. 逐层扫描   B. 序列扫描

C. 非螺旋扫描   D. 螺旋扫描

E. 非容积扫描

14. 患者，男，60 岁，因"高处坠落4h"入院，患者意识不清，为明确颅内损伤程度，首选下列哪项检查（   ）

A. 头颅 X 线   B. 头颅 CT

C. 头颅 MRI   D. 头颅 DSA

E. PET/CT

15. 下列属于 CT 增强检查禁忌证的是（   ）

A. 对比剂重度过敏

B. 糖尿病

C. 多发性骨髓瘤

D. 肾功能不全

E. 荨麻疹

16. 患者，女，65 岁，因"糖尿病足 2年，下肢肿胀伴麻木 1 周"就诊，患者需行下肢 CTV 检查，患者平日长期服用二甲双胍，检查前查 eGFR 27ml/（min·1.73m^2），请问下列做法正确的是（   ）

A. 告知患者使用对比剂前后 48h 停用二甲双胍

B. 告知患者使用对比剂前 48h 停用二甲双胍

C. 告知患者使用对比剂后 48h 停用二甲双胍

D. 无须停用二甲双胍

E. 使用对比剂开始停用二甲双胍，检查后 48h 内再次复查 eGFR

17. CT 增强检查前需要了解相关既往史，以下不需要评估的是（   ）

A. 用药史   B. 疾病史

C. 家族史   D. 检查史

E. 不良嗜好

18. 患者需要多次进行增强 CT 检查时，不建议在几天内重复进行（   ）

A. 1d   B. 2d   C. 3d

D. 7d   E. 14d

二、多项选择题

1. 物体对 X 线吸收和散射的多少与下列哪些特征有关（   ）

A. 密度   B. 原子序数

C. 质量   D. 容积

E. X 线能量

2. CT 设备主要由以下哪 3 个部分组成（   ）

A. 扫描部分

B. 扫描架

C. 图像显示和存储系统

D. 计算机系统

E. 操作控制部分

3.CTA 是一种无创的血管成像方法，以下哪些是 CTA 的优点（　　）

A. 多视角　　　　　B. 准确度高

C. 低辐射剂量　　　D. 对比剂用量少

E. 提供血管腔的情况

4.CT 成像装置主要组成部分有（　　）

A. X 线管　　　　　B. 扫描架

C. 准直器　　　　　D.A/D 及 D/A 转换器

E. 计算机系统

5. 下列哪些患者不宜行 CT 检查（　　）

A. 孕妇

B. 病情特别危重且不能配合检查的患者

C. 婴幼儿

D. 意识不清的患者

E. 短期内备孕的女性

6. 行增强 CT 检查前下列描述正确的是（　　）

A. 急诊行增强 CT 检查前，可以不进行血肌酐测定先行检查

B. 糖尿病患者尽可能择期行增强 CT 检查

C. 注射对比剂前需要水化，检查前 4～6h 开始，持续到使用碘对比剂后 24h 内，口服生理盐水，使用量 100ml/h

D. 对碘对比剂使用高危人群，应再次告知碘对比剂使用存在风险

E. 使用碘对比剂后，需要针对碘对比剂进行透析

三、简答题

1. 简述双源 CT 的优势。

2. 简述 CT 成像的基本工作过程。

3. 患者，女，52 岁，因"车祸导致一过性晕厥，伴有意识改变 2h"入院。患者意识不清，生命体征平稳，为进一步明确诊断拟行头颅 CT 扫描。为了减少伪影，保证图像的清晰，作为放射科检查工作人员，您认为针对减少该患者在检查中可能会出现的伪影，应该采取哪些措施？

4. 患者，女，23 岁，在高压注射对比剂过程中突然出现呼吸困难、连续性咳嗽、胸痛明显、呼吸急促，继而发生一过性晕厥，您认为该患者出现了什么突发状况，操作过程中可能存在哪些问题？

答案解析：

一、单项选择题

1. 双源 CT 具有两个 X 线球管和相应的两套影像数据采集系统，可以使扫描速度提高 1 倍，并且可以同时分别采用不同能量的 X 线进行扫描，获得更多的信息以供医生分析。答案选择 A。

2.CT 利用 X 线对人体选定部位进行旋转扫描，由探测器接收透过该层面的 X 线，将接收到的信号转化成计算机可以处理的数字信号，然后通过计算机处理形成相应的图像，答案选择 A。

3. 在实际应用中，CT 值均以水的衰减系数作为基准。答案选择 E。

4. 螺旋 CT 在硬件方面最重要的改进是滑环技术。答案选择 E。

5. 多层螺旋 CT 的核心之一是探测器的结构和数据采集系统。答案选择 C。

6. 电离辐射随机性效应与细胞的 DNA 损伤有关，指癌症和遗传效应，包括癌症及由动物实验结果所推论的遗传疾病，没有阈剂量，其发生率与剂量成正比。答案选择 B。

7.CT 薄层扫描是指扫描层厚 ≤ 5mm 的扫描。答案选择 E。

8.参考《医学影像技术学：CT 检查技

术卷》：在 CT 扫描中，准直器的作用为调节 CT 扫描的层厚、减少患者辐射剂量和改善 CT 图像的质量。答案选择 B。

9. CT 成像原理是利用 X 线在人体内的衰减系数为基础，采用一定的数字方法，经过计算机处理，得出该层面内的衰减系数值在人体内的二维分布矩阵，并转变为图像画面上的灰度分布，从而实现建立断层图像的现代医学成像技术。答案选择 B。

10. CT 影像是以灰度分布的形式显示在图像面上的。答案选择 D。

11. 1895 年 11 月 8 日，德国物理学家威廉·康拉德·伦琴发现了 X 线。答案选择 A。

12. CT 成像原理是 1917 年由奥地利数学家 Radon J 提出来的，他在数学研究中从理论上证明了三维的物体能够以它投影的无限集合来唯一地重建图像。答案选择 D。

13. 参考《医学影像技术学：CT 检查技术卷》：螺旋扫描方式是扫描架和检查床同时旋转和移动，X 线同时连续曝光采集图像，一次完成一个部位或器官的扫描。答案选择 D。

14. 对于急性脑梗死、脑出血及颅脑外伤，头颅 CT 是首选检查方法。答案选择 B。

15. 参考《碘对比剂使用指南》（第 2 版）：碘对比剂重度过敏属于 CT 增强检查禁忌证。糖尿病、多发性骨髓瘤、肾功能不全、荨麻疹患者是使用碘对比剂高危人群。答案选择 A。

16. 参考《欧洲泌尿生殖放射学会对比剂安全委员会 2018 年指南》关于服用二甲双胍患者接受碘对比剂的建议：eGFR $< 30ml/(min \cdot 1.73m^2)$ 者，使用对比剂开始停用二甲双胍，检查后 48h 内再次复查 eGFR，如肾功能无显著变化可以继续服用二甲双胍。答案选择 E。

17. CT 增强检查前需要评估患者检查史、疾病史、过敏史、用药史、家族史。答案选择 E。

18. 参考《肾病患者静脉注射碘对比剂应用专家共识》（2021）：不建议在 3d 内重复进行 CT 增强检查。答案选择 C。

二、多项选择题

1. 物体对 X 线吸收和散射的多少与物体的密度、原子序数及 X 线能量等密切相关。答案选择 ABE。

2. CT 设备主要由扫描部分、计算机系统、图像显示和存储系统 3 部分组成。答案选择 ACD。

3. CTA 是一种无创的血管成像方法，检查时，在静脉注射对比剂后行螺旋 CT 扫描。扫描完成后通过计算机后处理软件进行三维重建；三维重建时去掉皮肤、肌肉、骨骼等不需要显示的结构，只显示血管和靶器官，CTA 图像可以为彩色，可以 360° 任意旋转，故具有操作简便、多视角、准确度高等特点，CTA 不仅能提供血管腔情况，还可以提供血管壁的改变及相邻血管与组织的结构情况。答案选择 ABE。

4. 一般的 CT 成像装置主要由 X 线管、准直器、探测器阵列、楔形补偿器（或滤过器）、测量电路、A/D 及 D/A 转换器、显示器、计算机系统、图像存储与记录系统等部分组成。答案选择 ACDE。

5. 参考《影像专业基础知识及护理实操手册》：孕妇、短期内备孕的女性、病情特别危重且不能配合检查的患者不适宜行 CT 检查。答案选择 ABE。

6. 参考《碘对比剂静脉注射护理实践手册》：急诊行增强 CT 检查前，可以不进行血肌酐测定先行检查；糖尿病患者尽可能择期行增强 CT 检查；注射对比剂前需要水化，检查前 4 ~ 6h 开始，持续到使用碘对比剂后 24h 内，口服生理盐水，使用量 100ml/h。对碘对比剂使用高危人群，应再次告知碘对比剂使用存在风险。使用碘对比剂后，无须针对碘对比剂进行透析。答案选择 ABCD。

三、简答题

1. 参考《医学影像成像理论》：①双能量成像技术，双源 CT 具备两个独立的 X 线管／探测器系统，可以实现双能量扫描，获得双能量的扫描数据。②心脏扫描技术，在心脏扫描检查中最大的优势在于提高了时间分辨力，不需要人为降低心率，实现了真正常规、快速、可靠的心脏图像采集。在心脏扫描检查时采用特殊的 CT 剂量降低机制实现低剂量成像。③大范围扫描技术，双源 CT 的两套采集系统同时进行标准螺旋扫描或序列扫描，用最短的扫描时间和大螺距来工作，以保证获得理想的图像质量，即快速扫描和高质量图像可以兼得。

2. 根据《医学影像学》第 9 版第 11 页指出：CT 是用 X 线对人体检查部位一定厚度的层面进行扫描，由探测器接收透过该层面上各个不同方向的人体组织的 X 线，经模／数据转换输入计算机，通过计算机处理后得到扫描断层的组织衰减系数的数字矩阵，再将矩阵内的数值通过数／模转换，用黑白不同的灰度等级在荧光屏上显示出来，即构成 CT 图像。

3. 首先评估患者的意识状况，对于烦躁不安，不能配合的患者，在与临床医生沟通后建议使用镇静剂，待镇静后检查。其次询问和查看患者头颈部有无发夹、耳环、项链、义齿等金属物品，如果有，予以去除。最重要的是在扫描时尽可能缩短扫描时间，缩短扫描时间是减少运动伪影最有效的方法，可以利用 CT 机上的一些运动伪影抑制软件，从而多方面有效减少运动伪影。

4. 该患者发生了空气栓塞。可能存在的问题：高压注射器管路连接密闭性不佳；高压注射器排气时未仔细检查套筒及连接管内的气体，导致管路内气体未彻底排出；高压注射器连接静脉通路装置时管路连接不紧密、静脉通路装置固定不当均会造成空气栓塞的发生。

第二节 常见部位 CT 检查护理

一、单项选择题

1. 在行头颈部 CT 检查时为了防止运动伪影，对下列哪个部位进行检查时不能做吞咽、哈欠、咳嗽、转动眼球等动作，否则将导致病灶的遗漏和误诊（　　）

A. 甲状旁腺　　　B. 甲状腺

C. 鞍区　　　D. 鼻咽

E. 口腔

2. 患者，男，52 岁，因"外伤出现脊髓压迫症状"就诊，为明确诊断，首选哪项检查（　　）

A. X 线　　　B. CT

C. MRI　　　D. 脑血管 DSA

E. PET/CT

3. 传导性耳聋患者首选 CT 检查，因为此类患者重点检查部位是（　　）

A. 外耳　　　B. 外中耳

C. 中耳　　　D. 内耳迷路

E. 内耳

4. 造成我国成年人残疾或死亡的最常见脑血管疾病是（　　）

A. 颅脑多发伤　　　B. 颅脑肿瘤

C. 脑血管畸形　　　D. 脑卒中

E. 颅内感染

5. 诊断耳部疾病的重要方法，并在临床诊断和病例的个性化治疗中起着重要作用的耳部术前重要检查是（　　）

A. 颞骨 X 线 B. 颞骨 MRI

C. 颞骨 CT D. 颞骨 DSA

E. 颞骨 ECT

6. 下列是肺原位癌高分辨率 CT 典型表现的是（ ）

A. 双肺弥漫性网状结构，多为 1～3mm

B. 斑片状肺实质性浸润影

C. 纯磨玻璃样病变，最大直径 > 5mm，且 ≤ 30mm

D. 肺段或肺叶弥漫分布的磨玻璃样影，至 1cm 大小

E. 混合磨玻璃样病变最大直径 > 5mm

7. 在行食管纵隔检查前，为提高周围组织的分辨率和对比度，可以让患者服用（ ）

A. 水

B. 碘水

C. 甘露醇水溶液

D. 脂肪密度对比剂

E. 二氧化碳

8. 以下不是影像科危急值项目的是（ ）

A. 脑疝

B. 主动脉夹层

C. 食管异物

D. 70% 以上液气胸

E. 眼球破裂

9. 肺癌 TNM 分期是按肺癌的发生部位、大小及扩散程度进行的一种临床分期，其中 T1 表示（ ）

A. 肿瘤大小不限，侵犯纵隔

B. 肿瘤 > 7cm，或侵犯胸壁

C. 肿瘤 > 5cm，< 7cm

D. 肿瘤 > 3cm，< 5cm

E. 原发肿瘤最大径 ≤ 3cm

10. 下列组织器官，位于中纵隔的是（ ）

A. 心脏 B. 主动脉弓

C. 肺门 D. 食管

E. 胸椎

11. 上腹部 CT 扫描范围通常为（ ）

A. 膈顶至脐水平

B. 肺下界至脐水平

C. 剑突水平至脐水平

D. 第 1 腰椎上缘至脐水平

E. 第 11 胸椎至脐水平

12. 全腹部 CT 扫描范围为（ ）

A. 肺上界至脐以下 5cm

B. 肺下界至脐以下 5cm

C. 剑突水平至脐以下 5cm

D. 膈顶至耻骨联合处

E. 膈顶至耻骨联合下 5cm

13. 肝脏恶性肿瘤行增强 CT 检查时，对比剂强化特点为（ ）

A. 慢进慢出 B. 快进慢出

C. 慢进快出 D. 快进快出

E. 渐进性强化

14. 进展期胃癌最早出现的症状是（ ）

A. 食欲缺乏 B. 上腹痛

C. 恶心 D. 便血

E. 吞咽困难

15. 膀胱病变患者，为使膀胱充盈，应在检查前（ ）饮水 1000～1500ml 并停止排尿

A. 15min B. 20min

C. 30min D. 45min

E. 60min

二、多项选择题

1. 在行 CT 检查时为了防止运动伪影，进行下列哪个部位检查不能做吞咽、哈欠、咳嗽等动作，但能转动眼球，否则将导致病灶的遗漏和误诊（ ）

A. 鞍区 B. 甲状腺

C. 甲状旁腺 D. 眼眶

E. 口腔

2. 脑出血是指原发性非外伤性脑实质内出血，常见病因有（　　）

A. 高血压并细小动脉硬化

B. 颅内动脉瘤

C. 血液病或凝血异常

D. 脑肿瘤

E. 脑动脉畸形

3. 肺门影由以下哪些组织的总和投影组成（　　）

A. 肺动脉

B. 肺静脉

C. 淋巴组织

D. 支气管及淋巴组织

E. 胸膜

4. 以下针对气胸描述正确的是（　　）

A. X 线检查是诊断气胸的重要方法

B. 气胸行胸腔穿刺时一次抽气量不宜超过 500ml

C. 气胸患者行胸腔闭式引流时，插管部位选锁骨中线外侧第 2 肋间

D. 呼吸困难程度与胸膜内积气量及压力有关

E. 原发性自发性气胸多见于瘦高体形的男性

5. 山莨菪碱是 M 胆碱受体拮抗剂，下列哪些疾病患者禁用（　　）

A. 心动过速　　　B. 感染性休克

C. 青光眼　　　　D. 前列腺肥大

E. 胃肠道平滑肌痉挛

6. 下列哪些疾病可选择行腹部 CT 平扫（　　）

A. 腹部血管病变

B. 泌尿系阳性异物

C. 腹痛的初步筛查

D. 腹部肿瘤

E. 消化道出血

三、简答题

1. 简述增强 CT 选择右臂静脉穿刺的理由。

2. 患者，男，52 岁，因"反复上腹痛 2 年，加重 1d"就诊，拟行胃 CT 检查，检查前 20min 由病房护士肌内注射山莨菪碱 20mg 后由护工将其送至放射科等候检查，等候过程中患者出现荨麻疹伴全身皮肤潮红、瘙痒及咽喉部不适伴呼吸困难，您认为该患者此刻出现了什么情况？如何处理？

3. 患者，女，12 岁，因"反复头晕半年，加重 1d"就诊，为行颈部 CTA 检查至放射科，由其家属陪同检查，检查前护士排除增强 CT 检查禁忌证，为患者行留置针穿刺，穿刺针尚未见回血，患者即突发面色苍白、大汗淋漓、一过性意识丧失。您如何判断，如何处理？

答案解析：

一、单项选择题

1. 在行颅脑与鞍区 CT 检查时为了防止运动伪影，不能做吞咽、哈欠、咳嗽、转动眼球等动作，否则将导致病灶的遗漏和误诊。答案选择 C。

2. 参考《影像专业基础知识及护理实操手册》：对于脊髓压迫和椎管内出血等改变，需要行 MRI 检查。答案选择 C。

3. 传导性耳聋患者重点检查部位是外中耳。答案选择 B。

4. 急性脑卒中是常见的脑血管疾病，是造成我国成年人残疾或死亡的重要原因之一。答案选择 D。

5. 参考《影像护理学》：颞骨和内听道 CT 是诊断耳部疾病的重要方法，也是术前一项重要辅助检查，它在临床诊断和病例的个性化治疗中起着重要的作用。答案选择 C。

6. 肺原位癌 HRCT 典型表现：纯磨玻璃样病变，最大直径 > 5mm，且 ≤ 30mm。答案选择 C。

7. 行食管纵隔检查，必要时备碘水（100ml 水 +2ml 碘剂），以提高周围组织的分辨率和对比度。答案选择 B。

8. 参考《影像科医生手册》：脑疝、主动脉夹层、食管异物、90% 以上液气胸、眼球破裂是影像科危急值项目。答案选择 D。

9. 参考《多排螺旋 CT 临床手册》：肺癌 TNM 分期是按肺癌的发生部位、大小及扩散程度进行的一种临床分期，其中 T1 表示原发肿瘤最大径 ≤ 3cm。答案选择 E。

10. 前纵隔仅含有少量结缔组织和淋巴结，中纵隔主要含有心包、心及出入心的大血管根部，后纵隔内含有胸主动脉、奇静脉及其属支、主支气管、食管、胸导管、迷走神经、交感神经和淋巴结等。心脏位于中纵隔。答案选择 A。

11. 上腹部 CT 扫描主要检查部位包括肝脏、胆囊、胰腺、脾、胃等。扫描范围通常为膈顶至脐水平（平髂嵴）。答案选择 A。

12. 全腹部 CT 扫描包括上腹部、中腹部、下腹部及盆腔扫描，扫描范围为膈顶至耻骨联合下 5cm 处。答案选择 E。

13. 参考《影像科医生手册》：肝脏恶性肿瘤增强特点为快进快出。答案选择 D。

14. 上腹痛是进展期胃癌最早出现的症状。答案选择 B。

15. 参考《腹部影像学》：膀胱病变的患者应告知在检查前 60min 饮水 1000 ~ 1500ml，并停止排尿使膀胱充盈。答案选择 E。

二、多项选择题

1. 甲状腺、甲状旁腺、口腔 CT 检查时，为了防止运动伪影，不能做吞咽、哈欠、咳嗽等动作，否则将导致病灶的遗漏和误诊。答案选择 BCE。

2. 参考《内科护理学》：脑出血是指原发性非外伤性脑实质内出血，常见病因有高血压合并细、小动脉硬化、颅内动脉瘤、脑动脉畸形、血液病等。答案选择 ABCE。

3. 肺门影是肺动脉、肺静脉、支气管及淋巴组织的总和投影，其中肺动脉和肺静脉的大分支为主要组成部分。答案选择 ABCD。

4. 参考《内科护理学》，气胸患者行胸腔穿刺时一次抽气量不宜超过 1000ml。答案选择 ACDE。

5. 山莨菪碱是 M 胆碱受体拮抗剂，主要用于胃肠道平滑肌痉挛和感染性休克的纠正，但青光眼、前列腺肥大、心动过速等受检者禁用。答案选择 ACD。

6. 对怀疑泌尿系结石、阳性异物者，可以采用腹部 CT 平扫。腹痛的初步筛查可先进行腹部 CT 平扫，其他怀疑腹部病变的情况均应该行增强 CT 检查。答案选择 BC。

三、简答题

1. 参考《胸部 CT 扫描规范化专家共识》：从正常解剖而言，右臂的锁骨下静脉直接汇入上腔静脉以完成回心血流，路线较短且通畅，而左侧的锁骨下静脉迂曲且部分纤细，跨过主动脉弓之后才汇入上腔静脉，路程较长且曲度较大，阻力也相应更大一些，在高速注射对比剂的情况下，容易由于压力太大导致对比剂冲入浅表的静脉网中，致使浅表静脉对比剂残留现象的发生。

2. 该患者考虑出现了山莨菪碱过敏，立即协助患者平卧于转运床，通知医生，给予心电监护、吸氧，评估患者意识、生命体征、氧饱和度情况，迅速建立静脉通路，按医嘱使用抗过敏药，密切观察病情变化做好记录和交接，必要时启动应急预案。安慰患者及其家属，并告知之后禁用山莨菪碱，以免再次过敏。

3. 该患者考虑出现晕针，护理措施：①立即停止穿刺；②协助患者至转运床，予以心电监护，通知医生密切观察患者病情变化；③做好患者及其家属解释与安慰

工作，令患者身心放松；④与患者交谈了解患者的基本情况；⑤勿在饥饿、劳累疲倦、剧烈运动后等机体处于应激状态时进行注射，可稍休息、进餐后待症状好转；⑥平卧位行留置针穿刺，完成 CT 检查；⑦严禁以扶持方法搬动患者，可采用平车转运患者，以免因体位关系加重脑部缺血，使晕针加重。

第三节　特殊部位 CT 检查护理

一、单项选择题

1. 以下是保证冠状动脉图像质量重要因素的是 （　　）

A. 情绪、呼吸、心率的良好控制

B. 呼吸、心率和心律的良好控制

C. 心率、心律和血压的良好控制

D. 情绪、心率和血压的良好控制

E. 情绪、呼吸和心律的良好控制

2. CT 将冠状动脉狭窄分为 5 级，下列属于中度狭窄的是 （　　）

A. 狭窄程度 < 25%

B. 狭窄程度 25% ～ 50%

C. 狭窄程度 50% ～ 69%

D. 狭窄程度 70% ～ 89%

E. 狭窄程度 90% ～ 99%

3. 下列冠状动脉 CTA 检查前注意事项描述中，不妥的是 （　　）

A. 12h 内禁服含咖啡因酒精饮料

B. 4h 内不进食固体食物

C. 控制心率

D. 常规按医嘱服用倍他乐克

E. 进行呼吸训练

4. 冠状动脉 CTA 检查前需要评估患者心率及心律，对于心率 > 90 次 / 分者，下列措施不妥的是 （　　）

A. 安静休息 10 ～ 15min 复测心率

B. 在医生指导下服用倍他乐克

C. 家属陪同下完成检查

D. 持续观察心率变化

E. 如心率 > 100 次 / 分，建议放弃检查

5. 冠状动脉 CTA 检查患者，检查前舌下含服硝酸甘油，为了充分扩张冠状动脉，以利于诊断，以下使用硝酸甘油片注意事项中正确的是 （　　）

A. 站立位舌下含服

B. 服用后可以驾车

C. 硝酸甘油片开封后有效期 6 个月

D. 硝酸甘油可贴身存放

E. 用白色瓶子存放

6. 测量主动脉瓣环大小及评估瓣环损伤和冠状动脉闭塞风险的金标准是 （　　）

A. 心功能检测　　　B. CT

C. MRI　　　　　　D. 冠脉造影

E. ECT 心脏负荷检查

7. 在为主动脉夹层患者行 CTA 检查时应该特别注意 （　　）

A. 增加对比剂注射量

B. 深呼吸屏气

C. 搬运时动作轻柔缓慢

D. 提高对比剂注射速度

E. 采用 22G 留置针

8. 以下是主动脉夹层 CT 检查内容的是（　　）

A. 肾动脉　　　　B. 椎动脉

C. 左心房　　　　D. 腹主动脉

E. 肠系膜下动脉

9. 主动脉夹层典型临床表现是（　　　）

A. 严重高血压　　B. 意识改变

C. 呼吸困难　　　D. 剧烈疼痛

E. 突发休克

10. 为主动脉夹层患者行 CTA 检查时，下列哪项不妥（　　　）

A. 检查科室提前与影像科联系，做好准备

B. 由临床医生陪同检查

C. 携带心电监护仪

D. 必要时备好吗啡

E. 检查完毕观察 30min 后返回病房

11. 在头颅 CTA 或增强 CT 检查影像中，提示颅内血肿扩大高风险的重要依据，也被认为是预测血肿扩大的标志征象是（　　　）

A. 黑洞征　　　　B. 点征

C. 混杂征　　　　D. 漩涡征

E. 岛征

12. CT 灌注是经静脉注入碘对比剂，根据患者身高、体重、检查部位给予适宜浓度、剂量的对比剂，检查要求高压注射器流速至少为（　　　）

A. 2.5ml/s　　　　B. 3ml/s

C. 4ml/s　　D. 5ml/s

E. 6ml/s

13. 常规 CT 扫描是诊断脑缺血性梗死的重要方法，一般在缺血 24h 后才能发现病灶，但 CT 脑灌注成像能在发病多久显示病灶（　　　）

A. 30min　　　　B. 60min

C. 2h　　　　　　D. 3h

E. 4h

14. 脑血栓患者在采取溶栓抗凝治疗过程中重点观察以下哪项指标（　　　）

A. 生命体征　　　B. 血氧饱和度

C. 血气分析　　　D. 血生化

E. 出凝血时间

15. 脑血管疾病的预防分为三级，称为三级预防，以下是一级预防的是（　　　）

A. 脑卒中发生以后的积极治疗

B. 防治并发症

C. 治疗可逆性病因

D. 应用药物预防复发

E. 发病前的预防

16. 肺栓塞中栓子大部分来源于（　　　）

A. 留置导管内血栓

B. 右心腔血栓

C. 颈内静脉血栓

D. 下肢深静脉血栓

E. 锁骨下静脉血栓

17. 下列是肺栓塞的高危因素的是（　　　）

A. 肥胖　　　　　B. 长期卧床

C. 高龄　　　　　D. 使用中心静脉导管

E. 使用雌激素

18. 急性肺栓塞患者 CT 肺血管成像直接征象是（　　　）

A. 肺血减少

B. 肺动脉呈残根状

C. 中心肺动脉增宽

D. 肺血管内充盈缺损，肺动脉管腔狭窄

E. 外周动脉不相称

19. 在扫描过程中发现患者肺栓塞，下列处理措施不妥的是（　　　）

A. 告知患者卧床制动

B. 通知医生

C. 建立静脉通路

D. 持续低流量吸氧

E. 心电监护

20. 肺空气栓塞患者应采取下列哪个卧位（　　　）

A. 头高足低右侧卧位

B. 头低足高右侧卧位

C. 头低足高左侧卧位

D. 头高足低左侧卧位

E. 仰卧位头低足高

21. 小肠 CT 造影的诊断质量取决于（　　）

A. 对比剂用量

B. 对比剂注射速率

C. 肠腔清洁度

D. 扫描方式

E. 肠袢的扩张情况

22. 评价克罗恩病发病和急性加剧最合适的放射学检查方法是（　　）

A. 腹部 X 线片　　B. 腹部透视

C. 下腹 CT 增强　　D. 小肠 CT 造影

E. SPECT 肠道显现

23. 患者，男，22 岁，需行小肠 CT 造影，请问检查前哪个时间肌内注射山莨菪碱正确（　　）

A. 检查前 5min 内

B. 检查前 5 ～ 10min

C. 检查前 10 ～ 15min

D. 检查前 15 ～ 20min

E. 至少检查前 30min

24. 以下哪项是克罗恩病最常见的并发症（　　）

A. 吸收不良综合征　　B. 肠梗阻

C. 腹腔内肿块　　　　D. 结肠穿孔

E. 癌变

25. 溃疡性结肠炎活动期的重要临床表现是（　　）

A. 腹痛　　　　　　B. 黏液脓血便

C. 腹部肿块　　　　D. 瘘管形成

E. 肠梗阻

26. 行腹部平扫检查一般选用哪种口服对比剂（　　）

A. 水　　　　　　　B. 碘水

C. 甘露醇水溶液　　D. 脂肪密度对比剂

E. 二氧化碳

27. 腹部增强 CT 检查选择哪种胃肠道对比剂（　　）

A. 水　　　　　　　B. 碘水

C. 甘露醇水溶液　　D. 脂肪密度对比剂

E. 二氧化碳

28. 进行腹部增强 CT 检查的患者，如需要同时观察胃部病变，口服胃肠道对比剂的时间为（　　）

A. 检查前 5 ～ 10min

B. 检查前 10 ～ 15min

C. 检查前 15 ～ 20min

D. 检查前 20 ～ 25min

E. 检查前 25 ～ 30min

29. 进行盆腔 CT 检查患者，服用胃肠道对比剂的时间是（　　）

A. 检查前 10min　　B. 检查前 20min

C. 检查前 30min　　D. 检查前 60min

E. 检查前 2h

30. 含碘胃肠道对比剂浓度为（　　）

A. 1% ～ 2%　　　　B. 2% ～ 3%

C. 3% ～ 4%　　　　D. 4% ～ 5%

E. 5% ～ 6%

31. 下肢动脉行程长、血流慢、病变复杂、血流阻力大，为了得到下肢动脉特别是远端血管内更高的增强 CT 值，可适当（　　）

A. 提高对比剂注射速率

B. 降低对比剂注射速率

C. 增加对比剂用量

D. 减少对比剂用量

E. 延迟扫描时间

32. 对于下肢静脉 CTV 直接法，静脉留置针预埋在（　　）

A. 健侧下肢静脉　　B. 健侧足背静脉

C. 双侧足背静脉　　D. 患侧足背静脉

E. 患侧下肢静脉

33. 下肢动脉硬化闭塞按照肢体缺血程

度，可分为四期，其中 2 期为（ ）

A. 无症状期　　 B. 间歇性跛行期

C. 静息痛期　　 D. 肢体溃疡期

E. 坏疽期

34. 下肢 CTA 检查一般扫描延迟时间为（ ）

A. 5 ～ 10s　　　 B. 10 ～ 15s

C. 15 ～ 20s　　 D. 20 ～ 25s

E. 25 ～ 30s

35. 下肢 CTA 扫描范围通常是（ ）

A. 股深动脉至足尖

B. 股深动脉至靶血管远端

C. 第 4 腰椎水平至靶血管近端

D. 第 4 腰椎水平至足尖

E. 髂动脉分叉上方至靶血管近端

36. TAVI 术前 CT 扫描禁用以下哪种药物（ ）

A. 美托洛尔　　 B. 阿司匹林

C. 硝酸甘油　　 D. 利多卡因

E. 华法林

37. 主动脉瓣狭窄分为轻度、中度、重度、危重 4 级，下列属于重度狭窄的瓣膜口面积是（ ）

A. < 65mm^2　　　 B. < 75mm^2

C. 75 ～ 100mm^2　 D. 100 ～ 150mm^2

E. 150 ～ 200mm^2

38. 主动脉瓣狭窄患者最常见症状（ ）

A. 胸闷　　　　 B. 劳力性呼吸困难

C. 晕厥　　　　 D. 心绞痛

E. 发绀

39. TAVR 术前 CT 扫描患者采用团注跟踪技术确定扫描时间，对比剂注射速率为（ ）

A. 2ml/s　　　 B. 2.5ml/s

C. 3ml/s　　　 D. 3.5ml/s

E. 4 ～ 6ml/s

40. TAVR 独有的并发症是（ ）

A. 脑卒中　　　 B. 冠状动脉阻塞

C. 房室传导阻滞　 D. 急性肾损伤

E. 急性肝功能损伤

二、多项选择题

1. 对于胸痛三联征患者 CTA 需要同时兼顾（ ）

A. 肺动脉　　　 B. 左心房

C. 冠状动脉　　 D. 主动脉

E. 髂动脉

2. 急性胸痛最常见的病因为（ ）

A. 突发性张力性气胸

B. 急性冠脉综合征

C. 肺栓塞

D. 主动脉夹层

E. 肋间神经痛

3. 下列关于主动脉夹层描述正确的是（ ）

A. 主动脉 CTA 是确诊夹层的首选检查方法

B. 内膜片是诊断主动脉夹层的直接征象

C. 明确真假腔是主动脉夹层治疗方法选择的关键

D. 主动脉夹层 Debakey 分型中 Ⅱ 型破口位于左锁骨下动脉开口

E. 主动脉破裂是主动脉夹层最严重的并发症

4. 主动脉狭窄的临床三联征是（ ）

A. 劳力性呼吸困难　　 B. 发绀

C. 心绞痛　　　　　　 D. 晕厥

E. 进行性氧饱和度下降

5. CT 脑灌注检查的局限性为（ ）

A. 辐射剂量大

B. 对比剂注射速率高

C. 时间分辨率不如 MRI

D. 操作相对便捷

E. 提高脑卒中治疗时间窗

6.CT 脑灌注可以较早地显示（　　）

A. 颅内血管畸形

B. 脑缺血病灶

C. 区分失活脑组织

D. 颅内肿瘤

E. 脑干等常规 CT 扫描伪影较明显部位

7. 以下哪些患者是肺栓塞进行溶栓的相对禁忌证（　　）

A. 分娩　　　　　B. 严重创伤

C. 高血压　　　　D. 严重肝功能不全

E. 近期大手术后

8. 肺栓塞三联征指（　　）

A. 呼吸困难　　　B. 晕厥

C. 胸痛　　　　　D. 意识改变

E. 咯血

9. 以下哪项为克罗恩病主要临床表现（　　）

A. 腹痛　　　　　B. 黏液便

C. 腹部肿块　　　D. 瘘管形成

E. 肠梗阻

10. 小肠 CT 增强检查前下列哪项准备正确（　　）

A. 检查前 1 周不能行钡剂检查

B. 检查前一天晚上进食无渣半流食

C. 检查前禁食 6 ～ 8h

D. 检查前一天晚上清洁灌肠

E. 检查前口服中性对比剂

11. 下列属于阴性对比剂的是（　　）

A. 水　　　　　　B. 碘水

C. 甘露醇水溶液　D. 脂肪密度对比剂

E. 二氧化碳

12. 下列哪些患者行腹部平扫检查时禁止口服碘水对比剂（　　）

A. 胆囊结石　　　B. 急性胰腺炎

C. 肝癌　　　　　D. 胆囊炎

E. 肾结石

13. 下肢常见的动脉硬化斑块发生部位是（　　）

A. 小腿胫腓动脉　　　　B. 股腘动脉

C. 踝动脉　　　D. 主髂动脉

E. 胫后动脉

14. 下肢 CTA 扫描中应注意（　　）

A. 必要时适当增加对比剂剂量

B. 采用团注跟踪技术

C. 先高后低的双期速率方式延长对比剂注射

D. 扫描延迟时间适当提前

E. 扫描时患者双下肢并拢并保持对称

15. 以下哪些是 TAVR 术前 CT 扫描患者注意事项（　　）

A. 检查前禁食 4 ～ 6h

B. 检查前保证充足的水分

C. 肘前静脉预埋至少为 20G 留置针

D. 检查前测量患者血压、心率

E. 检查前舌下含服硝酸甘油片

16. 以下哪些是 TAVR 的并发症（　　）

A. 脑卒中　　　　B. 冠状动脉闭塞

C. 房室传导阻滞　D. 急性肾损伤

E. 急性肝功能损伤

三、简答题

1. 简述冠状动脉 CTA 检查禁忌证。

2. 简述理想的口服胃肠道对比剂特点。

3. 简述下肢 CTA 扫描注意事项。

4. 何为灌注，简述 CT 灌注成像原理及适应证。

5. TAVR 患者术前 CT 检查后易引起急性肾损伤的原因是什么？

6. 患者，男，42 岁，因"劳累后突发胸部撕裂样痛 1h"入急诊科，曾有高血压史 6 年，现行主动脉夹层 CT 检查，检查完毕患者突发烦躁不安、胸部疼痛加剧、大汗淋漓、面色苍白、皮肤湿冷、呼吸急促，请问此刻如何处理？

7. 患者，女，56 岁，因"胰腺癌术后 1 周，突发呼吸困难，胸痛 2h"入院，现需行肺动脉 CTA 检查，请问该患者检查前护理要点是什么？

8.患者，女，65岁，因"结肠肿瘤术后，行第6次化疗"入院，化疗前为行腹部肿瘤评估行全腹增强 CT 检查，排除增强 CT 禁忌证后，护士为其做好全腹增强 CT 前准备等候检查，在等候过程中患者出现乏力、头晕、胸闷、大汗淋漓、面色苍白，您判断此刻患者出现了什么情况？如何处理？

答案解析：

一、单项选择题

1.呼吸、心率和心律的良好控制是保证冠状动脉图像质量的重要因素。答案选择 B。

2.参考《影像专业基础知识及护理实操手册》：CT 将冠状动脉狭窄分为正常（无狭窄）、轻度狭窄（< 50% 狭窄）、中度狭窄（50% ～ 69% 狭窄）、重度狭窄（79%～ 99% 狭窄）、完全闭塞（100% 狭窄）。答案选择 C。

3.冠状动脉 CTA 检查前评估患者心率及心律情况，视患者心率情况来确定是否需要服用倍他乐克，并不是常规使用。答案选择 D。

4.参考《影像护理学》：冠状动脉 CTA 检查前如静息心率 > 90 次 / 分，在医生指导下服用 β 受体阻滞药，持续监测心率和心律变化，对于心率 > 90 次 / 分患者，可以放弃检查。答案选择 C。

5.服用硝酸甘油片易出现直立性低血压故不宜站立位舌下含服，服用后不能驾车，硝酸甘油片开封后有效期 6 个月，硝酸甘油不可贴身存放因为遇热易挥发，药物需避光，用棕色瓶子存放。答案选择 C。

6.参考《2019 国际心血管 CT 协会 TAVI/TAVR 相关 CT 成像的专家共识》：CT 是测量主动脉瓣环大小及评估瓣环损伤和冠状动脉闭塞风险的金标准。答案选择 B。

7.为防止主动脉夹层破裂，行 CTA 检查时，选用 18 ～ 20G 留置针，注意搬运时动作缓慢、注射时控制对比剂注射量及注射速度，忌用力吸气屏气。答案选择 C。

8.参考《影像专业基础知识及护理实操手册》：主动脉夹层 CT 检查内容包括胸主动脉、腹主动脉、髂动脉。答案选择 D。

9.疼痛是主动脉夹层典型临床表现。答案选择 D。

10.主动脉夹层属于急症，应及时汇报医生，在医生陪同下回病房，在病房观察对比剂不良反应。答案选择 E。

11.参考《中国脑出血诊治指南》（2019版）：CTA 发现"点征"是血肿扩大高风险的重要依据，被认为是预测血肿扩大的标志征象。答案选择 B。

12.参考《碘对比剂静脉注射护理实践手册》：CT 灌注是经静脉注入碘对比剂，根据患者身高、体重、检查部位给予适宜浓度、剂量的对比剂，检查要求流速一般至少为 5ml/s、将对比剂高压注射入患者体内。答案选择 D。

13.常规 CT 扫描是诊断脑缺血性梗死的重要方法，一般在缺血 24h 后才能发现病灶，但 CT 脑灌注成像能在发病 30min 后显示病灶。答案选择 A。

14.脑血栓患者在采取溶栓、抗凝治疗中重点观察出凝血时间、凝血酶原时间。答案选择 E。

15.脑血管疾病的预防分为三级，称为三级预防，一级预防是指发病前的预防。答案选择 E。

16.肺栓塞中大栓子部分来源于下肢深静脉血栓。答案选择 D。

17.肺栓塞的高危因素：长时间不活动、大手术后、静脉血栓史、恶性肿瘤、妊娠。

答案选择 B。

18. 参考《影像专业基础知识及护理实操手册》：急性肺栓塞患者 CT 肺血管成像直接征象是肺血管内充盈缺损，肺动脉管腔狭窄。答案选择 D。

19. 肺栓塞患者需要持续高流量吸氧。答案选择 D。

20. 肺空气栓塞患者应采取头低足高左侧卧位，使空气流向右心室，避免进入肺动脉。答案选择 C。

21. 参考《腹部影像学》：CT 小肠造影的诊断质量取决于小肠肠袢能否很好地扩张。答案选择 E。

22. 评价克罗恩病发病和急性加剧时最合适的放射学诊断方法为小肠 CT 造影。答案选择 D。

23. 山莨菪碱肌内注射起效时间为 30min，持续时间为 1～3h。答案选择 E。

24. 克罗恩病最常见的并发症是肠梗阻。答案选择 B。

25. 黏液脓血便是溃疡性结肠炎活动期的重要临床表现。答案选择 B。

26. 行腹部平扫检查一般选用阳性对比剂，如碘水。答案选择 B。

27. 行腹部增强检查一般选用饮用水。答案选择 A。

28. 进行腹部增强 CT 检查的患者，如需要同时观察胃部病变，口服胃肠道对比剂的时间为检查前 15～20min。答案选择 C。

29. 进行盆腔 CT 检查患者，服用胃肠道对比剂的时间是检查前 60min。答案选择 D。

30. 含碘胃肠道对比剂浓度为 2%～3%。答案选择 B。

31. 参考《心血管疾病 CT 扫描技术》：下肢动脉行程长、血流慢、病变复杂、血流阻力大，为了得到下肢动脉特别是远端

血管内更高的增强 CT 值，可适当提高对比剂注射速率。答案选择 A。

32. 参考《心血管疾病 CT 扫描技术》：下肢静脉 CTV 直接法应用双侧足背静脉埋置留置针。答案选择 C。

33. 下肢动脉硬化闭塞按照肢体缺血程度，可分为四期：1 期无症状期、2 期间歇性跛行期、3 期静息痛期、4 期肢体溃疡和坏疽期。答案选择 B。

34. 参考《医学影像技术学 CT 检查技术卷》：下肢 CTA 检查一般扫描延迟时间为 25～30s。答案选择 E。

35. 下肢 CTA 扫描范围通常是髂动脉分叉上方（第 4 腰椎水平）至靶血管远端或踝关节（足尖）。答案选择 D。

36.TAVI 术前 CT 扫描禁用硝酸甘油。答案选择 C。

37. 参考《心脏三维影像学：320 排 CT 成像技术》：主动脉瓣狭窄分为轻度、中度、重度、危重 4 级，重度狭窄的瓣膜口面积为 75～100mm^2。答案选择 C。

38. 主动脉瓣狭窄患者 90% 出现劳力性呼吸困难。答案选择 B。

39.TAVR 术前 CT 扫描患者采用团注跟踪技术确定扫描时间，对比剂注射速率为 4～6ml/s，答案选择 E。

40.TAVR 独有的并发症是冠状动脉阻塞。答案选择 B。

二、多项选择题

1. 对于胸痛三联征患者，CTA 需要同时兼顾肺动脉、冠状动脉、主动脉。答案选择 ACD。

2. 急性胸痛最常见的病因包括急性冠脉综合征、肺栓塞和主动脉夹层。答案选 BCD。

3. 主动脉夹层 DeBakey 分型中 Ⅱ 型破口位于升主动脉，累及范围仅局限于升主动脉。答案选 ABCE。

4. 主动脉狭窄的临床三联征：劳力性呼吸困难、心绞痛、晕厥。答案选择 ACD。

5. 参考《医学影像技术学：CT 检查技术卷》：CT 脑灌注检查的局限性为辐射剂量大、对比剂注射速率高、时间分辨率不如 MRI。答案选择 ABC。

6. 参考《医学影像技术学：CT 检查技术卷》：CT 脑灌注可以较早地显示脑缺血病灶、区分失活脑组织和缺血半暗带。答案选择 BC。

7. 肺栓塞进行溶栓的相对禁忌证：分娩、严重创伤、严重高血压、严重肝功能不全、近期大手术后。答案选择 ABDE。

8. 肺栓塞三联征指呼吸困难、胸痛、咯血。答案选择 ACE。

9. 克罗恩病主要临床表现为腹痛、腹泻、腹部肿块、瘘管形成和肠梗阻。答案选择 ACDE。

10. 参考《影像专业基础知识及护理实操手册》：小肠 CT 造影增强检查前 1 周不能行钡剂检查、检查前一天晚上进食无渣半流食、检查前禁食 6 ～ 8h、检查前一天晚上清洁灌肠、检查前口服阴性对比剂。答案选择 ABCD。

11. 中性对比剂：水或甘露醇水溶液；阳性对比剂：碘水对比剂、含碘及甘露醇的水溶液；阴性对比剂：脂肪密度对比剂或气体。答案选择 DE。

12. 参考《影像专业基础知识及护理实操手册》：胆囊结石、肾结石禁止口服碘水对比剂，而急性胰腺炎、肠梗阻、肠穿孔仍保持禁食。答案选择 AE。

13. 下肢常见的动脉硬化斑块发生部位有小腿胫腓动脉、股腘动脉及主髂动脉。答案选择 ABD。

14. 参考《医学影像技术学：CT 检查技术卷》：下肢 CTA 扫描中应注意适当增加对比剂剂量、采用团注跟踪技术、先高后低的双期速率方式延长对比剂注射、扫描延迟时间适当延迟、扫描时患者双下肢并拢并保持对称。答案选择 ABCE。

15. TAVR 术前 CT 扫描患者注意事项：检查前禁食 4 ～ 6h、检查前保证充足的水分、肘前静脉预埋至少为 20G 留置针、检查前测量患者血压和心率，禁用硝酸甘油片。答案选择 ABCD。

16. 参考《经导管主动脉瓣置换术的并发症》中 TAVR 并发症：死亡、脑血管事件、房室传导阻滞、瓣周漏、血管并发症、急性肾损伤。选 ABCD。

三、简答题

1. 冠状动脉 CTA 检查禁忌证：已知的既往严重对比剂过敏反应、甲状腺功能亢进未治愈、无法配合扫描采集和（或）屏气指令（5s）、妊娠或怀疑受孕者、临床不稳定（如急性心肌梗死、失代偿性心功能不全）情况、具有对比剂肾病高风险。

2. 理想的口服胃肠道对比剂特点：易被人接受，无特殊异味；密度均匀，不被胃肠道吸收，无毒副作用；能使胃肠道良好充盈；能很好显示胃肠道壁和软组织块影，不易因密度差异过大而产生伪影。原则上平扫使用阳性对比剂，增强扫描选用中性对比剂。

3. 下肢 CTA 检查注意事项：患者脱去外衣裤，去除腹部及下肢金属物品，取仰卧位，双臂上举，双下肢并拢保持对称，对比剂流速 3 ～ 5ml/s，成人用量 70 ～ 100ml，采用团注跟踪技术，扫描延迟 25 ～ 30s，如存在下肢动脉重度狭窄或闭塞性病变，适当增加对比剂用量，扫描延迟时间适当后延，保证侧支血管充盈灌注，扫描范围为髂动脉分叉上方(第 4 腰椎水平)至靶血管远端或踝关节（足尖）。

4. 参考《医学影像成像理论》：灌注是

指血流从动脉流向毛细血管网，然后汇入静脉的过程，通过影像学手段来直观显示活体灌注过程和做定量或半定量分析的方法称为灌注成像。CT 灌注成像是利用动态增强 CT 扫描和图像后处理技术，在静脉注射对比剂同时，对选定的层面进行连续多次扫描，获得该层面内每一像素的时间 - 密度曲线。根据该曲线，利用不同的数学模型计算出灌注参数和彩色函数图，从而来反映组织血管化程度和血流灌注状况，提供组织器官血流动力学方面的信息。CT 灌注成像主要用于急性或超急性脑局部缺血的诊断，脑梗死、缺血半暗带的判断，脑瘤新生血管的观察，也用于急性心肌缺血的研究。

5. 主动脉瓣狭窄是一种常见瓣膜性心脏病，最常见病因为与年龄相关的瓣膜退行性病变，故患者年龄大，常合并高血压、糖尿病等基础疾病,患者常会服用肾损伤药物，再加上 CT 检查使用碘对比剂，如果检查前未充分水化，未评估患者肾功能情况，未停用相关肾毒性药物，很容易引起肾损伤。

6. 考虑患者出现主动脉夹层最严重的并发症主动脉夹层破裂。应立即通知医生、予以心电监护、吸氧、迅速建立静脉通路、安慰患者、限制活动、必要时给予镇痛药，严密监测生命体征变化，按医嘱用药，做好记录，启动科内应急预案，与急救小组成员一起将患者护送至急诊科进一步处理。

7. 按急诊 CT 流程进行检查，由医生陪同，检查前进行身份识别，密切观察患者生命体征、血氧饱和度及病情变化，做好心电监护，给予持续高流量吸氧，采用 18～20G 留置针穿刺，输注对比剂流率 4～5ml/s，去除胸部金属物品以免产生伪影，指导患者正确呼吸及屏气，切忌过度屏气。做好心理疏导，准备好抢救药品及物品，发生病情变化立即启动抢救应急预案。

8. 该患者为低血糖，应立即协助患者至转运床，测微量血糖明确诊断，给予心电监护，吸氧，建立静脉通路，通知医生，按医嘱给予葡萄糖口服或静脉滴注，密切观察患者病情变化并做好记录，安慰患者，待症状好转后完成 CT 检查。

第四节　特殊患者 CT 检查护理

一、单项选择题

1. 患者，女，70 岁，高血压病史 25 年，突发剧烈头痛伴左侧肢体瘫痪,大小便失禁，意识模糊，初步诊断为脑出血，需行颅脑 CTA 进一步检查，此时护理措施错误的是（　　）

A. 发病 48h 内避免搬动

B. 采取四人搬运法将患者移至机床

C. 检查前使用约束带为患者进行适当约束，避免坠落机床

D. 患者头痛剧烈时，可让家属为患者进行头部热敷，减轻疼痛

E. 检查过程中应动作敏锐，及时密切观察患者病情变化

2. 患者，男，32 岁，因"车祸致多处骨折 3h"入院，需行全腹部 CT 平扫检查，在检查过程中需去除外裤至大腿，为保护患者隐私最适当的方法是（　　）

A. 检查过程中不允许家属探视

B. 尽量不暴露患者的隐私部位

C. 需要暴露患者隐私部位时请其他患者和人员暂时离开

D. 在检查前、后提前关好机房门，并在周围设置屏风或布帘

E. 尽可能设置单人机房，避免非主管

医生和护士接触患者

3. 下列不符合危重症患者气管插管时气道管理体位的是（　　）

A. 患者耐受时，将患者头部抬高或向上倾斜 $25°\sim30°$ ，下颈椎弯曲，上颈椎伸展

B. 对于疑似颈椎损伤的患者，应降低床头

C. 肥胖患者推荐使用去枕平卧位

D. 优化体位可改善上呼吸道通畅状况，增加功能残气量，可降低误吸风险

E. 确保床垫尽可能牢固，以便环状软骨施加压力

4. 正常情况下，肺通气阻力主要来自（　　）

A. 气道阻力　　　　B. 惯性阻力

C. 黏滞阻力　　　　D. 肺回缩力

E. 肺泡表明张力

5. 患儿，男，3 岁，不慎被热油烫伤，Ⅲ度烧伤，面积达 60%，现需行胸腹部 CT 平扫检查，应为患儿采取（　　）

A. 接触隔离　　　　B. 严密隔离

C. 昆虫隔离　　　　D. 血液隔离

E. 保护性隔离

6. 人体正常菌群的作用不包括（　　）

A. 抵制病原菌的入侵

B. 提高机体免疫力

C. 合成人体需要的部分维生素

D. 引起自身感染

E. 合成抗生素

7. 王某，男，70 岁，因呼吸系统疾病行气管切开术，现需行胸部 CT 平扫检查，此患者检查室的环境应特别注意（　　）

A. 保持安静

B. 调节适宜的温、湿度

C. 加强通风

D. 合理采光

E. 适当绿化

8. 患儿，男，5 岁，误将花生米吸入气管，行胸部 CT 平扫显示右侧肺透过度增高，肺纹理变细，提示右侧肺气肿，吸气时照片示纵隔向右侧移位，呼气时照片示纵隔位置恢复正常。判断花生米在气管中的位置是（　　）

A. 左主支气管　　　B. 右肺上叶支气管

C. 右主支气管　　　D. 左肺上叶支气管

E. 右肺下叶支气管

9. 接诊一位多发伤患者行颅脑＋胸腹部 CT 平扫检查，在进行体位摆设时，患者突然意识丧失，心搏骤停，首先必须争取在几分钟内重建呼吸和循环（　　）

A. $4\sim6$ min　　　　B. $6\sim8$ min

C. $8\sim10$ min　　　D. $10\sim12$ min

E. $12\sim14$ min

10. 闭合性多根多处肋骨骨折患者出现呼吸衰竭的主要原因是（　　）

A. 剧痛不敢呼吸

B. 明显反常呼吸

C. 失血性休克

D. 肺淤血、肺水肿

E. 肺不张

11. 患者，男，30 岁，因"细菌性痢疾"住院治疗，需行全腹部 CT 平扫＋增强进一步检查，机房责任护士接诊对其进行护理的过程中，错误的是（　　）

A. 为患者进行静脉留置针穿刺时，需戴一次性橡胶手套

B. 为患者进行静脉留置针穿刺完毕后，脱去手套，用肥皂和流动水洗净双手

C. 为患者更换一次性床单时，需戴一次性橡胶手套

D. 若手直接接触到患者的粪便及血液，应立即用肥皂和流动水洗净双手

E. 每接触一名患者应更换一副手套

12. 日常环境表面清洁和消毒工作中，

有明显污染的情况下，应先去污，再实施消毒，可选用下列哪种含有效氯消毒液（　　）

 A. 500mg/L 含有效氯消毒液

 B. 1000mg/L 含有效氯消毒液

 C. 2000mg/L 含有效氯消毒液

 D. 1500mg/L 含有效氯消毒液

 E. 2500mg/L 含有效氯消毒液

13. 感染过程中最常见的表现形式是（　　）

 A. 病原体被清除　　B. 隐性感染

 C. 显性感染　　　　D. 病原携带状态

 E. 潜伏性感染

14. 下列保护易感人群采用的免疫措施最重要的是（　　）

 A. 高效价免疫球蛋白

 B. 丙种球蛋白

 C. 转移因子等免疫激活剂

 D. 疫苗或菌苗

 E. 药物预防

15. 儿童行 CT 增强扫描时碘对比剂注射剂用量按千克体重计算，一般为（　　）

 A. 0.5 ～ 1.0ml/kg　　B. 1.0 ～ 1.5ml/kg

 C. 1.5 ～ 2.0ml/kg　　D. 2.0 ～ 2.5ml/kg

 E. 2.5 ～ 3.0ml/kg

16. 机械通气患者行增强 CT 检查前应先评估（　　）

 A. 血氧饱和度　　B. 患者意识

 C. 携带用药情况　　D. 有无痰液

 E. 患者血管情况

17. 通过加强全院临床医技科室的消毒、灭菌、隔离和无菌技术等措施的应用，基本上能有效预防和控制的感染是（　　）

 A. 二重感染　　　　B. 自身感染

 C. 内源性感染　　　D. 交叉感染

 E. 难治性感染

18. 根据物品污染后造成危害的程度将医用物品的危险性分为（　　）

 A. 3 类　　　　B. 4 类　　　　C. 5 类

 D. 6 类　　　　E. 7 类

19. 关于颅内压增高昏迷患者，治疗呼吸道梗阻最有效的措施是（　　）

 A. 用开口器侧卧位引流

 B. 通过鼻腔或口腔导管吸痰

 C. 行气管切开术

 D. 鼻腔置管给予氧气吸入

 E. 经口气管插管

20. 患者，男，16 岁，既往体健，突然感到右侧胸痛、胸闷、呼吸困难，不能平卧。查体：口唇发绀，右侧胸部膨隆，肋间隙增宽，听诊呼吸音减弱，叩诊呈鼓音，急需行胸部 CT 平扫进一步检查，该患者应考虑的诊断和最重要的护理措施分别是（　　）

 A. 肺结核，给予抗结核药物治疗

 B. 自发性气胸，协助进行排气治疗

 C. 肺炎球菌肺炎，及时预防感染

 D. 原发性支气管肺癌，进行手术治疗

 E. 慢性支气管炎急性发作，预防感染，持续低流量吸氧

21. 患者，男，35 岁，车祸多发伤后立即昏迷，送至医院抢救过程中有一段时间清醒，到达医院后又进入昏迷状态。颅脑 CT 扫描示右额颞区颅骨内板下双凸透镜形高密度影，其诊断最有可能为（　　）

 A. 硬膜下血肿　　　B. 硬膜外血肿

 C. 脑内血肿　　　　D. 硬膜下积液

 E. 脑挫裂伤

22. 下列关于幼儿行影像学诊疗检查防护的描述，不正确的是（　　）

 A. X 线及 CT 检查前用铅皮遮挡非检查部位

 B. 性腺、甲状腺等结构重点防护

 C. 缩短曝光时间、增大片 - 物间距

 D. 选择低剂量 CT 扫描

 E. MRI 检查前为患儿佩戴防护耳机

23. 急诊CT接诊一位多发伤患者，行颅脑平扫检查，在检查过程中患者处于持续睡眠状态，但能被言语或轻度刺激唤醒，刺激去除后又很快入睡，此时患者处于（　　）

　　A. 嗜睡　　　　　　B. 意识模糊

　　C. 昏睡　　　　　　D. 轻度昏迷

　　E. 中度昏迷

24. 患者，男，25岁，车祸致多发性损伤，急救时发现患者瞳孔缩小为针尖样，其中针尖样瞳孔是指瞳孔直径（　　）

　　A. < 1mm　　　　　B. < 1.5mm

　　C. < 2mm　　　　　D. < 2.5mm

　　E. < 5mm

25. 急诊CT室接诊一例意识模糊、烦躁不安的患者，行颅脑CT平扫检查，为防止患者受伤，机房责任护士应为其采取的保护措施是（　　）

　　A. 使用绷带

　　B. 使用双套结固定肢体防止自伤

　　C. 使用双膝固定防止坠床

　　D. 使用双侧约束绷带防止坠床，必要时家属陪同

　　E. 使用肩部约束带防止碰伤

26. 下列应在标准预防基础上，需采取飞沫隔离的是（　　）

　　A. 病毒性腮腺炎患者

　　B. 多重耐药菌感染患者

　　C. 皮肤感染患者

　　D. 病毒性肝炎患者

　　E. 破伤风患者

27. 多重耐药菌感染的主要危险因素不包括（　　）

　　A. 免疫功能低下

　　B. 接受中心静脉插管、机械通气、泌尿道插管等各种侵入性操作

　　C. 近期（90d内）接受3种及以上抗菌药物治疗

　　D. 既往多次或长期住院

　　E. 儿童

28. 引起院内多重耐药菌感染的传播途径中最重要的是（　　）

　　A. 飞沫传播　　　　B. 空气传播

　　C. 接触传播　　　　D. 水源传播

　　E. 食物传播

29. 多重耐药菌感染主要的隔离措施不包括（　　）

　　A. 患者安置在单间或同种病原同室隔离

　　B. 耐万古霉素金黄色葡萄球菌感染的患者，严格限制人员进出隔离室

　　C. 医务人员加强手卫生和个人防护

　　D. 医疗废物应用防渗漏密闭容器运送、利器放入利器盒

　　E. 耐万古霉素金黄色葡萄球菌感染者的医疗废物，可用单层防渗漏医疗垃圾袋密闭运送

30. 多重耐药菌感染在无条件实施单间隔离的情况下，隔离性床单元与非感染患者的床单元之间距离应（　　）

　　A. ≥ 0.5m　　　　　B. ≥ 1m

　　C. ≥ 1.5m　　　　　D. ≥ 2.0m

　　E. 2.5m

31. 根据突发公共卫生事件性质、危害程度、涉及范围，一级响应代表（　　）

　　A. 特别重大　　　　B. 重大

　　C. 较大　　　　　　D. 一般

　　E. 普遍

32. 对于疑似及确诊新型冠状病毒肺炎患者，在医疗过程中产生的所有废物处理错误的（　　）

　　A. 置于双层黄色医疗废物袋中

　　B. 对于废物袋进行有效封口，贴上"新冠"标签

　　C. 废物袋外表面有可疑污染时应及时转运处理

D. 在医疗废物袋中贴上"新冠"标签

E. 应及时、有序、高效、无害化处置医疗废物

33. 在新型冠状病毒肺炎防治过程中产生的感染性医疗废物，处置单位暂时贮存的时间不超过（　　）

A. 10h　　　B. 11h　　　C. 12h

D. 13h　　　E. 14h

34. 建立人工气道，其语言功能暂时丧失的患者在行影像学诊疗检查时，下列护理措施错误的是（　　）

A. 对意识清楚的患者，向其说明配合检查的重要性

B. 告知检查大概时间

C. 告知患者静止不动和需要配合事项

D. 对于已镇静患者，应按常规扫描要求进行检查

E. 采用笔、纸、写字板等工具，让患者将自己的感受、想法写出来

35. 气管切开患者行 CT 检查，防止患者在检查中呛咳，吸痰指征错误的是（　　）

A. 听诊气道有痰鸣音

B. 呼吸音增大

C. 脉搏加快或减弱

D. 呼吸频率加快或减慢

E. 血氧饱和度突然下降

36. 根据流行病学特点奥密克戎（Omicron）株感染发病后传染性较强的时间是（　　）

A. 3d　B. 4d　C. 5d　D. 6d　E. 7d

二、多项选择题

1. 下列关于新型冠状病毒肺炎的临床分型描述错误的是（　　）

A. 轻型病例影像学见肺炎表现

B. 普通型出现气促，呼吸频率 ≥ 30次/分

C. 成年人肺部影像学显示 24 ～ 48h 病灶明显进展 > 40% 者按重型管理

D. 危重型出现呼吸衰竭，且需要机械通气

E. 儿童静息状态下，吸空气时指氧饱和度 ≤ 86% 按重型管理

2. 机械通气患者行增强 CT 检查，需要监测的项目包括（　　）

A. 血氧饱和度　　B. 二氧化碳波形图

C. 血压、心率　　D. 心电图

E. 呼气末氧浓度

3. 患者，女，30 岁，车祸撞伤 30min 被送入医院就诊。查体：患者意识模糊、躁动，面色苍白，口鼻出血，需行颅脑 CT 平扫检查来诊断病情，现采取的护理措施包括（　　）

A. 评估患者的神志状态及配合程度

B. 无法配合影像学诊疗时，需适当约束，必要时合理使用镇静药物

C. 保持检查室内安静，避免声、光、冷、热等刺激诱发加剧患者躁动

D. 检查过程中严密观察患者生命体征和神志状态

E. 根据患者情况调节室温至 18 ～ 20℃

4. 人感染高致病性禽流感流行病学接触史是指（　　）

A. 发病前 1 周内曾到过疫点

B. 有病死禽接触史

C. 与被感染的禽或其分泌物排泄物等有密切接触

D. 与人感染高致病性禽流感患者有密切接触

E. 实验室从事有关人感染高致病性禽流感病毒研究

5. 全球新型冠状病毒肺炎暴发，作为医务人员，在突发公共卫生事件中，与护理伦理规范符合的是（　　）

A. 奉献精神　　　B. 自身安全为重

C. 协助精神　　　D. 敬业精神

E. 科学精神

6. 气管切开患者进入 CT 检查室前应充分（　　），防止患者检查中呛咳，导致检查失败

A. 听痰鸣音

B. 检查气管导管是否为金属物

C. 吸氧

D. 吸痰

E. 监测血氧饱和度

7. 急诊 CT 室接诊一位炭疽患者行影像学诊疗检查，下列该患者使用过的医疗废物处理方法错误的是（　　）

A. 焚烧处理

B. 过氧乙酸熏蒸消毒

C. 环氧乙烷熏蒸消毒

D. 置于双层黄色不透水塑料袋内

E. 消毒 2h 后，深埋 2m 以下

8. 患者，男，60 岁，因车祸致脾破裂急诊入院。体格检查：胸闷，气促，出冷汗，脉细速，血压 70/50mmHg。急诊科医生要求紧急行上腹部 CT 平扫＋增强检查，机房责任护士进行体位摆放时应立即为其安置不包括（　　）

A. 平卧位　　　　B. 中凹卧位

C. 侧卧位　　　　D. 头低足高位

E. 俯卧位

9. CT 增强检查室接诊一位行气管切开伴有慢性肾小球肾炎 5 年患者。实验室检查：内生肌酐清除率 28ml/min，血肌酐 425μmol/L，血尿素氮 18mmol/L，机房责任护士根据患者实验室检查结果，评估此患者肾功能状况不属于（　　）

A. 肾功能正常

B. 氮质血症期

C. 肾功能不全代偿期

D. 肾衰竭期

E. 尿毒症期

10. 患者，女，35 岁，因"车祸外伤后 3h"入院，意识清醒，四肢不能活动，X 线片示颈 5 椎体后滑脱，后方椎管狭窄，余颈椎骨质未见明显异常，初步诊断脊髓损伤所致，需行颈椎 CT 平扫进一步检查，下列将患者移至机床应最佳采取措施不包括（　　）

A. 使用颈托固定患者颈椎，采取单人搬运法

B. 使用颈托固定患者颈椎，采取二人搬运法

C. 使用颈托固定患者颈椎，采取三人搬运法

D. 使用颈托固定患者颈椎，采取四人搬运法

E. 使用颈托固定患者颈椎，采取过床板放置患者身体下方，协助患者移至机床

11. 患儿，男，6 个月，出生后反复发生肺部感染，出现艾森门格综合征，需行 CT 肺动脉造影检查，下列符合艾森门格综合征病理改变的不包括（　　）

A. 肺血流量异常增加

B. 主动脉压力异常增加

C. 左心室压力增加

D. 右心室压力增加

E. 肺动脉压力异常增高

12. 下列临床常见多重耐药菌包括（　　）

A. 耐甲氧西林金黄色葡萄球菌

B. 耐万古霉素肠球菌

C. 产超广谱 β 内酰胺酶细菌

D. 肠杆菌科细菌（如大肠埃希菌和肺炎克雷伯菌）

E. 耐碳青霉烯类肠杆菌科细菌

13. 机械通气患者行 CT 增强检查的护理措施包括（　　）

  A. 开设绿色通道

  B. 对可能发生的突发事件制订应急预案

  C. 备好急救药品、物品

  D. 用铅衣遮挡非照射的敏感部位

  E. 检查中严密观察血氧饱和度

  14. 婴幼儿行 CT 检查护理评估正确的是（　　）

  A. 室温调为 18 ～ 22℃

  B. 光线柔和

  C. 检查前评估患儿生命体征

  D. 评估患儿配合能力，是否需要镇静药

  E. 评估检查环境是否存在跌倒高危因素

三、简答题

  1. 接诊多重耐药菌感染患者行影像学诊疗检查，应采取哪些护理措施？

  2. 接诊多发伤患者行影像学诊疗检查，应采取哪些护理措施？

  3. 何为隔离 A 系统和隔离 B 系统？

  4. 试述新型冠状病毒肺炎患者行 CT 检查的防护策略。

  5. 小儿支气管异物 CT 检查中实施的急救措施有哪些？

  6. 试述躁动患者行 CT 检查护理措施。

  7. 患者，男，56 岁，因反复出现进行性呼吸困难伴低氧血症，经呼吸内科医生收入 ICU 使用机械通气进行治疗，急查血显示氧分压下降，D- 二聚体 1000μg/L，需行肺动脉 CTA 检查进一步确诊，接诊此患者应采取哪些护理措施？

答案解析：

一、单项选择题

  1. 脑出血患者发病前 24 ～ 48h 应避免搬动，患者应采取侧卧位，头部稍抬高，减少脑内静脉回流，脑出血的患者禁忌脑部热敷，以防血管扩张导致出血量增大，患者意识模糊，在行颅脑 CTA 检查过程中应动作敏锐，及时密切观察患者病情变化，并采取约束带对患者进行约束，避免坠落机床及跌倒等不良事件。答案选择 D。

  2. 患者在检查过程中需去除外裤至大腿，在检查前、后应先提前关好机房门，并在周围设置屏风或布帘，保护患者隐私。答案选择 D。

  3. 参考《危重症气管插管管理指南》气道管理计划 A 中气道管理的体位：①患者耐受时，将患者头部抬高或向上倾斜 25°～ 30°，并将头颈部固定，下颈椎弯曲，上颈椎伸展；②对于疑似颈椎损伤的患者，应降低床头；③肥胖患者推荐使用斜坡位；④优化体位可改善上呼吸道通畅状况，增加功能残气量，可降低误吸风险；⑤确保床垫尽可能牢固，以便环状软骨施加压力。答案选择 C。

  4. 正常情况下，肺通气阻力主要来自肺泡表面张力。答案选择 E。

  5. 参考《医学临床"三基"训练护士分册》预防与控制医院感染要求，应采取保护性隔离（又称反向隔离），适用于抵抗力低下或极易感染的患者，如严重大面积烧伤、早产儿、器官移植及免疫缺陷患者。答案选择 E。

  6. 人体正常菌群的作用：①抵制病原菌的入侵；②提高机体免疫力；③合成人体需要的部分维生素；④引起自身感染。答案选择 E。

  7. 气管切开患者由于生理性气流过滤、温湿化作用遭到破坏，易出现呛咳、排痰不畅等，因此检查室环境特别要注意，室温应保持在 18 ～ 22℃，湿度保持 50%～ 60%。答案选择 B。

  8. 通过影像学扫描图像显示结合解剖

结构，右主支气管相对较左主支气管短且较粗，长约 2.5cm，直径为 1.4～0.3cm，当支气管吸入异物时，相对容易滑入右支气管，正常情况下，右侧的主支气管的呼吸音比左侧略为明显，而且略强。答案选择 C。

9. 参考《2020 年美国心脏协会心肺复苏及心血管急救指南》成人生命支持部分：一旦确定为心搏骤停，循环停止后，脑供氧中断 10s 内意识丧失，30s 内脑血流图波变平，呼吸停止，60s 内瞳孔散大，4～6min 大脑皮质产生永久性损害，指南中强调肾上腺素早期给药，对于不可除颤的心搏骤停，尽早给予肾上腺素是合理的，对于可除颤的心搏骤停，数次除颤失败后给予肾上腺素。答案选择 A。

10. 多根多处肋骨骨折是指局部胸壁失去完整肋骨支撑而软化，可出现反常呼吸运动，即吸气时软化区胸壁内陷，呼气时外突，称为连枷胸。若软化区范围较大，吸气和呼气时双侧胸腔内压力差发生变化，使纵隔左右扑动，影响换气和静脉血回流，导致体内缺氧和二氧化碳潴留，严重者可发生呼吸和循环衰竭。答案选择 B。

11. 洗手和手卫生消毒的指征：①直接接触每一名患者前后，从同一患者身体的污染部位移动到清洁部位时；②接触患者黏膜、破损皮肤或伤口前后，接触患者的血液、体液、分泌物、排泄物、伤口敷料等之后；③穿脱隔离衣前后，摘手套后；④进行无菌操作、接触清洁和无菌物品之前；⑤接触患者周围环境及物品后；⑥处理药物或配餐前，手直接接触到患者粪便或血液时，应进行卫生手消毒和洗手。答案选择 D。

12. 日常环境表面清洁和消毒工作中，有明显污染的情况下，应先去污，再实施消毒，可选用 500mg/L 含有效氯消毒液进行擦拭消毒。答案选择 A。

13. 感染过程最常见的表现形式是隐性感染。答案选择 B。

14. 保护易感人群采取的最重要免疫措施是疫苗或菌苗。答案选择 D。

15. 参考《医学影像检查技术学》：儿童碘对比剂用量按千克体重计算，一般为 1.0～1.5ml/kg。答案选择 B。

16. 机械通气患者行增强 CT 检查前应先评估呼吸道情况，检查前评估气道有无痰液，吸痰前给予高流量吸氧，再清理呼吸道，提高患者血氧饱和度。答案选择 D。

17. 外源性感染又称交叉感染，其感染病原体来自患者以外的个体、环境等，通过直接或间接接触的传播途径使患者遭受感染，如其他患者、医院工作人员，以及污染的医疗器械、血液制品、病房用物及环境等，因此，通过加强医院消毒、灭菌、隔离和无菌技术等措施的应用，基本上能有效预防和控制交叉感染。答案选择 D。

18. 医用物品对人体的危险性是指物品污染后造成危害的程度，根据其危害程度将其分为 3 类：高度危险性物品、中度危险性物品、低度危险性物品。答案选择 A。

19. 患者已出现昏迷，无法进行自主咳痰，当出现呼吸道梗阻时，应配合医生及早进行气管切开术。答案选择 C。

20. 参考《临床诊疗指南: 呼吸病学分册》和《内科学》（第 9 版），原发性自发性气胸发生在无基础肺疾病的健康人，多见于瘦高体形的青年。根据病史陈述可诊断为自发性气胸；肺结核患者多有咳嗽、咳痰、咯血及盗汗、乏力、食欲缺乏、体重减轻等症状，痰培养可检查出结核杆菌；肺炎球菌肺炎患者咳铁锈色痰；原发性支气管肺癌多表现为刺激性干咳，痰中可带血；慢性支气管炎急性发作表现为咳嗽、咳痰、喘息症状加重，痰液多为白色黏痰。对于自发性气胸患者，应根据患者的症状、体征及 CT 检查结果判断是否需要进行排气治疗，本题干患者已出现呼吸困难。答案选择 B。

21. 患者外伤后有中间清醒期，结合 CT 头颅扫描示右额颞区颅骨内板下双凸透镜形高密度影，符合硬膜外血肿。答案选择 B。

22. 儿童行影像学诊疗检查的防护：① X 线及 CT 检查前用铅皮遮挡非检查部位；②性腺、甲状腺等结构重点防护；③缩短曝光时间、缩小片 - 物间距；④选择低剂量 CT 扫描；⑤ MRI 检查前为患儿佩戴防护耳机。答案选择 C。

23. 患者处于持续睡眠状态，但能被言语或轻度刺激唤醒，刺激去除后又很快入睡，患者意识状态应处于嗜睡。答案选择 A。

24. 针尖样瞳孔是指瞳孔直径 < 1mm。答案选择 A。

25. 意识模糊、烦躁不安患者行影像学诊疗检查时为防止患者受伤，应为其使用机床配备的约束绷带或采取双侧约束绷带对患者进行约束，防止患者坠床，必要时家属陪同。答案选择 D。

26. 需要在标准预防基础上采取飞沫隔离的是病毒性腮腺炎患者。答案选择 A。

27. 参考《多重耐药菌医院感染预防与控制中国专家共识》：多重耐药菌感染的危险因素：①老年；②免疫功能低下（包括患有糖尿病、慢性阻塞性肺疾病、肝硬化、尿毒症的患者，长期使用免疫抑制剂治疗、接受放射治疗和化学治疗的肿瘤患者）；③接受中心静脉插管、机械通气、泌尿道插管等各种侵入性操作；④近期（90d 内）接受 3 种及以上抗菌药物治疗；⑤既往多次或长期住院；⑥既往有多重耐药菌定植史等，不包括儿童。答案选择 E。

28. 参考《多重耐药菌医院感染预防与控制中国专家共识》：医院内多重耐药菌感染的传播源包括生物性和非生物性传播源。多重耐药菌感染患者及携带者是主要的生物性传播源。被多重耐药菌污染的医疗器械、环境等构成非生物性传播源。传播途径呈多种形式，其中接触（包括媒介）传播是多重耐药菌医院内传播的最重要途径；患者咳嗽能使口咽部及呼吸道的多重耐药菌通过飞沫传播；空调出风口被多重耐药菌污染时可发生空气传播；其他产生飞沫或气溶胶的操作也可导致多重耐药菌传播风险增加。答案选择 C。

29. 参考《基础护理学》（第 6 版）多重耐药菌感染主要的隔离措施：患者安置在单间或同种病原同室隔离；减少人员出入隔离室，尤其是耐万古霉素金黄色葡萄球菌（VRSA）感染患者，严格限制人员进出隔离室；医务人员加强手卫生和个人防护，近距离操作如吸痰、插管等需戴防护镜；可能污染工作服时穿隔离衣，护理 VRSA 患者时应穿一次性隔离衣；加强隔离室物品的消毒处理，如为 MRSA 或其他多重耐药菌感染，仪器设备用后应清洁、消毒和(或)灭菌，每日定期擦拭消毒物体表面，并进行床单位消毒，而 VRSA 感染者使用的仪器设备要求专用，用后清洁、灭菌；标本需用密闭容器运送；VRSA 感染患者的生活物品清洁、消毒后方可带出；医疗废物应用防渗漏密闭容器运送、利器放入利器盒，而 VRSA 感染者的医疗废物需用双层防渗漏医疗垃圾袋密闭运送。答案选择 E。

30. 多重耐药菌感染的患者安置在单人隔离间，可将同种病原体感染的患者或定植者集中安置于同一房间；无条件实施单间隔离也不具备集中安置条件时应进行床旁隔离，隔离性床单元与非感染患者的床单元之间距离 ≥ 1.5m，禁止将多重耐药菌感染或定植患者与留置各种管道、有开放伤口或免疫功能低下的患者安置在同一房间。答案选择 C。

31. 根据突发公共卫生事件性质、危害程度、涉及范围，突发公共卫生事件中一级响应代表特别重大的含义。答案选择 A。

32. 参考《新型冠状病毒感染的肺炎疫情医疗废物应急处置管理与技术指南（试行）》：对于疑似及确诊新型冠状病毒肺炎患者，在医疗过程中产生的所有废物置于双层黄色医疗废物袋中，有效封口，贴上"新冠"标签，外表面有可疑污染时需加套医疗废物袋，严防渗漏，应及时、有序、高效、无害化处置医疗废物。答案选择 C。

33. 参考《新型冠状病毒感染的肺炎疫情医疗废物应急处置管理与技术指南（试行）》：医疗废物处置单位要优先收集和处置新型冠状病毒肺炎疫情防治过程产生的感染性医疗废物，可适当增加医疗废物的收集频次。运抵处置场所的医疗废物尽可能做到随到随处置，在处置单位的暂时贮存时间不超过 12h。答案选择 C。

34. 参考《影像科护理》：建立人工气道的患者行 CT 检查，其语言功能暂时丧失。应向患者说明配合检查的重要性，并告知检查大概时间及需要配合事项。可采用笔、纸、写字板等工具，让患者将自己的感受、想法写出来进行交流，对于文化层次比较低的患者，仔细观察患者的表情、手势，并鼓励其重复表达，与家属配合能起到很好的交流及配合作用，对已镇静患者，告知技师关闭语音提示，避免刺激患者而镇静失效。答案选择 D。

35. 参考《影像科护理》：气管切开患者行 CT 检查，预防患者在检查中呛咳，吸痰指征：①床旁听到或听诊气道有痰鸣音；②呼吸音减弱；③脉搏加快或减慢；④呼吸频率加快或减慢；⑤血压升高或降低；⑥血氧饱和度突然下降。答案选择 B。

36. 参考《新型冠状病毒肺炎诊疗方案（试行第九版）》：世界卫生组织提出"关切的变异株"（variant of concern，VOC）有 5 个，分别为阿尔法（Alpha）、贝塔（Beta）、伽玛（Gamma）、德尔塔（Delta）和奥密克戎（Omicron）。Omicron 株感染病例已取代 Delta 株成为主要流行株。现有证据显示 Omicron 株传播力强于 Delta 株，致病力有所减弱，发病后 5d 内传染性较强。答案选择 C。

二、多项选择题

1. 参考《新型冠状病毒肺炎诊疗方案（试行第九版）》

（1）轻型：临床症状轻微，影像学未见肺炎表现。

（2）普通型：具有上述临床表现，影像学可见肺炎表现。

（3）重型：成人符合下列任何一条。①出现气促，呼吸频率≥ 30 次 / 分；②静息状态下，吸空气时指氧饱和度≤ 93%；③动脉血氧分压（PaO_2）/ 吸氧浓度（FiO_2）≤ 300mmHg（1mmHg=0.133kPa）；高海拔（海拔超过 1000m）地区应根据公式 $PaO_2/FiO_2 \times$ [760/ 大气压（mmHg）] 对 PaO_2/FiO_2 进行校正；④临床症状进行性加重，肺部影像学显示 24 ～ 48h 病灶明显进展 > 50% 者，儿童静息状态下，吸空气时指氧饱和度≤ 93% 按重型管理。答案选择 ABCE。

2. 参考《危重症气管插管管理指南》气道管理计划 A：标准的监测应包括血氧饱和度、二氧化碳波形图、血压、心率、心电图及呼气末氧浓度。答案选择 ABCDE。

3. 参考《影像护理学》：躁动患者行影像学诊疗检查，室温应调节至 20 ～ 24℃。答案选择 ABCD。

4. 人感染高致病性禽流感流行病学接

触史：①发病前 1 周内曾到过疫点；②有病死禽接触史；③与被感染的禽类或其分泌物、排泄物等有密切接触；④与人感染高致病性禽流感患者有密切接触；⑤实验室从事有关人感染高致病性禽流感病毒研究。答案选择 ABCDE。

5. 全球新型冠状病毒肺炎暴发，作为医务人员，在突发公共卫生事件中，与护理伦理规范符合的是：①奉献精神；②协助精神；③敬业精神；④科学精神。答案选择 ACDE。

6. 气管切开患者进入 CT 检查室前应充分吸氧、吸痰，防止患者检查时发生呛咳，导致检查失败。答案选择 CD。

7. 对炭疽患者使用过的治疗废弃物和有机垃圾应全部焚烧。答案选择 BCDE。

8. 参考《新编护理学基础》（第 3 版）：根据患者血压及体征，已出现休克症状，应立即采取中凹卧位，使用头托或枕头将患者头胸抬高 10°～20°，利于患者气道通畅，改善呼吸及缺氧症状；利用翻身枕将患者下肢抬高约 30°，有利于静脉血回流，增加心排血量，B 是对的。答案选择 ACDE。

9. 根据患者病史及结合实验室检查，患者肾功能状况应属于慢性肾衰竭肾功能失代偿期，也称氮质血症期，诊断的依据为肌酐清除率 20～50ml/min，血肌酐 178～445μmol/L，血尿素氮大于 7.1mmol/L。答案选择 ACDE。

10. 参考《中国医师协会骨科医师分会骨科循证临床诊疗指南：成人急性下颈段脊柱脊髓损伤循证临床诊疗指南》：所有下颈段脊柱脊髓损伤及怀疑存在下颈椎损伤的患者，均推荐院前脊柱制动，并采用颈托固定的同时，将躯干固定于带有衬垫的硬床上以有效限制颈部活动。采取护理措施结合《新编护理学基础》（第 3 版）：

对于颈椎损伤患者应采取四人搬运法，搬运时由一人喊口令，四人合力同时抬起患者，轻轻放于机床合适位置。答案选择 ABCE。

11. 艾森门格综合征是指各种左向右分流性先天性心脏病的肺血管阻力升高，使肺动脉压力达到或超过体循环压力，导致血液通过心内或心外异常通路产生双向或反向分流的一种病理生理综合征。答案选择 ABCD。

12. 参考《多重耐药菌医院感染预防与控制中国专家共识》：临床常见多重耐药菌有耐甲氧西林金黄色葡萄球菌、耐万古霉素肠球菌、产超广谱 β 内酰胺酶肠杆菌科细菌（如大肠埃希菌和肺炎克雷伯菌）、耐碳青霉烯类肠杆菌科细菌、多重耐药铜绿假单胞菌、多重耐药鲍曼不动杆菌等。答案选择 ABCDE。

13. 参考《影像科护理》机械通气患者行 CT 增强检查的护理措施：①开设绿色通道；②对可能发生的突发事件制订应急预案；③筛选高危人群，有无检查禁忌证及配合能力；④备好急救药品、物品，呼吸机处于完好状态；⑤检查时用铅衣遮挡非照射的敏感部位；⑥检查中严密观察血氧饱和度和呼吸机运行情况，并做好记录；⑦检查完后询问意识清醒的患者有无不适，分离管道，安全转运患者。答案选择 ABCDE。

14. 参考《影像护理学》：婴幼儿行影像学诊疗检查护理评估：①生命体征，评估患儿的脉搏、体温、面色等；②是否存在跌倒高危风险；③是否需使用药物镇静，了解药物使用剂量和时间；④既往跌倒和受伤情况；⑤婴幼儿血管较细，穿刺难度较高，最好在禁食、禁饮或使用镇静药物之前留置好静脉通道；⑥评估检查室温度是否适宜（22～24℃），光线是否柔和等。答案选择 BCDE。

三、简答题

1. 参考《多重耐药菌感染预防和控制技术指南（试行）》，接诊多重耐药菌感染患者行影像学检查护理措施：①当接诊临床医生告知有该类患者来检查时，尽量将该项检查时间安排在最后，并在申请单上盖有特殊标识；②严格执行手卫生及按照特殊患者处理，机床铺好两张一次性医用床单，其覆盖面积必须大于患者的接触面积，患者、家属和陪同医务人员不得接触其他物品；③给患者检查过程中，医务人员应穿一次性隔离衣、戴医用帽及佩戴好手套；④操作和护理患者前后、离开机房前、检查完毕后撤除污染床单时、摘除手套后，必须洗手及进行手消毒；⑤加强机房环境消毒，室内开窗通风，必要时进行空气消毒；机房物体表面和地面使用含有效氯 2000mg/L 的含氯消毒剂擦拭；⑥患者产生的医疗废物应使用双层医疗废物包装袋分层封扎，标识清楚。

2. 急诊多发伤患者行影像学诊疗检查护理措施

（1）检查前：①接诊时对于出现失血性休克的多发伤患者，紧急建立 2～4 条有效静脉通道，给予补液扩充血容量；②协助医生对骨折患者进行初步固定，对使用止血带或加压包扎的患者，注意观察末端血运情况；③保持呼吸道通畅，正确通气，充分供氧；④给予患者心理护理。

（2）检查中：①采取安全搬运体位，根据不同影像诊疗采取相应体位；②密切观察患者病情变化；③做好患者及陪同家属的放射防护措施；④医务人员和陪同家属应进行标准防护，防止被患者体液、血液等污染。

（3）检查后：①尽快将患者转运至病房或手术室；②及时将影像诊疗的阳性体征通知临床医生，便于制订治疗或手术方案。

3. 何为隔离 A 系统和隔离 B 系统

（1）隔离 A 系统：即类目隔离，是指按不同传染病的特性来制订的隔离方法和措施，并依据传染病的传播途径、致病力及危害性划分为严格隔离，接触隔离，呼吸道隔离，结核菌（病）隔离，肠道隔离，引流物、分泌物隔离，血液、体液隔离等。

（2）隔离 B 系统：即以疾病为特点的隔离系统。采用的隔离措施根据每种疾病的需要单独考虑，即"依病选择"其隔离措施。其隔离原则如下：一般同样性质感染的患者可安置在同一病房内，并根据不同的传染病采取相应的隔离措施。

4. 参考《新型冠状病毒肺炎的 CT 检查流程及隔离防护措施》和中华人民共和国卫生行业标准 WS/T311—2009《医院隔离技术规范》及《医疗机构内新型冠状病毒感染预防与控制技术指南（第三版）》新型冠状病毒肺炎行 CT 检查规范与隔离防护策略。

（1）科室成立新型冠状病毒肺炎应对处置组：科室成立指挥组、感控组和影像诊断组，指挥组由科室主任担任组长、副主任担任副组长，CT 医生组和技术组负责人任组员，明确科室人员分工，指挥传达新型冠状病毒肺炎的诊疗方案、技术指南并动员组织培训等。

（2）区域划分：制订新型冠状病毒肺炎疑似和确诊患者放射检查专用通道、专用检查机器，布局划分为"两通道和三区"。

（3）根据《医院隔离技术规范》：进行 CT 检查时，按二级防护标准执行操作，遵循"标准预防"和"基于疾病传播途径的预防"原则。

（4）CT 检查过程的个人防护流程：严格按照《医院隔离技术规范》《医务人员手

卫生规范》，按照区域流程，重视防护服的正确穿脱，在不同的区域，穿戴不同的防护用品，离开时按要求摘脱，并正确处理使用后物品。

（5）陪护人员防护：能自理的患者，尽量不让家属和医护陪同人员进入 CT 检查室。如重症患者需要陪同检查，陪同人员要按要求做好二级防护（必要时进行三级防护）和 X 线辐射防护（穿戴铅衣、铅帽、铅围脖等）。

（6）消毒隔离：①加强日常通风，关闭所有中央空调，避免空气相互污染。空气消毒机内加入 50～100mg/L 二氧化氯消毒液消毒，每次消毒时间＞30min，切记空气消毒时要关闭内屏蔽门；②环境物体表面的清洁与消毒，检查室清洁消毒应有序进行，由上而下、由里到外、由轻度污染到重度污染；③设施设备消毒，诊疗床、桌面、电脑键盘、电脑显示屏等每次使用后应用 1000mg/L 含氯消毒剂或 75% 乙醇溶液擦拭消毒，作用 30min。遇污染时，先去除污染物再使用 5000～10 000mg/L 含氯消毒剂擦拭消毒。

（7）用物处置：①新型冠状病毒肺炎疑似或确诊患者所有的废弃物，以及影像科医务人员接触该类患者使用的所有一次性物品应当视为感染性医疗废物；②感染性医疗废物置入医疗垃圾容器，医疗废物收集容器应为脚踏式并带盖；③严禁随意丢弃口罩、手套、帽子等防护用品；④医疗废物的处置应遵循《医疗废物管理条例》和《医疗卫生机构医疗废物管理办法》的要求，规范使用双层黄色医疗废物袋封装后按照常规处置流程进行处置；⑤医疗废物由医院固定的经过防护培训的保洁员或专门负责医疗废物的收集人员按照二级防护进行感染性医疗废物收集并做好交接登记，密闭转运。

5. 参考《黑龙江省专科护士培训教材影像科护理》小儿支气管异物 CT 检查中实施的急救措施如下。

（1）拍背法：让患儿趴在施救者膝盖上，头朝下，托其胸部，拍其背部，使小儿咳出异物，也可将患儿倒提离地拍背。

（2）催吐法：对靠近喉部的气管异物，可用匙臂、压舌板或手指刺激咽喉部，引起呕吐反射，将异物呕出。

（3）拍挤胃部法，即海姆利希手法：对较大患儿，救护者站在患儿身后两手臂挟住儿童，一手握拳，另一手搭在握拳的手上，放在脐与胸骨剑突之间，有节奏地使劲往内上方推压，使横膈抬起，压后放松，重复而有节奏进行，必要时冲击可重复 7～8 次，促使肺内产生强大气流逼迫异物从气管内冲出。

（4）如果抢救过程中，患儿出现呼吸停止，应立即实施心肺复苏术。

6. 参考《影像护理学》和《黑龙江省专科护士培训教材影像科护理》躁动患者行 CT 检查护理措施如下。

（1）检查前护理：①开通绿色通道，临床医生先评估患者配合能力，提前将检查信息传至 CT 室，电话通知并送入检查室，确认患者到达时间。向医生确认检查方式（平扫或增强），预先建立好静脉通路，告知检查相关事宜和注意事项；②医生沟通，对于躁动的患者，CT 室护士应与临床医生沟通，提前使用镇静药、镇痛药，提供护理干预，待患者安静后立即安排检查，最好由医生陪同检查；③镇静的监护，重点观察使用镇静药患者呼吸是否平稳及血氧饱和度的变化。

（2）检查中护理：①体位设计，技师与护士转运患者时动作要轻、快、稳，肢体制动。妥善固定所有管道通路，防止脱落、移位、引流液倒流等不良事件发生；②专人陪同，必要时由家属陪同，适当固定患者肢体，指导家属正确按压方法；③患者监测，技师与护士通过防护窗严密观察患者的情况，防止坠床。监测血氧饱和度变化，注射对比剂时观察患者有无局部和全身不良反应发生，并做好记录；④快速扫描，由经验丰富的技师实施扫描，动态观察 CT 图像，及时发现异常征象，并上报值班医生。

（3）检查后护理：①对于清醒患者给予肯定和表扬，对于不需要继续镇静的患者予以唤醒；②检查结束后将患者安全转移至平车，评估患者病情，住院患者由医生陪同立即返回病房；③门诊患者在观察室留观，待生命体征平稳后方可离开。

7. 机械通气患者行影像学肺动脉 CTA 检查护理措施如下。

（1）预约确认：查阅患者病史及实验室检查结果初步怀疑肺栓塞，应按照患者预约时间，提前分流其他患者，避免患者在候诊区等候过久。

（2）呼吸治疗护理：确认呼吸机模式和参数，吸净口鼻及气道分泌物，保持呼吸道通畅。

（3）心理护理：向清醒患者及其家属详细解释检查过程、时长及注射对比剂中的反应，缓解其紧张情绪。

（4）妥善安置：转运呼吸机、监护仪、微量注射泵及各种管道和线路，保证整个影像诊疗过程中的通畅。

（5）摆设体位：搬运患者至机床时动作轻柔并保护好患者隐私，妥善固定管道和仪器，防止意外拔管和仪器坠落等不良事件。

（6）呼吸训练：对于清醒的患者，提前告知在检查中若无法吸气、屏气的情况下，可无须配合，直接扫描。

（7）密切观察病情变化：为患者进行静脉留置针穿刺前，再次评估有无过敏史及有无签署增强检查知情同意书，严密连接高压注射泵管路，在注射对比剂时，密切观察患者反应、生命体征及机械通气等情况。

（8）检查后：尽快将患者转运至病房，给予清醒患者肯定与表扬，了解患者及其家属的心理需求，提供必要的心理支持及帮助。

第五节　特殊输注方式检查护理

一、单项选择题

1. 输液港是指完全置入人体内的闭合输液装置，包括尖端位于上腔静脉的导管部分及埋植于皮下的注射座，进行维护消毒范围为（　　）

　　A. 直径≥ 11cm　　B. 直径≥ 12cm

　　C. 直径≥ 13cm　　D. 直径≥ 14cm

　　E. 直径≥ 15cm

2. PICC 置管操作应由经过 PICC 专业知识与技能培训、考核合格且有（　　）

及以上临床工作经验的操作者完成

　　A. 3 年　　　　B. 4 年　　　　C. 5 年

　　D. 6 年　　　　E. 7 年

3. 接诊置入输液港患者行增强 CT 检查前，首先应先评估（　　）

　　A. 是否连接专用的无损伤针穿刺

　　B. 对于持续输液时无损伤针使用期间 7d 内有无进行更换

　　C. 应查看穿刺点及周围皮肤的完整性，是否有红肿

　　D. 先行胸部 CT 平扫显示患者置入输

液港体上有"CT"字样

　E. 先评估患者的无损伤针是否为耐高压无损伤针，检查无损伤针连接管的拇指夹上有无"5ml/sec Max"的标记，再进行下一步评估措施

　4. 颈外静脉安置留置针常用进针部位和角度分别为（　　）

　　A. 颈外静脉下 1/3 ～ 2/3，15°～ 30°

　　B. 颈外静脉上 1/3 ～ 2/3，15°～ 30°

　　C. 颈外动脉下 1/3 ～ 2/3，15°～ 30°

　　D. 颈外动脉上 1/3 ～ 2/3，15°～ 30°

　　E. 颈外动脉上 1/3 ～ 2/3，25°～ 30°

　5. PICC 穿刺成功后，应记录的内容不包括（　　）

　　A. 穿刺静脉

　　B. 穿刺日期

　　C. 导管刻度、导管尖端位置

　　D. 测量双侧上臂臂围并与置管前对照

　　E. 封管时间

　6. PICC 导管头端应位于上腔静脉的中下 1/3 段处，解剖位置位于（　　）水平

　　A. 第 2 ～ 4 胸椎　B. 第 3 ～ 5 胸椎

　　C. 第 4 ～ 6 胸椎　D. 第 5 ～ 7 胸椎

　　E. 第 6 ～ 8 胸椎

　7. 选择颈外静脉穿刺输注碘对比剂时，最重要的评估是（　　）

　　A. 患者血管弹性　B. 患者的心功能

　　C. 患者的心率　　D. 患者的血压

　　E. 患者的配合度

　8. 经颈外静脉输注碘对比剂时，患者最佳的体位摆设为（　　）

　　A. 平卧位，头偏向置管的同侧

　　B. 仰卧位，头面部正向天花板

　　C. 颈仰卧位，颈后垫枕，使头后仰

　　D. 俯卧位，头偏向置管的对侧

　　E. 平卧位，头偏向置管的对侧

　9. 输液港在治疗间歇期维护频率是（　　）

　　A. 每周 1 次　　　B. 每两周 1 次

　　C. 每 3 周 1 次　　D. 每 4 周 1 次

　　E. 每 5 周 1 次

　10. 颈外静脉穿刺时回血较四肢静脉慢的主要原因是（　　）

　　A. 穿刺点位置在下颌角与锁骨中线上缘连线的 1/3 处，操作者易刺入血管外

　　B. 静脉系统距心脏越近，静脉压越低

　　C. 颈外静脉位置表浅而穿刺角度过大

　　D. 未扎止血带

　　E. 主要是穿刺时未进行回抽，造成反复穿刺导致失败

　11. PICC 和输液港的冲管和封管应使用（　　）

　　A. 6ml 及以上注射器或一次性专用冲洗装置

　　B. 7ml 及以上注射器或一次性专用冲洗装置

　　C. 8ml 及以上注射器或一次性专用冲洗装置

　　D. 9ml 及以上注射器或一次性专用冲洗装置

　　E. 10ml 及以上注射器或一次性专用冲洗装置

　12. 静脉导管无菌纱布敷料应至少（　　）更换一次

　　A. 1d　B. 2d　C. 3d　D. 4d　E. 5d

　13. 输液港导管拔除后还应保持穿刺点密闭的时间是（　　）

　　A. 12h　　　B. 24h　　　C. 48h

　　D. 72h　　　E. 96h

　14. 耐高压输液港连接高压注射泵连接管前，去除无针接头，用酒精棉片擦拭接口外缘的时间至少为（　　）

　　A. 10s　　　B. 15s　　　C. 20s

　　D. 30s　　　E. 40s

　15. 经耐高压输液港输注碘对比剂应严

密观察内容不包括（ ）

A. CT 值时间曲线

B. 患者病情变化

C. 患者注射对比剂反应

D. 患者图像质量

E. 患者图像显影速度

16. 耐高压双腔 PICC 连接高压注射器前，下列护理措施不对的是（ ）

A. 使用前先在导管内注入 20ml 生理盐水测试导管是否通畅

B. 连接高压注射泵前，只选取有"5ml/sec MAx"标识导管，进行规范冲管

C. 使用前确认 PICC 导管无堵管、感染等并发症

D. 评估导管功能良好，无破损等异常；确认穿刺点局部无红、肿、热、痛等不适

E. PICC 导管延长管与高压注射泵连接前，先取下导管上输液接头

17. 新生儿 PICC 置管首选（ ）

A. 头静脉 B. 肱静脉

C. 头部颞静脉 D. 下肢大隐静脉

E. 贵要静脉

18. 颈外静脉是颈部最大的浅静脉，是由面后静脉后支和（ ）在耳下汇合而成的

A. 颞浅静脉 B. 上颌静脉

C. 耳后静脉 D. 下颌后静脉

E. 甲状腺上静脉

二、多项选择题

1. 识别耐高压 PICC 主要方法包括（ ）

A. 导管接口标有"5ml/ sec MAx"，最高能承受 5ml/s 注射流速

B. 紫色管体代表耐高压标识

C. 延长管标有"POWER INJECTA-

BLE"耐高压标识

D. 紫色管体标注 5ml/s 和耐受 300PSI 压力

E. 可分为单、双、三腔导管

2. 耐高压型 PICC 的优点主要包括（ ）

A. 检查前无须进行血管穿刺，可减轻患者疼痛，减少等待时间

B. 减少对比剂外渗发生

C. 中心静脉的血流快，对比剂可更快到达需要检测的部位

D. 减少伪影，提高 CT 增强扫描成像质量

E. 可以减少对比剂用量

3. P1CC 穿刺时注意事项包括（ ）

A. 接受乳房根治术或腋下淋巴结清扫的术侧肢体或安装起搏器侧肢体，不宜进行置管

B. 上腔静脉压迫综合征患者不宜进行置管

C. 宜选择肘部或上臂静脉作为穿刺部位，避开肘窝、感染及有损伤的部位

D. 新生儿可选择下肢静脉、头部静脉和颈部静脉

E. 有血栓史、血管手术史的静脉不应进行置管；放疗部位不宜进行置管

4. 颈外静脉高压输注碘对比剂的优点包括（ ）

A. 颈外静脉离心脏近，其管径粗，为（0.6±0.2）cm，位置表浅，穿刺成功率高

B. 颈外静脉由于管腔直、管径粗、血流快速，对血管壁刺激性小

C. 可降低对比剂的渗透压和黏稠度，提高患者舒适性

D. 减少对比剂使用总量，可提高对比剂使用安全性

E. 可作为静脉穿刺特别困难患者行增强检查的一种安全补救途径

5. 下列 PICC 穿刺步骤错误的是（　　）

A. 测量置管侧的臂围和预置管长度，手臂外展与躯干成 40°～90°

B. 以穿刺点为中心消毒皮肤，直径≥15cm，铺巾，建立最大化无菌屏障

C. 用生理盐水预冲导管，检查导管完整性

D. 穿刺成功后将导管均匀缓慢送入至预测量的刻度

E. 抽回血，确认导管位于静脉内，冲封管后应选择透明或纱布类无菌敷料固定导管

6. 颈外静脉穿刺禁忌证包括（　　）

A. 心肺功能异常患者

B. 颈部粗短、呼吸困难者

C. 颈部有淋巴结肿大及肿块者

D. 气管切开及颈部手术后患者

E. 穿刺侧静脉回流障碍及配合度差者

7. 下列新生儿 PICC 维护操作流程正确的是（　　）

A. 评估患儿意识、生命体征、配合程度、导管外露长度和穿刺点有无红、肿、分泌物及渗血

B. 建立无菌工作区，选择适合患儿的皮肤消毒液对置管侧整侧肢体消毒

C. 180°或 0°撕除旧敷贴，脱去第 1 层无菌手套，再次消毒外露导管

D. 更换输液接头，取下旧输液接头，消毒导管接口处，连接预冲好的新输液接头

E. 消毒输液接头，接预冲式注射器，进行正压封管

三、简答题

1. 试述耐高压输液港注射碘对比剂的操作流程。

2. 试述经耐高压 PICC 导管输注碘对比剂需要满足的条件。

3. 试述经耐高压 PICC 输注碘对比剂操作流程。

4. 试述经输液港高压输注碘对比剂需要的条件。

5. 试述静脉输液港插针操作流程。

6. 王先生，男，42 岁，患有直肠癌 3 年，进行化疗 7 个疗程，近日发现上腹隐痛，为明确是否转移，临床医生建议行颈胸全腹 CT 平扫＋增强检查，患者自述长期化疗血管已损伤，临床治疗置入耐高压中心静脉导管进行输液，增强注射室护士评估患者血管弹性硬且损伤严重，在进一步评估患者无颈外静脉穿刺禁忌证情况下，增强注射室护士提出为患者行颈外静脉穿刺行 CT 增强检查，患者表示紧张不太愿意行颈外静脉穿刺术，作为影像科专科护士，您该如何跟患者进行有效沟通及进行健康宣教？

答案解析：

一、单项选择题

1. 参考《导管相关血流感染预防与控制技术指南》：置管时严格执行无菌技术操作规程，应遵循最大限度的无菌屏障要求。完全置入式静脉输液港（totally implantable venous access port，TIVAP），简称输液港（port）进行维护需戴无菌手套，用酒精棉棒消毒港体部位及周围皮肤，以港体为中心，由内向外，顺—逆—顺螺旋形皮肤消毒 3 次，消毒范围为直径≥15cm（或大于贴膜的面积）。答案选择 E。

2. 经外周静脉穿刺的中心静脉导管（peripherally iserted central venous catheter，PICC）置管操作应由经过 PICC 专业知识与技能培训、考核合格且有 5 年及以上临

床工作经验的操作者完成。答案选择 C。

3. 接诊置入输液港患者行增强 CT 检查前，首先评估患者的无损伤针是否为耐高压无损伤针，检查无损伤针连接管的拇指夹上有无"5ml/sec Max"的标记。答案选择 E。

4. 颈外静脉安置留置针常用进针部位：颈外静脉上 1/3 ～ 2/3，进针角度以 15°～ 30°为宜。答案选择 B。

5. PICC 穿刺成功后，应记录穿刺静脉、穿刺日期、导管刻度、导管尖端位置等，测量双侧上臂臂围并与置管前对照。答案选择 E。

6. PICC 导管头端应位于上腔静脉的中下 1/3 段处，解剖位置位于第 5 ～ 7 胸椎水平。答案选择 D。

7. 选择颈外静脉穿刺输注碘对比剂时，最重要的评估是患者心功能，对于心功能差的患者，短时间内快速注入小剂量碘对比剂，就会明显加重心脏负荷，导致心肌的损伤而危及患者的生命。答案选择 B。

8. 经颈外静脉输注碘对比剂时，患者体位摆设为平卧位，头偏向置管的对侧，使高压连接管路保持通畅。答案选择 E。

9. 参考《静脉治疗护理技术操作规范标准》：输液港在治疗间歇期应至少每四周维护一次。答案选择 D。

10. 颈外静脉穿刺回血较四肢静脉慢的原因：因静脉系统距心脏越近，静脉压越低，颈外静脉压较四肢静脉压低，留置针进入血管后无回血，可在留置针后连接装有生理盐水的注射器回抽，根据有无回血来确定是否穿刺成功，切忌随意把针退出反复穿刺。答案选择 B。

11. PICC、输液港的冲管和封管，应使用 10ml 及以上注射器或一次性专用冲洗装置进行冲封管。答案选择 E。

12. 静脉导管无菌纱布敷料应至少 2d

更换一次。答案选择 B。

13. 输液港导管拔除后还应保持穿刺点 24h 密闭。答案选择 B。

14. 耐高压输液港连接高压注射泵连接管前，去除无针接头，用酒精棉片擦拭接口外缘 15s 以上。答案选择 B。

15. 经耐高压输液港输注碘对比剂应严密观察的内容：① CT 值时间曲线；②患者病情变化；③患者注射对比剂反应；④患者在注射对比剂时图像显影速度。答案选择 D。

16. 耐高压双腔 PICC 连接高压注射器前，两腔导管都应规范进行冲封管。答案选择 B。

17. 参考《儿童静脉输液治疗临床实践循证指南》：尽量选择上肢贵要静脉、头静脉、肱静脉为穿刺静脉，其中选择贵要静脉最佳，也可选择下肢大隐静脉、头部颞静脉为穿刺静脉。答案选择 E。

18. 颈外静脉是颈部最大的浅静脉，是由面后静脉后支和耳后静脉在耳下汇合而成的。答案选择 C。

二、多项选择题

1. 识别耐高压 PICC 方法：①导管接口标有"5ml/sec MAx"，最高能承受 5ml/s 注射流速；②紫色管体代表耐高压标识；③延长管标有"POWER INJECTABLE"耐高压标识；④紫色管体标注最大输注速度可达 5ml/s，耐受 300PSI 的压力。答案选择 ABCD。

2. 耐高压型 PICC 的优点：①检查前无须进行血管穿刺操作，能减轻患者疼痛，减少等待时间；②减少对比剂外渗发生；③中心静脉的血流快，对比剂可更快到达需要检测的部位；④减少伪影，提高 CT 增强扫描成像质量；⑤可以减少对比剂用量。答案选择 ABCDE。

3. P1CC 穿刺时注意事项：①接受乳房

根治术或腋下淋巴结清扫的术侧、锁骨下淋巴结肿大或有肿块侧、安装起搏器侧肢体，不宜同侧置管；②上腔静脉压迫综合征患者不宜进行置管；③宜选择肘部或上臂静脉作为穿刺部位，避开肘窝、感染及有损伤的部位；④新生儿可选择下肢静脉、头部静脉和颈部静脉；⑤有血栓史、血管手术史的静脉不应进行置管，放疗部位不宜进行置管。答案选择 ABCDE。

4. 颈外静脉穿刺高压注射碘对比剂的优点：①颈外静脉离心脏近，其管径粗，直径为（0.6±0.2）cm，位置表浅，穿刺成功率高；②颈外静脉由于管腔直、管径粗、血流快速，留置针在随血流漂浮于血管中时，一般不会紧贴血管壁，对血管壁刺激性小；③快速进入上腔静脉和右心房，可降低对比剂的渗透压和黏稠度，提高患者舒适性；④减少对比剂使用总量，可提高对比剂使用安全性；⑤可作为静脉穿刺特别困难患者行增强检查的一种安全补救途径。答案选择 ABCDE。

5. PICC 穿刺步骤

（1）核对确认置管医嘱，查看相关化验报告及确认已签署置管知情同意书。

（2）协助患者取舒适体位，测量置管侧的臂围和预置管长度，手臂外展与躯干成 45°～90°，对患者需要配合的动作进行指导。

（3）以穿刺点为中心消毒皮肤，直径 ≥20cm，铺巾，建立最大化无菌屏障。

（4）用生理盐水预冲导管，检查导管完整性。

（5）在穿刺点上方扎止血带，在穿刺点处给予局部浸润麻醉，实施静脉穿刺，见回血后降低角度进针少许，固定针芯，送入外套管，退出针芯，将导管均匀缓慢送入至预测量的刻度。

（6）抽回血，确认导管位于静脉内，

冲封管后应选择透明或纱布类无菌敷料固定导管，敷料外应注明日期，操作者签名。

（7）通过 X 线片确定导管尖端位置，应记录穿刺静脉、穿刺日期、导管刻度、导管尖端位置等，测量双侧上臂臂围并与置管前对照。答案选择 AB。

6. 颈外静脉穿刺禁忌证：①心肺功能异常患者；②颈部粗短、呼吸困难者；③颈部有淋巴结肿大及肿块者；④气管切开及颈部手术后患者；⑤穿刺侧静脉回流障碍及配合度差者。答案选择 ABCDE。

7. 参考《儿童静脉输液治疗临床实践循证指南》的新生儿 PICC 维护操作流程。①评估：患儿意识、生命体征和合作程度，导管外露长度；双侧臂围、腿围；敷贴有无卷边、潮湿、污染；穿刺点有无红、肿、分泌物及渗血；敷贴固定下皮肤有无皮疹、湿疹；周围皮肤有无张力性水疱及破损；②建立无菌工作区：将穿刺所需用物以无菌技术置于工作区，穿无菌手术衣，戴两层无菌手套，置管侧肢体下铺无菌治疗巾；③皮肤消毒：选择适合患儿的皮肤消毒液对置管侧整侧肢体消毒；180°或 0°撕除旧敷贴；脱去第 1 层无菌手套；④再次消毒外露导管：以穿刺点为中心，由内向外形消毒，消毒范围大于敷贴面积；充分待干；⑤更换输液接头：取下旧输液接头，消毒导管接口处，连接预冲好的新输液接头；⑥冲封管：消毒输液接头，接预冲式注射器，回抽，见回血后脉冲式冲管，正压封管；⑦固定：将导管适当做弧形弯曲，蝶翼置皮肤平整处，避开骨突关节处，以两条胶布交叉固定，另取一条胶布固定在蝶翼和导管接口处；用透明敷贴，采取"无张力粘贴法"，以穿刺点为中心覆盖整个导管及蝶翼；⑧记录：标记维护日期、时间和操作者及导管外露长度，双侧臂围/腿围，敷贴覆盖下及周围皮肤情况，穿刺点情况，是否抽到回血，导管是否通畅。答案选择ABCD。

三、简答题

1. 参考《静脉治疗护理技术操作规范标准》和《碘对比剂静脉注射护理实践手册》：耐高压输液港注射碘对比剂的操作流程。

（1）评估患者的无损伤针是否为耐高压无损伤针：检查无损伤针连接管的拇指夹上有无"5ml/sec Max"标识。

（2）评估无损伤针是否在位：①检查贴膜固定是否妥善，无损伤针是否滑脱；②观察穿刺点及周围皮肤的完整性，是否红肿；③去除无针接头，用酒精棉片擦拭接口外缘15 s以上，连接5ml空针，回抽见有鲜血时夹管；④换接20ml 0.9%氯化钠注射器，用脉冲法缓慢冲管后正压封管，冲洗过程中观察患者有无胸闷、胸痛、药物外渗的现象。

（3）确认导管通畅：①将装有加温至37℃的对比剂延长管与导管相连；②启动高压注射泵推注生理盐水，并询问患者是否有疼痛感；③扫描胸部定位像显示患者置入输液港体上有"CT"字样。

（4）密切监测CT值时间曲线：如在一定范围内不上升或上升后突然下降，可能发生外渗，应停止注射，及时检查并妥善处理。

（5）注射对比剂后立即用20 ml 0.9%氯化钠注射液以脉冲式冲洗导管后再用100 U/ml的肝素稀释液3～5 ml正压封管。

2. 经耐高压PICC导管输注碘对比剂需要满足以下条件：①选择带有耐高压标志的PICC导管及紫色耐高压型PICC，连接紫色或标注5ml/s和300PSI的导管进行输注；②输注前明确PICC导管无堵管、感染等并发症，功能良好，无破损等异常；③确认穿刺点局部及穿刺侧手臂无红、肿、热、痛等不适，且功能正常，导管的刻度正确，检查畅通以回抽见血至透明延长管并可顺畅地推注生理盐水为标准；④使用单腔或多腔PICC进行高压注射，在开始注射碘对比剂前应最终定位确认所有端口的开口在血管内。

3. 经耐高压PICC输注碘对比剂操作流程如下所述。

（1）操作前准备：①严格核对患者信息及碘对比剂过敏史和其他药物过敏史；②环境准备，保护患者隐私，环境清洁、室温适宜、光线明亮；③无菌物品准备，治疗盘1个、一次性治疗巾1个、输液接头1个、10ml预充式导管冲洗器2支（或装有10ml 0.9%氯化钠注射液的注射器2支）、酒精棉片、胶布、剪刀、笔、速干手消毒剂、一次性使用医用橡胶检查手套等；④对比剂准备，尽量使用非离子碘对比剂（次高渗对比剂或等渗对比剂），加温至37℃；⑤急救物品准备，急救物品、药品完好率100%；⑥护士准备，着装规范，规范洗手，戴口罩。

（2）检查中操作流程：①再次核对患者信息；②确认通道，进行导管检查，检查导管的标识，确定导管为耐高压PICC导管，移除输液接头，消毒导管口，将输液接头从导管接口移除，用酒精棉片全方位擦拭消毒导管口15s，充分待干。评估导管是否通畅，用10ml预充式导管冲洗器（或10ml及以上装满无菌生理盐水的注射器）连接导管，抽吸至有适量的回流血液后再进行脉冲式冲洗导管，断开注射器（如不能保证导管通畅，则需要导管再通后方可进行高压注射操作）；③确定导管尖端位置正常，通过高压注射前的CT定位确认导管尖端是否位于上腔静脉下1/3处，如发现导管尖端异位，需要重新调整尖端位置后再进行高压注射检查；④严格排气，护士连接高压注射器管路，排气，确认高压管路无气泡后，连接患者静脉通路（多腔导管应是连接具有耐高压标识、可进行高压注射的管腔）；⑤设置剂量与流速，技师根据患者检查部位、检查要求、体重指数、血管条件设置合理的流速与剂量。高压注射前将对比剂加热至人体温度；⑥过程观察，输注对比剂时技师和护士动态观察患者肢体动作，及时发现有无局部或全身症状。严密观察对比剂进入人体后增强图像的动态变化、高压注射器曲线图变化，避免意外发生；⑦分离管道，断开高压注射器连接管与导管之间的连接。消毒导管口，更换输液接头，用酒精棉片全方位擦拭导管接口 15s，待干后更换全新的输液接；⑧冲封管，用 10ml 预充式导管冲洗器（或10ml 及以上装满无菌生理盐水的注射器）连接导管，脉冲式冲管，正压封管（封管液根据导管说明书要求采用生理盐水或肝素盐水，多腔导管每个管腔都需要进行冲封管）；⑨协助患者下检查床并指引至观察区，指导患者观察 30min，如不适及时告知护士。

（3）检查后操作流程：①护士定时巡视，主动询问患者情况，及时发现不良反应；②合理水化，指导患者进行合理水化，每小时应保证不少于 100ml 饮水量，促进对比剂排出，预防对比剂肾病；③患者告知，观察 30min，患者如无不适方可离开，回家后继续水化，如有不适电话咨询。

4. 经输液港高压输注碘对比剂需要满足以下条件。

（1）选择耐高压型输液港进行输注，确认导管为紫色，且穿刺隔表面边缘处有等边三角形三粒圆形触摸点，并通过影像学检查输液港体显示三角形图案及CT 样。

（2）评估患者的无损伤针是否为耐高压无损伤针，无损伤针连接管的拇指夹上有无 "5ml/ sec Max" 的标识，有则为耐高压型无损伤针。如患者未穿刺或穿刺的无损伤针为非耐高压型，则需备齐消毒物品、无菌穿刺包、耐高压无损伤针、透明固定膜，重新穿刺。

（3）评估无损伤针是否在位，检查贴膜固定是否妥善，无损伤针是否滑脱，评估穿刺时间，无损伤针处有无红、肿、热、痛。

（4）高压输注前，应确保管腔通畅，使用 10ml 含生理盐水注射器衔接无损伤针，抽回血后脉冲导管与延长管相接，连接紧密后进行高压输注。

（5）无损伤针连接肝素帽时，建议取下肝素帽弃用，导管螺口与延长管直接衔接，避免针头在高压输注时突然脱离肝素帽，团注碘对比剂后冲封管，连接新肝素帽；在注射碘对比剂前必须保证导管通畅。

5. 静脉输液港插针操作流程

（1）评估：患者意识、生命体征、合作程度；港体位置；置入港体处及周围皮肤有无红肿、疼痛、破损、皮疹、湿疹。

（2）解释：向患者及其家属解释操作的目的和过程。

（3）建立无菌工作区：将穿刺所需用物以无菌技术置于工作区。

（4）皮肤消毒：戴清洁手套，选择适合患者的皮肤消毒液对港体处及周围皮肤进行消毒，充分待干，上铺洞巾，暴露港体。

（5）预充式注射器预冲蝶翼针：连接输液接头、插针、触诊港体后，以一手拇指、示指和中指固定输液港（勿过度绷紧皮肤），一手持输液港插针经皮进入港体，回抽，见回血后脉冲式冲管，100U/ml 肝素盐水封管（剂量根据港体大小定）。

（6）夹管固定：用透明敷贴，采取"无张力粘贴法"固定蝶翼针，确保贴合胸壁皮肤，延长管以胶布"U"形固定于同侧胸壁。

（7）记录：标记插针日期、时间和操作者及港体及周围皮肤情况、穿刺点情况、是否抽到回血、导管是否通畅。

（8）健康宣教。

6. 与患者进行有效沟通和进行健康宣教操作如下。

（1）积极倾听：在倾听过程中迅速有效地理解患者担忧和顾虑，并给予鼓励和表扬。

（2）心理护理：耐心讲解该项检查过程和穿刺的必要性，以及对治疗的指导意义，取得患者及其家属的理解及配合，使患者保持良好的心理状态。

（3）为患者讲述颈外静脉穿刺高压注射碘对比剂的优点，如颈外静脉管腔直、管径粗、易于穿刺、血流快速，对血管壁的刺激性小、舒适性高。

（4）进行宣教：颈外静脉穿刺高压注射碘对比剂可减少对比剂使用总量，减轻肾损伤。

（5）颈外静脉离心脏近，其管径粗，直径为（0.6±0.2）cm，位置表浅，穿刺成功率高，可避免反复穿刺增加痛苦，同时提高图像质量。

第六节　CT检查中各种引流管护理

一、单项选择题

1. 颅脑术后脑室放置引流管患者行颅脑 CT 平扫，脑室引流管口应高出脑室平面（　　）

A. 5～7cm　　　B. 7～9cm
C. 9～11cm　　　D. 11～13cm
E. 10～15cm

2. 颅脑脓腔引流袋应放置于低位，距脓腔至少（　　）

A. 10cm　　　B. 15cm
C. 20cm　　　D. 25cm
E. 30cm

3. 肝脓肿患者需行 CT 上腹部平扫＋增强检查，其带有脓腔引流管，在搬运患者前应先（　　）

A. 观察引流液颜色
B. 观察引流液量
C. 夹闭引流管
D. 评估患者配合度
E. 告知注射对比剂中的反应

4. 患者，女，50岁，胃癌根治术后72h，需行全腹部 CT 平扫＋增强复查，在进入检查室时，患者腹腔引流管突然引出大量血性液体，随时间进展血性引流液无减少趋势，紧急为患者进行测量血压，血压显示 80/60mmHg，脉搏 110 次/分，此时应立即采取的处理措施是（　　）

A. 快速检查　　　B. 立即手术止血
C. 吸氧　　　D. 夹闭腹腔引流管
E. 输血

5. 三瓶水封闭式引流，当通气管没入液面下 15～20cm，则对该引流装置所施加的负压吸引力不会大于（　　）

A. 5～10cmH_2O　　B. 10～15cmH_2O
C. 15～20cmH_2O　　D. 20～25cmH_2O
E. 25～30cmH_2O

6. 肝外胆管结石切开取石，安置 T 形管的目的不包括（　　）

A. 使胆管切开部位愈合
B. 引流胆汁和减压
C. 引流残余结石

D. 可治疗梗阻性黄疸　E. 支撑胆道

7. 留置导尿的禁忌证（　　）

A. 急性前列腺炎患者

B. 骨盆骨折患者

C. 膀胱颈口梗阻患者

D. 怀疑尿道外伤患者

E. 急性膀胱炎患者

8. 抗反流集尿袋使用时限为（　　）

A. 1d　B. 3d　C. 5d　D. 6d　E. 7d

9. 导管相关性尿路感染最重要的危险因素是（　　）

A. 留置导尿管的材料

B. 留置导尿管的时间

C. 集尿装置及更换频次

D. 膀胱冲洗

E. 患者自身因素

10. 胃肠减压术的治疗作用不包括（　　）

A. 减轻肠道压力，减少毒素和细菌对肠道刺激，改善肠道血供

B. 防止胃内容物进一步流入腹腔内，促进黏膜愈合

C. 减少胰泌素分泌，降低胰液外渗

D. 预防呼吸道感染

E. 减轻吻合口张力

11. 患者，男，50 岁，肠穿孔修补术后2d，肛门尚未排气，腹胀明显，下列护理措施最重要的是（　　）

A. 针刺穴位　　　B. 禁食

C. 半卧位　　　D. 胃肠减压

E. 肛管排气

12. 下列关于 T 形管护理的叙述，正确的是（　　）

A. 正常胆汁色泽为深绿色，较稀薄

B. T 形管阻塞时应加压冲洗

C. 胆总管下段阻塞时引流量增多

D. 下床活动时引流袋应高于腰部

E. T 形管造影显示通畅即可拔管

13. 下列有关脑室引流的护理，不正确的是（　　）

A. 拔管前应夹闭引流管，观察有无颅内压增高现象

B. 妥善固定并保持引流通畅

C. 引流量不超过 600ml/d

D. 观察并记录脑脊液性状和量

E. 严格执行无菌操作

14. 外伤性血气胸最简单可靠的诊断方法是（　　）

A. 呼吸困难

B. 气管移位

C. 胸部超声检查有液平面

D. 胸腔穿刺抽出血液和气体

E. 胸透见有液平面

15. 张力性气胸行胸腔闭式引流时，其穿刺部位是（　　）

A. 腋前线第 8 肋间

B. 腋中线第 6 肋间

C. 腋后线第 6 肋间

D. 肩胛下角线第 3 肋间

E. 锁骨中线第 2 肋间

16. 胃肠术后患者行 CT 检查时胃管意外脱出，下列应急预案处理不包括（　　）

A. 应立即报告临床医生和护士长

B. 临床医生根据患者病情决定是否需重新置入胃管，必要时机房责任护士配合医生重新置管

C. 监测患者生命体征

D. 如不需重新放置胃管，可不必上报护理不良事件

E. 做好患者的心理护理和健康教育，解除或减轻患者紧张和恐惧的心理

17. 下列关于导管相关性尿路感染的预防措施错误的是（　　）

A. 插管时严格遵守无菌操作原则

B. 集尿袋应高于膀胱水平

C. 保持导尿系统的通畅和密闭

D. 断开导尿系统时应做手卫生

E. 尽早拔除导管

18. 成人脑室置入引流管后要确保患者颅内压为（　　）

A. 50～120mmH$_2$O

B. 60～140mmH$_2$O

C. 70～160mmH$_2$O

D. 80～180mmH$_2$O

E. 90～200mmH$_2$O

19. 颅内肿瘤术后，关于在残留的创腔内置入引流管的目的，错误的是（　　）

A. 引流手术残腔内的血性液体

B. 促使残腔逐步闭合

C. 减少局部积液

D. 维持正常颅内压

E. 引流手术残腔内的气体

20. 行胃肠减压术的操作步骤错误的是（　　）

A. 评估患者病情、生命体征、意识状态及合作程度

B. 告知胃肠减压的目的

C. 评估患者鼻腔情况，有无鼻中隔偏曲，鼻腔黏膜有无炎症、肿胀，有无息肉等

D. 评估有无胃肠减压禁忌证

E. 插入 5～10cm 时嘱患者做吞咽动作

21. 危重症患者置入胃肠减压引流管，若胃肠减压引流管插入深度不够，会导致的结果不包括（　　）

A. 有时仅抽出少量黏液而无胃液抽出，引流效果不佳

B. 在紧急行其他特殊治疗如需摇平床头时，容易发生误吸

C. 给予肠内营养支持的危重症患者更易出现腹胀，影响营养摄入

D. 导致患者胃内的液体和积气很难排除，容易误导护士对胃内残留量的

观察

E. 对于需要床头抬高的危重症患者，延长胃管置入的长度更不利于引流

22. 胆总管切开取石置入 T 形管引流术主要适用于（　　）

A. 胆总管扩张

B. 单纯胆总管结石

C. 胆总管上端通畅

D. 胆总管下端通畅

E. 胆道无狭窄

23. 对 T 管引流护理观察陈述错误的是（　　）

A. 正常成人每日分泌胆汁 800～1200ml

B. 正常胆汁呈黄绿色、清亮、无沉渣，且有一定黏性

C. 术后 24h 内引流量 300～500ml

D. 术后恢复饮食后可增至每日 600～700ml，以后逐渐减少至 200ml/d 左右

E. 术后如胆汁过多，提示胆总管上端有梗阻的可能

24. 预防 T 形管引流感染护理措施陈述错误的是（　　）

A. 长期带管者，定期更换引流袋

B. 平卧时引流管的远端不可高于腋中线

C. 引流管口周围皮肤覆盖无菌纱布，保持局部干燥

D. 行影像学诊疗检查时，患者移步至机床行检查过程中保持引流管通畅

E. 更换引流袋或无菌纱布时，应严格无菌操作

25. 胸腔闭式引流护理记录错误的是（　　）

A. 密切观察并准确记录引流液的颜色、性状和量

B. 一般水柱上下波动的范围为 4～

6cm

C. 气管向健侧偏移等肺受压症状，提示血块阻塞引流管

D. 水柱无波动，提示可能存在肺不张

E. 引流管出现阻塞时，立即通知医生处理

26. 胸腔闭式引流拔管后 24h 应重点观察不包括 （　　）

A. 是否有胸闷及呼吸困难

B. 是否有解大便

C. 切口是否渗液

D. 切口是否出血

E. 是否皮下气肿

二、多项选择题

1. 脑室引流早期应严格控制引流速度，行颅脑 CT 检查时，引流管放置过低会导致 （　　）

A. 伴脑积水者，引起硬脑膜外血肿

B. 脑室系统肿瘤者，引起肿瘤内出血

C. 颅后窝占位性病变者，引起诱发小脑中央向上疝入小脑幕切迹

D. 会导致引流困难或反流

E. 会导致颅内压增高

2. 对血肿腔引流管陈述错误的是 （　　）

A. 引流管的目的是排空残留的血性液体及血凝块

B. 引流管放置应低于创腔 6～10cm

C. 放置时应妥善固定，保持引流管通畅

D. 引流袋放置过高会导致再次形成血肿的危险

E. 引流袋放置过低会导致引流液倒流而诱发感染的危险

3. 胆总管切开取石行 T 管引流术的适应证是 （　　）

A. 单纯胆总管结石

B. 胆管上、下通畅

C. 无狭窄或其他病变者

D. 胆总管因病变已部分切除无法再吻合者

E. 胆胰汇合部异常

4. 留置尿管患者行 CT 检查，对尿管的评估包括 （　　）

A. 检查前重点查看患者尿管留置情况

B. 引流管是否通畅

C. 观察尿液的颜色、性状及量

D. 行 CT 检查时尿袋位置低于机床沿

E. 整个检查过程中应防止尿管扭曲、受压、脱落

5. 留置导尿管规范管理措施包括 （　　）

A. 保持尿液引流通畅

B. 维持无菌和密闭的引流系统

C. 更换集尿袋

D. 个性化导尿管更换时间

E. 妥善固定

6. 患者行影像诊疗检查时导尿管不慎脱出，应急处理预案包括 （　　）

A. 应立即停止影像诊疗检查，并检查其尿管气囊的完整性并通知医生

B. 观察患者尿道是否出血及出血的程度

C. 观察患者自行排尿时尿液的颜色、性状，并观察排尿时的面部表情

D. 由医生评估是否需要再次置管

E. 重新置管，做好导管固定和健康宣教

7. 在血肿腔和瘤腔置入引流管的护理措施包括 （　　）

A. 引流袋应低于创腔 10～15cm

B. 妥善固定，保持引流通畅

C. 防止引流袋位置过高导致引流困难或引流液倒流而诱发感染

D. 防止引流袋位置过低导致再次形成血肿的可能

E. 搬运患者时导致引流管连接处脱落，应立即通知医生

8. 置入胃肠减压引流管护理时应注意（　　）

A. 维持适当的负压

B. 避免负压过大损伤胃黏膜

C. 术后 24h 内可引流出少量血性液体为正常

D. 术后患者肠蠕动恢复可拔管

E. 术后 24h 内若引流较多鲜红色血性液体，应及时报告医生

9. 检查胃管的方法包括（　　）

A. X 线检查法　　B. 抽吸物检测

C. CO_2 测定法　　D. 电磁探查法

E. 将胃管末端置于盛水的治疗碗中，无气泡逸出

10. 胸腔闭式引流术目的包括（　　）

A. 引流胸膜腔内积气、血液和渗液

B. 重建胸膜腔内负压

C. 保持纵隔的正常位置

D. 促进肺复张

E. 预防感染

11. 胸腔闭式引流术适应证包括（　　）

A. 剖胸手术后引流

B. 开放性气胸

C. 张力性气胸

D. 胸腔穿刺术治疗下肺无法复张者

E. 中、大量气胸

三、简答题

1. 试述胃肠减压患者行 CT 检查护理要点。

2. 试述胸腔闭式引流患者行 CT 检查护理要点。

3. 试述 T 形管引流患者行 CT 检查护理要点

4. 试述留置尿管患者 CT 检查护理要点。

5. 试述气管切开患者行 CT 检查时套管意外脱出，应如何采取应急预案？

6. 患者，男，27 岁。因胸部被刀刺伤 2h，需急诊行 CT 胸部平扫检查，接诊时进行体格检查：创口与胸腔相通，意识清楚，脸色苍白，检查中出现极度呼吸困难，应采取哪些急救措施？

答案解析：

一、单项选择题

1. 颅脑术后脑室放置引流管患者行颅脑 CT 平扫，脑室引流管口应高出脑室平面 10 ～ 15cm。答案选择 E。

2. 脓腔引流袋应放置于低位距脓腔至少 30cm。答案选择 E。

3. 带有脓腔引流患者行影像学诊疗检查，在搬运患者前应先夹闭患者引流管，妥善固定，检查后放回原处再开放，并观察引流液的颜色和量。答案选择 C。

4. 该患者出现了血容量不足的表现，从腹腔引流出大量血性液体，且无减少的趋势，应暂停检查，紧急手术治疗止血。答案选择 B。

5. 三瓶水封闭式引流，当通气管没入液面下 15 ～ 20cm，则对该引流装置所施加的负压吸引力不会大于 15 ～ 20cmH_2O，防止抽吸力过大引起胸膜损伤。答案选择 C。

6. 安置 T 形管的目的：①引流胆汁和减压，防止因胆汁排出受阻导致的胆总管内压力增高、胆汁外漏引起腹膜炎；②引流残余结石，使胆道内残余结石，尤其是泥沙样结石通过 T 管排出体外；亦可经 T 管行造影或胆道镜检查、取石；③支撑胆道，防止胆总管切开处粘连、瘢痕狭窄等致管腔变小。答案选择 D。

7. 留置导尿的禁忌证是急性前列腺炎患者。答案选择 A。

8. 参考 2019 版《中国泌尿外科和男科疾病诊断治疗指南》：抗反流集尿袋应 7d 更换一次或按照说明书，无须每日更换，不仅减少了护理工作量、缩短护理时间，而且节约了医疗资源，减少医院用于废弃物品的处理费用，减少环境污染。答案选择 E。

9. 参考《2019 版中国泌尿外科和男科疾病诊断治疗指南》：留置导尿管的时间长短是发生导管相关性尿路感染最重要的危险因素，留置导尿感染率与留置时间成正比，随留置导尿时间的延长，菌尿阳性率逐日增加。据报道，插入导尿管后，菌尿阳性的发生率每日增长 3% ～ 10%。答案选择 B。

10. 胃肠减压术的治疗作用不包括预防呼吸道感染，这是胃肠减压并发症。答案选择 D。

11. 胃肠减压可缓解肠道压力，减少毒素和细菌对肠道的刺激，改善肠道血供，同时可减轻吻合口张力。答案选择 D。

12. 正常胆汁呈深绿色或棕黄色、清亮、无沉渣、有一定黏性。T 型管如有阻塞，可用手由近向远挤压引流管或用少量无菌生理盐水缓慢冲洗，切勿用力推注。如胆汁过多，提示胆道下端有梗阻的可能，在改变体位或活动时注意引流管的水平高度不要超过腹部切口高度，以免引流液反流。一般术后 12 ～ 14d，无特殊情况，可以拔除 T 形管。答案选择 C。

13. 脑室引流应控制速度和量：引流量以每日不超过 500ml 为宜，避免颅内压骤降造成的危害。答案选择 C。

14. 胸腔穿刺抽出血性液体和气体即可确诊为血气胸。答案选择 D。

15. 胸腔闭式引流积液，一般在腋中线和腋后线间第 6 或第 7 肋间插管引流；引流积气在锁骨中线第 2 肋间，脓胸常选在

脓液积聚的最低位。答案选择 E。

16. 胃肠手术后患者胃管意外脱出应急预案：①应立即报告临床医生、护士长；②医生根据患者病情决定是否需要重新置入胃管，必要时机房责任护士需配合医生重新置管；③监测患者生命体征；④如不需重新放置胃管，应加强病情观察，观察有无腹痛、腹胀；⑤做好患者的心理护理和健康教育，解除及减轻患者紧张和恐惧的心理；⑥准确及时地记录护理记录单，并上报护理不良事件。答案选择 D。

17. 导管相关性尿路感染的预防措施：①插管时严格遵守无菌操作原则；②集尿袋应低于膀胱水平，防止逆行感染；③保持导尿系统的通畅和密闭；④断开导尿系统时，包括放尿，应做手卫生；⑤尽早拔除导尿管。答案选择 B。

18. 参考《神经病学》（第八版）：脑脊液循环通畅时，通常以侧卧位腰段蛛网膜下腔穿刺所测的脑脊液静水压力为代表，正常为 80 ～ 180mmH₂O，女性稍低，儿童40 ～ 100mmH₂O。答案选择 D。

19. 参考《外科护理学》（第 6 版）：颅内肿瘤术后，在残留的创腔内置入引流管主要是引流手术残腔内的血性液体和气体，促使残腔逐步闭合，减少局部积液或形成假性囊肿。答案选择 D。

20. 胃肠减压术在操作过程中轻轻插入10 ～ 15cm（咽喉部）时，嘱患者做吞咽动作（如为昏迷患者则操作者用左手将患者头部托起，使下颌靠近胸骨柄以增大咽喉部通道的弧度）。答案选择 E。

21. 参考《危重病人胃肠减压置管长度的临床研究及护理》：胃肠减压引流管置入深度不够会导致有时仅抽出少量黏液而无胃液抽出，引流效果不佳。在紧急行其他特殊治疗如需摇平床头时，容易发

生误吸危险，给予肠内营养支持的危重症患者更易出现腹胀，影响营养摄入。导致患者胃内的液体和积气很难排除，容易误导护士对胃内残留量的观察。对于需要床头抬高的危重症患者，延长胃管置入的长度有利于引流，防止误吸发生，且床头抬高时由于重力的缘故，更有利于 ICU 患者观察胃残量，防止并发症发生。答案选择 E。

22. 参考《外科护理学》（第 6 版）胆总管切开取石置入 T 形管引流术适应证：单纯胆总管结石，胆总管上、下端通畅，胆道无狭窄或其他病变者，胆肠吻合术主要适用于胆总管扩张。答案选择 A。

23. 参考《外科护理学》（第 6 版）T 管引流护理观察：记录 T 管引流出胆汁的量、颜色和性状，正常成人每日分泌胆汁 800～1200ml，胆汁呈黄绿色、清亮、无沉渣，且有一定黏性；术后 24h 内引流量 300～500ml，恢复饮食后可增至每日 600～700ml，以后逐渐减少至每 200ml 左右。如胆汁过多，提示胆总管下端有梗阻的可能；如胆汁浑浊，应考虑结石残留或胆管炎症未完全控制。答案选择 E。

24. 参考《外科护理学》（第 6 版）和《医学影像科护理工作手册》，预防 T 形管引流感染护理措施：长期带管者，定期更换引流袋，平卧时引流管的远端不可高于腋中线，坐位、站立或行走时不可高于引流管口平面；引流管口周围皮肤覆盖无菌纱布，保持局部干燥；行影像诊疗检查时，移步或搬运患者前在医生允许条件下先夹闭引流管，检查后放回原处再开放；进行更换引流袋或无菌纱布时，应严格无菌操作。答案选择 D。

25. 参考《外科护理学》（第 6 版）观察记录引流：①密切观察并准确记录引流液的颜色、性状和量；②密切注意水封瓶

长管中水柱波动的情况，一般水柱上下波动的范围为 4～6cm。若水柱波动幅度过大，提示可能存在肺不张；若水柱无波动，提示引流管不通畅或肺已经完全复张；若患者出现气促、胸闷、气管向健侧偏移等肺受压症状，则提示血块阻塞引流管，应通过捏挤或使用负压间断抽吸引流瓶中的短玻璃管，促使其恢复通畅，并立即通知医生处理。答案选择 D。

26. 胸腔闭式引流拔管后 24h 应重点观察：应注意患者是否有胸闷、呼吸困难、发绀、切口是否渗液、漏气、出血和皮下气肿等，如发现异常及时通知医生。答案选择 B。

二、多项选择题

1. 脑室引流早期应严格控制引流速度，引流管放置过低会导致：①伴脑积水者，引起硬脑膜外血肿；②脑室系统肿瘤者，引起肿瘤内出血；③颅后窝占位性病变者，诱发小脑中央向上疝入小脑幕切迹；引流管放置过高会导致引流困难或反流和颅内压增高。答案选择 ABC。

2. 血肿腔引流管目的是排空残留的血性液体及血凝块，引流管放置应低于创腔 10～15cm，并妥善固定，保持引流管通畅，引流袋放置过低会导致再次形成血肿的危险，而引流袋放置过高会导致引流液倒流而诱发感染的危险。答案选择 BDE。

3. 胆总管切开取石行 T 形管引流术适应证：①单纯胆总管结石；②胆管上、下通畅；③无狭窄或其他病变者；胆肠吻合术的适应证：胆总管因病变已部分切除无法再吻合者和胆胰汇合部异常者及胆总管下端炎性狭窄且梗阻无法解除者。答案选择 ABC。

4. 留置导尿管患者行 CT 检查前，应先夹闭导尿管（抗反流集尿袋除外），将导尿管及集尿袋放置于患者大腿中间，预防机床移动时发生导尿管扭曲、受压、脱落等

不良事件。答案选择 ABCE。

5. 留置导尿管规范管理措施：①保持尿液引流通畅；②维持无菌和密闭的引流系统；③更换集尿袋；④导尿管更换时间应因人而异；⑤妥善固定。答案选择 ABCDE。

6. 患者导尿管不慎脱出的应急预案：①患者导尿管不慎脱出时，应立即停止影像诊疗检查，并检查其导尿管气囊的完整性并通知医生；②观察患者尿道是否出血及出血的程度；③观察患者自行排尿时尿液的颜色、性状，并观察排尿时的面部表情；④由医生评估是否需要再次置管；⑤重新置管，做好导尿管固定和健康宣教；⑥填写护理不良事件上报表，上报护理部，并做好护理记录。答案选择 ABCDE。

7. 在血肿腔和瘤腔置入引流管护理措施：①引流袋应低于创腔 10 ～ 15cm；②妥善固定，保持引流通畅，引流管不可受压、扭曲，防止引流管滑脱；③防止引流袋位置过高导致引流困难或引流液倒流而诱发感染；④引流袋位置过低导致注入血肿的生理盐水和尿激酶引流过快，有再次形成血肿的可能；⑤搬运患者时导致引流管连接处脱落，应立即双钳夹闭引流导管，再通知医生更换引流装置，并上报护理不良事件。答案选择 ABCD。

8. 置入胃肠减压引流管护理时的注意事项：①维持适当的负压，避免负压过大损伤胃黏膜；②术后 24h 内可引流出少量血性液体或咖啡样液体；③术后 24h 内若引流较多鲜红色血性液体，应及时报告医生；术后患者胃肠减压量减少，肠蠕动恢复，肛门排气后，可拔胃管。答案选择 ABCE。

9. 检查胃管的方法：① X 线检查法；②抽吸物检测；③ CO_2 测定法；④电磁探查法；⑤将胃管末端置于盛水的治疗碗中，

无气泡逸出；⑥能抽出胃液；⑦置听诊器于患者胃部，快速经胃管向胃内注入 10ml 空气，听到气过水声。答案选择 ABCDE。

10. 胸腔闭式引流术目的：引流胸腔内积气、血液和渗液，防止感染；重建胸腔内负压，保持纵隔的正常位置；促进肺复张。答案选择 ABCDE。

11. 胸腔闭式引流术适应证：剖胸手术后引流，开放性气胸，张力性气胸，胸腔穿刺术治疗下肺无法复张者，中、大量气胸。答案选择 ABCDE。

三、简答题

1. 胃肠减压患者行 CT 检查护理要点

（1）核对患者检查信息。

（2）管道的评估：检查前重点查看患者胃管留置情况，胃管负压引流是否通畅，引流液的颜色、性状及量，是否处于负压状态，防止胃管扭曲、受压脱落。

（3）正确摆放体位：负压引流装置妥善放置，不可过高或过低；根据检查部位正确摆设体位，并为患者及其家属做好防护措施。

（4）安置胃管的患者预约登记时提前告知勿饮水。

（5）医生允许的情况下搬运患者前先关闭引流管，检查后放回原处再开放。

2. 参考《外科护理学》（第 6 版）和《医学影像科护理工作手册》，胸腔闭式引流患者 CT 检查护理要点如下所述。

（1）核对患者检查信息。

（2）管道的评估，检查前重点查看患者引流装置是否密闭及引流管有无脱落，水封瓶长玻璃管没入水中 3 ～ 4cm，并始终保持直立，观察引流管水柱波动在 4 ～ 6cm；引流瓶应低于胸壁引流口 60 ～ 100cm，观察引流液的颜色、性状及量。

（3）呼吸训练，指导吸气，屏气以不引起胸部疼痛为宜，特殊患者无法吸气、屏气时可直接扫描。

（4）体位摆设，搬动患者时需双重夹闭引流管，以防空气进入，检查后放回原处再开放。头下垫一软枕尽量抬高，妥善放置引流瓶，防止引流管扭曲、受压、牵拉、脱落；根据检查部位正确摆设体位，并为患者及其家属做好防护措施。

（5）检查中严密观察患者病情变化。

（6）应急处理，搬动患者导致引流管连接处脱落或引流瓶损坏，应立即使用双钳夹闭胸腔闭式引流导管，通知临床医生更换引流装置；若引流管从胸腔滑脱，立即用手捏闭伤口处皮肤，消毒处理后，用无菌纱布或凡士林纱布封闭伤口，协助医生做进一步处理，上报护理不良事件。

3. 参考《外科护理学》（第6版）T形管引流患者行CT检查护理要点。

（1）核对患者检查信息。

（2）T管的评估，检查前重点评估患者T管引流情况，引流是否通畅，观察胆汁的量、颜色、性状，管道有无折叠、受压。

（3）呼吸训练，指导吸气、屏气，以不引起腹部疼痛为宜，特殊患者无法吸气、屏气时可直接扫描。

（4）体位摆设，对于行动不便的患者搬运前先关闭引流管，搬动时引流管不可高于腋中线，向行动自如的患者告知站立或活动时引流管不可高于腹部引流口平面，以防胆汁逆流引起感染，根据检查部位正确摆设体位，并为患者及其家属做好防护措施。

（5）评估患者配合度，配合差的患者酌情家属陪同，预防患者拔管。

（6）检查中严密观察患者的病情变化。

（7）检查后将引流管放回原处再开放，观察引流液的颜色和量。

（8）应急处理，在搬动患者时导致引流管连接处脱落，应立即夹闭引流导管，

消毒处理后再接管道。若引流管脱出，应立即消毒处理，用无菌纱布或凡士林纱布封闭伤口，并协助医生做进一步处理，并上报护理不良事件。

4. 留置导尿管患者行CT检查护理要点如下。

（1）核对患者检查信息。

（2）尿管的评估，检查前重点查看患者导尿管留置情况，导尿管是否通畅，观察尿液的颜色、性状及量，引流袋位置低于床沿，防止导尿管扭曲、受压、脱落。

（3）盆腔检查的患者检查前告知夹闭导尿管以充盈膀胱。

（4）评估患者配合度，配合差的患者酌情家属陪同，预防患者拔管，根据检查部位正确进行体位摆设，并为患者及其家属做好防护措施。

（5）对于不能行动的患者搬运患者前先夹闭导尿管，放置于患者大腿中间，妥善固定，检查后放回原处再开放，观察尿液的颜色和量。

（6）健康宣教，告知患者集尿袋应低于膀胱水平，多饮水（因病情不能饮水者除外），预防尿路感染。

5. 患者气管切开套管意外脱出的应急预案如下。

（1）患者气管切开套管不慎脱出时，立即给予氧气吸入，清理患者呼吸道分泌物。

（2）检查室离急诊抢救室较近，应快速推送入急诊抢救室进行处理。

（3）通知医生，备齐气管导管、气管插管、气管切开包等物品。

（4）配合医生更换气管套管，并重新置入，观察患者血氧饱和度及生命体征。

（5）若气管套管再次置入困难，配合医生气管插管或气管切开。

（6）置入成功后妥善固定套管，观察患者生命体征。

（7）做好护理记录，及时上报护理不良事件。

6. 应采取急救措施

（1）患者为开放性气胸，应紧急封闭伤口。

（2）用无菌敷料如凡士林纱布加棉垫封盖伤口，再用胶布或绷带包扎固定。

（3）使开放性气胸变为闭合性气胸。

（4）及时给患者吸氧，快速测量血压。

（5）检查完毕后快速将患者护送入急诊抢救室。

（6）将影像检查结果快速告知临床医生。

参 考 文 献

陈剑峰，李林，马小静，2018. 心血管疾病 CT 扫描技术 [M]. 北京：人民卫生出版社.

崔津津，程艳爽，李晶，等，2020. 新型冠状病毒肺炎的 CT 检查流程及隔离防护措施 [J]. 中华医院感染学杂志，30（19）：2908-2912.

儿童静脉输液治疗临床实践循证指南工作组，2021. 儿童静脉输液治疗临床实践循证指南 [J]. 中国循证儿科杂志，16（1）：1-42.

龚洪翰，2016. 影像科医生手册 [M]. 北京：人民卫生出版社.

郭应禄，那彦群，叶章群，等，2020. 中国泌尿外科和男科疾病诊断治疗指南 [M]. 北京：科学出版社.

贾建平，陈生弟，2018. 神经病学 [M].8 版. 北京：人民卫生出版社.

李乐之，路潜，2017. 外科护理学 [M].6 版. 北京：人民卫生出版社.

李月卿，邱建峰，章伟敏，等，2010. 医学影像成像理论 [M].2 版. 北京：人民卫生出版社.

毛燕君，李玉梅，曾小红，2020. 碘对比剂静脉注射护理实践手册 [M]. 上海：上海科学技术出版社.

秦月兰，郑淑梅，刘雪莲，2020. 影像护理学 [M]. 北京：人民卫生出版社.

谭理连，刘世明，2015. 心脏三维影像学：320 排

CT 成像技术 [M]. 广州：广东科技出版社.

唐轶珣，孔高茵，2019.《危重症气管插管管理指南》解读：气道管理计划A[J].实用休克杂志(中英文)，3（3）：176-178，183.

王鸣鹏，2012. 医学影像技术学 CT 检查技术卷 [M]. 北京：人民卫生出版社.

王霄英，严福华，周诚，2013. 多排螺旋 CT 临床手册 [M]. 北京：人民卫生出版社.

秀琼，张晓刚，2018. 经导管主动脉瓣置换术的并发症 [J]. 中国心血管杂志，23（2）：180-183.

许茂盛，杨光钊，夏瑞明，2020. 腹部影像检查百问 [M]. 杭州：浙江大学出版社.

杨丽平，2014. 危重病人胃肠减压置管长度的临床研究及护理 [J]. 护理研究，28（21）：2653-2654.

尤黎明，吴瑛，2006. 内科护理学 [M].].4 版. 北京：人民卫生出版社.

余建明，曾勇明，2016. 医学影像检查技术学 [M]. 北京：人民卫生出版社.

赵卫东，张月英，国锦丽，等，2020. 影像专业基础知识及护理实操手册 [M]. 北京：科学技术文献出版社.

郑淑梅，李雪，2019，影像科护理 [M]. 北京：人民卫生出版社.

中华人民共和国国家卫生健康委员会，2022. 新型冠状病毒肺炎诊疗方案（试行第九版）.（2022-3-14）.

中华医学会放射技术分会传染病影像技术专业委员会结核学组，中华医学会结核病学分会影像专业委员会，2020. 胸部 CT 扫描规范化专家共识 [J]. 中国医疗设备，35（2）：185-189.

中华医学会放射学分会对比剂安全使用工作组，2014. 碘对比剂使用指南（第 2 版）[J]. 中华医学杂志，94（43）：3363-3369.

中华医学会放射学分会质量控制与安全管理委员会，2021. 肾病患者静脉注射碘对比剂应用专家共识 [J]. 中华放射学杂志，55（6）：580-590.

中华医学会神经病学分会，中华医学会神经病学分会脑血管病学组，2019. 中国脑出血诊治指南（2019）[J]. 中华神经科杂志，52（12）：994-1005.

朱威，徐佳，陆远强，2020.《2020 年美国心脏协会心肺复苏及心血管急救指南》成人生命支持部分建议内容分析 [J]. 中华危重症医学杂志（电

子版），13（5）：379-381.

Blanke P，Weir-McCall JR，Achenbach S，et al，2019.Computed Tomography Imaging in the Context of Transcatheter Aortic Valve Implantation （TAVI）/Transcatheter Aortic Valve Replacement （TAVR） An Expert Consensus Document of the Society of Cardiovascular Computed Tomography[J].J Cardiovasc Compu Tomogr，12（1）：1-24.

第八章

MRI 检查护理

第一节　MRI 检查基本知识

一、单项选择题

1. 以下关于质子的描述，正确的是
（　　）

A. 氢原子核有两个质子

B. 氢原子核有一个中子

C. 质子带负电荷

D. 质子做自旋运动

E. 人体进入静磁场以前，体内质子磁矩取向是有规律的

2. 以下关于 MRI 相关概念描述，不正确的是（　　）

A. MRI 检查技术是在物理学领域发现磁共振现象的基础上发展而来的

B. MRI 产生时间是 20 世纪 90 年代

C. MRI 借助电子计算机技术和图像重建数学的成果而发展的一种新型医学影像检查技术

D. MRI 是通过对静磁场中的人体施加某种特定频率的射频（RF）脉冲，使人组织中的氢质子受到激励而发生磁共振现象

E. MRI 常规用氢核来成像

3. 下列关于 MRI 优势，哪项描述不对
（　　）

A. MRI 无电离辐射，对人体安全且无创

B. 多参数、多序列、多方位成像，具有获得任意方向断层的能力，可以获得横断面、冠状面、矢状面和不同角度的斜断面图像

C. 具有较高的软组织对比度，能清晰地显示脑实质、韧带、肌腱、软骨等软组织

D. 无骨伪影的干扰，可进行功能成像，提供代谢信息，如磁共振波谱、功能性 MRI

E. 体内有金属异物者，如心脏起搏器、金属假肢等都也能进行 MR 检查

4. 某医院近期准备安装一台 1.5T 超导 MRI 设备，以下影响场地选择因素错误的是（　　）

A. 扫描间地板承载能大于 $600kg/m^2$

B. 建设在公路、电梯、停车场附近

C. 远离设有高压线、变压器、大型发电机等设施的场地

D. 扫描间的尺寸要保证房间外磁场强度 < 5G

E. 扫描间需要考量无磁呼吸机、无磁转运床的通道和位置

5. 在流动效应中流动血液的信号与以下不相关的是（　　）

A. 流动方向　　　　B. 流动速度

C. 层流和湍流　　D. 液体含量

E. 脉冲序列

6. 关于磁共振的多参数成像特点下列哪个描述不对（　　）

A. MRI 检查中，T_1WI、T_2WI、PDWI 图像可在同一解剖部位获得

B. MRI 检查中，T_1WI、T_2WI、PDWI 图像不可在同一解剖层面获得

C. MRI 检查中，T_1WI 的影像对比主要反映的是组织间 T_1 的差别

D. MRI 检查中，T_2WI 的影像对比主要反映的是组织间 T_2 的差别

E. MRI 检查中，PDWI 的影像对比主要反映的是组织间质子密度的差别

7. 在磁共振图像上，以下几种正常组织的 T_1WI 信号强度描述错误的是（　　）

A. 脑白质在 T_1WI 表现为较高信号

B. 脑脊液和水在 T_1WI 表现为低信号

C. 脂肪表现为高信号

D. 脑膜表现为低信号

E. 肌肉表现为高信号

8. 在 MR 图像上，以下几种正常组织的 T_1WI 影像灰度描述错误的是（　　）

A. 脑白质在 T_1WI 影像灰度为黑

B. 脑脊液和水在 T_1WI 影像灰度为黑

C. 脂肪在 T_1WI 影像灰度为白

D. 脑膜在 T_1WI 影像灰度为黑

E. 肌肉在 T_1WI 影像灰度为灰

9. 在 MR 图像上，以下几种正常组织的 T_2WI 信号强度描述错误的是（　　）

A. 脑灰质在 T_2WI 表现为中等信号

B. 脑脊液和水在 T_2WI 表现为高信号

C. 骨皮质表现为低信号

D. 骨髓质表现为中等信号

E. 脑膜表现为低信号

10. 在 MR 图像上，以下几种正常组织的 T_2WI 影像灰度描述错误的是（　　）

A. 脑白质在 T_2WI 影像灰度为灰

B. 脑脊液和水在 T_2WI 影像灰度为白

C. 脂肪在 T_2WI 影像灰度为白灰

D. 脑膜在 T_2WI 影像灰度为黑

E. 肌肉在 T_2WI 影像灰度为黑

11. MR 脉冲序列的时间参数包括以下哪几个参数（　　）

A. 重复时间

B. 回波时间、有效回波时间

C. 回波链长度

D. 反转时间

E. 视野

12. MR 脉冲序列的空间分辨力参数不包括的参数是（　　）

A. 层厚　　　　　B. 层间距

C. 回波间隙　　　D. 矩阵

E. 视野

13. MRI 成像序列的梯度回波（GRE）序列，对其特点描述准确的有（　　）

A. GRE 序列是常用的快速成像序列，临床常用

B. 扫描速度快

C. 成像时间短

D. 空间分辨力及信噪比高于自旋回波序列

E. 主要用于屏气下腹部单面快速扫描、动态增强扫描等检查

14. 下列对 MRI 成像序列的回波平面成像（EPI）序列，特点描述准确的有（　　）

A. EPI 序列是目前成像速度最快的序列

B. 可在 30s 内采集一幅完整的图像

C. 只能单独使用，不可与所有常规成像序列进行组合

D. 最大限度去除运动伪影

E. 适用于心脏成像、腹部成像、流动成像外，还可用于灌注和弥散成像

15. 下列对 MRI 序列的自旋回波（SE）

序列特点描述错误的有（　　）

  A. SE 序列是目前成像速度最快的序列

  B. SE 序列常规 SE 脉冲序列是 MRI 最基本的脉冲成像序列

  C. SE 序列的 T_1WI 具有良好的信噪比，适于显示解剖结构

  D. 图像的组织对比良好

  E. 难以进行动态增强扫描，为了减少伪影常需要增加激发次数，从而进一步增加采集时间

16. 以下哪种情况，不是磁共振检查的绝对禁忌证（　　）

  A. 安装心脏起搏器的患者

  B. 安装有神经刺激器者

  C. 电子耳蜗植入者

  D. 眼眶内有铁磁性金属异物者

  E. 体内有节育环

17. 以下哪种情况，不是磁共振检查的相对禁忌证（　　）

  A. 体内做可取下的烤瓷牙

  B. 幽闭恐惧症患者

  C. 体内有节育环

  D. 体内置入动脉支架 6 周内

  E. 妊娠 2 个月的孕妇

18. 肾功能正常或中度降低的患者，同日注射碘对比剂和钆对比剂进行增强 CT 和 MR。为降低潜在肾毒性，碘对比剂和钆对比剂注射需要间隔（　　）

  A. 4h   B. 2h   C. 6h

  D. 24h   E. 96h

19. 肾功能重度降低的患者，同日注射碘对比剂和钆对比剂进行增强 CT 和 MR。为降低潜在肾毒性，碘对比剂和钆对比剂注射需要间隔（　　）

  A. 1d   B. 3d   C. 5d

  D. 7d   E. 10d

20. 患者肾功能正常，基于病情诊断需要，需要同日进行 CT 腹部增强、肝胆磁共振增强检查，怎么安排检查顺序确保患者检查安全同时检查相互间不影响（　　）

  A. 先做腹部 CT 增强后做增强 MRI，两个检查无间隔时间

  B. 先做腹部 CT 增强后做增强 MRI，两个检查间隔时间 2h

  C. 先做增强 MRI 后做腹部 CT 增强，两个检查间隔时间 2h

  D. 先做增强 MRI 后做腹部 CT 增强，两个检查间隔时间 4h

  E. 先做腹部 CT 增强后做增强 MRI，两个检查间隔 4h

21. 为确保检查安全，进行 MR 检查前安全筛查时，以下哪个物品可进入磁体间（　　）

  A. 手表   B. 钥匙

  C. 眼镜   D. 金属的药物传导片

  E. 宫内节育环

22. MRI 磁场环境对心脏电子植入装置产生的以下潜在风险中，哪个不是由于静磁场原因造成的（　　）

  A. 机械效应，设备移动、电极移位或断裂

  B. 电极热效应

  C. 诱发电流引起快速起搏

  D. 过度敏感

  E. 低敏感

23. 患者进行髋关节置换术后，进行肢体 MR 检查时，下列哪项风险无须特别关注（　　）

  A. 钢板移位

  B. 图像伪影

  C. 表面皮肤灼伤

  D. 患者体温升高

  E. 患者因被动体位，肢体运动伪影

24. 患者行 MR 检查，筛查时，发现有颗种植牙，患者询问能否检查，是否会对自身安全造成影响，以下回答哪项不正确

（　　）

A. 由于种植牙是陶瓷的，已牢固地固定在牙槽骨上或黏合在相应的连接物上，具有很高的强度，通常在 3.0 T（含）以下场强的 MRI 设备中不会发生移动和变形

B. 患者如果做腹部增强检查，陶瓷种植牙不造成安全影响

C. 患者如果牙齿材质是金属牙，做胸部检查，不造成检查安全影响，但对种植牙可能出现移位等影响

D. 患者做头部或口腔检查，牙科植入物所在的部位可能会出现一些伪影

E. 患者可以正常接受检查，不受检查部位局限，不受种植牙材质的影响，也不对检查部位图像有任何不良影响

25. MRI 磁场环境对心脏电子植入装置的潜在风险，以下哪项是由于梯度磁场原因造成的（　　）

A. 设备移动

B. 电极移位

C. 电极热效应

D. 簧片开关干扰

E. 电复位或永久设备损坏

26. MRI 对比剂的半衰期为（　　）

A. 15 ～ 20min　　B. 20 ～ 30min

C. 40 ～ 50min　　D. 20 ～ 50min

E. 20 ～ 100min

27. 下列钆对比剂过敏反应中，最严重的是（　　）

A. 口干口苦　　B. 全身发热

C. 口腔金属味　　D. 有尿意

E. 恶心呕吐

28. MRI 增强检查后患者应再观察休息（　　）

A. 5 ～ 10min　　B. 10 ～ 15min

C. 15 ～ 20min　　D. 15 ～ 30min

E. 20 ～ 30min

29. MRI 检查的优点不包括（　　）

A. MRI 无电离辐射

B. 无骨性伪影的干扰

C. MRI 能进行任意方位断层扫描

D. MRI 多参数成像和多序列成像

E. 扫描时间短

30. MRI 成像基础是（　　）

A. 组织间吸收系数的差别

B. 组织间密度高低的差别

C. 组织间形态的差别

D. 组织间质子密度和弛豫时间的差别

E. 组织间大小的差别

31. 对磁共振波谱成像理解错误的是（　　）

A. 提供一种对组织化学成分测量的非损伤性方法

B. 是一种活体观察组织细胞代谢及生化变化的无创性技术

C. 得到代谢物分布图能反映很多特征，特别在诊断脑胶质瘤

D. 提供脑局部区域代谢物量，为制订手术计划、组织切除提供信息

E. 原理与 MRI 相同，数据表现形式不同，磁共振波谱表现的是信号的振幅随频率变化的函数

32. MRI 检查完毕后，关于检查后护理，以下错误的是（　　）

A. 对危重患者搬动时小心细致，防止病情加重

B. 对做增强检查的患者，应让患者休息片刻，观察其是否有不良反应

C. 检查结束患者离开前，应叮嘱患者或家属妥善保管好 MRI 片及诊断报告单

D. 检查完成患者可自行离开

E. 叮嘱 MR 增强检查的患者 24h 内多饮水

33. MR 检查时护理工作要点，以下描述错误的是（　　）

A. 眼球扫描时患者除头部不能移动外，一定要闭眼，保持眼球固定

B. 鼻咽部扫描时要求患者平静呼吸，不做吞咽动作

C. 腹腔脏器扫描时应训练患者听从医生口令做屏气动作，帮助医生完成屏气相扫描

D. 头部检查时可佩戴耳塞防止噪声

E. MR 颈部检查时患者可自行吞咽

34. 关于磁敏感加权成像的叙述，以下描述错误的是（　　）

A. 主要用于 MRA 中动脉血管的显示

B. 是一种梯度回波序列

C. 包括三维采集、完全流动补偿、高分辨力和薄层重建技术

D. 可充分显示组织之间内在磁敏感特性的差别

E. 主要用于 MRA 中动脉血管的显示，对小静脉、小出血灶和神经核团解剖结构的显示有独到的优势

35. 铁磁性物质被强度很高的主磁场吸引，可高速向磁体抛射，造成磁体间内人员及设备损伤的情况均有报道，以下物品可以带入磁体间的是（　　）

A. 持针器、镊子 　　　　B. 听诊器

C. 担架、轮椅 　　　　　D. 氧气瓶

E. 留置针

36. MRI 检查的缺点不包括（　　）

A. 检查时间长

B. 钙化显示不佳

C. 骨性结构显示较差

D. 伪影相对较多

E. 禁忌证相对较少

二、多项选择题

1. MRI 图像有哪些特点（　　）

A. 多参数灰阶图像

B. 多方位断层图像

C. 流动效应

D. MRI 对比增强效应

E. 伪彩色功能成像

2. MR 检查在临床应用中有哪些局限性（　　）

A. 对钙化的显示不如 CT，因此对以钙化为主要特点的疾病难于诊断

B. 对肺的显示不佳

C. 带有心脏起搏器或患者体内有铁磁性物质时，检查受到限制

D. 常规扫描时间长，患者配合度受疾病及检查时间影响较大

E. 因对胃肠道疾病诊断具有优势，因此，胃肠道检查应用广泛

3. MRI 检查技术种类繁多，临床常用的有哪些检查技术（　　）

A. 序列技术（自旋回波序列是基本成像序列）

B. 对比增强检测技术

C. 血管成像及电影成像技术

D. 水成像及功能成像技术

E. MR 波谱技术

4. 以下关于磁共振的临床应用，描述正确的有（　　）

A. MR 对脑及脊髓疾病诊断有重要价值

B. MR 对肺内小病灶及肺内钙化检出不敏感，但对肺门及纵隔淋巴结显示较好

C. MR 对骨及软组织损伤、炎症、肿瘤及血管畸形显示效果好

D. MR 对颅骨骨折及颅内急性出血显示不如 CT 敏感

E. MR 对肝脏、胆道、胰腺疾病显示有独特优势

5. 钆对比剂可以导致极迟发性不良

反应肾源性系统性纤维化，哪些危险因素更容易导致这种损伤，危险因素主要包括（　　）

    A. 患者肾功能下降，尤其是 eGFR ＜ 15 ml/（min · 1.73 m^2）的患者

    B. 接受透析的患者

    C. 风险随对比剂剂量的增加而增加

    D. 单次用药

    E. 多见于使用钆双胺患者

6. 一危重患者必须要携带呼吸机进行 MRI 检查，为确保患者检查安全，以下哪项检查准备是必须要做到的（　　）

    A. 配置 MRI 专用的呼吸机、MRI 专用心电门控及 MRI 专用指夹式脉搏血氧仪进行实时监控

    B. 临床医护陪同检查、检查前签署检查同意书及特殊检查风险告知书

    C. 检查过程中监测患者生命体征和病情变化

    D. 无磁呼吸机需要按照磁体要求，摆放距离主磁体 1m 外位置

    E. 核查患者体内置入物是否符合检查要求

7. 20 世纪以前，置入心脏起搏器的患者严禁接受 MRI 检查，是因为携带心脏起搏器患者进行 MRI 检查时，由于 MRI 对心脏起搏器的作用，易出现下列哪些异常情况（　　）

    A. 心电装置发生位移

    B. 患者心律失常

    C. 患者心肌热损伤

    D. 起搏器电池的损耗，影响起搏器使用寿命

    E. 患者心肌穿孔

8. 随着新材料的应用和制造技术的改革，新一代起搏装置在硬件、线路和软件系统的设计上都有很大的改进，是哪些改进使得置入起搏装置的患者行 MRI 检查的

可行性增加（　　）

    A. MRI 兼容性起搏器使用特定的组件

    B. 导线设计的改造

    C. MRI 兼容性起搏系统提供了一种 MRI 检查专用的模式

    D. 起搏器中特殊过滤器的应用

    E. 起搏器中铁磁性构件的减少

9. 为了确保携带心脏起搏器患者行 MRI 检查的安全，检查前的准备工作、患者的筛选及检查时的监护都尤为重要，以下描述准确的是（　　）

    A. 行 MRI 检查的此类患者需在装置置入体内至少 6 周以后

    B. 放射科专家和心血管专家综合评估并共同核准，一致认为需行 MRI 检查且无其他检查可替代

    C. 告知患者行此项检查的风险及必要性，给患者讲解相关知识及注意事项，并由患者签署知情同意

    D. 如果是起搏器依赖患者，无须特别考虑是否确需 MRI 检查，按照申请单完成检查即可

    E. 检查前由相关人员检查植入装置

10. MRI 相对禁忌证有以下（　　）

    A. 体内有金属异物者

    B. 昏迷、神志不清、精神异常者

    C. 严重外伤、幽闭症

    D. 体内安装有心脏起搏器者

    E. 婴幼儿、孕妇

11. MRI 检查前准备工作包括（　　）

    A. 认真核对检查申请单

    B. 确认受检查者的禁忌证

    C. 进入扫描室前叮嘱患者取下一切金属物品

    D. 给患者讲述检查过程，消除恐惧心理

    E. 婴幼儿、躁动患者给予适量的镇静药，提高检查成功率

12.MRI 检查中需要监护的患者有哪些
（　　）

A. 危重及高危患者

B. 新生儿、儿童、高龄老年人

C. 沟通障碍的患者

D. 镇静和麻醉后患者

E. 增强检查可能会出现并发症的患者

13. MR 影像的特点（　　）

A. 多参数成像，可提供丰富的诊断信息

B. 高软组织对比成像，可得出详尽的解剖图谱

C. 任意层面断层，可以从三维空间上观察人体组织器官

D. 人体能量代谢研究，有可能直接观察细胞活动的生化代谢

E. 不使用对比剂，可观察心脏和血管结构

14. 脑功能性 MRI 是以 MRI 研究活体脑神经细胞活动状态的崭新技术，该技术多用于（　　）

A. 观察颅内肿瘤对运动感觉皮质的影响，辅助制订术前计划，以及术后评价

B. 语言及记忆优势半球的定位

C. 成瘾患者脑内功能的研究

D. 难治性癫痫的定位

E. 痴呆及认知障碍的研究

三、简答题

1. 女性，14 岁，腕关节扭伤、肿胀、疼痛，已经做完 X 线腕关节正侧位摄片，检查无明显异常。医生再开单做腕关节 MRI 检查，患者质疑医生重复检查、开单的错误并担心辐射剂量过大来投诉，您怎么和患者解释？

2. 男性，66 岁，因"突发呕吐伴左侧肢体无力 3h"入院。急诊行 CT 头颅平扫未发现明显异常，患者有 CT 对比剂过敏史，未做 CTA。随后，行 MR 头颅平扫，在 T_2-FLAIR 和 DMI 序列图像上发现右侧颞叶高信号区，结合临床诊断为右侧颞叶脑梗死，为什么急性脑梗死患者行 CT 头颅平扫检查未发现异常，而 MR 头颅平扫却清晰可见病灶？MRI 检查为何要做多个不同序列？

3. MR 增强需要用到钆对比剂，简述对比钆对比剂不良反应、如何进行预防及处理？

4. 患者携带可进入磁体间的心脏起搏器行 MR 检查，需要注意以下哪些环节，以尽量确保患者安全、磁体安全？

5. 患者有躯干、肢体皮肤大面积文身，为落实 MR 安全筛查，减少射频致热效应，需要注意哪些事项？

6. 一个患者，B 超显示肝左叶有 5cm×7cm 的异常信号，血流丰富，考虑肝脏血管瘤，患者有碘过敏性休克病史，还有幽闭综合征，简述此患者做 MR 的护理措施？

7. 男性患者，46 岁，因考虑脊柱结核做完 MR 脊柱全长检查后，抱怨："MRI 检查噪声太大，时间太久了"，询问：① 行 MR 检查时，为什么有很大的"噪声"？② MR 检查为什么时间长？

答案解析：

一、单项选择题

1. 参考《医学影像学》（第三版）：氢原子核只有一个质子，没有中子。质子带正电荷，并做自旋运动，因此产生磁场，每个质子均为一个小磁体，其磁场强度和方向用磁矩或磁矢量来描述。在人体进入静磁场以前，体内质子的磁矩取向是任意和无规律的，因此磁矩相互抵消，质子总的净磁矢量为零。如果进入一个强度均匀的静磁场（即外磁场），则质子的磁矩按外

磁场的磁力线方向呈有序排列，其中平行于外磁场磁力线的质子处于低能级状态，数目略多，而反平行于外磁场磁力线的质子处于高能级状态，数目略少，相互抵消的结果产生一个与静磁场磁力线方向一致的净磁矢量，称为纵向磁化。答案选择 D。

2. 参考《医学影像学》（第三版）：MRI 检查技术是在物理学领域发现磁共振现象的基础上，于 20 世纪 70 年代继 CT 之后，借助电子计算机技术和图像重建数学的进展与成果而发展起来的一种新型医学影像检查技术。MRI 是通过对静磁场中的人体施加某种特定频率的射频脉冲，使人体组织中的氢质子受到激励而发生磁共振现象，当终止射频脉冲后，质子在弛豫过程中感应出 MR 信号；经过对 MR 信号的接收、空间编码和图像重建等处理过程，即产生 MR 图像。人体内氢丰富，而且用它进行 MRI 的效果最好，因此目前 MRI 常规用氢核来成像。答案选择 B。

3. 参考《医学影像学》（第三版）：答案选择 E。

（1）优点：①无 X 线电离辐射，对人体安全无创；②图像对脑和软组织分辨率极佳，解剖结构和病变形态显示清楚；③多方位成像，便于显示体内解剖结构和病变的空间位置和相互关系；④多参数成像；⑤除可显示形态变化外，还能进行功能成像和生化代谢分析。

（2）限度：①对戴有心脏起搏器或体内有铁磁性物质的患者不能进行检查；②需监护设备的危重患者不能进行检查；③对钙化的显示远不如 CT，难以对以病理性钙化为特征的病变作诊断；④常规扫描时间较长，对胸腹检查受限；⑤对质子密度低的结构如肺和骨皮质显示不佳；⑥设备昂贵，尚未普及。

4. 参考《医学影像设备及成像原理》

环境对磁场的影响：磁体周围铁磁环境的变化会影响磁场的均匀程度，造成 MR 图像质量下降，这些因素统称为磁场干扰，它可分为静干扰和动干扰两大类。建筑物中的钢梁、钢筋等铁磁性加固物或建筑材料属于静干扰，会使主磁体漏出的杂散磁场产生畸变，相当于外部磁场发生改变，而使主磁场均匀度下降，一般可通过在主磁体内附加一种线圈来校正，这种校正线圈称为匀场线圈。移动、变化的磁场干扰源称为动干扰。常见的动干扰有两类：一类是移动的铁磁性物体，如轮椅、小汽车等；另一类是可产生交变磁场的装置，如变压器、高压输电电缆等。它们对磁场的影响程度取决于各自的重量、距磁体的远近及交变磁场的强弱。动干扰是随机性的，很难补偿，更加有害。一般可允许的最大交变磁场干扰强度为 0.001G。另外，空间无线电波（广播、电视、通信等）也是一种干扰源。为减轻外界环境对主磁场的影响，常采用射频屏蔽的方法来限制。为确保磁体间磁场信号不被干扰、准确地采集到检查图像，磁体间安装需要避开停车场、电梯等造成干扰的场所。答案选择 B。

5. 参考《医学影像学》：体内流动的液体中的质子与周围处于静止状态的质子相比，在 MRI 上表现出不同的信号特征，称为流动效应。血管内快速流动的血液，在 MRI 过程中虽然受到射频脉冲激励，但在终止射频脉冲后采集 MR 信号时已经流出成像层面，因此接收不到该部分血液的信号，呈现为无信号黑影，这一现象称为流空现象。血液的流空现象使血管腔不使用对比剂即可显影，是 MRI 中的一个特点。流动血液的信号还与流动方向、流动速度及层流和湍流有关。在某些状态下，流动液体还可表现为明显的高信号。在流动效应中流动血液的信号与流动方向、流动速度、层流和湍流、脉冲序列相关。答案选择 D。

6. 参考《医学影像学》：MRI 是多参数成像，其成像参数主要包括 T₁、T₂ 和质子密度等（表 8-1），可分别获得同一解剖部位或层面和 T₁WI、T₂WI、PDWI 等多种图像，而包括 CT 在内的 X 线成像，只有密度一个参数，仅能获得密度对比一种图像。在 MRI 中，T₁WI 上的影像对比主要反映的是组织间 T₁ 的差别；T₂WI 上的影像对比主要反映的是组织间 T₂ 的差别；而 PDWI 上的影像对比主要反映的是组织间质子密度的差别。答案选择 B。

7. 参考《医学影像学》（第三版）：答案选择 E。

8. 参考《医学影像学》（第三版）：答案选择 A。

9. 参考《医学影像学》（第三版）：答案选择 A。

10. 参考《医学影像学》（第三版）：答案选择 E。

11. 根据 MR 脉冲序列的相关参数有时间参数、空间分辨力和翻转角，其中时间参数包括重复时间、回波时间、有效回波时间、回波链长度、回波间隙、反转时间、激励次数、采集时间等；空间分辨力包括层厚、层间距、矩阵、视野等。

重复时间（repetition time，TR）是指脉冲序列相邻两次执行的时间间隔，是指脉冲序列执行一遍所需要时间，也就是从一个射频脉冲出现到下一个周期同一脉冲出现所经历的时间。TR 是扫描速度的决定因素，也是图像对比度（T₁ 值、T₂ 值和质子密度对比度）的主要控制因子。

回波时间（echo time，TE）：是指从第一个射频脉冲到回波信号产生所需要的时间。在多回序列中，射频脉冲至第一个回波信号出现的时间称为 TE1，至第二个回波信号出现的时间称为 TE2，以此类推。TR 和 TE 共同决定图像的对比度。

有效回波时间（effective echo time，TE）：是指射频脉冲中点到填充 K 空间中心回波中点的时间间隔。回波链长度（echo train length，ETL）：是快速成像序列的专用参数，是在快速自旋回波序列（fast spin-ceho，PSE）或平面回波成像（echo planar imaging，EPI）序列中由一次 90°脉冲激发后所产生和采集的回波数目。ETL 称为快速成像序列的时间因子。回波间隙（echo spacing，ES）：是指回波链中相邻两个回波中点之间的时间间隙。ES 越小，MRI 整个回波链采集所需要的时间越少，可间接加快采集速度。ES 决定序列回波时间的长短，因而关系到图像的对比度。反转时间（inversion time，TI）：仅出现在具有 180°反转预脉冲的脉冲序列中，一般指 180° 反转预脉冲中点到 90°脉冲中点的时间间隔。T₁ 的长短对最终的信号和图像对比度影响很大。一般对于压制脂肪信号，可以选择短 T₁ 进行扫描，而脑灰质、脑白质一般选用较长的 T₁ 值。答案选择 E。

12. 射频《医学影像设备及成像原理》：

表 8-1　几种正常组织在 T₁WI 和 T₂WI 上的信号强度和影像灰度

	脑白质	脑灰质	肌肉	脑脊液和水	脂肪	骨皮质	骨髓质	脑膜
T₁WI	较高	中等	中等	低	高	低	高	低
	白灰	灰	灰	黑	白	黑	白	黑
T₂WI	中等	较高	中等	高	较高	低	中等	低
	灰	白灰	灰	白	白灰	黑	灰	黑

MR 脉冲序列的相关参数有时间参数、空间分辨力和翻转角，其中时间参数包括重复时间、回波时间、有效回波时间、回波链长度、回波间隙、反转时间、激励次数、采集时间等；空间分辨力包括层厚、层间距、矩阵、视野等。

层厚（slice thickness）：是由层面选择梯度场强和射频脉冲的带宽来决定的，在二维图像中，层厚即被激发层面的厚度。层厚越薄，图像在层面选择方向上的空间分辨力越高，但由于体素体积变小，图像的信噪比降低。

层间距（slice gap）：是指相邻两个层面之间的距离。层距与层厚之比称为层面系数。矩阵可分为采集矩阵和显示矩阵。通常所说的矩阵一般指采集矩阵。采集矩阵是指每幅图像所包含像素的数目，对应于 MRI 就是频率编码和相位编码步数，频率编码方向上的像素数目不直接影响图像采集时间，而相位编码方向上的像素数目取决于相位编码的步级数，因而数目越大，图像采集时间越长。MR 图像的像素与成像体素是相互对应的。在其他成像参数不变的前提下，矩阵越大，成像体素越小，图像层面内的空间分辨力越高。

视野（field of viwe，FOV）：是指 MR 实施扫描的解剖区域的大小，简称扫描野。即图像区线在频率编码方向和相位编码方向的实际尺寸，其大小以线圈的有效容积为限。在矩阵不变的情况下，FOV 越大，成像体素越大，图像层面内的空间分辨力越低。答案选择 C。

13. 参考《医学影像学》：梯度回波序列（gradient echo，GRE）是常用的快速成像脉冲序列，具有多种类型，其中常规脉冲序列最为成熟，临床应用也最多，具有小角度激发和信噪比降低的特点。参考《医学影像设备与成像原理》：GRE 一般采用小角度脉冲（称为 α 脉冲，α 角常为 10°～90°）激发，产生宏观横向磁化矢量的效率较高，与 90° 脉冲相比，30° 脉冲的能量仅为 90° 脉冲的 1/3 左右，但产生的宏观横向磁化矢量达到 90° 脉冲的 1/2 左右。组织可以残留较大的宏观纵向磁化矢量，纵向弛豫所需要的时间明显缩短，因而选用较短的 TR，可以明显地缩短采集时间。与此同时，由于小角度激发，射频能量降低，从而可以减少比吸收率（specific absorption rate，SAR）值。由于梯度回波序列的离相位梯度场加快了质子的失相位，聚相位梯度场只能剔除离相位梯度场造成的失相位，而不能像自旋回波序列（spin echo，SE）180° 聚焦脉冲一样剔除主磁场不均匀性造成的质子失相位，所以无法得到真正的 T_2 弛豫信息，只能得到弛豫时间更短、回波幅度更弱的 T_2WI 弛豫信息，直接导致实际工作中梯度回波序列信噪比低于 SE 序列。答案选择 D。

14. 参考《医学影像学》：EPI 是目前成像速度最快的技术，可在 30ms 内采集一幅完整的图像，使每秒钟获取的图像达到 20 幅。EPI 技术可与所有常规成像序列进行组合。EPI 最大的优点是扫描时间极短而图像质量相当高，可最大限度地去除运动伪影，除适用于心脏成像、腹部成像、流动成像外，还可进行灌注和弥散成像等功能成像，此外，还可用于实时 MRI 和介入 MRI。答案选择 C。

15. 参考《医学影像学》：SE 序列常规 SE 脉冲序列是临床上最常用的成像序列，也是 MR 最基本的脉冲序列。该序列先发射一次 900 射频激励脉冲，继而施加多次 180° 复相位脉冲使质子相位重聚，产生自旋回波信号。参考《医学影像设备与成像原理》，它在临床上应用广泛，具有以下优点，序列结构相对简单；图像具有良好的信噪比：图像的组织对比良好；对磁场的不均匀敏感性低；同时也存在一些缺点，900 脉冲能量较大，纵向弛豫时间较长，需要用较长的 TR（特别是 T_2WI），且一次激发仅采集一个回波，因而序列采集时间较长，体部 MRI 时容易产生伪影，难以进行动态增强扫描，为了减少伪影常需要增加激发次数，从而进一步增加了采集时间。此序列通过调节 TR 和 TE 的长短可分别获得反映组织 T_1、T_2 及质子密度特性的 MR 图像。其中 T_1WI 具有较高的信噪比，适于显示解剖结构，也是增强检查的常规序列；T_2WI 则更易于显示水肿和液体，而病变组织常含有较多水分，在 T_2WI 上显示为高信号，因而更易于显示病变；PDWI 常可较好地显示出血管结构。常规 SE 脉冲序列的主要优点是图像质量高，用途广，缺点是扫描时间相对较长。因此，在常规 SE 序列的基础上，开发了 FSE 序列，使扫描时间显著缩短。随着序列的发展，现已很少利用 SE 进行 T_2WI 和 PDWI。目前 SE 序列多用于获取肿瘤标志物，如颅脑、头颈部、脊柱脊髓、骨关节、软组织等部位的常规 TWI 序列的获取。在实际临床应用中，逐渐发展形成了以 SE 为基础的 SE 家族，如单回波 SE、双回波 SE 和多回波 SE；也有单层面 SE 和多层面 SE 等，其中临床应用最广的是多层面 SE 和多回波 SE。答案选择 A。

16. 参考《医学影像科护理工作手册》MRI：设备存在的强磁场会对含铁磁性的置入物（如心脏起搏器、除颤器、人工耳蜗等）和部分非铁磁性的物体产生效应，包括热效应、机械效应及电磁效应，对患者安全造成威胁。宫内节育器可为非金属材料制造，如塑料等，也可为非金属和金属的结合物，铜是节育环常用的金属，目前的体内、体外测试均没有发现宫内节育器在 3.0T 及以下 MRI 检查时存有明显的不

良反应。答案选择 E。

17. 参考中华放射学杂志《胎儿 MRI 中国专家共识》：目前尚缺乏充足证据阐明 MRI 检查对于妊娠早期（12 周以前，胎儿各系统器官的重要形成时期）女性的影响。基于伦理学的要求，国家并未批准进行妊娠早期 MRI 检查。谨慎的观点是妊娠早期女性应该酌情避免进行 MRI 检查。非妊娠早期女性如确有 MRI 检查需要，可在 1.5 T（含）以下的 MRI 设备上进行检查。答案选择 E。

18. 参考《欧洲泌尿生殖协会欧洲泌尿生殖放射学会（ESUR）对比剂指南》：给药后 4h，钆对比剂和碘对比剂的排泄率均达到 75%。碘对比剂和钆对比剂注射的间隔应达到 4h。答案选择 A。

19. 参考《欧洲泌尿生殖协会欧洲泌尿生殖放射学会（ESUR）对比剂指南》。答案选择 D。

20. 参考《欧洲泌尿生殖协会欧洲泌尿生殖放射学会（ESUR）对比剂指南》钆对比剂的 X 线衰减效果明显，排泄至泌尿道时可能会导致 CT 结果被错误解读。进行腹部检查时，应在增强 MR 检查前进行增强 CT 检查。进行胸部和脑部检查时，进行增强 CT 或增强 MR 的顺序可以不分先后。答案选择 E。

21. 参考《医学影像设备和成像理论》：MRI 设备包括主磁体、梯度系统、射频系统、计算机及数据处理系统、辅助设备等部分，其中主磁体、梯度系统、射频系统中都存在磁场。主磁体产生强外磁场，是静磁场，静磁场始终存在。磁共振室内由于存有强大的静磁场，铁磁性物体和磁体的撞击，导致铁磁性物质被磁体吸引而飞出，这些都会引起对人体和机器的损害将产生严重的后果。因此应严密预防铁磁性工具和医疗设备等的进入。答案选择 E。

22. 参考《含铁磁性体内植入物患者行磁共振检查的安全性研究进展》：MRI 是通过静磁场、射频磁场、梯度磁场对特定的自旋原子核同时作用产生信号，从而进一步生成图像，这 3 种磁场均会对起搏器产生影响。主磁体产生强外磁场，是静磁场，静磁场始终存在。磁共振室内由于存有强大的静磁场，在工作时的磁力作用会使心脏起搏器产生机械作用力、电磁感应效应和功能失常等不良影响。静磁场一直存在，因此，扫描仪对含有磁性金属元素的装置具有很强的机械吸引力，对心电装置发生机械性影响较多，如设备移动、电极移位或断裂，及起搏器出现功能异常，但梯度磁场只在扫描时出现，扫描时感应电流经导线传导到心肌组织，能量转换为热能，热能可能导致心肌组织的热损伤，这就是电极热效应。答案选择 B。

23. 参考《磁共振检查以及体内植入物的安全性》：骨科植入物（如钢板、钢针、螺钉及各种人工关节等）已广泛应用于骨关节损伤和相关的骨科矫形手术中，这些植入物大多呈非铁磁性或少量弱磁性，由于在术中已被牢固地固定在骨骼、韧带或肌腱上，通常不会发生钢板移位无须特别考量。但植入物可能会引入图像伪影，影响周围组织的观察。另外，也有发生热灼伤的风险。由于部分患者检查时需要固定检查肢体，检查时间长且患者在高龄时，由于不能配合检查，易出现运动伪影。答案选择 A。

24. 参考《磁共振检查以及体内植入物的安全性》：存有牙科植入物的患者前来做 MRI 检查很常见。许多牙科植入物如种植牙、固定的假牙、烤瓷牙等，因这些植入物含有各种金属和合金，有些含有铁磁性，但由于种植牙等已牢固地固定在牙槽骨上和黏合在相应的连接物上，具有很高的强度，通常在 3.0T 或以下场强的 MR 设备下，不会出现移动和变形，但在牙科植入物的部位检查时可能会出现一些伪影，因此戴有活动义齿的患者在进行 MR 检查时应去除义齿。答案选择 E。

25. 参考《含铁磁性体内植入物患者行磁共振检查的安全性研究进展》：MRI 是通过静磁场、射频磁场、梯度磁场对特定的自旋原子核同时作用产生信号，从而进一步生成图像，这 3 种磁场均会对起搏器产生影响，但梯度磁场只在扫描时出现，扫描时感应电流经导线传导到心肌组织，能量转换为热能，热能可能导致心肌组织的热损伤，这就是电极热效应。由于梯度磁场的快速切换，将产生导电组织的感应电流，并可刺激神经和肌肉及产生一定的影响。但梯度场和生物组织作用后产生的潜在影响，通常由梯度场频率、磁通量最大密度、平均通量密度、存在谐波频率等诸多因素作用而形成，从目前临床应用的梯度场使用情况来看通常对人体无明显的不适和不良作用。从理论上讲，MRI 的激发射频将施加能量给被检查的人体组织，会使人体组织的温度升高，通常这种温度升高与 SAR 成正比，而 SAR 与射频脉冲的频率、类型、带宽、重复时间、线圈类型、组织大小、组织器官形态等诸多因素有关，目前在整体 SAR 至 6.0w/kg 及以下。静磁场一直存在，扫描仪对含有磁性金属元素的装置具有很强的机械吸引力，对心电装置发生机械性影响较多，如设备移动、电极移位或断裂及起搏器出现功能异常。答案选择 C。

26. 参考《医学影像学》，答案选择 E。

27. 参考《放射医学技术》，答案选择 B。

28. 参考《医学影像科护理工作手册》：MRI 增强检查后患者需到观察区休息 15～30min 如果不适及时告知护士。答案选择 D。

29. 参考《医学影像检查技术》MRI 的特点：成像参数多；软组织对比度高；任意方位断层成像；无须对比剂的血管成像；提供人体生理和生化信息；无电离辐射；无骨性伪影干扰。答案选择 E。

30. 参考《医学影像设备学》，答案选择 D。

31. 参考《医学影像学》，答案选择 B。

32. 参考《医学影像检查技术》，答案选择 D。

33. 参考《医学影像检查技术》，答案选择 E。

34. 参考《医学影像学》，答案选择 A。

35. 参考《放射医学技术》MRI 相对禁忌证及投射导弹效应：铁磁性物体靠近磁体时，因受磁场吸引而获得很快的速度向磁体方向飞行，可对患者和工作人员造成灾难性甚至致命性伤害。因此，应禁止将铁磁性氧气活塞、推车、担架、剪刀、镊子等非 MR 兼容性急救设备、监护仪器、呼吸器以及钥匙、硬币、发夹、手机、手表等金属物质带入扫描室内。答案选择 E。

36. 参考《医学影像检查技术》MRI 的限度主要表现：对体内带有铁磁性物质和有幽闭恐惧症的检查者不能进行检查；对钙化显示不敏感；对质子密度低的结构如肺、致密骨的细节显示不佳；急危重者不宜进行检查；与 CT 相比 MRI 检查时间较长，费用较高，普及率不及 CT 和超声；图像易受多种伪影影响。答案选择 D。

二、多项选择题

1. 参考《医学影像学》《医学影像设备成像原理》：MRI 是多参数成像，其成像参数主要包括 T_1、T_2 和质子密度等，可分别获得同一解剖部位或层面 T_1WI、T_2WI 和 PDWI 等多种图像；多方位成像：MRI 可获得人体横轴位、冠状位、矢状位及任意

倾斜层面的图像，有利于解剖结构和病变的三维显示和定位。体内流动液体中的质子与周围处于静止状态的质子相比，在 MR 图像上表现出不同的信号特征，称为流动效应。血管内快速流动的血液，在 MR 成像过程中虽然受到射频脉冲激励，但在终止射频脉冲后采集 MR 信号时已经流出成像层面，因此接收不到该部分血液的信号，呈现为无信号黑影，这一现象称为流空现象。血液的流空现象使血管腔不使用对比剂即可显影，是 MRI 成像中的一个特点。流动血液的信号还与流动方向、流动速度及层流和湍流有关。在某些状态下，流动液体还可表现为明显的高信号。答案选择 ABCDE。

2. 参考《医学影像设备与成像原理》MRI 局限性：成像速度慢，需要被检者的高度配合，检查时间长，不适用于急诊的检查，而且具有严格禁忌证，体内有金属异物者，如心脏起搏器、金属假肢等都不能进行 MRI 检查，高热者也不能进行检查。根据其原理可知，MRI 检查对氢质子含量较少的骨骼、钙化等组织结构显示不佳，容易受伪影的影响，所以对肺的显示不佳。答案选择 ABCD。

3. 参考《医学影像设备与成像原理》MR 的序列有各自不同的特性，各种序列所侧重观察的内容不同，不同序列可以分别显示病灶的质地、含水量、有没有出血、肿瘤细胞密度、是脓液还是陈旧出血等。多序列组合能为被检者提供精确的影像诊断。磁共振波谱、功能性磁共振成像可进行功能成像，提供代谢信息。答案选择 ABCDE。

4. 参考《医学影像设备与成像原理》：MRI 检查无电离辐射，对人体安全且无创，多参数、多序列、多方位成像，具有获得任意方向断层的能力，可以获得横断面、

冠状面、矢状面和不同角度的斜断面图像。无须使用对比剂可直接显示心脏和血管结构。根据流体的时飞效应和相位对比的敏感性可以测定血流。具有较高的软组织对比度，能清晰地显示脑实质、韧带、肌腱、软骨等软组织。无骨伪影的干扰，可进行功能成像，提供代谢信息，MRI 检查对氢质子含量较少的骨骼、钙化等组织结构显示不佳，容易受伪影的影响，CT 平扫可以排除脑出血，尤其在出血超急性和急性期显示比较直观，诊断准确率高。答案选择 ABCDE。

5.参考《欧洲泌尿生殖放射学会（ESUR）对比剂指南》：血液或腹膜透析可清除所有碘和钆对比剂，但是无证据表明血液透析可以保护肾功能受损患者不出现对比剂后急性肾损伤或肾源性系统性纤维化（nephrogenic systemic fibrosis，NSF）。风险因素分为与患者相关因素[包括肾功能下降，尤其是 eGFR < 15ml/（min·1.73m^2）的患者接受透析的患者]及对比剂相关因素：①大部分病例报告肾源性系统性纤维化与钆双胺相关；②有病例表明钆喷酸葡胺和钆弗塞胺给药后亦出现过肾源性系统性纤维化；③肾源性系统性纤维化风险随对比剂剂量的增加而增加。答案选择 ABCE。

6.临床医生确定危重患者是否能完成 MRI 检查，机房护士确认患者到达时间并向医生确认检查方式（平扫或增强），预先安置留置针，保持静脉通道通畅。如果患者有金属气管导管，必须更换为一次性塑料气管导管，并妥善固定，检查前需遵医嘱查血气分析，待血氧饱和度及生命体征较稳定由医生陪同检查，更换专用的便携式小型呼吸机或简易呼吸器。患者到达检查室快速核查信息、评估病情，详细询问病史，筛选高危人群，并填写危重患者检查记录单。去除患者身上一切金属异物，

保持静脉补液通道，暂时夹闭其他引流管。由医生向患者家属介绍 MRI 检查的必要性与危险性，在家属签署知情同意书后方可安排检查。患者生命体征监测，MRI 检查时间长需由主管医生陪同完成检查。检查时，启用心电门控或使用 MRI 专用指夹式脉搏血氧仪监测患者生命体征的变化。答案选择 ABCDE。

7.参考《MRI 兼容性心脏起搏器的研究进展和患者管理》：MRI 是通过 3 大磁场（静磁场、射频磁场、梯度磁场）对特定的自旋原子核同时作用产生信号，从而进一步生成图像，这 3 种磁场均会对起搏器产生影响。心脏起搏器同样可对 MRI 造成伪影，降低影像诊断的准确性。在工作时的磁力作用会使心脏起搏器产生机械作用力、电磁感应效应和功能失常等不良影响。心电装置发生位移是指心电装置中含有少量的一种或多种磁性金属（铁、钴、镍及 3 种元素的合金），MRI 检查过程中，扫描仪对含有磁性金属元素的装置具有很强的机械吸引力，可能使心电装置发生位移。电磁感应效应指磁共振中电磁组件的应用会使起搏装置导线产生感应电流，感应电流会引起心律失常，或起搏装置的过感知引起高频起搏或感知不足引起起搏抑制。另外，感应电流经导线传导到心肌组织，能量转换为热能，热能可能导致心肌组织的热损伤（包括水肿和瘢痕形成），严重情况下甚至会引起心脏穿孔，在导线尖端与心肌组织交界区域这种危险性最大。簧片开关功能转换指 MRI 的磁场会使起搏器产生不可预知的间断性簧片开关功能转换，簧片开关关闭导致非按需起搏，簧片开放导致起搏抑制，这种功能的转换致使梯度磁场的快速切换，可能引起严重的心律失常，甚至威胁患者的生命安全。对于非起搏依赖患者，这种影响尤其危险。电池的损耗指

在静磁场中，需要高能量存储电压器充电的变压器核心趋于饱和，存储电压器无法充电，这种情况虽然减少了扫描中变压器不恰当地冲击释放电能的风险，但是电池的寿命将会缩短。也有试验报道，MRI 检查结束后起搏装置出现电池电压减低，一般可恢复。答案选择 ABCDE。

8. 参考《MRI 兼容性心脏起搏器的研究进展和患者管理》：MRI 兼容性起搏器使用特定的组件，并经过测试，可在 MRI 环境下使用。导线设计的改造减少了因交变磁场导致的电极导线升温，从而最大限度地减少了电极顶端产热发生心肌组织热损伤的风险。除了起搏器硬件的改良，MRI 兼容性起搏系统也提供了一种 MRI 检查专用的模式，这种模式激活后，所有参数会自动转换为最恰当的设置，包括用两级激发代替单极起搏，并且增加了电能的输出口。起搏器中特殊过滤器的应用阻止了外部非心源性信号的感知。随着科学技术的提高，植入式起搏装置的大小得到大幅度的降低，线路也变得更加精细。起搏器中铁磁性构件的减少，使得起搏器和 MRI 硬件之间的相互作用大幅度地降低。答案选择 ABCDE。

9. 参考《MRI 兼容性心脏起搏器的研究进展和患者管理》：MRI 是通过 3 大磁场（静磁场、射频磁场、梯度磁场）对特定的自旋原子核同时作用产生信号，从而进一步生成图像，这 3 种磁场均会对起搏器产生影响。在工作时的磁力作用会使心脏起搏器产生机械作用力、电磁感应效应和功能失常等不良影响。如果是起搏器依赖患者，磁场由于以上对起搏器的影响，会影响起搏器的功能，而起搏器依赖型患者，如果起搏器功能发生异常，会影响患者生命安全，因此，起搏器依赖型患者做 MRI 检查，需要特别考虑检查必要性和做好特别风险告

知。只有答案 D 不对。答案选择 ABCE。

10. 参考《放射医学技术》MRI 相对禁忌证：体内有金属置入物、带有呼吸机及心电监护设备、体内有胰岛素泵等神经刺激器、妊娠 3 个月以内的早孕患者。答案选择 ABCDE。

11. 参考《医学影像检查技术》MRI 检查前都准备：仔细阅读申请单、查询有无禁忌证、去除磁性物品、腹部脏器准备、签署检查同意书、说明检查过程、必要时使用镇静、应对危重患者。答案选择 ABCDE。

12. 参考《医学影像检查技术》，答案选择 ABCDE。

13. MRI 影像的特点：多参数成像，可提供丰富的诊断信息；高软组织对比成像，可得出详尽的解剖图谱；任意层面断层，可以从三维空间上观察人体组织器官；人体能量代谢研究，有可能直接观察细胞活动的生化代谢；不使用对比剂，可观察心脏和血管结构；答案选择 ABCDE。

14. 参考《医学影像学》，答案选择 ABCDE。

三、简答题

1. 参考《医学影像设备与成像原理》：MRI 是目前公认的安全、精确、无创的诊断手段。X 线摄片虽然对骨骼显示清晰，但在密度分辨力方面远不及 MRI，MRI 检查可清晰显示除骨骼之外的肌肉、韧带等软组织情况，这点是 X 线成像做不到的。同样对于没有明显空间位置改变的骨挫伤，X 线成像无能为力，而 MRI 却可以轻易发现外伤引起的骨髓水肿。所以医生建议行腕关节 MR 检查，对明确病情是完全有必要的。MR 检查无辐射，其成像过程是磁场中人体内的氢原子核，受到射频脉冲激发后引起氢原子核共振并吸收能量，射频脉冲停止后，氢原子核将吸收的能量释放出来，

被体外接装置接收，经计算机处理获得图像。

2. 参考《医学影像设备与成像原理》：急性脑梗死患者的症状很明显，急性缺血时，神经细胞能量衰竭致钠钾泵及其他细胞内能量相关活动停止，水分由细胞外向细胞内净转移，细胞体积增大，细胞外间隙变小，形成细胞性水肿，因组织总含水量未变，在 CT 头颅平扫及磁共振 T_1WI 及 T_2WI 成像时，均未显示明显异常，但 T_2-FLAIR 及 DWI 序列成像后，被检者脑部组织梗死区域呈现出明显的高信号，为明确诊断提供了影像信息。MRI 的序列有各自不同的特性，各种序列所侧重观察的内容不同，不同序列可以分别显示病灶的质地、含水量、有没有出血、肿瘤细胞密度、是脓液还是陈旧出血等。多序列组合能为被检者提供精确的影像诊断。

3. 参考《磁共振检查以及体内植入物的安全性》：①严重肾功能不全者应慎用对比剂，只进行平扫即可；目前的资料表明，NSF 与使用含钆的磁共振对比剂有关，是钆对比剂的不良反应，但这类疾病通常只发生在终末期肾病患者使用了钆对比剂后。正常人群使用钆对比剂尚无发生 NSF 的报道，因此对于患有严重肾功能不良疾病的患者在做 MRI 检查时应避免使用钆剂。②如果不用增强 MRI 就可以获取足够的诊断信息，患者使用剂量不能超过对比剂产品说明书推荐的剂量。③避免短期内重复使用。④患者诊断为 NSF 或临床怀疑 NSF，不主张使用任何钆类对比剂。⑤孕妇不要使用钆对比剂；NSF 是肾功能障碍患者发生皮损伴多器官受累的系统性疾病。一旦发生，目前尚无有效的治疗方法。

4. 参考《MRI 兼容性心脏起搏器的研究进展和患者管理》

（1）携带可进入磁体间的心脏起搏器患者行 MRI 检查的相关注意事项：①检查需在 ≤ 1.5T 的场强下进行；②优化扫描序列及参数，尽量限制 SAR 值 ≤ 2w/kg；③电生理专家、心脏专家、电生理学护士及放射科专家需全程在场；④医生和护士需要经过相关培训；⑤检查过程中起搏装置要使用正确的程控模式；⑥做好严格的安全措施及准备，以防出现危急情况能及时抢救；⑦检查结束后，由相关人员再次检查置入装置，将程控参数恢复原有设置，并要求患者在规定时间对装置进行复查。

（2）MRI 兼容性心脏起搏器置入患者的监护：①检查过程中需全程监视并分析血流动力学和心功能参数；②检查过程中心脏专家需在场监视心率，全程持续血压、呼吸、血氧饱和度监测；③需有相关资质的心脏科医生或内科医生和护士参与整个检查，如有需要及时进行抢救；④备有必要的辅助和抢救设备（如起搏程控仪和体外除颤仪）。

5. 参考《磁共振成像安全管理中国专家共识》：射频脉冲对人体的生物效应主要表现为致热效应，用 SAR 表示。人体组织吸收 SAR 的能量可导致组织温度升高。温度升高程度与射频脉冲的持续时间、能量沉积速率、环境温度和湿度及受检者的体温调节系统状态有关。过程中，要确保受检者组织没有与 MRI 内孔壁直接接触。只要皮肤表面的金属钉或缝合线不是铁磁性的，而且也不在射频辐射区域内或附近，受检者就可以进行 MRI 检查。如果金属钉或缝合线位于射频辐射区域内部或靠近射频辐射区域，则要提醒受检者特别注意皮肤钉或缝合线分布的区域有无温热甚至灼烧感，如果有此情况要立即报告。另外，可在皮肤钉或缝合线分布的区域放置冰袋进行冷敷。如果成像区域覆盖了大面积或深色的文身（包括文眼线），为了减少热量累积,建议在 MRI 扫描过程中敷上冰袋降温。告知受检者,MRI 扫描可能会使 48h 之内的文身图案变得模糊。对于没有知觉或反应迟钝的患者,应该将与其连接的所有导电材料都进行冷却或冰敷。

6. 参考《医学影像检查技术》:以下措施可减少幽闭恐惧症的发生:①检查前向受检者简单说明检查的相关信息(如检查时间、噪声程度、磁体孔内环境等)消除紧张恐惧心理;②允许一位家属陪伴在受检者身边;③使用 MRI 专用耳罩或耳塞,以减少噪声;④允许情况下改变体位,如头先进改为足先进;磁体孔内安置镜子,使之可看到磁体孔外环境;⑤检查时闭眼或戴眼罩,使检查者不知在密闭环境中;⑥MRI 系统内使用风扇,改善通风;⑦适当采用镇静药物。

7. 参考《医学影像设备与成像原理》:①MRI 扫描过程中,产生"噪声"主要与梯度场切换有关。由于线圈通有电流,根据拉莫尔定律,金属丝会受到洛伦兹力作用,造成线圈振动,而磁共振工作要求这些线圈中的电流以极高的速度开启和关闭,因而造成线圈的高频振动从而产生"噪声"。②为了准确了解需要观察的部位各个层面、各类组织的不同,需要进行多个 MRI 序列扫描。每一个序列扫描时比做 1 次 CT 检查时间长,所以 MRI 需要的时间比较长。

参考《医学影像设备和成像原理》,案例分析 MRI 检查特点是多序列、多参数、多方位成像,每个部位的检查时间相对较长;上腹部 MRI 平扫加增强检查,为了清楚显示常需要了解胆道情况,磁共振胆胰管成像(magnetic resonance cholangioancreatoyraphy,MRCP)水成像需要禁水。为了获得优质的上腹部图像,需要检查前禁食,且肝脏增强扫描典型分三期即动脉期、静脉期、平衡期或延时期,一个患者检查肝脏、胆管及其他腹部器官,常规扫描时间需要 30min 左右,如需要加扫特殊序列,时间更长。因此,为有效保证检查达到疾病诊疗目的,各种准备和检查必须需要一定时间。

第二节　MRI 常见部位检查护理

一、单项选择题

1. 下列不是首选颅脑 MRI 检查的疾病是（　　）

A. 脑梗死　　　　B. 脑肿瘤

C. 急性脑出血　　D. 亚急性脑出血

E. 颅内感染

2. 关于"脑梗死",下列说法不对的是（　　）

A. 发病 24h 内 CT 可正常

B. 发病 24h 内,MRI 可有阳性表现

C. 发病 24h 强化最明显

D. 发病 24h 后,出现边缘模糊低密度影

E. 发病 2～3 周,CT 扫描可出现模糊效应

3. 不常发生脑膜瘤的部位是（　　）

A. 大脑镰旁　　　　B. 大脑凸面

C. 桥小脑角区　　　D. 颅颈连接处

E. 侧脑室外侧白质区

4. 颅脑 MRA 技术不包括（　　）

A. 可采用 TOF　MRA、PC　MRA 及 CE　MRA 技术

B. 线圈头部正交线圈、头颈联合阵列线圈

C. 3D TOF MRA,主要用于慢速血流

的血管成像

  D. 2D TOF MRA，成像序列采用 2D FLASH 序列

  E. 2D TOF MRA，主要用于矢状窦、乙状窦的成像

 5. 关于颅脑 MRI 技术，以下叙述错误的是（ ）

  A. 脑炎平扫阴性者，需加做增强扫描

  B. 层厚 4～8mm，层间距取层厚的 10%～50%

  C. 相位编码方向：矢状位取左右向

  D. 相位编码方向：冠状位取左右向

  E. 相位编码方向：横断位取左右向

 6. 下面与颅脑 MRI 扫描技术无关的选项是（ ）

  A. 检查患者是否有禁忌物品

  B. 线圈用头部正交线圈

  C. 脑梗死颅内出血和脑的先天畸形等一般只需做平扫

  D. 相位编码方向：横断位取前后向

  E. 血管性病变常做平扫加血管成像

 7. 脑波谱成像技术的适应证不包括（ ）

  A. 颅内肿瘤

  B. 良恶性肿瘤的分级

  C. 颈髓、脑的损伤

  D. 意识障碍各期

  E. 癫痫

 8. 颈部 MR 检查中护理要点不包括（ ）

  A. 线圈选择   B. 检查体位

  C. 成像中心   D. 嘱患者保持安静

  E. 患者可吞咽

 9. 眼与眼眶 MR 检查扫描中，以下哪个描述不准确（ ）

  A. 常规采用 SE 序列，选用眼眶表面线圈，也可采用头颅线圈

  B. 层厚 3mm，层距 1mm

  C. 行横轴位和冠状位，尚可做矢状位和斜矢状位扫描

  D. 通常加用脂肪抑制技术

  E. 诊断眼和眼眶软组织、视神经病变、肿瘤性病变、明确病变与邻近血管的关系和早期骨受累情况等不如 CT 敏感

 10. 关于化脓性中耳乳突炎影像学检查表现，下列哪些描述不准确（ ）

  A. HRCT 是显示中耳乳突炎的最佳方法

  B. X 线片目前也经常使用于中耳乳突炎的影像学诊断

  C. MRI 检查显示颅内并发症优于 CT，如骨膜下脓肿、脑内脓肿、脑膜炎及乙状窦血栓

  D. 炎症在 T_1WI 呈低信号，在 T_2WI 呈高信号

  E. 肉芽组织及表皮样瘤在 T_1WI 上呈中等信号，在 T_2WI 呈略高信号

 11. 在颈椎 MR 检查中，预饱和技术常用于抑制（ ）

  A. 吞咽运动伪影 B. 心搏伪影

  C. 呼吸运动伪影 D. 化学位移伪影

  E. 逆向流动液体信号

 12. 以下是胸部 MRI 检查前特殊的护理要点的是（ ）

  A. 线圈选择   B. 体位设计

  C. 成像中心   D. 呼吸训练

  E. 检查中避免咳嗽

 13. 鼻咽癌作为常见肿瘤，关于其影像学检查描述，下列哪项不对（ ）

  A. 影像学检查用于确定鼻咽癌的范围与周围重要结构，尤其是与颅底及颅内结构的关系

  B. MRI 检查为鼻咽癌最有价值的影像学检查方法

  C. MRI 显示肿瘤侵犯深部软组织、肿

瘤在黏膜下浸润、沿神经播散远优于 CT

D. MRI 对血管受侵程度的判断也有明显价值

E. MRI 显示颈部转移淋巴结，尤其是淋巴结内坏死及包膜外侵犯优于 CT

14. 关于甲状腺肿块 MRI 扫描图像，下列哪项描述不对（　　）

A. 液性囊肿：呈长 T_1 和长 T_2 信号

B. 出血囊肿：信号因血肿的期龄而异

C. 胶样囊肿：含大量蛋白质，呈短 T_1 和长 T_2 信号

D. 软组织肿块：可呈稍长 T_1 和稍长 T_2 信号，内部信号不均匀

E. 单纯性甲状腺肿在 T_1WI 上呈高信号

15. 颈部 MRI 检查不包括以下哪项（　　）

A. 颈部软组织　　B. 颈部血管成像

C. 喉咽部　　　　D. 甲状腺

E. 颈椎

16. 冠状动脉 MRI 检查心率要求控制在什么范围以内（　　）

A. 100 次 / 分　　B. 75 次 / 分

C. 120 次 / 分　　D. 80 次 / 分

E. 60 次 / 分

17. 法洛四联症的畸形不包括（　　）

A. 室间隔缺损　　B. 右心室肥厚

C. 房间隔缺损　　D. 主动脉骑跨

E. 肺动脉狭窄

18. 风湿性心脏病最易侵犯的瓣膜是（　　）

A. 主动脉瓣　　　B. 肺动脉瓣

C. 二尖瓣　　　　D. 三尖瓣

E. 二尖瓣和主动脉瓣

19. 心脏 MRI 不适用于（　　）

A. 先天性心脏病

B. 肥厚型性心肌病

C. 频发室性期前收缩

D. 冠心病

E. 心肌肿瘤

20. 心脏 MRI 检查的绝对禁忌证是（　　）

A. 起搏器或置入型心律转复除颤器

B. 长期卧床的老年患者

C. 下腔静脉置入金属支架者

D. 体内置有金属节育环患者

E. 装有义齿患者

21. 乳腺 MR 检查时间安排在（　　）最佳

A. 与月经无关

B. 月经周期的第二周

C. 月经周期的第三周

D. 月经周期的第四周

E. 月经期任意一天

22. 下列关于乳腺 MR 描述错误的是（　　）

A. 有乳腺假体植入者不能做乳腺 MR

B. 俯卧位，采用乳腺专用线圈

C. 乳头渗液的患者，检查前协助擦去分泌物

D. 乳腺悬吊于线圈内，不应受到任何挤压

E. 检查过程中可盖上被子保暖

23. 了解乳腺肿块周围血供情况最可靠的检查是（　　）

A. 钼靶 X 线　　　B. B 超

C. CT　　　　　　D. 乳腺 MRI

E. PET/CT

24. 乳腺最常见的良性肿瘤是（　　）

A. 纤维腺瘤　　　B. 血管瘤

C. 脂肪瘤　　　　D. 乳腺纤维囊性增生

E. 乳腺导管内乳头状瘤

25. 下列哪项乳腺疾病的生物学行为既不同于乳腺良性肿瘤也不同于乳腺恶性肿

瘤（　　）

A. 乳腺肉瘤　　　　B. 乳腺叶状肿瘤

C. 乳腺错构瘤　　　D. 乳腺脂肪瘤

E. 乳腺大导管头状瘤

26. 关于腹部 MR 检查前呼吸指导和训练下列正确的是（　　）

A. 采取深吸气—屏气—呼气，屏气最长时间达 22s，每次吸气幅度保持一致

B. 采取深呼气—屏气—深吸气，屏气最长时间达 22s，每次吸气幅度保持一致

C. 采取屏气—深吸气—呼气，屏气最长时间达 22s，每次吸气幅度保持一致

D. 采取深吸气—深呼气，吸到最大肺活量，呼气缓慢均匀吐气

E. 平静呼吸，每次吸气幅度保持一致

27. 小肠 MRI 检查为抑制肠道蠕动检查前 10min 肌内注射（　　）

A. 山莨菪碱 20mg

B. 地西泮 10mg

C. 甲氧氯普胺 10mg

D. 地塞米松 10mg

E. 肾上腺素 1mg

28. 关于磁共振尿路造影检查前的准备描述错误的是（　　）

A. 检查前 2h 饮水 500 ～ 1000ml

B. 检查前做好肠道准备

C. 检查前憋尿使膀胱充盈

D. 检查前 1h 服用利尿剂

E. 检查前禁食 4h

29. 胆管梗阻最合适的检查方法是（　　）

A. CT　　　　　　　B. ERCP

C. MRCP　　　　　　D. B 超

E. PET-CT

30. 前列腺癌诊断的首选检查方法是

（　　）

A. CT　　　　　　　B. 逆行尿路造影

C. MRI　　　　　　 D. B 超

E. 静脉肾盂造影

31. 踝关节外伤考虑距腓前 / 后韧带损伤，首选的检查方法是（　　）

A. MRI　　　　　　 B. CT

C. X 线片　　　　　D. 超声

E. 核素扫描

32. 发育性髋关节发育不良最理想的影像学检查方法是（　　）

A. X 线　　　　　　B. CT

C. MRI　　　　　　 D. B 超

E. 骨密度

33. 诊断强直性脊柱炎关键检查项目是

（　　）

A. 骶髂关节 MRI　　B. 骨盆 X 线

C. 骶髂关节 CT　　　D. 髋关节 B 超

E. 骨扫描

34. MRI 检查脊柱优于 CT，不正确的描述是（　　）

A. 能显示脊椎解剖结果

B. 能显示椎间盘

C. 能显示椎管

D. 能显示椎管内软组织

E. 能显示骨化与钙化

35. 下列检查对脊柱结核有早期诊断价值的是（　　）

A. X 线　　　　　　B. CT

C. MRI　　　　　　 D. 骨密度

E. PET/CT

二、多项选择题

1. 颅脑 MRI 检查包括以下哪些部位

（　　）

A. 颅脑、鞍区、颅底　　B. 眼部

C. 鼻旁窦、鼻咽　　　　D. 腮腺

E. 内耳、内听道

2. 颅脑 MRI 体位的摆放，注意事项包括（　　）

A. 头先进，头置于线圈内

B. 人体长轴与床面长轴一致

C. 双手置于身体两侧或胸前

D. 头颅正中矢状面尽可能与线圈纵轴保持一致，垂直于床面

E. 双耳佩戴磁共振专用耳机

3. 在进行 MRI 胸部检查时正确的是（　　）

A. MR 检查时取下身上所有的金属物品，如金银首饰、磁卡、信用卡等

B. 在做 MR 时，一定要注意呼吸，配合好医生做呼吸运动

C. 所有市面上的冠状动脉支架产品在行 MRI 时都是安全的，可以在 3.0T（含）以下的 MR 设备上进行检查

D. 患者禁食禁水 2h，必须空腹

E. 检查过程中患者可以自行活动

4. 关于体内置入物，下列说法正确的是（　　）

A. 乳腺整形手术和隆胸所用的置入物大多数为非铁磁性物质，这些患者行 MRI 检查时是安全的，但少数整形用的配件可能带有金属，应予以注意

B. 2007 年前的外周动脉支架可能存在弱磁性，但通常认为在手术 6 周后也可以行 MRI 检查

C. 市面几乎所有人工心脏瓣膜和瓣膜成形环都是 MRI 安全的，手术后任意时间都可以在 6.0T（含）以下的 MR 扫描仪中进行检查

D. 2011 年美国上市了通过美国食品药品监督管理局认证的 MR 兼容型心脏起搏器和导联及 MR 兼容型置入式循环记录仪

E. 目前临床上应用的绝大多数心脏植入式电子设备都能与 MRI 兼容

5. 关于心脏 MRI 优点下列哪项是正确的（　　）

A. 无须对比剂即可进行心脏和大血管成像

B. 可测量流速和流量用于心功能的评估

C. 诊断心肌梗死、心肌病、瓣膜病、心包病变、先天性心脏病、心脏肿瘤优于其他检测

D. 钙化灶显示明显

E. 是冠状动脉狭窄诊断的金标准

6. 关于乳腺 MR 检查的优势，正确的是（　　）

A. 对软组织分辨度高，对发现乳腺病变具有较高的敏感性

B. 没有辐射危害

C. 能显示微小钙化灶

D. 动态增强扫描对鉴别诊断有意义

E. 有利于多中心、多灶性乳腺癌患者更准确地进行术前分析

7. 乳腺 MRI 检查适应证包括（　　）

A. 乳腺癌术前分期

B. 乳头溢液

C. 假体植入后的评估

D. 乳腺癌遗传基因缺陷的高危人群筛查

E. 乳腺癌新辅助化疗疗效监测

8. 关于盆底脱垂电影成像 MRI 扫描前准备及注意事项叙述正确的是（　　）

A. 有排便困难、肛管脱出物、阴道后壁膨出等的患者，电影成像一定要经肛管注入超声凝胶对比剂

B. 膀胱半充盈状态

C. 阴道准备：检查前常规阴道内灌注适量（20ml）超声耦合凝胶

D. 仰卧位，膝关节下放置软垫使双下肢屈曲约 45°，并保持稍外展姿势

E. 进行瓦氏呼吸训练

9. 下列关于胎儿 MRI 叙述正确的是（　　）

A. 胎儿 MRI 检查是常规的胎儿系统性筛查方法

B. 检查过程中，如果发现较大子宫切口憩室，局部子宫肌壁明显变薄，需要提醒产科医生

C. 胎儿 MRI 检查具有极高的软组织分辨率，不受扫描厚度、羊水量、胎儿体位、含气器官和胎儿颅骨骨化等影响

D. 胎儿 MRI 检查层厚为 3～5mm 时，可平衡信噪比，获得的图像质量最佳

E. 胎儿 MRI 检查时机建议在 20 孕周及以后，一般不建议在妊娠 18 周之前进行 MRI 检查

10. 关于四肢关节及软组织 MRI 适应证正确的是（　　）

A. 外伤导致的各种急性骨折

B. 退行性骨关节病

C. 感染性病变

D. 肿瘤性病变

E. 早期骨软骨缺血性坏死

11. 关于高处坠落脊髓损伤患者 MRI 检查叙述正确的是（　　）

A. 维持脊柱的稳定，防止脊柱的分离、扭曲

B. 尽快 MRI 检查，确定脊髓损伤平面

C. 病床不可推至机房，使用无磁床转运

D. 检查过程中，必要时可使用护具，防治患者坠床

E. 气管插管患者，防止管道曲折、脱落

12. 以下胰胆管 MR 扫描前准备，下列哪项是正确的（　　）

A. 检查前禁食禁饮 6～8h，排空大小便

B. 检查前 10min 肌内注射山莨菪碱 20mg

C. 检查床前分 2 次饮水 800ml

D. 体位取仰卧位，双手放于体侧，上腹部放置磁共振体部表面线圈

E. 线圈中心对准剑下缘 2～3m，以和带将线圈固定好、松紧适宜

三、简答题

1. 简述 MRI 头颈部增强检查中的具体护理？

2. 简述躁动患者 MRI 检查护理要点？

3. 简述气管切开的患者做 MRI 检查的护理措施？

4. 案例题：MRI 设备开机前，保洁员想推金属小车进入磁体间做保洁，被工作人员及时制止，保洁员不解地问"设备没开机也有磁场吗？"

问题：①按照磁体种类，磁共振可分为几种？②没开机的 MRI 设备存在磁场吗？

5. 患者，男，70 岁，住院患者，患有高血压，糖尿病，住院期间抽血查肝肾功能正常，如何指导该患者完成冠状动脉 MRI 检查前的准备？

6. 简述安装心脏起搏器（MRI 安全型）患者行心脏 MRI 的特殊护理？

7. 患者，女，55 岁，神志清醒，已绝经，既往无手术史，其外祖母、母亲均因乳腺癌去世，乳腺钼靶 X 线检查提示右乳有钙化灶，担心自己也会得乳腺癌，体检查乳腺 MRI，五年前做过头部增强 MRI，反映噪声比较大无其他特殊不适，简述其乳腺 MRI 护理措施。

8. 简述直肠癌 MRI 受检者检查前的准备。

9. 简述 MRI 检查避免或减少运动伪影

的主要措施。

答案解析：

一、单项选择题

1. 参考《医学影像科护理工作手册》CT适应证：CT诊断急性脑血管疾病如高血压脑出血、蛛网膜下腔出血、脑动脉瘤动静脉畸形破裂出血、脑梗死等有很高价值，急性出血可考虑作为首选检查，急性脑梗死特别是发病6h内者，CT不如MRI敏感。答案选择C。

2. 参考《医学影像诊断学》（第三版）：CT平扫显示脑组织内的低密度区，脑梗死在24h内，CT检查可无阳性发现，或仅显示模糊的低密度。答案选择C。

3. 参考《医学影像诊断学》（第三版）：肿瘤可发生于颅内任何部位，大多数居脑外，偶可发生于脑室内，罕见于颅外如眶内、鼻窦内或颅骨内。其好发部位与蛛网膜粒的分布一致，典型的部位按发生的频率依次是矢状窦旁、大脑镰、脑凸面、嗅沟、鞍结节、蝶骨嵴、海绵窦、小脑幕、小脑脑桥角、斜坡和颅颈连接处等。答案选择E。

4. TOF MRA，主用于流速较快的动脉血管成像。成像层面取横断位，与多数血管垂直。在颅顶设定饱和带。一般采用多个3D块重叠采集，以减小流体的饱和效应。成像序列采用3D FISP或3D FLASH序列。所得原始图像行最大密度投影（maximum intensity projection，MIP）后处理。2D TOF MRA，主要用于矢状窦、乙状窦的静脉血管成像。成像层面取冠状位或斜矢状位，与多数血管垂直或成角。在颅底设定饱和带。成像序列采用2D FLASH序列。所得原始图像行MIP后处理。答案选择C。

5. 参考《医学影像检查技术》头颅常规检查技术及临床应用：①横轴位，相位编码方向一般为左右方向；②矢状位，相位编码方向一般为前后方向；③冠状位，相位编码方向一般为左右方向。成像序列：常规选用SE、FSEFLAIR序列。如需观察急性脑梗死选用弥散加权成像（diffusion-weighted imaging，DWI）序列，需观察微出血、小静脉血管畸形、铁沉积等选用磁敏感（susceptibility weighted imaging，SWI）序列，如需观察脑血管形态结构选用MRA技术。答案选择C。

6. 参考《医学影像检查技术》MRI检查前的准备及头颅常规检查技术及临床应用，答案选择D。

7. 参考《医学影像学》（第三版）：磁共振波谱成像是目前唯一活体观察组织细胞代谢及生化变化的无创性技术。不同的代谢物在外加磁场中存在共振频率的差异，即化学位移不同，磁共振波谱记录的是不同化学位移处代谢物的共振信号，其原理与MRI相同，均遵循Larmor定律，差异在于数据的表现形式不同，磁共振波谱表现的是信号的振幅随频率变化的函数。目前较为成熟的技术是氢质子波谱（^{1}H-MRS），在3.0T设备上，可行多种核的磁共振波谱，临床上多用于急性脑缺血、脑瘤及前列腺癌的研究，也用于脑变性疾病、缺血缺氧脑病、艾滋病、多发性硬化和颞叶性癫痫等的研究。答案选择D。

8. 参考《医学影像科护理工作手册》颈部MRI检查护理要点：①线圈选择颈部专用线圈；②检查体位；③成像中心；④嘱患者保持安静，尽量避免咳嗽、吞咽。答案选择E。

9. 参考《医学影像学》眼部及眼眶MRI扫描优势：MRI诊断眼和眼眶软组织、视神经病变、肿瘤性病变、明确病变与邻近血管的关系和早期骨受累情况等比CT敏感，但观察骨折、眼眶异物及钙化方面不如CT敏感。答案选择E。

10. 参考《医学影像学》中耳乳突炎影像学检查方法选择：X 线片已不再使用于中耳乳突炎诊断。答案选择 B。

11. 参考《医学影像检查技术》饱和成像技术、脊椎及脊髓常规检查技术和临床应用：为防止吞咽、心脏大血管搏动及呼吸对脊柱成像造成伪影，可在脊柱前方放置预饱和带。答案选择 A。

12. 参考《医学影像科护理工作手册》胸部 MRI 检查前护理要点：正确指导患者呼吸训练，耐心解释说明屏气重要性，使患者在实际检查过程中适应憋气扫描。答案选择 D。

13. 参考《医学影像学》鼻咽癌影像学方法选择：鼻咽癌影像学检查方法选择上，CT 扫描（包括冠状位、矢状位重建图像）为鼻咽癌有价值和常用的影像学检查方法，显示颈部转移淋巴结，尤其是淋巴结内坏死及包膜外侵犯优于 MRI。答案选择 E。

14. 参考《医学影像学》（第三版）单纯性甲状腺肿：在 T_1WI 呈低或等信号，均匀或不均匀，在 T_2WI 呈高低混杂信号，以高信号为主。答案选择 E。

15. 参考《医学影像科护理工作手册》颈部 MRI 检查护理要点：颈部 MRI 检查包括颈部软组织、颈部血管成像、喉及甲状腺。答案选择 E。

16. 参考《影像护理学》：心率过快引起伪影是影响 MR 冠状动脉成像的主要因素之一，适当控制心率 < 75 次 / 分有助于减轻或消除冠状动脉的运动伪影。必要时给予 β 受体阻滞剂（美托洛尔）口服，适当降低心率。答案选择 B。

17. 参考《医学影像诊断学》法洛四联症由先天性室间隔缺损、主动脉骑跨、肺动脉狭窄（常为右心室漏斗部狭窄）及继发的右心室肥厚组成，在先天性心脏病中占 50%。答案选择 C。

18. 参考《医学影像诊断学》：风湿性心脏病最易侵犯的瓣膜是二尖瓣。答案选择 C。

19. MRI 是无创伤性检查方法，对下述疾病有诊断价值：①大血管病变；②先天性心脏病；③心肌病变；④心脏肿瘤；⑤心包病变；⑥冠状动脉硬化性心脏病；⑦心脏功能的评价和定量分析。答案选择 C。

20. 参考《心肌病磁共振成像临床应用中国专家共识》：起搏器或置入型心律转复除颤器仍是心脏 MR 检查的绝对禁忌证。答案选择 A。

21. 参考《影像护理学》：女性乳腺的血液循环是随着激素的变化而进行的，其结果造成在乳腺检查中，对比剂的吸收随月经周期的不同阶段而变化，因此对女性的乳腺 MR 检查应依据月经周期安排，以月经的第二周最佳，第三周其次，尽量避免第一周和第四周检查。答案选择 B。

22. 参考《影像护理学》：乳腺 MRI 可准确观察乳房假体位置、有无破裂等并发症。乳腺 MRI 体位摆放，取俯卧位，人体正中矢状面与线及检查床正中线在同一平面上，双手平行前伸双乳自然悬垂于乳腺线圈的孔洞内，并使患者头部、膝部、足部等部位垫在软垫上保持体位，使之充分舒展，且处于最舒适状态。乳腺导管内乳头状瘤者可有乳头液的现象会污染衣服，在检查前协助患者用温水去除外溢的分泌物，避免污染检查线圈，必要时在线圈内铺上治疗巾；扫描时若出现溢液应先拭去，再采用磁不敏感胶布贴敷；保暖因患者胸部暴露，机房温度较低，可根据需要，为其盖上棉被。答案选择 A。

23. 参考《医学影像诊断学》：行乳腺 MRI 动态增强检查可了解病变血流灌注情况，有助于良恶性病变的鉴别。答案选择 D。

24. 参考《医学影像诊断学》：乳腺纤维腺瘤是最常见的乳腺良性肿瘤，多发生在 40 岁以下妇女，可见于一侧或两侧，也可多发，多发者约占 15%。答案选择 A。

25. 参考《医学影像诊断学》：乳腺叶状肿瘤是一种由间质细胞和上皮两种成分共同组成的肿瘤。其生物学行为既不同于乳腺良性肿瘤，也不同于乳腺恶性肿瘤。答案选择 B。

26. 参考《影像护理学》正确指导呼吸训练，耐心解释说明屏气重要性，训练方式：深吸气—屏气—呼气，告知患者在扫描时需数次屏气，每次吸气幅度保持一致。训练患者屏气最长时间达 22s，使患者在实际检查过程中适应憋气扫描。对一些屏气较差的患者，可采取加腹带及捏鼻的方法，使其被动屏气，也可获得很好的效果。答案选择 A。

27. 参考《影像护理学》：山莨菪碱有明显的外周抗胆碱作用，能对抗乙酰胆碱引起的肠平滑肌收缩，抑制肠道蠕动造成的运动伪影。答案选择 A。

28. 参考《影像护理学》磁共振尿路造影注意事项：① 磁共振尿路造影检查前 4h 禁食，2h 前大量饮水（500 ~ 1000ml）；②非尿路梗阻者可在检查前 1h 服用利尿剂，以利于输尿管、膀胱充盈；③ 为消除肠道液体影响及背景干扰，检查前指导患者做好肠道准备；④膀胱呈逐渐充盈状态。答案选择 D。

29. 参考《医学影像诊断学》：胆道系统 MRI 对胆系病变的检出有很高的敏感性，MRCP 能够很好地显示胆系的结构及解剖变异，基本取代了有创的内镜逆行胰胆管造影（endoscopic retrograde cholangiopancreatography，ERCP）检查；对于胆道梗阻性疾病，多方位成像，更能直观显示出梗阻的部位及累及范围。答案选择 C。

30. 参考《医学影像诊断学》：对于早期限于前列腺被膜内的前列腺癌 MRI 宜作为首选影像学检查方法。答案选择 C。

31. 参考《医学影像诊断学》：MRI 显示软组织的病变较 CT 敏感，能显示 X 线和 CT 不能显示或显示不佳的病理变化，如软组织水肿、骨髓病变、肌腱和韧带的变性等。答案选择 A。

32. 参考《医学影像诊断学》：MRI 可清晰显示股骨头软骨和二次骨化中心发育状况，直接显示股骨头移位情况与髋臼形态，早期显示其并发症，如股骨头缺血性坏死或关节积液等。答案选择 C。

33. 参考《医学影像诊断学》：强直性脊柱炎骶髂关节常有典型 MRI 表现。平扫加增强可以 100% 诊断出炎症，并可根据强化的程度来判断病变的活动性，是最敏感的影像学方法。答案选择 A。

34. 参考《医学影像诊断学》：MRI 显示骨髓水肿和周围软组织病变比 X 线和 CT 敏感，但 MRI 显示骨质破坏不如 CT，以及显示骨质硬化、骨赘和骨桥形成也不及 X 线片。答案选择 E。

35. 参考《医学影像诊断学》：MRI 是显示脊椎结核病灶和累及范围最敏感的方法，可发现 X 线、CT 表现正常的早期椎体结核病灶。答案选择 C。

二、多项选择题

1. 参考《医学影像科护理工作手册》头部 MRI 检查护理要点：外部 MRI 检查包括颅脑、鞍区、内听道、眼部、鼻旁窦、鼻咽、颅底、腮腺、内耳等部位。答案选择 ABCDE。

2. 参考《医学影像科护理工作手册》头部 MRI 护理要点：体位设计，患者仰卧在检查床上头先进，头置于线圈内，人体长轴与床面长轴一致，双手置于身体两旁或胸前，头颅正中矢状面尽可能与线圈纵轴保持一致，并垂直于床面。答案选择ABCDE。

3. 参考《影像护理学》及《磁共振成像安全管理中国专家共识（2017）》：几乎所有市面上的冠状动脉支架产品在行 MRI 时都是安全的，可以在 3.0T（含）以下的 MR 设备上进行检查。答案选择 ABC。

4. 参考《磁共振成像安全管理中国专家共识（2017）》：乳腺整形手术和隆胸所用的植入物大多数为非铁磁性物质，这些患者行 MRI 检查是安全的，但少数整形用的配件可能带有金属，应予以注意。2007年前的外周动脉支架可能存在弱磁性，但通常认为在手术 6 周后也可以行 MRI 检查。市面几乎所有人工心脏瓣膜和瓣膜成形环都是 MRI 安全的，手术后任意时间都可以在 3.0T（含）一下的 MR 扫描仪中进行检查。2011 年美国上市了通过美国食品药品监督管理局认证的 MR 兼容型心脏起搏器和导联及 MR 兼容型植入式循环记录仪。答案选择 ABD。

5. 参考《医学影像诊断学》：冠状动脉造影检查是冠状动脉狭窄诊断的金标准。MRI 应用于心脏大血管检查的优势：①心肌和血管壁组织与血流的信号间存在良好的对比，而无须任何对比剂。MRI 能清楚地显示心内膜、瓣膜、心肌、心包及心包外脂肪；② MRI 检查为无创伤性检查，也无放射线辐射损伤及对比剂过敏，有较高的安全性；③ MRI 可为三维成像，也可进行任意平面断层成像，以便更佳显示心脏、大血管的解剖结构，并可定量测定心脏体积和重量；④ MRI 心脏电影可动态显示心脏收缩和舒张期的运动包括心脏瓣膜运动、血流动力学和心肌收缩率等，可对心肌功能进行更加全面而准确的评估。答案选择 ABC。

6. 参考《医学影像诊断学》，乳腺 MRI 检查具有以下优势：①软组织分辨度高，对发现乳腺病变具有较高的敏感性，特别适于观察致密型乳腺内的肿瘤；② MRI 三维成像使病灶定位更准确、显示更直观，对乳腺高位、深位病灶的显示较好；对多中心、多灶性病变的检出、对胸壁侵犯的观察及对腋窝、胸骨后、纵隔淋巴结转移的显示较为敏感，所以可为乳腺癌的准确分期和临床制订合理治疗方案提供可靠的依据；③能可靠鉴别乳腺囊、实性肿物；④可准确观察乳房假体位置、有无破裂等并发症；⑤行动态增强检查还可了解病变血流灌注情况，有助于良恶性病变的鉴别；⑥双侧乳腺同时成像；⑦无辐射性。乳腺 MRI 检查的局限性在于：对微小钙化显示不直观，特别是当钙化数目较少时，因此，乳腺 MRI 仍需结合 X 线检查。答案选择 ABDE。

7. 参考《医学影像诊断学》：MRI 检查对致密型乳腺内瘤灶的观察、乳腺癌术后局部复发的观察、乳房假体后方乳腺组织内癌瘤的观察及对多中心、多灶性病变的检出、对胸壁侵犯和胸骨后、纵隔、腋窝淋巴结转移的显示要优于其他方法。这对乳腺癌的诊断、术前分期及临床选择适当的治疗方案非常有价值。此外 MRI 对乳腺病变不仅可行形态学观察，还可通过动态增强检查，了解血流灌注情况，从而有助于乳腺癌与其他病变鉴别并可间接评估肿瘤的生物学行为及其预后。答案选择 ACDE。

8. 参考《女性盆底功能障碍性疾病的 MRI 技术与报告规范》

（1）常规准备工作：①有大小便失禁者或需行排粪造影者，需事先备好成人纸尿片或纸尿裤；②检查前，患者需禁食 4 h 以上，无须口服对比剂。

（2）膀胱适度充盈：①推荐在检查前

2h 排空膀胱，之后憋尿使膀胱适度充盈，期间可适量饮水，约 800 ml；②阴道准备，阴道内充盈对比剂不仅增加操作的烦琐性，患者接受度不高，也人为导致阴道壁变形不作为常规推荐；③直肠准备，MR 检查前需常规排空大便，自行排便困难者需行清洁灌肠。推荐灌注适量对比剂以充盈直肠。直肠内对比剂有利于更好地显示后腔情况，可更清晰地观察肛管直肠结合点、直肠膨出和直肠套叠。超声用耦合凝胶安全、清洁、无异味，且有一定的黏稠度，也易于排空，患者接受度较高，是目前较为推荐的直肠内充盈物凝胶，可采用常规量 100 ~ 120 ml 灌注至患者有轻微便意即可终止；④检查前训练，患者动作配合非常重要，需在检查前进行充分训练，包括对患者进行瓦氏动作及缩肛动作、排粪动作的训练。瓦氏动作具体方法为深吸气后，在屏气状态下腹壁用力做呼气动作以增大腹压。最大腹压相可让患者想象在便秘时能忍受的最大排便用力。缩肛相为加大腹压时患者为避免大小便排出时采用的缩紧肛门的用力状态，需持续数秒时间以便图像采集完成，直至发出"放松"的指令。排粪动作的具体方法为深吸气—向下用力增大腹压—缩肛，当发出"排便"指令时，患者向下用力将直肠内凝胶排出。每次各动作完成后回到放松与自由呼吸状态；⑤患者体位，MR 检查时患者取仰卧位，膝关节下垫物体（如枕头）使膝关节处于屈曲状态，方便进行瓦氏动作。线圈放置要确保覆盖脱垂的器官。答案选择 ABCDE。

9. 参考《胎儿 MRI 中国专家共识》：产前影像检查以超声为主，胎儿 MRI 是在产前超声筛查或针对性超声检查发现或怀疑异常，尚不能明确诊断，需要进行有目的、详细的影像检查时采用，属于针对性（Ⅳ级）产前影像诊断。MRI 不宜作为常规的

胎儿系统性筛查方法；MRI 组织分辨率高，不受含气肠管、体壁厚度、羊水量、胎儿体位及胎儿骨骼骨化与否的影响，可以进行大范围、多参数成像，能够清晰显示胎儿各个器官信号特点，获得更多胎儿信息；选择检查时机需要平衡各方面的因素，既要考虑到较小孕周时可能早期诊断，权衡到较大孕周时胎儿的组织分辨率较高，还要考虑不同疾病的特点，因此，胎儿 MRI 检查时机建议在妊娠 20 周及以后，一般不建议在妊娠 18 周之前进行 MRI 检查；扫描矩阵要考虑到分辨率和信噪比的平衡，扫描体素不建议过小，根据感兴趣区及解剖细节要求，扫描层厚一般为 3 ~ 5 mm，层间距为 0 ~ 0.5mm；检查过程中，如果发现较大子宫切口憩室，局部子宫肌壁明显变薄，需要提醒产科医生。如果出现明显的需要快速干预的情况，如疑似胎盘早剥或胎儿缺氧缺血性脑损伤，应尽快通知转诊医生。答案选择 BCDE。

10. 参考《医学影像诊断学》：MRI 是唯一可以清晰显示关节软骨的影像学方法，在显示骨髓水肿和软组织肿胀上 MRI 明显优于 X 线和 CT，可显示骨质破坏前的早期感染炎性病灶，是目前识别骨髓异常改变，包括感染、缺血、创伤及肿瘤等疾病的最敏感而无创的方法，但是 MRI 在显示骨结构的细节方面尚不如 CT 清晰，急性外伤骨折首选 X 线、CT 检查。答案选择 BCDE。

11. 参考《磁共振成像安全管理中国专家共识》：对于行动不便的受检者，建议提供 MR 安全助步器、MR 安全轮椅或通过 MR 安全担架搬运。参考《医学影像诊断学》：显示脊髓受压、髓内改变和椎管内出血方面 MRI 明显优于 X 线和 CT。在搬运过程中应保持头、颈、肩、躯干纵轴一致，避免摩擦、旋转造成脊髓再次损伤；MRI 检查时间长，采取约束带为患者进行约束，

避免坠落机床及跌倒等不良事件发生；搬运过程中妥善固定管道和仪器，防止意外拔管和仪器坠落等不良事件。答案选择ABCDE。

12. 参考《影像护理学》，答案选择ABCDE。

三、简答题

1. 参考《医学影像科护理工作手册》MRI 头颈部增强检查中具体护理：①再次沟通，告诉患者检查时间、设备噪声、发热现象及注射对比剂后可能出现的反应，减轻患者紧张情绪，有特殊需要的患者给予保暖，防止患者着凉；②确保静脉通畅，按要求抽吸钆对比剂，连接高压注射器管道，试注水，做到"一看二摸三感觉四询问"；确保高压注射器、血管通畅；③严密观察，注射对比剂时密切观察患者有无局部和全身症状，防止不良反应的发生，及时发现，及时处理；④检查结束后询问患者情况，评估有无不适，协助下检查床；⑤指导患者到观察区休息 15 ~ 30min，如有不适及时告知护士；⑥其他参照 MRI 普通检查。

2. 参考《医学影像科护理工作手册》躁动患者 MRI 检查护理要点，检查前准备要点如下。

（1）开通绿色通道：提前电话预约，告知检查相关事宜、注意事项、检查时间。患者评估；阅读检查申请单、核对信息、询问病史，评估病情及配合程度。了解患者躁动的原因，如颅脑外伤（额叶或颞叶脑挫伤、蛛网膜下腔出血等）、术后疼痛、颅内压增高、缺氧(呼吸道分泌物阻塞气道)、昏迷患者尿潴留、管道的刺激（气管插管、气管切开等）等。

（2）医生沟通：对于躁动的患者，护士应与临床医生沟通，告知躁动患者 MRI 检查中的风险，提前使用镇静药、镇痛药，

提供护理干预待患者安静后立即安排检查。最好由医生陪同到 MRI 室检查。

（3）环境及物品准备：声光、冷的刺激可诱发患者躁动的发生,检查前调节室温、光线调暗、准备好棉球和（或）耳塞。尽量减少刺激。

（4）检查中的护理要点：①体位设计，技师与护士转运患者时动作要轻、快、稳，妥善固定肢体；②专人陪同，检查时由家属陪同，适当固定患者的肢体，指导家属正确的按压方法，防止坠床；③快速扫描，由经验丰富的技师采用快速扫描方式进行检查，检查时间不宜过长；④推注对比剂时密切观察穿刺部位有无肿胀和肢体回缩现象，及时发现对比剂渗漏先兆，确保高压注射的安全；⑤患者监测，医生、护士定时巡视，观察呼吸是否平稳，监测血氧饱和度的变化，并做好记录。

3. 参考《影像护理学》气管切开患者行 MRI 检查的护理措施如下。

（1）检查前：①清理呼吸道，清醒患者应鼓励自主咳嗽、咳痰，排痰困难者可由护士协助吸痰；②备用气管套管，准备适当型号的带气囊气管套管，以备抢救时可以与复苏球囊配合使用；③心理护理，向清醒患者及其家属详细解释检查过程、检查时间、检查中的注意事项等，以缓解其紧张情绪，取得配合；④沟通用物，还应准备纸、笔或写字板、图片等物品，方便与患者沟通交流；⑤特殊准备，行 MR 检查者，金属套管必须更换为塑料套管。去除患者身上一切金属异物保持静脉补液通畅；⑥特殊抢救设备，如氧气包、便携式吸痰装置、复苏球囊等是否处于完好备用状态。

（2）检查中：①体位及保暖，将患者安全转移到影像诊疗床，在符合检查要求的前提下尽量使患者处于舒适体位。注意

环境温度的变化，及时给患者增减衣被，避免受凉诱发打喷嚏、咳嗽等影响检查效果；②观察患者生命体征，注意有无呼吸困难，及时发现并处理。MRI 检查时可启用心电门控或使用磁共振专用指夹式脉搏血氧仪；③患者的气管切开护理，妥善固定气管套管；患者咳嗽剧烈时，可用手临时帮助固定，防止脱出；保证人工气道通畅，呼吸道分泌物多时，应将头偏向一侧，及时准备清理呼吸道；④心理护理，清醒患者易产生恐惧、紧张和烦躁心理，需及时予以干预。

（3）检查后：①评估患者生命体征及气道情况，必要时清理呼吸道。在医护人员陪同下将患者安全送回病房；②给予清醒患者肯定与表扬，以缓解患者的焦虑心理。

4. 磁共振可分为以下类型：磁共振按照磁体种类可分为永磁型磁共振、常导型磁共振、超导型磁共振。没开机的 MRI 设备存在磁场。永磁型磁共振磁体一般由多块永磁材料堆积或拼接而成磁场持续存在；超导型磁共振磁体线圈在液氦中处于超导状态，导线内的电阻抗几乎消失，通入动磁电流，当达到预期的场强时切断电源，导线内的电流会一直存在，并产生稳定的高场强磁场，所以无论是否开机，磁场一直存在。

5. 参考《影像护理学》：从以下几方面指导该患者完成冠状动脉 MRI 检查前的准备：①全面了解患者的相关病史，如心律失常、既往病史（有无搭桥、置入支架、起搏器等）等，评估患者呼吸状况，认真执行检查前安全评估，询问患者过往相关检查、对比剂使用及过敏反应等情况；②要求患者或其家属阅读并签署《MRI 增强扫描知情同意书》；③介绍心脏 MRI 检查过程及注意事项，耐心解释说明屏气的重要性，使患者在实际检查过程中适应憋

气扫描；④控制心率，适当控制心率＜75 次 / 分，必要时遵医嘱给予 β 受体阻滞药（美托洛尔）口服，适当降低心率；⑤检查前尝试训练呼吸，呼吸指令为吸气（缓慢深吸一口气）、呼气（将刚吸进去的气吐出来）、憋住气（吐气至放松状态后马上屏住呼吸，保持肚皮不动，需憋气的最长时间约为 20s），如未发出呼吸指令，请保持自由呼吸（平稳呼吸，尽可能保持节律及幅度一致），可将手置于患者腹部评估患者完成情况，如患者呼气训练效果不佳，必要时让患者或其家属采用"捏鼻子"的方法配合屏气；⑥确认患者当时的体质和精神状态可以完成检查，引导有需要的患者更衣，并去除所有铁磁性物品；⑦检查前预先留置静脉留置针，并向患者告知注意事项；⑧准备好相应的急救用物及设备。

6. 参考《磁共振成像安全管理中国专家共识》：安装心脏起搏器（MRI 安全型）患者行心脏 MRI 的特殊护理：①行 MRI 检查的此类患者需在装置植入体内至少 6 周以后，查看起搏器说明书，确认是否为磁共振可兼容；②放射科专家和心血管专家综合评估并共同核准，一致认为需行 MRI 检查且无其他检查可替代；③检查前需如实告知患者行此项检查的风险及必要性，给患者讲解相关知识及注意事项，并由患者签署知情同意书；④备急救物品和抢救设备；⑤检查需在 ≤ 1.5T 的磁场强度下进行；⑥相关的护士需要经过培训；⑦检查前由相关人员检查起搏器工作状态，记录起搏器参数，将起搏器参数调整为 MRI 扫描模式；⑧检查过程中需全程监视并分析血流动力学和心功能参数，监视心率，全程持续血压、呼吸、血氧饱和度监测；⑨检查结束后，由相关人员再次检查植入装置，关闭 MRI 扫描功能，将程控参数恢复原有设置，并要求患者在规定时间对装

置进行复查；⑩检查完成后需在观察区休息 30min，无不适后才可离开。

7. 参考《医学影像科护理工作手册》乳腺 MRI 护理措施有以下几方面。

（1）认真落实患者信息查对和检查前评估，履行告知义务：①护士接诊患者时，认真核对患者姓名、出生日期、检查申请单、预约单等信息，确认患者身份信息的一致性；②认真执行检查前安全评估，询问并确认患者体内有无顺磁性植入物，必要时对患者进行站立式金属探测仪检测；询问患者过往相关检查、对比剂使用及过敏反应等情况；③询问患者月经和肾功能情况，肾功能损害患者不宜进行动态增强扫描；④对于增强扫描患者，要求患者或其家属阅读并签署《MRI 增强扫描知情同意书》；⑤准备好相应的急救用物及设备；⑥告知患者如不能坚持完成检查或注射对比剂后感觉明显不适时，可捏报警球囊呼叫；⑦对于幽闭恐惧症或顾虑较多的患者，让患者说出担心的问题后，根据具体情况，结合隔室观察或同室体验的方法对其进行逐项解释，对于极少数经同室体验后仍心存疑虑者，建议家属陪伴；⑧确认患者当时的体质和精神状态可以完成检查，引导有需要的患者更衣，并去除所有顺磁性金属物品，为患者塞好棉球或弹力海绵耳塞，以降低噪声对听力的损害。

（2）检查前准备：①预先留置静脉留置针，并向患者告知注意事项；②根据患者体重计算对比剂用量和高压注射准备；③引导患者进入检查室，按要求摆好体位并连接好高压注射器与留置针。在连接高压注射器前应再次检查留置针的通畅情况；④检查过程中患者胸部暴露，且机房温度较低，可盖上被子保暖；⑤根据患者的体质、血管弹性和精神状态等个体情况，在确保诊断要求的前提下，与当班医生和技术人

员讨论、调整个体化对比剂注射量及高压注射流速。

（3）检查过程中密切观察对比剂注射过程和患者反应：①平扫结束后，询问患者有无不适，能否继续坚持完成检查；②注射对比剂前再次核对患者身份信息、对比剂名称、注射药量，同时告知患者将开始注射药物，注射过程中密切观察患者情况及高压注射器监视器上对比剂和冲管盐水量的变化情况，确保对比剂顺利进入患者体内；③在后续扫描过程中，持续观察患者情况，如有异常立即进入检查室了解患者情况，评估是否继续进行增强扫描。对于无法坚持者，协助其下床休息，并进行对症处理；④完成检查并在当班医生确认所有图像符合诊断要求后，将检查床从磁体退出，留置针与高压注射器分离后套上无菌帽，协助患者下床休息，并再次核对患者身份信息。

（4）确保患者安全离开科室：①患者观察区休息 30min，观察增强扫描患者静脉穿刺部位有无红肿或渗漏等，注意观察患者肢体、颜面部等有无皮疹等过敏体征。出现过敏者，及时报告当班医生，根据医嘱对症处理；②对于无须保留留置针者将其拔除后，嘱患者按压至少 5min；③鼓励患者适当增加饮水量，以促进对比剂的排出；④告知患者领取结果的时间、地点，并引导其离开科室。

8. 参考《直肠癌 MR 扫描及结构式报告规范专家共识》：直肠癌 MR 受检者检查前准备：①直肠癌 MRI 应尽可能与直肠腔内超声、肠镜检查间隔时间进行，防止肠管激惹。常规受检者可不做肠道准备。检查前 4 h 禁食水，空腹扫描，避免增强扫描时出现胃肠道反应。扫描前排尿、排便；②检查前半小时肌内注射山莨菪碱或东莨菪碱 20 mg，抑制胃肠道、膀胱等脏器生

理性蠕动造成的运动伪影（注射前需确认患者无禁忌证）；③对行增强扫描的受检者，检查前准备好静脉通道，并嘱咐受检者练习呼气末憋气；④受检者进入机房前对其进行安全性常规检查。

9. 参考《医学影像检查技术学》：运动伪影多因扫描过程中患者体位移位而产生，严重损害图像质量，甚至导致检查失败，应预先采取措施避免或尽量减少这类伪影：①检查前对患者详细介绍检查过程，解释

可能遇到的问题，如磁体内的噪声、幽闭感、不安等；②让患者舒适地躺在检查床上，用垫子或带子进行固定，躁动患者必要时遵医嘱给予镇静药；③腹、盆腔检查前可给予肠蠕动抑制药；④对合作欠佳的患者应尽量缩短扫描时间等。在扫描中增加激励次数和使用螺旋桨成像也是减轻运动伪影的有效方法；⑤留陪同人在机房陪伴，缓解患者焦虑症状。

第三节 特殊患者行 MRI 检查护理

一、单项选择题

1. 下列选项中不是老年人检查过程中需要遵循的原则（　　）

A. 检查结束时马上坐起

B. 缓慢坐起 30s 后再站立

C. 检查结束时先适当活动四肢后再坐起

D. 家属或工作人员协助患者下床并至安全位置休息以防跌倒

E. 危重患者检查时启用心电门控或使用 MRI 专用指夹式脉搏血氧仪，监测生命体征的变化

2. 患者，男性，78 岁，因怀疑急性脑梗死紧急入院，急诊医生建议行 MR 检查，超急性脑梗死最早可由 MRI 哪个序列检出（　　）

A. T_2WI　　　　B. T_1WI

C. DWI　　　　D. PDWI

E. T_2FLAIR

3. 患者，女性，67 岁，医生开具胰腺 MRI 扫描，下列描述不正确的是（　　）

A. 检查前禁食禁水 2h

B. 双臂上举于头两侧，手不交叉

C. 仰卧位，足先进，身体左右居中

D. 定位中心对胸骨剑突下缘 2 ～ 3cm

E. 线圈摆放时前后两片应对齐，观察腹部呼吸最明显处加呼吸门控

4. 关于儿科影像检查过程中镇静剂的应用，不正确的是（　　）

A. 可以配合的患儿，可以不使用镇静剂

B. 10% 水合氯醛镇静剂剂量一般为 2ml/kg

C. 10 岁以下不能合作的患儿 MRI 检查遵医嘱镇静

D. 10% 水合氯醛镇静一般在检查前 30min 内口服或保留灌肠

E. 苯巴比妥 5mg/kg 肌内注射镇静，效果不理想者可加用水合氯醛口服或灌肠

5. 关于小儿 MRI 检查，下列叙述正确的是（　　）

A. 对于配合良好的儿童 MRI 检查前需使用镇静剂

B. 对于新生儿颅脑 MRI 检查，应尽可能地使用静音序列

C. 新生儿、早产儿脑含水量低，不需要用更重的 T_2 扫描

D. 婴幼儿在镇静的状态下可以进行憋

气序列的扫描

　E. 婴幼儿 MRI 扫描时应遵循"常规序列—诊断关键序列—科研序列"的顺序

6. 不是婴幼儿颅脑 MRI 检查适应证的是（　　）

　A. 颅脑肿瘤　　　B. 脑血管病

　C. 颅脑外伤　　　D. 胎儿脑体积测量

　E. 颅内感染与炎症

7. 婴幼儿 MRI 检查室温度宜控制在（　　）

　A. 18～20℃　　　B. 20～22℃

　C. 22～24℃　　　D. 24～26℃

　E. 26～28℃

8. 以下不是缓解幽闭恐惧症患者症状的措施的是（　　）

　A. 采用镇静药物

　B. 对被检者进行心理疏导

　C. 使用 MRI 专用耳机为被检者播放音乐

　D. 头晕、胸闷、心悸者可给予氧气袋低流量吸氧

　E. 安全起见，不允许被检者亲属或朋友进扫描间陪同

9. 对于幽闭恐惧症患者相关 MRI 检查护理叙述错误的是（　　）

　A. 允许装有心脏起搏器的家属进入检查室陪同患者

　B. 嘱家属在检查过程中紧握患者的手或足，缓解患者紧张情绪

　C. 在检查过程中，可通过扬声器与患者沟通，给予患者安全感

　D. 护理人员应用温和、诚恳的语言与患者沟通，充分理解患者的恐惧

　E. 检查前应告知患者及其家属检查时长及检查过程中存在不可避免的噪声

10. 关于幽闭恐惧症产生的原因不包括（　　）

　A. 光线暗淡

　B. 视野开阔

　C. 扫描中噪声刺激、活动受限

　D. MRI 扫描仪磁体内空间幽闭狭长

　E. 较长的检查时间和担心检查结果不好

11. 患者，男性，50 岁，心肺（－），患有幽闭恐惧症，因输尿管梗阻入院行磁共振尿路造影检查，下列叙述错误的是（　　）

　A. 使用脂肪抑制和空间预饱和技术

　B. 该患者检查前 60min 口服呋塞米 40mg

　C. 线圈采用体部相控阵线圈、局部表面线圈和体线圈

　D. 检查前应充分告知患者检查流程，减轻患者恐惧心理

　E. 扫描序列为单次屏气单激发 3D 块重 T_2-TSE，采集时间 2 秒/幅

12. 金属伪影产生的原因是（　　）

　A. 密度高

　B. 部分容积效应

　C. 受磁场吸引而脱落

　D. 干扰主磁场的均匀性

　E. MR 扫描过程中产生热量导致灼伤

13. 气管切开患者行吸痰操作时长，不超过（　　）

　A. 5s　　　B. 10s　　　C. 15s

　D. 20s　　　E. 25s

14. MRI 图像上金属伪影一般出现在以下哪个位置（　　）

　A. 金属植入物上方

　B. 金属植入物对侧

　C. 金属植入物周围

　D. 金属植入物内部

　E. 整个 MRI 图像上方布满伪影

15. 对气管切开患者行 MRI 检查，可

以带入 MRI 检查室的医疗器械是（　　　）

 A. 铁磁性担架

 B. 塑料气管套

 C. 铁磁性推车

 D. 铁磁性氧气活塞

 E. 铁磁性剪刀、镊子

16. 患者，男性，25 岁，因颈部外伤入院，已行气管切开术，遵医嘱行颈椎和颈段脊髓 MRI 扫描，下列相关叙述错误的是（　　　）

 A. 定位中心为眉心

 B. 检查前护理人员应帮助患者清理呼吸道

 C. 患者采用仰卧位，固定头部，双手置于身体两侧

 D. 横断位扫描频率编码方向为左右向并放置前饱和带

 E. 在颈椎矢状位 T_1WI 上容易出现截断伪影，表现为颈髓内出现低信号影

17. 气管插管患者行腹部 MRI 扫描时，控制受检者呼吸运动伪影常用的方法是（　　　）

 A. 使用呼吸门控

 B. 施加心电门控

 C. 固定受检者检查部位

 D. 嘱受检者除去金属饰物

 E. 对躁动患者给予镇静药以制动

18. 对于机械通气需要使用呼吸门控的患者，使用呼吸门控不正确的是（　　　）

 A. 使用呼吸门控受检者可以随意呼吸

 B. 呼吸门控选择呼吸某一时相接收信号

 C. 高场 MRI 机做肺部扫描必须使用呼吸门控

 D. 呼吸周期不规律，采集数据要过多耗费时间

 E. 扫描胸部、心脏时，呼吸门控与心

电门控同时使用效果更好

19. 气管插管患者行 MRI 扫描时，下列准备工作中错误的一项是（　　　）

 A. 评估病情

 B. 清理呼吸道

 C. 开设绿色通道

 D. 佩戴金属气管导管

 E. 准备 MRI 专用呼吸机

20. 对于机械通气患者 MRI 检查护理叙述错误的是（　　　）

 A. 去除患者身上一切金属异物，保持静脉补液通道

 B. 心理护理：对于恐惧、紧张者，应缓解其紧张情绪

 C. 呼吸机参数一般为固定参数，检查过程中不需要观察、调整

 D. 确认呼吸机模式和参数，清理呼吸道，吸净口鼻及气道分泌物

 E. 应评估患者心率、呼吸、血压、血氧饱和度等生命体征是否平稳

21. 关于 MRI 专用呼吸机叙述错误的是（　　　）

 A. 通气源以 O_2 为动力来源

 B. 控制系统以 N_2 为动力来源

 C. 优点有主机小、携带方便，操作简单，安全可靠

 D. 可应用于没有电源或需要限制电源使用的特殊场合

 E. 不足是通气模式单一，缺少通气过程监测和报警功能

22. 在气管、支气管 MRI 技术中，不正确的是（　　　）

 A. 须加门控技术

 B. 冠状位层厚 7 ~ 8mm

 C. 必要时加矢状位扫描

 D. 可行横断位及冠状斜位扫描

 E. 斜冠状位扫描用正中矢状位做定位，定位线与气管长轴平行

23. 颞叶癫痫患者在 MR 扫描时，叙述错误的是（　　）

A. 斜冠状位 T_1 加权像

B. 斜冠状位 T_2 加权像

C. 斜冠状位要包括整个颞叶及海马

D. 斜冠状位层厚 $4 \sim 5mm$，层间距 1mm

E. 包括整个颅脑的常规横轴位 T_1、T_2 加权像

24. 持续性癫痫患者需要在医生的指导下用药，一般首选（　　）

A. 口服地西泮片

B. 静脉注射地西泮

C. 皮下注射地西泮

D. 肌内注射地西泮

E. 肌内注射苯妥英钠

25. 静脉推注地西泮时，应注意（　　）

A. 快速注入　　　B. 缓慢注入

C. 分次注入　　　D. 先快后慢

E. 先慢后快

26. 关于癫痫下列叙述错误的是（　　）

A. 临床特征以四肢反复抽搐为主要表现

B. 癫痫发作分为部分性发作、全身性发作等

C. MRI 及 ^{1}HMRS 可显示导致癫痫发作的脑结构和功能异常

D. 当 CMRI 正常或只显示一侧病变时 ^{1}HMRS 也只可提示一侧病变

E. 癫痫是大脑神经元突发性异常放电导致短暂的大脑功能障碍的一种慢性疾病

27. 下列不属于癫痫 MRI 序列要求的是（　　）

A. 低场强

B. 高像素

C. 薄层扫描

D. 使用三维容积采集序列

E. 同时包含 T_1、T_2、FLAIR 相

28. 躁动患者使用镇静药后，以下哪种情况方可送患者入扫描室（　　）

A. 镇静药起效时，患者处于昏迷状态

B. 镇静药起效时，患者处于嗜睡状态

C. 镇静药起效时，患者处于昏睡状态

D. 镇静药起效时，轻叩眉间或听觉刺激敏捷

E. 镇静剂起效时，轻叩眉间或听觉刺激迟钝

29. 颅脑 MRA 需要注射对比剂的序列是（　　）

A. 2D-TOF-MRA　　　B. 3D-TOF-MRA

C. 2D-PC-MRA　　　D. 3D-PC-MRA

E. 3D-CE-MRA

30. 关于急性脑梗死的 MRI 表现，错误的是（　　）

A. 急性脑梗死在 DWI 表现为等信号

B. DWI 对超急性期和隐匿性脑梗死有高度敏感性

C. 钆喷酸葡胺增强扫描时，梗死区有异常对比增强

D. 发生在 6h 以内的急性脑梗死只能在 DWI 才能显示出来

E. T_2FLAIR 序列显示脑室周围、脑沟旁区域梗死灶的敏感性高于常规 T_2WI

31. 下列不能控制生理性运动伪影的措施是（　　）

A. 预饱和技术

B. 缩短检查时间

C. 增加对比剂剂量

D. 采用心电门控技术

E. 采用呼吸门控技术

32. 患者，女性，65 岁，因颅脑外伤入院行颅脑清创术，现患者意识模糊、躁动不安，于 MRI 室行"颅脑平扫（含 MRA）＋增强"检查，下列相关叙述错误的是（　　）

A. TOF-MRA 是基于对比剂的增强效应

B. 3D-CE-MRA 主要用于颅脑大面积血管病变

C. 对比增强 MRA 采用的序列特点是极短 TR、极短 TE

D. 2D-PC-MRA 具有仅血流呈高信号、采集时间较 3D-PC-MRA 短的特点

E. 医护人员在检查中应密切关注患者生命体征及神志状态，发现问题及时处理

33. 躁动患者使用镇静药后行 MRI 检查，对于深睡状态的患者，应尽量保持的体位为（　　）

A. 俯卧位　　　　B. 半卧位

C. 头高足低位　　D. 头低足高位

E. 平卧位并头偏一侧

34. 下列关于运动伪影的叙述，错误的是（　　）

A. 运动伪影包括生理性运动伪影和自主性运动伪影

B. 生理性运动是无法靠外力控制的，所以伪影也无法改善

C. 生理性运动伪影可以通过磁共振设备和扫描技术的进步不断改善

D. 自主性运动伪影可以通过改变扫描参数，缩短扫描时间加以改善

E. 自主性运动伪影可以通过人为、外加固定装置等方法加以改善

二、多项选择题

1. 老年人胸腹部检查需要使用以下哪几项扫描技术（　　）

A. 呼吸门控　　B. 心电门控

C. 屏气扫描　　D. 呼气扫描

E. 吸气扫描

2. 下列关于老年患者 MRI 检查注意事项叙述正确的是（　　）

A. 对于有心理障碍的老年患者应使用麻醉药物

B. 检查前需给患者讲述检查过程，消除恐惧心理

C. 禁止室外陪同人员及工作人员携带铁磁性金属物体

D. 对于无法自主配合完成检查的患者应由家属或医护人员全程陪同

E. 有呼吸机及心电监护设备的危重老年患者应该优先进 MRI 检查室进行检查

3. 婴幼儿行 MRI 检查时，常用的镇静药物有（　　）

A. 地西泮　　　　B. 氯胺酮

C. 水合氯醛　　　D. 咪达唑仑

E. 以上三种联合用药

4. 下列关于婴幼儿 MRI 检查叙述正确的有（　　）

A. 新生儿脑波谱胆碱峰一般偏低

B. 小儿镇静时应优先选择口服给药

C. 需注射对比剂等药物时，应严格控制流速、压力和流量

D. 小儿行 MRI 检查时，门控或膈肌导航技术与成人没有差别

E. 无特殊要求时，体位应选择平卧位，家属或医护人员需全程陪护

5. 自述是幽闭恐惧症的患者行 MRI 检查中，配合要点包括（　　）

A. 可让家属陪同一起进入扫描室

B. 打开扫描孔内的灯，增加空间感

C. 让患者戴上耳塞，播放舒缓的音乐

D. 医务人员在检查时可通过话筒和患者保持通话

E. 对检查前诉有头晕、胸闷、心悸者可给予氧气袋低流量吸氧

6. 自述是幽闭恐惧症患者做磁共振检查时的临床表现有以下几点（　　）

A. 表情紧张　　　　B. 面色苍白

C. 胸闷气短　　　D. 心慌、恶心

E. 呼吸困难

7. 下列属于气管切开患者 MRI 检查前护理措施的是（　　）

A. 清理呼吸道

B. 备用气管套管

C. 心理护理，缓解患者紧张情绪

D. 特殊准备：将金属管套更换为塑料管套

E. 检查特殊抢救设备是否处于完好备用状态

8. 机房护士和技师在为机械通气患者进行体位摆设时，患者突然剧烈咳嗽，嘴唇发绀，大汗淋漓，立即置于安全区域予以心电监测，指脉氧显示为 80%，立即予以吸痰护理，以下注意事项正确的是（　　）

A. 每次吸痰时间不宜超过 15s

B. 吸痰的手法是左右旋转向上提管

C. 吸痰的顺序是先口腔后鼻腔再气管内

D. 吸痰完毕需观察痰液的性状、量、颜色

E. 正常人吸痰负压为 0.04 ~ 0.053MPa

9. 机械通气患者行 MRI 检查需使用 MRI 专用呼吸机，其多为气动气控型急救呼吸机，其呼吸机的优点有（　　）

A. 主机非常小　　　B. 携带方便

C. 操作简便　　　　D. 安全可靠

E. 可用于没有电源或需要限制电源使用的特殊场合

10. 癫痫患者行 MRI 检查选择的内容包括（　　）

A. 冠状位 T_2 加权像

B. 冠状位 T_1 加权像

C. 冠状位层厚 3mm

D. 冠状位要包括整个颞叶、海马

E. 整个颅脑的横轴位 T_1、T_2 加权像

11. 躁动患者行 MRI 检查前准备要点包括（　　）

A. 做好环境及物品准备

B. 提前电话预约，开通绿色通道

C. 最好由医生陪同到 MRI 室检查

D. 阅读检查申请单、核对信息、询问病史，评估病情及配合程度

E. 应与临床医生沟通，告知躁动患者 MRI 检查中的风险，提前使用镇静药、镇痛药

12. 躁动患者行 MRI 检查中准备要点有（　　）

A. 专人陪同

B. 快速扫描

C. 妥善固定患者的肢体

D. 推注对比剂密切观察，做好监测

E. 观察呼吸和血氧饱和度的变化，并做好记录

13. 躁动患者行 MRI 检查前护理评估包括（　　）

A. 病史

B. 心理状况

C. 环境安全

D. 温度与光线

E. 评估患者的神志状态及配合程度

三、简答题

1. 简述幽闭恐惧症患者检查前的护理措施。

2. 简述老年患者行 MRI 检查前的评估重点。

3. 简述气管切开的患者行 MRI 检查中的护理措施。

4. 简述机械通气的患者行 MRI 检查前的护理措施。

5. 简述婴幼儿行增强 MRI 检查如何防止对比剂渗漏。

6. 简述癫痫患者行 MRI 检查前心理护

理及健康教育。

7. 患者，男性，58 岁，因颅脑外伤入院行颅脑清创术，现患者意识模糊、躁动不安，于 MRI 室行"颅脑平扫（含 MRA）＋增强"检查，检查前的护理措施有哪些？

8. 患者，女性，65 岁，遵医嘱行乳腺 MRI 检查。护士在留置针穿刺过程中，患者突然出现面色苍白、心慌、恶心、头晕等不适。护士停止操作，安抚患者，测血糖为 6.8mmol/L，针对该患者的护理措施有哪些？

答案解析：

一、单项选择题

1. 参考《医学影像科护理工作手册》：检查结束后询问、观察患者有无不适，协助患者下检查床，做到"一动、二坐、三下床"。"一动"是检查结束时活动四肢；"二坐"是在"一动"的基础上缓慢坐起；"三下床"是指扶患者下床并至安全位置休息以防跌倒，同时避免因体位突然改变引起不适。答案选择 A。

2. 参考《医学影像诊断学》：脑梗死 30min 后便可在 DWI 上发现扩散受限，表观弥散系数 CADC，值降低，至 8 ～ 32h 达最低，持续 3 ～ 5d。答案选择 C。

3. 参考《医学影像检查技术学》：胰腺 DWI 图像易受胃肠道空气及食物影响，常会有磁敏感伪影，因此胃肠道准备非常重要，行胰腺 MRI 检查前患者需禁食禁水 4h。答案选择 A。

4. 参考水合氯醛说明书指出儿童镇静所用的量是每千克体重 0.5ml/ 次，如一岁左右的体重为 10kg，每次需要的水合氯醛的量为 5ml。如果患儿按千克体重计算量超过 10ml，按 10ml 计算，最大量为 10ml。一般为 0.5ml/kg，每次。答案选择 B。

5. 参考《磁共振成像技术指南》：对于

配合良好的儿童 MRI 检查前不需要使用镇静药，故 A 选项错误；新生儿、早产儿脑含水量高，需要用更重的 T_2 扫描，故 C 选项错误；婴幼儿在镇静的状态下无法进行憋气序列的扫描，故 D 选项错误；婴幼儿 MRI 扫描时应遵循"诊断关键序列—常规序列—科研序列"的顺序，故 E 选项错误。答案选择 B。

6. 参考《医学影像技术学》：颅脑外伤属于 CT 的适应证，不属于 MRI 检查的适应证。答案选择 C。

7. 参考《医学影像设备学》：婴幼儿 MRI 检查室温度宜控制在 22 ～ 24℃。答案选择 C。

8. 参考《影像护理学》：可让家属陪同一起进入扫描室，让家属握住患者的手或抚摸患者的肢体使其有安全感。答案选择 E。

9. 参考《医学影像检查技术学》：心脏起搏器为 MRI 检查禁忌证，对于进出 MRI 室的人员应该严格把控。答案选择 A。

10. 参考《影像护理学》：视野受限会导致幽闭恐惧症产生。答案选择 B。

11. 参考《放射医学技术》：该患者检查前 30min 口服呋塞米 40mg。答案选择 B。

12. 参考《医学影像成像理论》：金属伪影产生的原因是干扰主磁场的均匀性。答案选择 D。

13. 参考《基础护理学》：气管切开患者行吸痰操作时长，不超过 15s。答案选择 C。

14. 参考《医学影像成像理论》：金属伪影一般出现在金属植入物周围。答案选择 C。

15. 参考《医学影像技术学》：因 MRI 室为强磁场，铁磁性物品均不能进入 MRI 室。答案选择 B。

16. 参考《医学影像技术学》：颈椎和

颈段脊髓 MRI 扫描定位中心应选择下颌联合下缘。答案选择 A。

17. 参考《医学影像检查技术学》：控制受检者呼吸运动伪影常用呼吸门控。答案选择 A。

18. 参考《医学影像检查技术学》：使用呼吸门控受检者需均匀而缓慢地呼吸。答案选择 A。

19. 参考《医学影像检查技术学》：铁磁性物品禁止携带入 MRI 室。答案选择 D。

20. 参考《影像护理学》：在影像诊疗过程中需密切关注呼吸机上的参数，根据患者病情及时调整。答案选择 C。

21. 参考《影像护理学》：MRI 专用呼吸机通气源和控制系统均以 O_2 为动力来源。答案选择 B。

22. 参考《医学影像检查技术学》：胸部常规扫描冠状位层厚 4～5mm。答案选择 B。

23. 参考《磁共振成像技术指南》：癫痫患者行 MRI 检查主要选择冠状位 T_2WI、T_1WI，包括颞叶、海马区，层厚 3mm，也可选择颅脑横轴位 T_1WI、T_2WI。答案选择 D。

24. 参考《内科护理学》：持续性癫痫患者需要在医生的指导下用药，一般首选静脉注射地西泮。答案选择 B。

25. 参考《内科护理学》：地西泮 10～20mg 静脉推注，每分钟不超过 2mg，缓慢注入。答案选择 B。

26. 参考《磁共振成像技术指南》：当 CMRI 正常或只显示一侧病变时 ^{1}HMRS 可提示双侧病变。答案选择 D。

27. 参考《医学影像检查技术学》：癫痫成像需要高场强。答案选择 A。

28. 参考《影像护理学》：躁动患者镇静起效时，轻叩眉间或听觉刺激迟钝，此时方可送患者入扫描室。答案选择 E。

29. 参考《医学影像检查技术学》：3D-CE-MRA（三维增强磁共振血管成像）为对比增强法，需要注射顺磁性对比剂。答案选择 E。

30. 参考《医学影像学》：急性脑梗死在 DWI 表现为高信号。答案选择 A。

31. 参考《医学影像检查技术学》：运动伪影的补偿技术有交换相位和频率编码方向、空间预饱和技术、呼吸补偿和呼吸门控、心电触发和门控等。答案选择 C。

32. 参考《医学影像成像理论》：TOF-MRA 是基于流体饱和效应的流入相关增强效应。答案选择 A。

33. 参考《影像护理学》：对处于深睡状态的患者，应尽量保持头偏一侧，以防舌后坠影响呼吸，或镇静过度造成呼吸抑制或呼吸道不畅。答案选择 E。

34. 生理性运动包括心脏运动、大血管搏动、呼吸运动等，这些运动会产生不同的伪影。随着设备和技术的进步，这些伪影可以通过呼吸门控、心电门控、预饱和技术等，得到明显的改善。答案选择 B。

二、多项选择题

1. 老年人胸腹部检查需要使用呼吸门控、心电门控、屏气扫描。答案选择 ABC。

2. 参考《影像护理学》：对于有心理障碍的老年患者不应使用麻醉药物，A 选项错误；参考《医学影像检查技术学》装有呼吸机及心电监护设备为 MRI 检查禁忌证，E 选项错误；禁止室内陪同人员及工作人员携带铁磁性金属物体，C 选项错误。答案选择 BD。

3. 参考《影像护理学》：婴幼儿行 MRI 检查时，常用的镇静药物有水合氯醛、咪达唑仑、胺碘酮和联合用药，答案选择 BCDE。

4. 参考《实用儿童磁共振诊断学》和《中

枢神经系统磁共振波普诊断学》指出：小儿心率在 100 次 / 分以上，且呼吸较快，门控或膈肌导航技术与成人有差别，故 D 项错误；新生儿脑波谱胆碱峰一般较成人偏高，故 E 项错误。答案选择 ABC。

5. 参考《影像护理学》：幽闭恐惧症患者行 MRI 检查时，可让家属陪同一起进入扫描室；让患者戴上耳塞，播放舒缓的音乐；打开扫描孔内的灯，增加空间感；对检查前诉有头晕、胸闷、心悸者可给予氧气袋低流量吸氧；医务人员在检查时可通过话筒和患者保持通话等。答案选择 ABCDE。

6. 参考《影像护理学》：幽闭恐惧症患者的临床表现有表情紧张、面色苍白、胸闷气短、心慌、恶心、呼吸困难等。答案选择 ABCDE。

7. 参考《影像护理学》：清理呼吸道，备用气管套管，心理护理，缓解患者紧张情绪,特殊准备将金属管套更换为塑料管套，检查特殊抢救设备是否处于完好备用状态均属于气管切开患者 MRI 检查前护理措施。答案选择 ABCDE。

8. 参考《基础护理学》吸痰护理中注意事项：①吸痰负压选择，一般成人 $40.0 \sim 53.3$ kPa（$300 \sim 400$ mmHg），儿童 < 40 kPa；②若气管切开吸痰，注意无菌操作，先吸气管切开处，再吸口鼻部；③吸痰采取的手法为左右旋转并向上提管的方法，以利于呼吸道分泌物充分吸尽；④每次吸痰时间 < 15 s，以免造成缺氧；⑤吸痰结束后洗手并记录痰液的颜色、性状、量、黏稠度、气味、患者反应等。答案选择 ABDE。

9. 参考《影像护理学》：MRI 专用呼吸机多为气动气控型呼吸机，通气源和控制系统均只以氧气为动力来源。优点是主机非常小，携带方便，操作简便，安全可靠，可应用于没有电源或需要限制电源使用的

特殊场合，如飞机、高压氧舱、CT 检查室、磁共振检查室等。答案选择 ABCDE。

10. 参考《医学影像检查技术学》：癫痫患者行 MRI 检查主要选择冠状位 T_2WI、T_1WI，包括颞叶、海马区，层厚 3mm，也可选择颅脑横轴位 T_1WI、T_2WI。答案选择 ABCDE。

11. 参考《医学影像科护理工作手册》：躁动患者行 MRI 检查前，做好开通绿色通道、患者评估、医生沟通、环境及物品准备等工作。答案选择 ABCDE。

12. 参考《医学影像科护理工作手册》：躁动患者行 MRI 检查中，做好体位设计、专人陪同、快速扫描、推注对比剂时密切观察穿刺部位和肢体反应、监测患者等工作。答案选择 ABCDE。

13. 参考《影像护理学》：躁动患者行 MRI 检查的护理评估应从患者病史、心理状况、神志状态及配合程度、环境等方面进行全面评估。答案选择 ABCDE。

三、简答题

1. 幽闭恐惧症患者检查前的护理措施

（1）密切关注患者情绪，耐心回答患者疑问。

（2）环境熟悉：可提前带患者熟悉操作室的环境，讲解检查中的噪声来源，演示呼叫设备的使用方法，同时告知操作间有监控，检查时医务人员会随时观察，并与其保持通话。

（3）同伴支持：对于环境熟悉后仍紧张的患者，可请其跟随医务人员观察一位患者完整的扫描过程,并请受检者描述感受，安排人员陪同检查。

（4）确保医务人员的技术熟练。

（5）药物干预：若经过上述护理措施后，患者仍感到不能完成检查，则可在患者与家属同意后遵医嘱使用镇静药。服用水合氯醛或肌内注射苯巴比妥注射液后，安排

家属陪同并让患者安静平卧休息，避免步态不稳或行动不便导致跌倒或坠床。

（6）若有患者在药物干预后仍感到十分恐惧，应立即终止检查，不可强硬坚持，根据患者情况予以妥善处理。

（7）环境：①亮度，将磁体间照明调到最大，以增加空间感；②音乐，可播放轻音乐，减少噪声对患者的刺激，分散患者的注意力，同时准备好耳塞；③物品，为患者准备好反光镜，扩大患者视野，以减轻狭小感觉；眼罩，及时为患者佩戴眼罩，减轻其恐惧感。

2. 老年患者行 MRI 检查前的评估重点

（1）患者评估：阅读申请单，评估患者病情、配合程度、精神状态，增强者重点评估过敏史和肾功能情况。仔细询问有无 MRI 禁忌证，因老年患者体内接受置入物的频率较高，常见的有冠状动脉支架、人造心脏瓣膜、血管夹、人工耳蜗、胰岛素泵等，对此类患者除详细阅读 MRI 申请单外，还需向患者及其家属进一步核实，发现有疑问应及时与临床医生核实，确认体内置入物是非铁磁性材料方可进行检查。对携带动态心电图的患者择日安排检查。

（2）心理护理、健康教育：向患者及其家属交代 MRI 检查环境、设备噪声特点、检查时间等，组织患者观看视频，了解整个检查过程，消除患者焦虑、紧张、恐惧的心理，使患者愿意接受 MRI 检查。要求患者检查过程中制动，任何轻微的动作如咳嗽、吞咽、喘息等均会造成图像伪影，嘱患者平稳呼吸，手握报警球，如有不适随时与医护人员沟通。

（3）呼吸训练：胸腹部检查需使用呼吸门控、心电门控及屏气扫描技术，老年患者反应迟缓、听力差，检查前需反复进行呼吸训练，对屏气扫描者要求扫描前深呼吸 3～5 次，吸气末进行屏气，尽可能延长屏气时间。必要时由家属协助患者完成呼吸训练。

（4）根据检查需要排空膀胱。

（5）必要时镇静。

3. 气管切开患者行 MRI 检查中的护理措施

（1）体位设计：由医生、技师与护士共同将患者转移到检查床上，动作要轻，将头放于舒适的位置，避免咳嗽。

（2）专人陪同：由医生、护士或家属陪同患者完成检查。

（3）患者监测：检查时启用心电门控或使用 MRI 专用指夹式脉搏血氧仪，监测生命体征的变化。必要时给予氧气枕低流量吸氧，保持呼吸道通畅。扫描过程中严密观察患者情况，发现异常立即处理。

（4）注意保暖：由于扫描房间温度较低，防止患者因受凉引起咳嗽。

（5）对于清醒的患者告知检查时一定要保持不动，防止移动体位和咳嗽等动作。

4. 机械通气患者行 MRI 检查前的护理措施

（1）风险评估：由医生与家属详谈 MRI 检查的必要性与危险性，由家属签字同意后方可安排检查。主管医生认真评估及权衡检查的必要性与转送风险，制订检查计划。要求医生将金属气管导管更换为一次性塑料气管导管，并妥善固定。

（2）患者预约：开设绿色通道，临床医生确定患者是否能完成 MRI 检查，提前将检查信息传至 MRI 室，提前电话通知并送入检查单。迅速阅读检查单，确认患者到达时间，并向医生确认检查方式（平扫或增强），预先安置好留置针。

（3）检查前需遵医嘱查血气分析，在血氧饱和度及生命体征较稳定的情况下由护士和医生陪同检查，更换专用的便携式小型呼吸机或简易呼吸器。

（4）MRI 专用呼吸机准备：接通电源、开机、氧气充足、自检、设置患者体重、测试管道的密闭性、根据病情设置模式。

（5）评估核对：患者到达检查室后快速核查信息、评估病情（生命体征、意识、呼吸道是否通畅、有无气道危险），详细询问病史（手术史、检查史、过敏史），筛选高危人群，并填写危重患者检查记录单。

（6）清理呼吸道：进入 MRI 检查室前充分吸氧、吸痰，保持呼吸道通畅。分离普通呼吸机管道，接好 MRI 专用呼吸机管道，调节参数，观察呼吸机运行是否正常，观察生命体征情况，并做好记录。

（7）嘱陪同医生、家属去除患者身上的一切金属异物，包括监护仪、微量泵等急救设备。护士运用金属探测器再次检查，确认患者身体无金属异物的存在。

（8）家属准备：询问家属有无手术史，禁止体内安有金属异物的陪护进入检查室，并取下身上的一切金属物品，护士运用金属探测器再次检查以确保安全，并交代家属所有转运患者的工具不能进入检查室，并指导转运方法。

（9）保持静脉补液通畅，暂时夹闭其他引流管。

5. 婴幼儿行增强 MRI 检查防止对比剂渗漏的措施有：①穿刺成功后做好固定；②注射对比剂前手动注射生理盐水 3～5ml，观察穿刺部位有无疼痛、红、肿现象，患儿有无因疼痛引起肢体回缩，确保留置针安全无渗漏方可高压注入对比剂；③注药时严格控制速度、压力和剂量；④对睡眠中的患儿，检查时同时固定好非检查部位，以免推药时患儿突然惊醒躁动使检查失败，检查时若患儿出现异常，立即停止推药，暂停检查，查看患儿，及时处理。

6. 癫痫患者行 MRI 检查前的心理护理及健康教育：癫痫患者因反复发作，治愈困难，给患者及其家属带来巨大的经济负担和精神压力。应加强与患者的沟通，给予心理辅导，告知患者 MRI 检查的必要性、注意事项、检查时间及配合要领。检查前应告知患者适当进食，避免饥饿与脱水；避免过度疲劳，保持充足的睡眠；勿大量饮水；禁饮酒；防止滥用药物与突然停药等。

7. 躁动患者行 MRI 检查前的护理措施

（1）镇静镇痛评分：对于使用镇静镇痛药物者，应使用镇静镇痛评分表对效果进行评估。如镇静镇痛不足，进行影像诊疗时出现的噪声、疼痛甚至体位改变都可能会刺激患者躁动加剧。镇静起效时，轻扣眉间或听觉刺激迟钝，此时方可送患者入扫描室，将患者平移至扫描床，避免体外管道扭曲或脱落。

（2）心理护理：对清醒患者给予语言抚慰，尽量平静患者的情绪，以取得配合。

（3）合理安排检查时间：确认患者诊疗方式和到达时间，尽量减少在影像诊疗诊室等待的时间。

8. 该患者出现了晕针，护理措施包括如下。

（1）晕针一旦发生，立即停止治疗，将患者抬到空气流通处或吸氧。坐位患者立即改为平卧位，以增加脑部供血量；口服温开水或一杯葡萄糖水，适当保暖。患者一般在 2～3min 即可恢复。安慰患者，严禁以扶持方法搬动患者，可采用 1 人抱、2 人抬或平车搬动患者，以免因体位关系加重脑部缺血，使晕针加重。

（2）重者在上述处理基础上，可按压人中、内关、合谷等穴位。

（3）经上述处理无效时，患者出现昏迷虚脱,立即予以吸氧、测量生命体征、保暖、建立静脉通路做好记录。

（4）启动院内急诊，电话通知急诊科医务人员到场处理，向急诊科医护人员做好交接班，转到急诊科进一步观察、处理。

（5）无家属陪同患者要协助通知家属到院，无法通知家属者报科室主任。

（6）老年人或有心脏病的患者，需要防止发生心绞痛、心肌梗死或脑部疾病等意外。对个别过敏体质患者应做好应急措施，准备好急救药物，以防意外事故发生。

（7）做好事件记录。

第四节　特殊血管行MRI检查护理

一、单项选择题

1. 脑动脉狭窄最常见病因是（　　）

A. 血液病　　　　B. 脑动脉炎

C. 血管畸形　　　D. 脑动脉夹层

E. 脑动脉粥样硬化

2. 下列是无创性脑血管成像技术的是（　　）

A. MRA　　B. CTA

C. DSA　　D. 普通X线脑血管造影

E. 以上都不是

3. 下列是增强磁共振血管成像技术的是（　　）

A. TOF-MRA　　　B. TOF-MRV

C. CE-MRA　　　　D. PC-MRA

E. PC-MRV

4. 患者，男性，56岁，主诉：外院CTA提示右侧颈内动脉起始段重度狭窄半月余。现病史：伴偶尔左枕部麻木、头晕、恶心、呕吐、肢体活动可，进一步诊治入院行头颈血管斑块增强MRI检查，机房护士在为患者进行体位摆位时，"十"字定位灯的横向连线应对准（　　）

A. 发际　　　　　B. 额头

C. 鼻尖　　　　　D. 瞳间线

E. 双眉中心

5. 头线圈扫描头颅所得的图像质量明显优于体线圈，其原因是（　　）

A. 头线圈射频发射功率大

B. 体线圈射频发射功率大

C. 体线圈射频发射功率小

D. 头线圈与头颅之间距离小

E. 体线圈只有发射功能无接收功能

6. 高浓度顺磁对比剂对质子弛豫时间的影响为（　　）

A. T_1缩短，T_2延长

B. T_1延长，T_2缩短

C. T_1缩短，T_2缩短

D. T_1延长，T_2延长

E. T_1缩短，T_2改变不大

7. 颈动脉斑块好发部位为颈总动脉分叉处，其次为颈总动脉起始段、颈内动脉虹吸部、大脑中动脉及大脑前动脉等部位。依据狭窄程度分为4级，以下分级正确的是（　　）

A. < 25%为轻度狭窄

B. 25%～50%为中度狭窄

C. 50%～85%为重度狭窄

D. 85%～99%为重度狭窄

E. > 99%为完全闭塞

8. 患者，男性，54岁，体重90kg，疑似有颈部血管斑块，现行颈部血管斑块增强MRI检查。以下护理措施中不正确是（　　）

A. 检查前禁食2h

B. 去除金属物品

C. 应注射钆对比剂

D. 检查前无须禁食

E. 患者应使用颈动脉专用线圈

9. 患者，男性，45 岁，高血压病史，伴头晕、头痛，需行颈部血管 MRI 检查。患者在候诊区等候检查时，突然出现头晕、心慌、面色苍白、出冷汗，机房责任护士及时将患者扶至注射室，初步判断为低血糖反应，正常低血糖诊断标准是（　　）

　　A. 血糖低于 3.9mmol/L

　　B. 血糖低于 3.0mmol/L

　　C. 血糖低于 2.8mmol/L

　　D. 血糖低于 4.4mmol/L

　　E. 血糖低于 5.0mmol/L

10. 关于颈部血管斑块增强 MRI 检查护理常规不正确的是（　　）

　　A. 完成检查后可及时拔针离开

　　B. 协助患者上机检查，注意患者安全，防止坠床

　　C. 给予患者心理护理，消除患者紧张情绪，以便能配合技师顺利完成检查

　　D. 了解患者既往史和现病史相关病情，核实患者有无颈部手术病史及手术内植物

　　E. 告知注射钆对比剂的意义及可能发生不良反应，并签署钆对比剂使用知情同意书

11. 脑出血的超急性期是指（　　）

A. 出血发生 12h 内

B. 出血发生 24h 内

C. 出血发生 1 ～ 3d

D. 出血发生 4 ～ 7d

E. 出血发生 8 ～ 14d

12. 下列哪项是中国人群的缺血性卒中发生的主要原因（　　）

　　A. 脑出血　　　　　B. 高血压

　　C. 脑梗死　　　　　D. 烟雾病

　　E. 颅内动脉狭窄

13. 在下列诊断技术中心，目前烟雾病诊断的金标准是（　　）

　　A. CTP　　　　　　B. TCD

　　C. 脑血管造影　　　D. 颅脑 CT 及 CTV

　　E. 颅脑 MRI 及 MRV

14. 行头颈部 MRA 扫描时，将饱和带置于扫描区域的上方，其目的是（　　）

　　A. 显示静脉血流

　　B. 避免脑脊液流动伪影

　　C. 避免血流湍流的影响

　　D. 避免动脉血流的影响

　　E. 避免头、颈部不自主运动带来的运动伪影

15. 亚急性期脑出血 MRI 的表现，红细胞内主要为（　　）

　　A. 铁蛋白　　　　　B. 含铁血黄素

　　C. 正铁血红蛋白　　D. 去氧血红蛋白

　　E. 富含氧血红蛋白

16. 早期脑梗死最适宜的扫描方式是（　　）

　　A. 灌注成像　　　　B. T_1 加权成像

　　C. T_2 加权成像　　D. 弥散加权成像

　　E. 磁敏感加权成像

17. 患者，男性，43 岁，因外伤，导致上肢暂时性功能障碍，手臂麻木无力，上肢疼痛，无法自由活动。初步考虑为上肢神经损伤，行上肢血管 MRI 检查，机房责任护士为患者进行安全性评估，以下哪种金属物能做 MRI 扫描（　　）

　　A. 心脏起搏器　　　B. 大血管手术夹

　　C. 体内残留弹片　　D. 固定骨折用钢板

　　E. 固定椎体的钛合金板

18. 患者，女性，60 岁，因"左上肢摔伤后出现麻木乏力 50d"入院，现临床医生开上肢血管 MRI 检查，机房责任护士告知患者在做检查过程中会有很大噪声，所听到的噪声主要是由（　　）

　　A. 静磁场造成的

　　B. 射频场造成的

C. 梯度磁场造成的

D. 回波链长度造成的

E. 脉冲序列翻转角度不同造成的

19. 下列关于影像科技术人员和护理人员在为患者行 MRI 扫描前的准备工作，不正确的是（　　）

A. 查看患者过去的影像检查资料

B. 看申请单、询问病史及有关资料

C. 告知患者行磁共振检查的注意事项

D. 早期脑梗死等危重患者不能做 MRI 检查

E. 检查有无金属异物，对 MRI 禁忌证患者谢绝检查

20. 对于行上肢血管增强 MRI 成像的患者可使用的对比剂有（　　）

A. 碘海醇　　　　B. 钆双胺

C. 碘佛醇　　　　D. 碘克沙醇

E. 泛影葡胺

21. 患者，男性，56 岁，行左上肢 MRI 检查，关于患者体位摆放叙述正确的是（　　）

A. 仰卧位，头先进，人体长轴与床面长轴一致

B. 左侧卧位，足先进，人体矢状面与床面垂直

C. 右侧卧位，头先进，人体矢状面与床面垂直

D. 俯卧位，头先进，人体冠状面与床面长轴垂直

E. 仰卧位，足先进，人体矢状面与床面长轴平行

22. 在上肢血管 3D-CE-MRA 中需使用高压注射器，关于护理人员使用高压注射器的工作流程说法正确的是（　　）

A. 安装针筒无型号尺寸限制

B. 注射过程中无须观察压力变化曲线

C. 根据实际的检查部位，设置合理参数

D. 通电开机后，无须检查设备是否能够正常运行

E. 若注射中出现压力值超过最大压力限制时，只能通过操作人员手动停止注射

23. 患者，女性，60 岁，因上肢出现麻木乏力，准备做磁共振平扫＋增强检查时，护理要求（　　）

A. 患侧下肢血管注射对比剂

B. 健侧上肢血管注射对比剂

C. 患侧上肢血管注射对比剂

D. 健侧下肢血管注射对比剂

E. 以上均正确

24. 患者，女性，60 岁，左上肢后出现麻木乏力 50 余天，肾功能正常。体格检查：左上肢肌力 0 级，左上臂、前臂及手麻木。临床医生开头颈 CTA 和上肢血管平扫＋增强 MRI 检查两项影像检查，患者询问护士两项检查是否可在同日做，护士告知患者这两项检查需间隔（　　）做

A. 4h　　　　　　B. 6h

C. 12h　　　　　 D. 24h

E. 无须间隔时间做

25. 患者，女性，78 岁，因足部麻木疼痛 1 年余，以右足踇趾、第二足趾疼痛明显为主诉入院。既往史：（－）。查体：神清语明，下肢常有发绀现象，医生初步诊断为下肢闭塞性动脉粥样硬化。为明确血管闭塞性动脉粥样硬化诊断金标准的是（　　）

A. MRA　　　　　B. 血管造影

C. 核素检查　　　 D. 活动平板

E. 节段动脉压

26. 在下肢血管平扫＋增强 MRI 成像检查中，常用 Gd 系列对比剂，以下关于 MRI 对比剂的描述，错误的是（　　）

A. MRI 对比剂的用量为 0.2ml/kg

B. MRI 对比剂一般无须做过敏试验

C. MRI 对比剂的用量为 0.1mmol/kg

D. 哺乳期妇女在用药 24h 后方可哺乳

E. MRI 对比剂非常安全，没有任何不宜使用的人群

27. 下列不是下肢血管 MRI 成像技术要点（　　）

A. 采用头先进

B. 选择专门的下肢线圈

C. 扫描时大小腿一起扫描

D. 患者置于仰卧位，双腿弯曲 45°

E. 适当垫高小腿使之与大腿血管处于同一水平

28. 高压注射器对比剂流速的选择应依据导管端所在血管的血流速度，一般流速应（　　）

A. 小于血流速度

B. 等于血流速度

C. 大于血流速度

D. 等于或大于血流速度

E. 等于或略小于血流速度

29. 臂丛神经的组成为（　　）

A. 颈 1～7 神经　　B. 颈 4～7 神经

C. 颈 5～8 神经　　D. 颈 4～胸 1 神经

E. 颈 5～胸 1 神经

30. 患者，男性，43 岁，工作中出现事故，现上肢暂时性功能障碍，手臂麻木无力，上肢疼痛，无法自由活动。初步考虑为臂丛神经损伤，以下不正确的是（　　）

A. 扫描序列无须加抑脂技术

B. 观察节后神经时，应采用冠状位扫描

C. 扫描的前后范围应包括椎体前缘至椎管后缘

D. 观察臂丛神经节前神经根时，应采用轴位扫描

E. 扫描的上下范围应包括颈 4 椎体上缘至胸 2 椎体下缘水平

31. 臂丛神经扫描范围包括（　　）

A. C_3 椎体上缘～T_1 椎体下缘

B. C_3 椎体下缘～T_1 椎体上缘

C. C_3 椎体上缘～T_2 椎体下缘

D. C_4 椎体上缘～T_2 椎体下缘

E. C_4 椎体上缘～T_2 椎体上缘

32. 患者，女性，62 岁，出现臂丛神经损伤的临床症状，以下表述正确的是（　　）

A. 尺侧腕屈肌、指浅屈肌障碍和肌肉萎缩是臂丛神经下干损伤表现

B. 肱肌、肱桡肌功能障碍和肌肉萎缩是臂丛神经中干损伤表现

C. 指总伸肌、拇长伸肌功能障碍及肌萎缩是臂丛神经上干损伤表现

D. 肱三头肌、尺侧腕伸肌功能障碍和肌肉萎缩是臂丛神经下干损伤表现

E. 三角肌、肱二头肌功能障碍和肌肉萎缩是臂丛神经中干损伤表现

33. 下列不可诊断臂丛神经病变的影像学方法的是（　　）

A. 超声　　　　　　B. MRI

C. CT　　　　　　D. MRA

E. DSA

34. 患者行臂丛神经增强 MRI 检查后，出现神志不清，呼之不应，角膜反射、对光反射存在，考虑为（　　）

A. 昏睡　　　　　　B. 嗜睡

C. 浅昏迷　　　　　D. 深昏迷

E. 意识模糊

35. 患者，男性，84 岁，因"骨坏死行右大腿截肢术后 19 年，残肢阵发性电击样痛，不能忍受"就诊。临床考虑：残肢痛，病理性神经痛，入院后给予药物治疗，疼痛有减轻，但发作时疼痛仍剧烈，患者精神状态差。临床医生需开具坐骨神经平扫＋增强 MRI 检查，为明确诊断病情需使用钆对比剂，该钆喷酸葡胺增强主要是因为（　　）

A．信噪比下降

B．对比度下降

C．空间分辨率下降

D．信号均匀度下降

E．缩短 T_1 弛豫时间效应

36. 患者，男性，30 岁，腰腿疼痛 7 年余，半个月前因拖地诱发腰臀部疼痛，并向左大腿后侧、小腿后外侧放射，行走及站立时疼痛加剧,医生行坐骨神经 MRI 检查，该患者一进机房心慌、害怕，考虑患者有幽闭恐惧症。下列不是缓解幽闭恐惧症患者症状的措施的是（　　）

A. 采用镇静药物

B. 直接让患者放弃检查

C. 改善环境，检查室用暖色调，光线明亮柔和

D. 提高患者对磁共振的认知度，进行心理疏导

E. 采取适当措施配合检查，戴上耳机降低噪声或含口香糖分散注意力

37. 以下不是坐骨神经损伤表现的是（　　）

A. 足部出现神经营养性改变

B. 小腿后外侧和足部感觉丧失

C. 膝关节呈屈曲状态，行走时呈震颤步态

D. 高位损伤，引起股后部肌肉及小腿和足部所有肌肉全部瘫痪

E. 高位损伤，导致膝关节不能屈及踝关节与足趾运动功能完全丧失

38. 坐骨神经增强 MRI 对比剂的增强机制为（　　）

A. 增加了水的比重

B. 增加了氢质子的个数

C. 减少了氢质子的浓度

D. 改变局部组织的磁环境直接成像

E. 改变局部组织的磁环境间接成像

39. 行腰丛神经增强 MRI 检查时通常使用钆喷酸葡胺对比剂，可引起的不良反应包括（　　）

A. 头晕　　　　　B. 头痛

C. 恶心　　　　　D. 心前区不适

E. 以上均是

40. 为患者进行腰丛神经平扫＋增强造影检查，钆对比剂常规使用剂量为（　　）

A. 0.05mmol/kg　　B. 0.1mmol/kg

C. 0.15mmol/kg　　D. 0.2mmol/kg

E. 0.25mmol/kg

41. 腰丛神经损伤通常采用 MRI 检查，对于 MRI 检查的主要优点表述正确的是（　　）

A. 空间分辨率高　B. 灰度分辨率高

C. 密度分辨率高　D. 软组织分辨率高

E. 密度对比分辨率高

42. 影像科护士正在为一位需行腰丛神经平扫＋增强 MRI 的患者静脉穿刺留置针，发现注射部位肿胀、疼痛、无回血，根据此情况，应采取的措施是（　　）

A. 抬高手臂　　　B. 退一点针管

C. 变换肢体位置　D. 用生理盐水冲管

E. 拔针，另选血管穿刺

二、多项选择题

1. 下列哪些情况不适合做颅脑血管斑块增强 MRI（　　）

A. 人工关节

B. 装心电监护仪

C. 颅内有银夹及有眼球内金属异物者

D. 安装人工心脏起搏器者及神经刺激器者

E. 检查部位有金属物（如内固定钢针钉等）者

2. 典型的颅内动脉瘤多因血管壁的先天性缺陷和（或）血管腔内压力增高出现，其引起颅内出血的包括下列哪几项（　　）

A. 脑血栓　　　　　B. 高血压

C. 糖尿病　　　　　D. 神经病变

E. 蛛网膜下腔出血

3. 关于颅内动脉硬化病变患者检查护理下列叙述正确的是（　　）

A. 线圈选择头部线圈

B. 对于住院患者查看申请单即可，无须核对手腕带

C. 检查前确认患者无检查禁忌证，且已完成相关准备

D. 设备间室温保持在 18～22℃，湿度保持在 35%～45%

E. 检查前仔细核对患者姓名、年龄、性别，检查申请单

4. 通常颈动脉斑块的患者偶尔会出现短暂性脑缺血发作，可持续数秒、数分钟、数小时后完全缓解，恢复正常，以下对短暂性脑部缺血描述正确的是（　　）

A. 失语

B. 昏迷

C. 单侧失明

D. 吞咽困难、饮水呛咳

E. 单侧肢体运动感觉障碍

5. 患者，男性，73 岁，突发右侧肢体无力 3d，来院诊治，头颈 CTA 提示：左侧颈内动脉起始部狭窄约 70%，其内可见钙化，医生需再行颈部血管斑块增强 MRI 检查，颈动脉斑块 MRI 的临床表现有（　　）

A. 纤维帽　　　　B. 脂质核心

C. 疏松间质　　　D. 钙化、出血

E. 活动性炎症

6. 患者，男性，45 岁，主诉：头晕、眼前偶尔有朦胧感，现进行 MRI 检查。以下关于颅内血管壁 MRI 对影像学诊断有用的描述正确的是（　　）

A. 可以评估血管炎的活动性

B. 可以评估粥样硬化斑块的活动性

C. 可以选择疑似中枢神经系统血管炎患者的颅内活检靶点

D. 可以确定与粥样硬化斑块位置相关的分支动脉开口来诊断卒中的病因

E. 可以确定有急性蛛网膜下腔出血及多发动脉瘤患者中哪个动脉瘤已经破裂

7. 患者，女性，50 岁，在行头颈血管 MRI 平扫＋增强检查时出现对比剂不良反应，下列钆对比剂急性不良反应中，最危险的是（　　）

A. 发热　　　　　　B. 胸闷

C. 荨麻疹　　　　　D. 呼吸困难

E. 喉头水肿

8. 患者，男性，75 岁，因"上肢软组织损伤"入院，现行上肢 MRA 增强检查，下列叙述正确的是（　　）

A. 线圈选择体表线圈

B. 成像方法应选择 3D-PC-MRA

C. 患者检查结束后可立即返回病房

D. 在增强检查前，应进行试注射，评估患者血管情况

E. 护理人员摆放体位时，应将上肢远端垫高，使其与近段水平高度一致

9. 3D-CE-MRA 为目前最常用的 MRI 四肢血管成像方法。下列相关叙述正确的是（　　）

A. 因肢体无运动倾向，检查时无须屏气

B. 原理与一般 CE-MRA 相同，采用 3D-GRE 序列

C. 可采用高分辨力采集及减影技术，以充分显示血管

D. 对静脉性血管病变的观察，通常需要采集 3～4 个周期

E. 注射对比剂前应做团注试验，测量对比剂的峰值通过时间

10. 患者，男性，53 岁，因四肢末梢麻木无力，针刺烧灼感，持物不稳，双下肢抬举困难 1 年余，疑似存在下肢血管问

题。下列关于下肢血管扫描叙述正确的是（　　）

  A. 需配备心电门控＋呼吸门控

  B. 扫描设计三段扫描，腹盆区、大腿段、小腿部

  C. 取仰卧位，足先进，进行固定，将小腿适当抬高与大腿血管处于同一水平

  D. 腹盆区：HD8-CH 采集血流信号，减轻肠道蠕动及呼吸伪影

  E. 大腿及小腿段：采用单通道体部 Body 线圈采集血流，FC（Flow Compensation，流动补偿）并固定足部

11. 下列关于下肢血管 MRI 患者护理叙述正确的是（　　）

  A. 体位采用仰卧位，足先进

  B. 检查结束后指导患者饮水以利于对比剂的排出

  C. 在安装高压注射器管道后，应先排出管道内空气

  D. 在检查中告知患者不能随意移动，以免产生伪影

  E. 增强检查进行试注射时，将手放到留置针尖的远心端

12. 患者，男性，53 岁，主诉上臂疼痛麻木 5 月余，现病史：无明显诱因出现颈部疼痛伴左上肢放射至五指末端，在行臂丛神经增强 MR 检查时发生对比剂中、重度外渗，下列影像科护士处理措施中正确的是（　　）

  A. 使用黏多糖软膏外敷

  B. 24h 内硫酸镁湿热敷

  C. 避免使用外渗肢体监测血压

  D. 交代患者抬高患肢，促进血液回流

  E. 2% 利多卡因 +0.05% 地塞米松 +20ml 生理盐水湿敷

13. 根据臂丛神经损伤的病理特点将其分为（　　）类

  A. 神经断裂伤

  B. 神经根撕脱

  C. 神经脱髓鞘损伤

  D. 神经震荡或休克

  E. 神经传导功能失调

14. 影响对比剂注射流速的因素有（　　）

  A. 单或侧孔　　　B. 导管的内径

  C. 导管的长度　　D. 对比剂的黏稠度

  E. 导管与血管的方位

15. 坐骨神经痛检查时可发现的病理体征有（　　）

  A. 膝腱反射消失

  B. 直腿高举试验（+）

  C. 踝关节反射减弱消失

  D. 沿坐骨神经通路的压痛点

  E. 小腿或足背外侧感觉退减

16. 下列关于腰丛神经 MRI 检查护理叙述正确的是（　　）

  A. 检查过程中要严密观察患者病情变化

  B. 护理人员摆位时使用表面线圈、体部多通道线圈

  C. 以髂前上棘和坐骨结节作为上、下界体表定位标志

  D. 对于颈部不适患者可稍微抬高头部，在头后放置软垫

  E. 可用宽布带将大腿中部捆绑固定，以减少肢体活动造成的运动伪影

17. 下列关于腰丛神经 MR 成像技术叙述正确的是（　　）

  A. T_2WI/T_1WI 腰椎垂直冠状位：与腰椎脊柱长轴平行

  B. T_2WI 斜矢状位是以常规盆腔横断位中的梨状肌为定位参照

  C. 斜矢状位扫描时，定位线最好与斜冠状位所显示的短条状神经走行方

向一致

D. T_2WI 成角冠状位：是位于垂直冠状位和骶骨长轴冠状位之间方向的轴位扫描

E. 对 L_4、L_5、S_1 及腰骶干、坐骨大孔区的坐骨神经近段以垂直冠状位结合水平轴位断面解剖为佳

18. 腰丛神经 MR 增强检查需使用对比剂，下列属于 MRI 对比剂主要临床表现的是（　　）

A. 皮肤黏膜反应：荨麻疹、皮疹等

B. 循环系统症状：心悸、低血压等

C. 中枢神经系统症状：头痛、头晕等

D. 呼吸系统症状：呼吸困难、鼻炎等

E. 胃肠道刺激症状：胀气、呕吐、腹痛、腹泻等

三、简答题

1. 简述患者在行颈部血管增强 MRI 检查后的健康宣教和护理。

2. 简述患者在进行上肢血管 MRI 检查过程中，影像科护士应如何让患者配合完成检查。

3. 简述在行臂丛神经平扫加增强 MRI 检查中如何预防对比剂外渗。

4. 简述患者在行腰丛神经 MRI 检查中突发急性过敏性反应的紧急处理方法。

5. 患者，男性，48 岁，突发神志模糊伴肢体无力 6h，前来急诊神经内科就诊，于当天中午 12:30 来影像科进行颅脑血管 MRI 检查，影像科护士该如何采取护理措施？

6. 患者，男性，45 岁，因下肢血栓入院，医生开下肢血管 MRI 平扫＋增强检查，在影像科等待做下肢血管 MRI 检查时，突然出现全身抽搐、四肢僵硬、口吐白沫、牙关紧闭、意识不清楚，影像科护士该如何进行护理？

7. 患者，男性，58 岁，因车祸导致坐骨神经疼痛，起初表现麻木，近期慢慢地转化为不定期疼痛，现入院进一步检查，患者意识清楚、躁动不安，疼痛难耐，临床医生行"坐骨神经 MRI"检查，患者因疼痛难耐无法坚持做完这项检查，为了让患者完成检查应做好哪些护理措施？

8. 患者，男性，56 岁，主诉：在外院 CTA 及 MRA 示右侧颈内动脉起始段重度狭窄。现病史：患者近半个月伴左侧肢体麻木，偶尔头痛、恶心呕吐，无饮水呛咳、意识丧失、一过性黑矇症状，肢体活动可，给予对症治疗，为进一步诊治入院行头颈动脉血管 HR.MRI（平扫＋增强）检查，影像科护士应该如何交代患者行增强检查的潜在风险？

答案解析：

一、单项选择题

1. 脑动脉粥样硬化是动脉硬化性脑血管病中最常见的一种，是我国首位致死性疾病，其中脑梗死所占比例超过 50%，答案选择 E。

2. 参考《放射医学技术》：MRA 作为一种无创的血管造影技术，在血管性疾病的诊断中显示出独特的优势。答案选择 A。

3. 参考《医学影像成像理论》：CE-MRA 是 contrast enhancement magnetic resonance angiography 的缩写，为对比增强磁共振血管造影。答案选择 C。

4. 参考《医学影像检查技术学》：患者行颅脑部位磁共振检查时，双眉中心对准"十"字定位灯的横向连线。答案选择 E。

5. 头线圈可保障头部扫描时射频发射专注于头部，而丝毫不影响其他部位。答案选择 D。

6. 参考《医学影像成像理论》：高浓度顺磁对比剂对质子弛豫时间的影响为 T_1 缩

短，T_2 缩短；低浓度顺磁对比剂对质子弛豫时间的影响为 T_1 缩短，T_2 改变不大。答案选择 C。

7. 参考《颈动脉狭窄诊治指南》：依据狭窄程度分为 4 级：< 30% 为轻度狭窄，30% ～ 69% 为中度狭窄，70% ～ 99% 为重度狭窄，> 99% 为完全闭塞。答案选择 E。

8. 参考《影像护理学》：增强检查前需要空腹 2 ～ 4h。答案选择 D。

9. 参考 2020 年《中国 2 型糖尿病防治指南》：正常低血糖小于 2.8mmol/L、Ⅰ型低血糖小于 3.9mmol/L 且大于 3.0mmol/L、Ⅱ型低血糖小于 3.0mmol/L、Ⅲ型低血糖没有特定血糖界限。答案选择 C。

10. 参考《影像护理学》MRI 增强检查后，患者需在等候室休息 30min 无任何不良反应后方可拔针离开，按压穿刺部位 5min 以上。答案选择 A。

11. 参考《2021 放射医学技术学》：脑出血分为 4 期，超急性期是指出血发生 24h 内，急性期是指出血发生 1 ～ 3d，亚急性期是指出血发生 4 ～ 7d，慢急性期是指出血发生 8 ～ 12d。答案选择 B。

12. 参考《颅内 MR 血管壁成像技术与应用中国专家共识》：研究证据表明，颅内动脉狭窄是中国人群缺血性卒中的主要原因，约占 46.6%。答案选择 E。

13. 参考《烟雾病和烟雾综合征诊断与治疗中国专家共识》脑血管造影是诊断烟雾病和烟雾综合征的金标准，其还可用于疾病分期和手术疗效评价，答案选择 C。

14. 参考《医学影像检查技术学》：行头颈部 MRA 扫描时，将饱和带置于扫描区域的上方，其目的是饱和动脉血流，显示静脉影像，答案选择 A。

15. 出血发生后 4 ～ 7d，出血从周边开始形成正铁血红蛋白，亚急性早期（3 ～ 6d）

从血肿的外周向中心发展，红细胞内的脱氧血红蛋白转变为正铁血红蛋白。答案选择 C。

16. 参考《医学影像检查技术学》：早期脑梗死最适宜的扫描方式为弥散加权成像，答案选择 D。

17. 参考《医学影像检查技术学》MRI 检查禁忌证：装有心脏起搏器、电子耳蜗、内置泵、神经刺激器、人工心脏金属瓣膜，疑有眼球内金属异物；动脉瘤夹结扎术后，特别是旧式动脉瘤夹；体内有铁磁性金属植入物（不包括金属节育环和固定假牙），近年来的钛合金植入物和冠状动脉支架多数可以安全地经受检查。需辅助维持生命者、重病患者、孕妇、幽闭恐惧症是相对禁忌证。答案选择 E。

18. 参考《医学影像诊断学》梯度线圈工作时，梯度磁场不断地开启和关闭，在主磁场的共同作用下，梯度线圈产生很强的洛伦兹力，使梯度线圈的载体在梯度场切换期间发生剧烈的机械振动，从而产生特殊的噪声，答案选择 C。

19. 参考《放射医学技术》：早期脑梗死影像学检查的首选方法是 MRI。答案选择 D。

20. 参考《医学影像成像原理》：MRI 成像钆螯合物为最常用的对比剂，其原理主要是缩短 T_1 弛豫时间效应，血供越丰富的组织器官对比剂的浓度越高，碘海醇、碘佛醇、碘克沙醇为 CT 增强检查所需要的碘对比剂，泛影葡胺常用于逆行性尿路造影，钆双胺是非离子型顺磁性水溶性对比剂用于磁共振增强检查。答案选择 B。

21. 参考《医学影像检查技术学》：MRI 上肢检查取仰卧位，人体长轴与床面长轴一致，用海绵垫垫平，被检查肢体用沙袋固定，使患者舒适易于配合。答案选择 A。

22. 参考《医学影像成像原理》：护理人员使用高压注射器时，应根据实际的检查部位，设置合理参数。答案选择 C。

23. 检查患侧肢体时，需要静脉穿刺注射药物应在健侧肢体进行。答案选择 B。

24. 参考《欧洲泌尿生殖放射学会（ESUR）协会对比剂指南》：对于肾功能正常或中度降低的患者，给药 4h，钆对比剂和碘对比剂的排泄率均达到 75%，碘对比剂和钆对比剂注射的间隔只需要达到 4h。而对于严重肾衰竭或接受透析的患者，碘对比剂和钆对比剂注射的间隔时间需达到 7d。答案选择 A。

25. 下肢动脉粥样硬化可表现为间歇性跛行，下肢发凉、麻木，足背动脉搏动消失，动脉超声及血管造影可明确。此外，老年患者如发现血脂、血糖增高，可行颈动脉超声、四肢动脉超声、眼底检查、下肢节段性测压计算踝臂指数等，间接了解全身动脉粥样硬化程度。近年来发展的血管内超声、MRI、光学相干层析成像可了解粥样硬化斑块的组织结构与稳定性。但是明确血管闭塞性动脉粥样硬化诊断的金标准为血管造影。答案选择 B。

26. 参考《钆对比剂临床安全性应用中国专家建议》：尽管 MRI 对比剂非常安全，但在使用时，也要注意它的安全性和不良反应。对于肾功能不全、癫痫、昏迷的患者及孕妇，都应严格限制。答案选择 E。

27. 参考《医学影像检查技术学》：MRI 规范扫描体位采用头先进、扫描时大小腿一起扫描、选择专门的下肢线圈、适当垫高小腿使之与大腿血管处于同一水平，定位中心对准颈胸段及该段线圈中心。答案选择 D。

28. 参考《2021 放射医学技术》：对比剂流速的选择应依据导管端所在血管的血流速度，一般流速应等于或略小于血流速度。

答案选择 E。

29. 臂丛神经是由第 5～8 颈神经前支和第 1 胸神经前支的大部分组成，经斜角肌间隙走出，行于锁骨下动脉后上方，经锁骨后方进入腋窝。答案选择 E。

30. 参考《医学影像诊断学》：考虑臂丛神经损伤时，扫描序列为 T_2WI、T_1WI、T_2WI 抑脂。答案选择 A。

31. 1987 年 Blair 首次报道了正常的臂丛神经的 MRI 解剖特点，因神经组织与周围肌肉具有相近的 T_1 和 T_2 弛豫时间，常规序列臂丛神经与周围脂肪组织信号缺乏对比。通过曲面重建及厚度 MIP，同层连续显示臂丛神经，由 C_4 椎体上缘～T_2 椎体下缘旁起高信号结构。答案选择 D。

32. 参考《医学影像检查技术学》：从临床上讲臂丛神经不同部位的损伤，其临床症状与体征也不相同，如臂丛神经上干损伤，表现为三角肌、肱二头肌、肱肌、肱桡肌功能障碍及肌萎缩；臂丛神经中干损伤，表现为肱三头肌、尺侧腕伸肌、指总伸肌、拇长伸肌功能障碍和肌肉萎缩；臂丛神经下干损伤，表现为尺侧腕屈肌、指浅屈肌、手肌功能障碍和肌肉萎缩。答案选择 A。

33. 超声无法清晰显示臂丛神经血管病变。答案选择 A。

34. 参考《内科护理学》（第 6 版），浅昏迷：意识大部分丧失，无自主运动，对声、光刺激无反应，对疼痛刺激可有痛苦表情及躲避反应。瞳孔对光反射、角膜反射、眼球运动、吞咽反射、咳嗽反射等可存在。答案选择 C。

35. 参考《影像护理学》：MRI 对比剂中钆螯合物为最常用的对比剂，所起作用主要是缩短 T_1 弛豫时间效应，血供越丰富的组织器官对比剂的浓度越高。答案选择 E。

36. 参考《影像护理学》：幽闭恐惧症是恐惧症中最常见的一种，治疗必须建立在患者与心理工作者彼此信任的基础上。答案选择 B。

37. 参考《医学影像诊断学》：坐骨神经为腰髓 4、5 和骶髓 1、2、3 神经根组成，髋关节后脱位、臀部刀伤、臀肌肉挛缩手术伤及臀部肌内注射药物均可致其高位损伤。完全断裂时膝以下肌肉全瘫，但腘绳肌一般影响不大，如为部分损伤则表现为腓总神经或胫神经的部分瘫痪。答案选择 C。

38. 参考《医学影像成像理论》：坐骨神经 MRI 对比剂的增强机制为改变局部组织的磁环境间接成像。答案选择 E。

39. 参考《钆对比剂临床安全性应用中国专家建议》：尽管 MRI 对比剂非常安全，但在使用时也要注意它的安全性和不良反应，常见的不良反应是头晕、头痛、恶心、心前区不适。答案选择 E。

40. 参考《放射医学》（2018 版）：Gd 类对比剂常规用量为 0.1mmol/kg 或 0.2ml/kg。答案选择 B。

41. MRI 对软组织比较敏感，通过不同的扫描序列可得出较明确的诊断。答案选择 D。

42. 参考《临床静脉导管维护操作专家共识》（2019 年）：患者穿刺部位肿胀，无回血，如果有阻力或者推不动，穿刺部位越来越肿，需拔针重新穿刺。答案选择 E。

二、多项选择题

1. 参考《影像护理学》，MRI 检查禁忌证：①装有心脏起搏器、电子耳蜗、内置泵、神经刺激器、人工心脏金属瓣膜，疑有眼球内金属异物；②动脉瘤夹结扎术后，特别是旧式动脉瘤夹；③体内有铁磁性金属植入物（不包括金属节育环和固定义齿），近年来的钛合金植入物和冠状动脉支架多数可以安全地经受检查；④需辅助一起维持生命者；⑤重病患者、孕妇、幽闭恐惧症是相对禁忌证。答案选择 ABCDE。

2. 参考《影像学护理学》：典型的颅内动脉瘤多因血管壁的先天性缺陷和（或）血管腔内压力增高出现，其引起颅内出血的首要原因是蛛网膜下腔出血，其次是脑血栓和高血压。答案选择 ABE。

3. 参考《影像学护理学》：对于住院患者除查看申请单以外，还需仔细核对患者手腕带，故 B 选项错误；设备间湿度保持在 55% ～ 65%，故 D 选项错误。答案选择 ACE。

4. 参考《外科护理学》（第 6 版）：暂时缺血性发作，神经功能障碍持续时间不超过 24h，表现为突发的单侧肢体无力、感觉麻木、一过性黑矇及失语等大脑半球供血不足的表现；椎体动脉供血不足表现以眩晕、步态不稳、复视、耳鸣及猝倒为特征。答案选择 ACDE。

5. 颈动脉斑块 MRI 的临床表现主要包括钙化、出血、脂质核心、纤维帽、疏松间质、活动性炎症。答案选择 ABCDE。

6. 参考《颅内血管壁 MRI 成像专家共识发布》：颅内血管壁 MRI 对于传统影像有可能有辅助作用，可以确定与粥样硬化斑块位置相关的分支动脉开口来诊断卒中的病因；可以评估粥样硬化斑块的活动性；可以评估血管炎的活动性；可以选择疑似中枢神经系统血管炎患者的颅内活检靶点；可以确定有急性蛛网膜下腔出血及多发动脉瘤患者中哪个动脉瘤已经破裂。答案选择 ABCDE。

7. 参考《钆对比剂临床安全性应用中国专家建议》：钆对比剂急性不良反应见于对比剂注射后 1 h 内。常见症状有恶心、发热、胸闷、咳嗽、荨麻疹、味觉改变等，大多可自行缓解。较为严重的不良反应罕见，偶发血压下降、心率异常、呼吸困难、支气管痉挛、喉头水肿、休克等症状。急性不良反应中 81% 为轻度，13% 为中度，6% 为重度。答案选择 DE。

8. 患者行 MRA 增强检查，应选择"3D-CE-MRA"法，故 B 选项错误；参考《影像护理学》，患者检查结束后应到观察区休息 30min，如无不适，即可返回病房。答案选择 ADE。

9. 参考《放射医学技术》：3D-CE-MRA 为目前最常用的 MRI 四肢血管成像方法，其原理与一般 CE-MRA 相同，采用 3D-GRE 序列。因肢体无运动倾向，检查时无须屏气。可采用高分辨力采集及减影技术，以充分显示血管。对静脉性血管病变的观察，通常需要采集 3～4 个周期，以便充分显示静脉。注射对比剂前应做团注试验，测量对比剂的峰值通过时间，以便获得最佳的成像效果。答案选择 ABCDE。

10. 参考《医学影像检查技术学》扫描技术要点：患者置于仰卧位，足先进，扫描时大小腿一起扫描，选择专门的下肢线圈，适当垫高小腿使之与大腿血管处于同一水平。答案选择 ABCDE。

11. 参考《影像护理学》：增强检查进行试注射时，将手放到留置针尖的近心端，感觉液体在血管中明显的冲击力，故 C 选项错误。答案选择 ABCD。

12. 参考《影像护理学》：发生对比剂中、重度外渗的患者应禁止 24h 内热敷，需轻柔按摩肿胀部位。答案选择 ACDE。

13. 参考《医学影像检查技术学》：臂丛神经损伤的病理特点为神经震荡或休克、神经脱髓鞘损伤、神经断裂伤、神经传导功能失调、神经根撕脱。答案选择 ABCDE。

14. 参考《影像科碘对比剂输注安全专家共识》注射速率受多种因素的影响，即导管的内径、长度、单或侧孔、对比剂的黏稠度、导管与血管的方位有关。答案选择 ABCDE。

15. 坐骨神经痛临床表现是单侧或双侧下肢坐骨神经分布的地方发生疼痛，沿着大腿后部和小腿的后外侧到足踝部的反射性疼痛。疼痛剧烈时还会出现特有姿态，如腰部的屈曲或屈膝还有足尖着地；如病变出现在神经根，咳嗽用力时，椎管内压力增加会造成疼痛的加重；时间较长，可表现为下肢肌力的下降、足无力等。答案选择 CDE。

16. 护理人员摆位时使用表面线圈、体部多通道线圈，对于颈部不适患者可稍微抬高头部，在头后放置软垫；必要时可用宽布带将大腿中部捆绑固定，以减少肢体活动造成的运动伪影；以髂前上棘和坐骨结节作为上、下界体表定位标志，检查过程中要严密观察患者病情变化。答案选择 ABCDE。

17. 参考《磁共振成像技术指南》，T_2WI 成角冠状位：是位于垂直冠状位和骶骨长轴冠状位之间方向的冠状位扫描，故 B 选项错误。答案选择 ABCE。

18. 参考《医学影像成像理论》：胃肠道刺激症状如胀气、呕吐、腹痛、腹泻等；皮肤黏膜反应如荨麻疹、皮疹等；中枢神经系统症状如头痛、头晕等；循环系统症状如心悸、低血压等；呼吸系统症状如呼吸困难、鼻炎等均属于 MRI 对比剂主要临床表现。答案选择 ABCDE。

三、简答题

1. 颈部血管增强 MRI 检查后的健康宣教和护理

(1)查对信息：再次查对患者姓名、性别、检查部位与检查申请单是否一致。

(2)检查完成后，协助患者下检查床，

观察并询问有无不适感。

（3）MRI增强扫描完成检查后，嘱咐患者在候诊区休息30min，无任何不良反应后方可拔掉留置针，按压穿刺部位5min以上。

（4）合理水化：MRI对比剂的半衰期为20～100min，24h内约有90%以原形从尿液排出，若病情允许，指导患者检查后及时饮水500～1000ml，以后至少100ml/h，共饮水2000～3000ml，促进对比剂的排出。

（5）健康宣教：告知患者回房后继续观察和水化，如有不适及时通知主管医生。

（6）告知患者及其家属取检查报告的时间及地点。

2. 上肢血管MRI检查过程中应按照以下操作让患者配合完成检查：① 选择专用的上肢线圈；② 患者仰卧位在检查床上，保持患者的舒适度，上肢自然伸直，置于身体的两侧，若不能伸直的患者可用海绵垫适当垫高，调整至患者舒适的位置；③上肢扫描由于太偏离主磁场的中心，可以适当增加激励次数以增加信噪比；④安抚患者不要紧张、害怕，积极配合检查；⑤在扫描时，时刻观察患者的动态，以免发生意外。

3. 臂丛神经平扫＋增强MRI检查中应该按照以下操作程序预防对比剂外渗：①静脉穿刺留置针宜选择粗、直、富有弹性、易固定部位；②选择合适的留置针型号、材质；③一般选择前臂浅静脉、肘正中静脉，避免在同一部位反复穿刺；④静脉穿刺固定好，再用5ml生理盐水预冲，观察穿刺部位有无疼痛、红、肿现象；⑤确保留置针安全无渗漏方可连接高压泵注入对比剂，注药时严格控制速度、压力和剂量；⑥ 一旦出现异常，立即停止推药，及时处理。

4. 患者在检查中突发急性过敏性反应的紧急处理：① 应当立即停止扫描，迅速通知有关科室及急诊科医生，就地急救处理；② 平卧，头偏向一侧并清除异物，以防患者误吸导致窒息；③ 维持静脉通道、遵医嘱补液；④ 监测生命体征、脉搏、氧饱和度，吸氧，密切监护；⑤ 给予肌内大腿中部外侧注射肾上腺素0.1mg，最大剂量不超过0.5mg，5～15min后效果不理想者可重复给药，并及时将患者送往急诊科进行救治。

5. 影像科护士应采取的护理措施：① 去除患者及其家属身上所有有磁性金属物品进入MRI检查室，同时避免一切引起患者血压升高的因素，缓解患者颅内缺血缺氧症状；② 告知患者家属绝对卧床，减少不必要的翻动，预防跌倒；③ 搬患者体位时，把患者运送到机床上，采取四肢搬运法，搬运时重点保护好患者头，肢体制动，一起抬起时动作轻、稳；④ 告知患者家属注意患者面部表情，当患者发生呕吐时，用手抬起示范，预防呕吐窒息。

6. 可初步考虑为癫痫发作，护理措施：①询问患者家属是否有癫痫史，通知科室医生和急诊科医生进行抢救；②迅速使患者置于侧卧位，以防呼吸道分泌物误吸或窒息，保持呼吸道通畅；③解开领口，抽搐时不可强行按压肢体，以免造成骨折或窒息；④用牙垫或布条塞入患者上下白齿之间，以免咬舌；⑤立即建立静脉通道，监测生命体征，防止并发症发生；⑥ 及时送到急症科进行抢救及高级生命支持。

7. 护理措施有：① 向患者耐心讲解检查步骤及可能需要的时间，提高患者对MRI检查的熟悉；②教会患者如何分散注意力，如闭眼避免压抑感、提高耳机音量或以棉球塞耳朵，降低噪声刺激；③鼓励患者，必要时由家属陪同，家属给予支持及安慰，稳定情绪；④给予镇静镇痛药物，在检查前按医嘱予以苯巴比妥肌内注射或咪达唑仑静脉推注，密切观察患者呼吸及生命体征；⑤安排好检查时间，缩短患者等候时间。

8.钆对比剂的不良反应分为急性、迟发和极迟发不良反应。临床使用钆对比剂不良反应发生率较低，具体表现：①轻度不良反应，咳嗽、喷嚏、一过性胸闷、结膜炎、鼻炎、恶心、全身发热、荨麻疹、瘙痒等；②中度不良反应，严重呕吐及明显的荨麻疹、面部水肿、咳嗽、呼吸困难、血管迷走神经反应等；③重度不良反应，喉头水肿、惊厥、抽搐、意识丧失、休克等甚至死亡及其他不可预测的不良反应；④发性不良反应，注射对比剂 1h 至 1 周内可能出现各种迟发性不良反应，如恶心、头痛、骨骼肌疼痛、发热、皮疹等；⑤ MRI 增强扫描使用高压注射器做静脉团注（即短时间内快速大量注射），注射部位可能出现对比剂漏出造成皮下组织肿胀、疼痛、麻木感等。

参 考 文 献

白人驹，张雪林，2010.医学影像诊断学 [M].3 版 . 北京：人民卫生出版社 .

陈海燕，张强，2015.昏迷患者携带呼吸机行 3.0T 高场强磁共振检查的护理安全模式 [J].武警后勤学院学报（医学版），24（9）：736-737.

陈克敏，潘自来，姚侃敏，等，2014.磁共振检查以及体内植入物的安全性 [J].中国医学计算机成像杂志，20（5）.

黄祥国，李燕，2014.医学影像设备学 [M].3 版 . 北京：人民卫生出版社 .

李萌，樊先茂，2014.医学影像技术 [M].3 版 . 北京：人民卫生出版社 .

李雪，曾登芬，2014.医学影像科护理工作手册 [M].北京：人民军医出版社 .

李真林，雷子乔，2016.医学影像成像理论 [M].北京：人民卫生出版社 .

李真林，雷子乔，刘启榆，2021.医学影像设备与成像理论 [M].北京：科学出版社 .

秦月兰，郑淑梅，刘学莲，2020.影像护理学 [M].北京 . 人民卫生出版社 .

屈婷婷，郭建新，2015.MRI 兼容性心脏起搏器的研究进展和患者管理 [J].实用放射学杂志，31（11）：1897-1900.

全国卫生专业技术资格考试用书编写专家委员会，2018.放射医学技术 [M].北京：人民卫生出版社 .

全国卫生专业技术资格考试用书编写专家委员会，2019.2021 全国卫生专业技术资格考试指导 2020 放射医学技术 . 北京：人民卫生出版社 .

夏瑞明，刘林祥，赵汉英，等，2014.医学影像诊断学 [M].3 版 . 北京 . 人民出版社 .

徐克，龚启勇，韩萍，2018.医学影像学 [M].8 版 . 北京：人民卫生出版社 .

许乙凯，陈曌，林芝，等，2021.影像检查技术规范手册护理分册 [M].北京 . 科学技术出版社 .

余建明，曾勇明，2016.医学影像检查技术学 [M].北京：人民卫生出版社 .

张月英，郭锦丽，王朝霞，2020.影像专业基础知识及护理实操手册 [M].北京 . 科学技术文献出版社 .

张云亭，于兹喜，郑可国，等，2016.医学影像检查技术学 [M].4 版 . 北京：人民卫生出版社 .

张志花，陈莉玲，梁雪梅，等，2016.乳腺磁共振扫描护理配合要点 [J].当代护士，（6）：76-78.

郑淑梅，李雪，2019.影像科护理 [M].北京 . 人民出版社 .

中国医师协会结直肠肿瘤专业委员会诊疗技术专委会，中华医学会放射学分会腹部学组，2021.直肠癌 MR 扫描及结构式报告规范专家共识 [J].中华放射学杂志，55（11）：1121-1127.

中华医学会放射学分会 MR 学组，2022.女性盆底功能障碍性疾病的 MRI 技术与报告规范 [J].中华放射学杂志，56（1）：16-24.

中华医学会放射学分会儿科学组，中华医学会儿科学分会放射学组，2020.胎儿 MRI 中国专家共识 . 中华放射学杂志，54（12）：1153-1161.

中华医学会放射学分会质量管理与安全管理学组，中华医学会放射学分会磁共振成像学组，2017.磁共振成像安全管理中国专家共识 [J]，中华放射学杂志，51（10）：725-731.

中华医学会心血管病学分会，中国医师协会心血管内科医师分会，中华心血管病杂志编辑委员会，2015. 心肌病磁共振成像临床应用中国专家共识 [J]. 中华心血管病杂志，43（8）673-681.

周甜甜，苏文杰，2020. 含铁磁性体内植入物患者行磁共振检查的安全性研究进展 [J]. 广西医学，42（2）：203-205+208.

祖凤娇，赵丽，刘俊伶，等，2016. 机械通气患者行 MRI 检查的护理 [J]. 护士进修杂志，31（4）：373-274.

第九章

数字减影血管成像护理

第一节　外周血管疾病治疗护理

一、单项选择题

1. 下列不属于胸主动脉瘤介入治疗禁忌证的是（　　）

A. 夹层内膜破裂口距左锁骨下动脉开口 1.0 ～ 1.5cm

B. 患者合并有重要脏器损伤，生存期 < 30d

C. 未能控制的全身感染性疾病、活动性结缔组织疾病

D. 碘过敏者

E. 动脉瘤解剖结构异常复杂

2. 下列不属于主动脉介入治疗常规药物准备的是（　　）

A. 降压药物

B. 麻醉和精神类药物

C. 溶栓药物

D. 抢救药物

E. 抗感染药物

3. 下列有关胸主动脉腔内隔绝术后护理常规，错误的是（　　）

A. 术后控制血压和心率是治疗的关键，术后血压控制在目标范围

B. 控制疼痛，提高患者的疼痛阈值，降低疼痛和负面情绪相互影响

C. 预防腹压增高：术后 2d 视伤口恢复和血压控制情况适当下床缓慢活动

D. 体温升高，立即给予物理及药物降温，抗生素静脉滴注 3 ～ 5d

E. 术后给予的抗凝治疗易导致患者出血，应密切观察皮肤和牙龈有无出血征象

4. 腹主动脉瘤介入术后双下肢平伸，制动（　　）

A. 6 ～ 8h　　　　B. 12h

C. 24h　　　　　D. 48h

E. 6h

5. 下列属于腹主动脉瘤介入治疗适应证的是（　　）

A. 急性腹主动脉瘤破裂

B. 肠系膜上动脉严重狭窄

C. 肾动脉开口水平以下的腹主动脉瘤

D. 髂总动脉迂曲成角 > 90°，瘤体近端颈部纡曲（> 60°）

E. 瘤内有附壁血栓

6. 根据出血血管的粗细及出血的范围选择动脉栓塞治疗错误的是（　　）

A. 单纯弹簧圈栓塞法

B. 碘油栓塞法

C. 颗粒性栓塞剂和弹簧圈联合栓塞法

D. 单纯颗粒性栓塞剂栓塞法

E. 支架辅助弹簧圈栓塞法

7. 下列属于脾出血介入诊疗适应证的是（　　）

A. 医源性脾破裂

B. 腹部开放性损伤

C. 脾破裂 AAST 分级标准 V 级

D. 严重凝血功能障碍者

E. 对比剂过敏者

8. 下列有关骨盆骨折大出血介入治疗错误的是（　　）

A. 创伤小、止血及时有效

B. 避免栓塞区组织和器官缺血性坏死

C. 可急行髂内动脉结扎手术，挽救生命

D. 有利于诊断出血部位

E. 栓塞治疗介于内科抗休克治疗和外科治疗之间

9. 下列关于介入术后穿刺点血肿护理措施错误的是（　　）

A. 血肿较大可采用较粗大的针穿刺抽出淤血

B. 严密观察患者穿刺点局部有无明显隆起、胀痛及皮下淤血

C. 敷料覆盖血染下的血肿可待其自行吸收痊愈

D. 一旦形成血肿需重新加压包扎

E. 勤观察穿刺点，指导患者保持术后制动

10. 患者，男，32 岁，因"右腰部撞击伤后伴右腰部疼痛 2h"入院。查体：右腰部可扪及包块，肉眼血尿，神志淡漠，脉搏细速，血压 80/60mmHg，应初步考虑为（　　）

A. 急性腹膜炎　　B. 尿道损伤

C. 肾损伤出血　　D. 膀胱损伤

E. 脊髓损伤

11. 动脉硬化闭塞症早期最主要的临床表现是（　　）

A. 患肢趾（指）端发黑、干瘪

B. 患肢发生坏疽、溃疡

C. 患肢皮肤出现潮红

D. 患肢麻木、发凉，轻度间歇性跛行

E. 患肢持续剧烈性疼痛

12. 患肢血栓闭塞性脉管炎局部缺血期的症状是（　　）

A. 下肢溃疡　　　B. 指端坏死

C. 静息痛　　　　D. 间歇性跛行

E. 足背动脉搏动消失

13. DVT 最危险的并发症是（　　）

A. 出血　　　　　B. 股白肿

C. 肺栓塞　　　　D. 血栓形成后综合征

E. 肺水肿

14. 以下是直接凝血酶因子 II a 抑制剂的是（　　）

A. 华法林　　　　B. 尿激酶

C. 肝素　　　　　D. 阿加曲班

E. 维生素 K

15. PTE 的栓子大多数来源于（　　）

A. 右心室　　　　B. 右心房

C. 深静脉　　　　D. 浅静脉

E. 主动脉

16. 下列不属于下腔静脉造影的禁忌证的是（　　）

A. 严重凝血功能障碍

B. 严重心、肝、肾功能不全

C. 对比剂过敏

D. 哺乳期

E. 糖尿病

17. 患者行下腔静脉造影术时，推荐对比剂流率为（　　）

A. 5ml/s　　　　　B. 10ml/s

C. 15ml/s　　　　 D. 20ml/s

E. 25ml/s

18. PVT 介入术后常规抗凝治疗需（　　）

A. 1～2 个月　　 B. 2～3 个月

C. 3 ～ 4 个月　　D. 3 ～ 6 个月

E. 6 ～ 12 个月

19. 微量注射泵连续使用 24h 以上者应该（　　）

A. 每 12 小时更换延长管

B. 每 24 小时更换延长管

C. 每 48 小时更换延长管

D. 每 16 小时更换延长管

E. 每 6 小时更换延长管

20. 下列不是微量注射泵常见的报警故障的是（　　）

A. 注射完毕　　　B. 管路堵塞

C. 电池欠压　　　D. 气泡报警

E. 空管报警

二、多项选择题

1. 下列属于胸主动脉瘤腔内隔绝术后并发症的是（　　）

A. 左锁骨下动脉遮蔽

B. 急性肾损伤

C. 术后应激性低血钾

D. 逆行性 A 型主动脉夹层的出现

E. 支架内漏未完全隔绝假腔

2. 下列是主动脉腔内隔绝术介入术中常规导管用物的是（　　）

A. 13 ～ 14F 血管鞘

B. 260cm 导丝

C. 特硬导丝

D. 血管标记猪尾导管

E. 血管缝合器

3. 下列关于腹主动脉瘤介入治疗说法，正确的是（　　）

A. 防止了瘤体破裂，挽救了患者的生命，但病死率仍在 1.4% ～ 6.5%

B. 具有创伤小、恢复快、患者住院时间短等优点

C. 可先试行局部扩张和（或）溶栓治疗后再进行腹主动脉瘤的内支架 -

移植物释放

D. 内支架的内径建议大于毗邻正常动脉内径的 10% ～ 20%，其长度至多超出病变 10mm

E. 可通过术前 CT 及三维重建技术（CTA）获得动脉瘤的二维及三维图像

4. 下列子宫动脉出血的血管造影直接征象正确的是（　　）

A. 量大者，外溢的对比剂沿着宫腔弥散

B. 量小者，外溢的对比剂显示为浅淡的点状、片状影

C. 大部分子宫出血患者，血管造影能显示对比剂外溢

D. 多表现为子宫动脉增粗，分支增多，子宫体增大

E. 胎盘滞留所致者尚可见斑片状的血窦影

5. 下列属于常见介入治疗术后并发症的是（　　）

A. 穿刺点出血不止　B. 穿刺部位血肿

C. 对比剂性肾病　　　D. 造影血管痉挛

E. 感染

6. 下列常用的介入栓塞材料中属于不可被吸收的是（　　）

A. 明胶海绵　　　B. PVA 颗粒

C. 栓塞弹簧圈　　　D. 无水乙醇

E. 聚乙烯醇栓塞微球

7. 可引起慢性肢体动脉缺血的病变有（　　）

A. 多发性大动脉炎

B. 糖尿病

C. 血栓闭塞性脉管炎

D. 动脉粥样硬化

E. 布加综合征

8. 下列哪些病变是引起假性动脉瘤的病因（　　）

A. 动脉粥样硬化

B. 创伤造成的动脉瘤

C. 动脉插管局部动脉瘤

D. 血栓闭塞性脉管炎

E. 细菌性心内膜炎的菌栓脱落至肢体动脉

9. 下腔静脉阻塞介入术中使用肝素，护理观察要点正确的是（　　）

A. 观察患者有无出血症状

B. 给药剂量是否准确

C. 密切观察生命体征

D. 警惕 NR（国际标准化比值）值 > 3

E. 监测 ACT（活化凝血时间）

10. 下腔静脉阻塞综合征介入术前护理措施包括（　　）

A. 下肢水肿者抬高患肢

B. 监测生命体征

C. 术前抗凝治疗

D. 饮食指导、皮肤护理

E. 协助完善术前各项检查及准备

三、简答题

1. 简述胸主动脉瘤介入治疗健康教育有哪些。

2. 简述介入治疗中有哪些常规的药物准备。

3. 简述上消化道动脉出血介入治疗护理措施。

4. 试述下肢动脉硬化闭塞症的术后护理。

5. 患者，男，75 岁，突发左下肢冷、痛、麻木 8h，有心房颤动史。体检：左小腿中下 1/3 皮温明显降低，足部发绀，患肢无肿胀，双侧股动脉搏动可扪及，左侧腘动脉、足背动脉、胫后动脉搏动均消失，右腘动脉、足背和胫后动脉搏动好。试述对该患者做出的初步诊断，提出进一步的处理意见。

答案解析：

一、单项选择题

1. 夹层内膜破裂口距左锁骨下动脉开口 1.0 ～ 1.5cm，人工血管近端能固定于内膜破裂口以上而又不会阻塞左锁骨下动脉的动脉瘤。答案选择 A。

2. 介入手术不同于外科手术，除不合作的患者和儿童外，一般只做局部浸润麻醉。答案选择 B。

3. 通常支架置入术后一周内患者会出现发热，但体温一般不超过 38.5℃，可能与移植物的异物反应、瘤腔内血栓形成后的吸收、对比剂等有关，不需做特殊处理。如术后出现寒战、高热应及时查验血常规、C 反应蛋白和血培养，合理使用抗生素。答案选择 C。

4. 腹主动脉瘤介入术后护理：指导患者卧位休息，双下肢平伸，制动 12h，平卧 24h。24h 后拔除导尿管，术后 24h 可适当下床活动，术后 3 周内避免剧烈活动，有利于血管内、外膜的生长。答案选择 B。

5. 腹主动脉瘤介入治疗的适应证及禁忌证

（1）适应证：肾动脉开口水平以下的腹主动脉瘤伴或不伴肠系膜下动脉闭塞和狭窄者。

（2）禁忌证：①急性腹主动脉瘤破裂者；②肠系膜上动脉严重狭窄或小肠为肠系膜下动脉优势供血者；③瘤内有附壁血栓；④瘤体近端颈部严重纡曲（> 60°）；髂总动脉严重纡曲，成角 > 90°。答案选择 C。

6. 碘油栓塞法属于肝动脉化疗栓塞术的一种，是目前介入治疗肝癌最常用的方法之一。答案选择 B。

7. 脾外伤破裂出血介入诊疗的适应证：腹部闭合性外伤且脾破裂 AAST 分级标准

Ⅰ～Ⅴ级；患者生命体征平稳（抗休克治疗有效）且情绪稳定（对于情绪不稳定者可应用镇静药物）；医源性脾破裂等。答案选择 A。

8. 髂内动脉结扎手术是外科止血的主要方式，可紧急挽救患者生命，但可能引起盆腔内器官和组织部分缺血坏死，现在介入技术在骨盆骨折合并血管损伤治疗中越来越占主导地位。答案选择 C。

9. 穿刺点少量出血因敷料覆盖不易察觉，而大量出血时患者会感觉到穿刺点附近有明显的湿热感甚至可见敷料血染。发现后应立即压迫穿刺点，直至彻底止血后重新加压包扎。答案选择 C。

10. 肾损伤出血临床表现为肾包膜张力增加、肾周围软组织损伤、出血或尿外渗引起患侧腰腹部疼痛。血块通过输尿管时引发肾绞痛。血液或尿液渗入腹腔或合并腹内脏器损伤时，出现全腹疼痛和腹膜刺激症状。腰腹部肿块，以及肾周围血肿和尿外渗在局部形成肿块，有明显触痛和肌强直。答案选择 C。

11. 动脉硬化闭塞症患者，早期症状为患肢冷感、苍白，进而出现间歇性跛行。后期，患肢皮温明显降低、色泽苍白或发绀，出现静息痛，肢体远端缺血性坏疽或溃疡。答案选择 D。

12. 局部缺血期：以血管痉挛为主，表现为患肢供血不定，出现肢端发凉、畏寒、小腿部酸痛，足趾有麻木感。尤其在行走一定距离后出现小腿肌肉抽痛，被迫停下，休息后疼痛可缓解，但再行走后又可发作，这种现象称为间歇性跛行。少部分患者可伴有游走性浅静脉炎，出现下肢浅小静脉条索状炎性栓塞，局部皮肤红肿、压痛，约经 2 周可逐渐消失，然后又在另一处发生。此期患肢足背、胫后动脉搏动明显减弱。答案选择 D。

13. 下肢深静脉栓子脱落进入肺动脉，可引起肺栓塞，大面积肺栓塞可致命，是深静脉血栓 DVT 最严重的并发症。答案选择 C。

14. 抗凝剂阿加曲班是直接凝血酶因子Ⅱ抑制剂。答案选择 D。

15. 肺栓塞栓子通常来源于下肢近端深静脉，统称为静脉血栓栓塞综合征，其他一小部分是空气、脂肪和羊水栓塞。答案选择 C。

16. 下腔静脉造影的禁忌证：严重凝血功能障碍，严重心、肝、肾功能不全，对比剂过敏，穿刺部位皮肤感染。哺乳期并非下腔静脉造影的禁忌证。答案选择 D。

17. 参考《布加综合征介入诊疗规范的专家共识》：下腔静脉造影，推荐对比剂流率为 15ml/s，持续 2s。答案选择 C。

18. 门静脉血栓形成（PVT）介入术后需按医嘱继续抗凝治疗 3～6 个月，当并发出血倾向时应暂停服用，及时就诊。答案选择 D。

19. 微量注射泵连续泵入 24h 以上者应该每 24 小时更换延长管。答案选择 B。

20. 微量注射泵的常见报警情况：①注射完毕；②管路堵塞；③电池欠压；④残留提示。答案选择 D。

二、多项选择题

1.（1）出血：因使用血管缝合器，动脉压迫止血器通常可以不再使用。血管缝合器使用不规范、患者剧烈活动、术后使用抗凝药等均可导致伤口出血。

（2）支架覆盖左锁骨下动脉：术后注意观察患者左上肢皮温及颜色，肢体有无麻木、无力、指端发凉，左侧桡动脉搏动是否异常。

（3）急性肾损伤：由于术中大量使用对比剂或夹层累及肾动脉导致肾缺血导致，术后应遵医嘱给予补液、利尿。

（4）高血钾：患者因为下肢血运的重建，原先坏死的肌肉细胞释放大量钾离子入血，造成血钾浓度较高。必要时做心电图，防止出现高血钾。

（5）逆行性 A 型主动脉夹层的出现：有无头晕、突发胸痛、视物模糊等症状，如出现上述症状应警惕逆行性 A 型主动脉夹层的出现，做好外科手术准备。

（6）内漏：支架未完全隔绝假腔。术后应立即造影了解有无内漏，如有应再次置入一枚支架封堵破口。答案选择 ABDE。

2. 除血管性介入常规准备外，胸腹主动脉介入治疗都应备 13～14F 血管鞘、260cm 导丝，特硬导丝、血管标记猪尾导管、血管缝合器、球囊导管（AB46）。答案选择 ABCDE。

3. 外科治疗采用异体血管移植术治疗腹主动脉瘤，防止了瘤体破裂，但病死率仍在 1.4%～6.5%（平均为 4.0%）。介入治疗方法具有创伤小、恢复快、患者住院时间短等优点。术前通过 CT 及三维重建技术（CTA）获得动脉瘤的二维及三维图像，从而了解动脉瘤的大小、部位、范围、形态及成角状况，精确测量瘤体不同部位的直径及长度与毗邻血管的关系。制订匹配的内支架 - 移植物，内支架的内径最好大于毗邻正常动脉内径的 10%～20%，其长度至少要超出病变 10mm。对＜5mm 的股动脉，可先试行局部扩张和（或）溶栓治疗后再进行腹主动脉瘤的内支架 - 移植物释放。答案选择 ABCE。

4. 子宫动脉出血造影征象常见子宫动脉明显增粗，分支血管增多供血血管紊乱异常，并可见对比剂浓聚影。答案选择 ABDE。

5. 血管痉挛属于术中操作相关并发症，常见原因是多次损伤性穿刺，通过的导管过粗、血管本身刺激敏感性。答案选择 ABCE。

6. 明胶海绵是中效栓塞剂，其体内的吸收时间根据颗粒的大小及血流大小从数周到数月不等，是子宫动脉栓塞术的首选栓塞剂。答案选择 BCDE。

7. A、C 是动脉壁的炎症，可致动脉管壁纤维化，管腔狭窄；B 可引起中小动脉粥样硬化性狭窄闭塞；布加综合征是下腔静脉阻塞中的一种类型，即肝静脉下腔静脉阻塞，不会造成肢体动脉狭窄。答案选择 ABCD。

8. 细菌性心内膜炎菌栓脱落至肢体动脉后，可造成动脉局部炎症、破裂，形成假性动脉瘤；动脉插管和创伤先造成与动脉腔相交通的血肿，血肿周围纤维化后形成动脉瘤，没有动脉壁的结构，故为假性动脉瘤。A 引起的动脉瘤有动脉壁结构，为真性动脉瘤；D 造成动脉狭窄闭塞，不引起假性动脉瘤。答案选择 BCE。

9. 下腔静脉阻塞介入术中使用肝素，护理应注意观察患者有无出血症状、给药剂量是否准确、术中监测 ACT 值，如 ACT 值＞350s 应警惕。肝素对 NR 影响较小。答案选择 ABCE。

10. 下腔静脉阻塞综合征介入术前护理措施：协助完善术前各项检查及准备、监测生命体征、饮食指导、皮肤护理、抬高患肢。术前不常规抗凝治疗，有出血倾向者禁忌抗凝。答案选择 ABDE。

三、简答题

1. 胸主动脉瘤介入治疗健康教育

（1）注意休息：避免劳累和不良情绪。

（2）疾病进展期：绝对卧床休息，注意转运小心安全，避免过大的刺激，预防动脉瘤破裂。

（3）预防感冒，避免用力咳嗽、打喷嚏，保持排便通畅，防止用力排便等生理活动诱发动脉瘤破裂出血或主动脉夹层继续撕裂。

（4）饮食护理：指导患者戒烟戒酒，应指导患者低盐低脂饮食，少食多餐，注意营养均衡，多食新鲜的水果和蔬菜。

（5）嘱患者坚持抗凝治疗 3 ～ 6 个月；有高血压病史的患者积极控制血压，遵医嘱服用降压药，严格控制血压，告知控制血压的重要性，理想血压是 110 ～ 120/60 ～ 70 mmHg。

（6）术后 1 个月、3 个月、6 个月复查超声，了解支架情况。

2. 介入治疗中常规的药物准备

（1）肝素：在介入治疗过程中，导管内外与导丝表面可能有血凝块形成，为避免血凝块脱落造成血管栓塞，需要配制肝素盐水，当导管插入血管后，每隔 2 ～ 3min 向导管内推注肝素等渗盐水 3 ～ 5ml。肝素浓度为 5000U/500ml 生理盐水。

（2）利多卡因：1% 利多卡因用作局部浸润麻醉，并可作血管痉挛的解痉药。

（3）备齐各种抗过敏药物（地塞米松、异丙嗪等）、心血管急救药物（硝酸甘油、肾上腺素、异丙肾上腺素、多巴胺、阿托品等）、镇静药（地西泮）、镇痛药（曲马多、吗啡）。

3. 上消化道动脉出血介入治疗护理措施

（1）术前护理可注射东莨菪碱 20 ～ 40mg，以减少胃肠蠕动伪影，术中以利于发现异常血管影像。

（2）术中动脉灌注治疗期间，保持患者制动：注意穿刺部位、导管鞘和留置导管的护理。

（3）术后监护及治疗：术后严密观察生命体征 24h，持续胃肠减压并观察引流物、呕吐物和大便性状。遵医嘱适当应用止血药和抗生素。

（4）术后仍需积极治疗原发病，对症治疗，降低出血的概率。

（5）饮食护理：大量呕血伴恶心呕吐者应禁食，少量出血无呕吐者进温凉清淡流食，出血停止后逐渐改为易消化无刺激性半流质软食。

4. 下肢动脉硬化闭塞症的术后护理措施

（1）同普外科术后护理常规。

（2）监测生命体征，包括体温、脉搏、呼吸、血压及尿量的观察。

（3）患肢血循环的监测，包括皮肤的颜色、温度、动脉搏动情况、感觉状况。若皮肤苍白、温度低于对侧、足背动脉未触及、感觉麻木，应及时通知医生给予处理。

（4）股、腘动脉人工血管架桥术后患肢膝关节屈曲 10° ～ 15°，膝及小腿下可垫一软枕，保持患者舒适。

（5）术后抗凝治疗：注意监测出凝血时间，保护患者，防止意外受伤。

（6）密切观察有无术后并发症发生如：出血、人工血管血栓形成、人工血管感染、肢体肿胀（慢性缺血的肢体在血运重建后，常出现肢体肿胀，主要原因是组织间液增多及淋巴回流受阻。处理方法主要是给患者穿中等压力的弹性袜和抬高患肢）、再灌注损伤。

（7）健康指导：①戒烟、戒酒；②适当活动，防止久坐导致人工血管扭曲而引起再栓塞；③终身服用抗凝药物，定期复查，监测出凝血时间及人工血管情况，预防人工血管再狭窄和栓塞。

5. 根据病史，患者有心房颤动史，突然出现的左下肢冷痛麻木等动脉缺血症状，变温带在小腿下 1/3，左侧腘动脉以下搏动消失，初步诊断为左下肢动脉栓塞，平面估计在腘动脉，应急诊做双下肢动脉造影

以最后明确诊断。鉴于患者发病仅 8h，肢体无坏死，如患者一般情况允许，应积极

行动脉取栓术。

第二节　神经血管疾病治疗护理

一、单项选择题

1. 蛛网膜下腔出血最常见的病因是
（　　）

A. 高血压

B. 脑动脉粥样硬化

C. 先天性脑底动脉瘤

D. 脑血管畸形

E. 血液病

2. 蛛网膜下腔出血急性期，下列药物在治疗上有价值的是（　　）

A. 镇静药（地西泮等）

B. 甘露醇

C. 6- 氨基己酸

D. 低分子右旋糖酐

E. 氯丙嗪

3. 关于颅内动脉瘤，下述正确的是
（　　）

A. 创伤是动脉瘤破裂的原因

B. 动脉瘤的破裂均没有一定的诱因

C. 动脉瘤破裂出血后，应嘱患者绝对卧床

D. 发病原因均为后天性动脉粥样硬化

E. 脑血管造影正常，可排除外颅内动脉瘤

4. 目前颅内动脉瘤的首选治疗方法是
（　　）

A. 血管内介入治疗

B. 开颅手术夹闭动脉瘤颈

C. 物理理疗为主

D. 休息

E. 抗感染治疗

5. 颅内动脉瘤择期手术前护理，错误的是（　　）

A. 绝对卧床休息

B. 床头拍高 15° ～ 30°

C. 使用降压药物，维持血压稳定

D. 静脉快速输入 20% 甘露醇

E. 避免便秘、咳嗽、癫痫发作

6. 脑血管造影不适于诊断（　　）

A. 脑动脉瘤　　B. 脑变性病

C. 颅内肿瘤　　D. 癫痫

E. 脑血管畸形

7. 下列不是脑血管造影术的适应证的是（　　）

A. 颅内血管性病变

B. 颅内肿瘤脑膜瘤

C. 蛛网膜下腔出血

D. 有严重出血倾向或出血性疾病者

E. 颈静脉球瘤

8. 脑血管造影术局部麻醉患者术前应禁食多长时间（　　）

A. 禁食禁饮 2h

B. 禁食禁饮 2 ～ 4h

C. 禁食禁饮 4 ～ 6h

D. 禁食禁饮 6 ～ 8h

E. 禁食禁饮 10 ～ 9h

9. 脑血管造影术后，股动脉穿刺者肢体需要制动（　　）

A. 2h　　　B. 4h　　　C. 6h

D. 12h　　　E. 24h

10. 脑血管造影术后患者体位一般采用
（　　）

A. 头低足高位　　B. 侧卧位

C. 术侧肢体制动　　E. 半坐卧位

E. 端坐卧位

11. 脑血栓形成最常见的病因是
（　　）

A. 高血压　　　　B. 先天性脑动脉病

C. 脑动脉硬化　　D. 风湿性心脏病

E. 休克

12. 脑血栓形成患者发病时间常在
（　　）

A. 感受风寒时　　B. 剧烈运动时

C. 情绪激动时　　D. 睡眠或安静时

E. 血压剧烈上升时

13. 患者，女性，34 岁，洗衣时突发左侧肢体功能障碍，体检：意识清，失语，心律失常，心率 106 次 / 分，脉搏 86 次 / 分，左上肢肌力 0 级、下肢肌力 2 级，偏身感觉障碍，首先考虑的疾病是（　　）

A. 脑桥出血

B. 脑栓塞

C. 脑出血

D. 短暂性脑缺血发作

E. 蛛网膜下腔出血

14. 有关脑血栓形成患者的护理评估，不正确的是（　　）

A. 安静状态下发病

B. 晨起出现半身瘫痪

C. 有动脉粥样硬化病史

D. 可有发声障碍

E. 有严重意识障碍

15. 患者，女性，65 岁，患糖尿病 5 年，今晨发现半身肢体瘫痪，CT 检查示脑血栓形成，溶栓治疗适宜时间是指发病后
（　　）

A. 1h 内　　　　　B. 3h 内

C. 6h 内　　　　　D. 2h 内

E. 4h 内

16. 颅内动静脉畸形最常见的首发症状是（　　）

A. 意识障碍、头痛　　　B. 癫痫

C. 头晕、呕吐　　　　　E. 运动障碍

E. 视力障碍

17. 患者，男性，25 岁，因"突发头痛、呕吐、意识不清 1h"入院。既往身体健康，无高血压病史。查体：意识昏迷，格拉斯哥昏迷评分（GCS）8 分，双侧瞳孔等大，对光反射灵敏。CT 提示右侧额叶出血，量约 40ml，中线结构左移。该患者最可能的诊断是（　　）

A. 动静脉畸形破裂出血

B. 海绵状血管畸形出血

C. 静脉畸形出血

D. 动脉瘤出血

E. 颅内肿瘤出血

18. 下列关于颅内动静脉畸形的叙述不正确的是（　　）

A. 先天性脑血管发育异常性疾病

B. 多发于老年人

C. 男性发病率高于女性

D. 癫痫是较为常见的症状

E. 脑血管造影是确诊该病的必需手段

19. 多数蛛网膜下腔出血患者防止再出血的方法是（　　）

A. 血压维持在正常范围内

B. 安静卧床 4 ～ 6 周

C. 保持大便通畅

D. 不做体力劳动

E. 手术切除动脉瘤或血管畸形

20. 确诊颅内动静脉畸形必需的检查是
（　　）

A. MRI　　　　　　B. CT

C. 脑血管造影　　　D. 颅骨摄片

E. 头颅摄片

二、多项选择题

1. 颅内动脉瘤按病因可分为（　　）

A. 先天性动脉瘤

B. 感染性动脉瘤

C. 动脉硬化性动脉瘤

D. 外伤性动脉瘤

E. 夹层动脉瘤

2. 动脉瘤 SAH 分级（Hunt-Hess 分级法）有（　　）

A. Ⅰ级　　　　B. Ⅱ级

C. Ⅲ级　　　　D. Ⅳ级

E. Ⅴ级

3. 下列属于全脑血管造影术的适应证的是（　　）

A. 颅内外血管性病变

B. 颅内占位性病变的血供与邻近血管的关系

C. 某些肿瘤的定性

D. 自发性脑内血肿或蛛网膜下腔出血病因检查

E. 脑疝晚期、脑干功能衰竭者

4. 脑血管造影术后应观察哪些内容（　　）

A. 生命体征的变化

B. 穿刺部位有无血肿及渗血

C. 肢体感觉

D. 肢体温度

E. 足背动脉搏动情况

5. 患者，男性，75 岁，诊断"脑梗死"，患者左侧肢体瘫痪，护士在摆放患者肢体位置时，以下做法正确的是（　　）

A. 腕关节稍背屈

B. 手指轻度屈曲

C. 肘关节屈曲和伸直交替

D. 用软枕或沙袋放在膝关节内侧

E. 用夹板将足固定

6. 患者，男性，53 岁，急诊以"脑栓塞"收入院，入院后护士经评估判断该患者能够经口进食，但存在吞咽困难，为防止因进食所致误吸或窒息，护士采取措施正确的是（　　）

A. 进食前注意休息，避免疲劳

B. 营造安静、舒适的进餐环境

C. 嘱患者进餐时不要讲话

D. 嘱患者使用吸管喝汤

E. 进餐后保持坐位半小时以上

7. 关于颅内动静脉畸形的临床表现说法正确的是（　　）

A. 首发症状是意识障碍

B. 患者出现癫痫说明颅内一定有出血

C. 患者有运动、感觉功能障碍

D. 累及脑组织范围广泛者可出现智力障碍

E. 婴儿可能出现心力衰竭

8. 关于颅内血管畸形的表述正确的是（　　）

A. 尸检显示静脉畸形发生率为 0.5%～0.7%

B. 海绵状血管畸形发生率为 0.5%

C. 毛细血管扩张发生率为 0.3%

D. 动静脉畸形发生率为 0.1%

E. 临床工作中以动静脉畸形最常见

三、简答题

1. 患者，男性，53 岁，因"3h 前突然头痛、呕吐"来诊。查体：意识清楚，痛苦病容，四肢肌力、肌张力改变不明显，颈项强直（－），急诊颅脑 CT 示左侧裂池有高密度影像。出血原因最可能是动脉瘤破裂。如何做好术后护理？

2. 颅内动脉瘤的治疗方式有哪些？

3. 脑血管造影术临床适应证及禁忌证各有哪些？

4. 试述颅内动静脉畸形介入术后并发症的护理。

5. 试述脑梗死危重期的观察及处理。

答案解析：

一、单项选择题

1. 参考《中国蛛网膜下腔出血诊治指南 2019》：蛛网膜下腔出血是指脑底部或脑

表面血管破裂后，血液流入蛛网膜下腔引起相应临床症状的一种脑卒中，占所有脑卒中的 5% ～ 10%。颅内动脉瘤是蛛网膜下腔出血最常见的病因（85%），其他病因包括非动脉瘤性中脑周围出血、脑动静脉畸形、脑底异常血管网病、硬脑膜动静脉瘘、夹层动脉瘤、血管炎、颅内静脉系统血栓形成、结缔组织病、颅内肿瘤、血液病、凝血障碍性疾病及抗凝治疗并发症等，部分患者原因不明。答案选择 C。

2. 参考《中国蛛网膜下腔出血诊治指南 2019》：镇静药使患者安静，可减少再出血的机会，甘露醇可减轻脑水肿，6- 氨基己酸为纤维蛋白溶解抑制剂，有一定的防止再出血的作用，低分子右旋糖酐有增加出血的可能，不宜应用。答案选择 A。

3. 参考《中国颅内破裂动脉瘤诊疗指南 2021》：颅内动脉瘤破裂患者需卧床休息，建立静脉通道。对有剧烈头痛的患者应积极对症治疗，给予适当的镇痛、镇静、通便处理，密切观察病情变化并加强护理，避免用力排便及过度激动，进行格拉斯哥昏迷量表评分，监测局灶性神经功能缺损症状、体征变化，必要时留置导尿管。答案选择 C。

4. 参考《中国颅内未破裂动脉瘤诊疗指南 2021》：为了防止出血和再出血，颅内动脉瘤患者应及早行手术或介入治疗。答案选择 A。

5. 参考《中国颅内未破裂动脉瘤诊疗指南 2021》：颅内动脉瘤择期手术前要保持适宜的颅内压，颅内压骤降会加大颅内血管壁内外压力差，而诱发动脉瘤破裂，应维持颅内压在 100mmH$_2$O 左右。脑动脉瘤患者应用脱水剂时，要控制输注速度。答案选择 D。

6. 参考《脑血管病和神经介入技术手册》（第 3 版）：脑血管造影可以显示血栓形成的部位、程度及侧支循环，对于诊断癫痫无任何意义，答案选择 D。

7. 参考《中国脑血管病影像应用指南 2019》：脑血管造影术的适应证有颅内血管性病变、颅内肿瘤脑膜瘤、蛛网膜下腔出血、颈静脉球瘤。答案选择 D。

8. 参考《2018 脑血管造影术操作规范中国专家共识》：脑血管造影术局部麻醉患者术前应禁食 4 ～ 6h，答案选择 C。

9. 参考《2018 脑血管造影术操作规范中国专家共识》：脑血管造影术后，穿刺部位用沙袋压迫止血，股动脉穿刺者肢体制动 6 ～ 12h，观察足背动脉是否有搏动、皮肤颜色、温度等。答案选择 D。

10. 参考《2018 脑血管造影术操作规范中国专家共识》：脑血管造影术后，穿刺部位用压迫器止血，同时股动脉穿刺者肢体制动，答案选择 C。

11. 参考《中国脑卒中防治指导规范》（2021 版）：脑血栓形成是脑梗死最常见的类型，是指脑动脉主干或皮质支动脉粥样硬化导致血管增厚、管腔狭窄闭塞和血栓形成，引起脑局部血流减少或供血中断，脑组织缺血缺氧导致软化坏死出现局灶性神经系统症状。答案选择 C。

12. 参考《中国脑卒中防治指导规范》（2021 版）：睡眠或安静时血流相对缓慢，易形成栓塞。答案选择 D。

13. 参考《中国脑卒中防治指导规范》（2021 版）：脑栓塞多发生在静止期或活动后，以起病急骤、多无前驱症状为特点。颈内动脉系统阻塞，一般表现为突然失语、偏瘫及局限性抽搐等。椎动脉系统阻塞，常出现眩晕、复视、共济失调、水平对眼及交叉性瘫痪等。答案选择 B。

14. 参考《中国脑卒中防治指导规范》（2021 版）：脑血栓形成是在各种原因引起血管壁病变基础上，脑动脉主干或分支动脉管腔狭窄、闭塞或血栓形成，引起脑局部血流减少或供血中断，使脑组织缺血、缺氧性坏死，出现局灶性神经系统症状和体征。动脉硬化是本病根本病因。60岁以上老年人多发，多在安静或睡眠中发病，晨起可有半身瘫痪，可有发声障碍，通常无高血压，意识障碍轻或无。答案选择E。

15. 参考《中国脑卒中防治指导规范》（2021版）：脑血栓形成后1～6h病变脑组织变化不明显，可见部分血管内皮细胞肿胀，是溶栓治疗的适宜时间。答案选择C。

16. 参考《神经病学》（第8版）：颅内动静脉畸形最常见的首发症状是意识障碍、头痛、呕吐，畸形血管破裂致脑内、脑室内和蛛网膜下腔出血导致。较常见的症状是癫痫，可在颅内出血时发生，也可单独出现。答案选择B。

17. 参考《神经病学》（第8版）：脑动静脉畸形，在病变部位脑动脉和脑静脉之间缺乏毛细血管，致使动脉与静脉直接相通，形成动静脉之间的短路，导致一系列脑血流动力学的紊乱。目前病因尚不明确，可能与胚胎期血管生成的调控机制障碍有关，常见的临床表现包括颅内出血、癫痫、头痛、局灶性神经功能障碍等。答案选择A。

18. 参考《脑血管病和神经介入技术手册》（第3版）：颅内动脉畸形是先天性中枢神经系统血管发育异常所致畸形中最常见的一种类型，多在40岁以前发病，男性稍多于女性。其常见的临床表现是出血、抽搐、头痛、神经功能缺损及其他症状。数字减影血管造影（digital subtraction angiography，DSA）是确诊颅内动静脉畸形的必需手段，答案选择B。

19. 参考《中国蛛网膜下腔出血诊治指南2019》：蛛网膜下腔出血最常见的病因是颅内动脉瘤或颅内血管畸形，常因其导致

脑表面血管破裂，血液进入蛛网膜下腔而出现一系列临床症状。病因治疗是去除疾病的关键，除全身情况甚差、病情极严重外，都应尽早施行手术，防止再出血或脑动脉痉挛，答案选择E。

20. 参考《脑血管病和神经介入技术手册》（第3版）：脑血管造影是确诊颅内动静脉畸形必需的检查方法，答案选择C。

二、多项选择题

1. 参考《中国颅内破裂动脉瘤诊疗指南2021》：脑动脉瘤是脑动脉的局限性异常扩大，按病因可分为先天性、细菌性、外伤性、肿瘤性和动脉硬化性动脉瘤，其中先天性动脉瘤占绝大多数，答案选择ABCDE。

2. 参考《中国颅内破裂动脉瘤诊疗指南2021》：Ⅰ级，无症状或轻微头痛；Ⅱ级，中重度头痛、脑膜刺激征、脑神经麻痹；Ⅲ级，嗜睡、意识混浊、轻度局灶神经体征；Ⅳ级，昏迷、中或重度偏瘫、早期去大脑强直或自主神经功能紊乱；Ⅴ级，深昏迷、去大脑强直、濒死状态，答案ABCDE。

3. 参考《2018脑血管造影术操作规范中国专家共识》：全脑血管造影术适应证有颅内外血管性病变、颅内占位性病变的血供与邻近血管的关系、某些肿瘤的定性、自发性脑内血肿或蛛网膜下腔出血病因检查，答案ABCD。

4. 参考《2018脑血管造影术操作规范中国专家共识》：脑血管造影术后应观察生命体征的变化、穿刺部位有无血肿及渗血、肢体感觉、肢体温度、足背动脉搏动情况，答案ABCDE。

5. 参考《中国脑卒中防治指导规范》（2021版）：脑梗死偏瘫患者除进行康复治疗训练外，其余时间均应保持偏瘫肢体的良姿位，即抗痉挛的良好体位。平卧位和患侧卧位时，应使肘关节伸展，腕关节背屈；健侧卧位时肩关节屈曲约90°，肘关节伸展，

手握一毛巾卷，保持腕关节的背屈，故 A、B、C 正确。侧卧位时，下肢呈迈步状，可用软枕或沙袋放在膝关节外侧，踝关节尽量保持 90° 的功能位，可用踏足板或夹板辅助踝关节取功能位，故 D 错误，E 正确，答案选择 ABCE。

6. 参考《中国脑卒中防治指导规范》(2021 版)：脑栓塞患者进食前要注意休息，因为疲劳有可能增加误吸的危险，A 正确；注意保持进餐环境的安静、舒适，故 B 正确；告诉患者进餐时不要说话，故 C 正确；进食后应保持坐立位 30～60min，防止食物反流，故 E 正确；吞咽困难患者不能使用吸管，因为吸管饮水需要比较复杂的口腔肌肉功能，容易增加患者误吸的危险，故 D 错误。答案选择 ABCE。

7. 参考《脑血管病和神经介入技术手册》(第 3 版)：颅内动静脉畸形患者较常见的症状是癫痫，可在颅内出血时发生，也可单独出现，答案选择 ACDE。

8. 参考《脑血管病和神经介入技术手册》(第 3 版)：尸检显示静脉畸形发生率为 0.5%～0.7%、海绵状血管畸形发生率为 0.5%、毛细血管扩张发生率为 0.3%、动静脉畸形发生率为 0.1%、临床工作中以动静脉畸形最常见，答案选择 ABCDE。

三、简答题

1. 参考《中国脑卒中护理指导规范》术后护理：① 按神经外科术后护理常规；② 按全麻术后护理常规；③ 密切观察患者意识、瞳孔及生命体征变化；④ 观察患者头痛症状、肢体活动及感觉情况，及时发现颅内再出血、血管痉挛及脑梗死征兆；⑤ 避免情绪激动及剧烈活动；⑥ 遵医嘱正确使用钙通道阻滞剂。

2. 参考《中国颅内未破裂动脉瘤诊疗指南 2021》：颅内动脉瘤的治疗方式包括外科开颅手术和介入血管内治疗。

(1) 外科开颅手术一般有两种形式

1) 颅内动脉瘤颈夹闭术：是治疗颅内动脉瘤最常用的方法，根据动脉瘤的朝向、动脉瘤颈的长短等选择合适的动脉瘤夹闭动脉瘤；

2) 动脉瘤包裹术：如果为瘤颈比较宽、梭形动脉瘤等不宜夹闭者，可以采用这种方法。

(2) 介入血管内治疗主要有 3 种方式

1) 动脉瘤栓塞术：指用微导管将弹簧圈送至动脉瘤腔闭塞动脉瘤，是目前大多数医院的最主要的治疗手段。

2) 血管重建术：是在动脉瘤部位放置密网支架，减少涡流对动脉瘤的冲击，最后使内皮爬满整个支架表面，达到恢复正常血流、治愈动脉瘤的目的。

3) 载瘤动脉栓塞术：即栓塞动脉瘤的载瘤动脉，常用的栓塞材料为弹簧圈和可脱球囊等，一般用于难以进行动脉瘤栓塞或栓塞失败，而经过评估栓塞载瘤动脉不至于引起明显栓塞动脉供血区缺血的情况。

3. 参考《2018 脑血管造影术操作规范中国专家共识》脑血管造影术临床适应证及禁忌证。

(1) 适应证：① 颅内占位病变，如大脑半球病变做颈动脉造影、颅后窝病变做椎动脉造影；② 检查蛛网膜下腔出血的原因；③ 颅内血管病变，如大脑供血不足、脑血栓、脑栓塞、脑血管动脉瘤等；④ 了解某些颅内外病变供血情况，如脑膜瘤、颈动脉体瘤、头皮血管瘤等。

(2) 禁忌证：① 碘过敏反应阳性；② 严重的出血倾向；③ 明显的动脉硬化及严重的高血压；④ 严重的肝、肾、心脏疾病；⑤ 手术区有皮肤或软组织感染。

4. 参考《脑血管病和神经介入技术手册》(第 3 版)：颅内动静脉畸形介入术后

患者有可能出现多种并发症，不论出现何种并发症，均应该进行相应的处理。术后患者最严重的并发症为颅内出血，多是由手术操作不当引起的，也与脑灌注压突破综合征有关。对于此类患者应该遵医嘱按时进行脱水止血治疗，并预防癫痫的发作。部分患者术后突发癫痫，应高度怀疑颅内出血。另外一个常见的并发症为脑血管痉挛，常规使用尼莫地平可以预防此并发症的发生。护理人员应遵医嘱对患者进行严密的监测，预防各类并发症的发生。

5. 参考《中国脑卒中防治指导规范》（2021 版），脑梗死危重期的观察及处理

（1）观察：① 注意生命体征及瞳孔、意识的变化；②观察有无中枢性的高热；③观察有无上消化道出血和呃逆；④注意高颅压，防止脑疝。

（2）处理：①绝对卧床休息、平卧位；②头置冰袋，降低脑代谢，保护脑细胞；③持续低流量吸氧；④保持呼吸道通畅，防止窒息，将头偏向一侧；⑤有上消化道出血者应给予止血药和胃黏膜保护伞，并注意血压的变化；⑥留置尿管，注意尿量、尿色及性质的变化；⑦中枢性高热的患者身下置冰毯，酒精擦浴物理降温；⑧按时快速输入利水剂（20% 的甘露醇），降低颅内压，防止脑疝。

第三节　心血管疾病治疗护理

一、单项选择题

1. （　　）血清含量的增高是诊断心肌坏死最特异和敏感的首选指标

A. 心肌肌钙蛋白

B. 肌酸激酶同工酶

C. 肌红蛋白

D. C 反应蛋白

E. 红细胞沉降率

2. （　　）是动脉粥样硬化最重要的危险因素

A. 脂质代谢异常　　　　B. 高血压

C. 吸烟　　　　　　　　D. 糖尿病

E. 饮酒

3. 稳定型心绞痛又称劳力性心绞痛，是在冠状动脉狭窄的基础上，由于心肌负荷增加而引起的心肌（　　）的临床综合征

A. 急剧的、持续的缺血与缺氧

B. 慢性的、暂时的缺血与缺氧

C. 急剧的、暂时的缺血与缺氧

D. 慢性的、持续的缺血与缺氧

E. 慢性的、永久的缺血与缺氧

4. 急性心肌梗死临床表现不包括（　　）

A. 持久的胸骨后剧烈疼痛

B. 白细胞计数和血清心肌坏死标志物增高

C. 心律失常

D. 低体温

E. 低血压和休克

5. ST 段抬高型心肌梗死（STEMI）心电图表现特点：①面向坏死区周围心肌损伤的导联上出现 ST 段（　　），面向透壁心肌坏死区的导联上出现宽而深的 Q 波（病理性 Q 波），面向损伤区周围心肌缺血区的导联上出现（　　）；②在背向心肌坏死区的导联则出现相反的改变

A. 抬高呈弓背向上形，T 波倒置

B. 抬高呈弓背向上形，T 波直立并增高

C. 压低，T 波倒置

D. 压低，T 波直立并增高

E. 无异常，T 波倒置

6. 冠状动脉病变直径狭窄≥（　　）时，可直接干预；当病变直径狭窄＜（　　）时，建议仅对有相应缺血证据，或血流储备分数（fractional flow reserve，FFR）≤（　　）病变进行干预

A. 75%，75%，0.7　B. 75%，75%，0.8

C. 85%，85%，0.7　D. 90%，90%，0.8

E. 90%，90%，0.7

7. 冠状动脉狭窄远端可完全充盈，但显影慢，对比剂消除也慢属于 TIMI 分级的（　　）

A. 0 级　　　B. Ⅰ级　　　C. Ⅱ级

D. Ⅲ级　　　E. Ⅳ级

8. 拟行桡动脉穿刺者，术前行 Allen 试验，即同时按压桡、尺动脉，嘱患者连续伸屈五指至掌面苍白时松开（　　），如（　　）内掌面颜色恢复正常，提示（　　）功能好，可行桡动脉介入治疗

A. 尺侧、10min、尺动脉

B. 尺侧、10min、桡动脉

C. 桡侧、15min、尺动脉

D. 桡侧、15min、桡动脉

E. 尺侧、15min、尺动脉

9. 对首诊可开展急诊经皮冠脉介入术（percutaneous coronary intervention，PCI）的医院，要求首次医疗接触（first medical contact，FMC）至 PCI 时间＜（　　），如预计 FMC 至 PCI 的时间延迟＞（　　），对有适应证的患者，应于（　　）内尽早启动溶栓治疗

A. 60min，120min，60min

B. 60min，90min，30min

C. 90min，120min，30min

D. 90min，90min，60min

E. 90min，120min，60min

10. 急性冠脉综合征合并机械性并发症患者，发生血流动力学不稳定或心源性休克时可置入（　　）

A. IABP　　　　　B. ECMO

C. 临时起搏器　　　D. 中心静脉导管

E. 永久起搏器

11.（　　）是最常见的先天性心脏病，约占全部先天性心脏病的 40%

A. 室间隔缺损　　B. 房间隔缺损

C. 动脉导管未闭　D. 主动脉瓣狭窄

E. 肺动脉瓣狭窄

12. 封堵器移位、脱落，术中、术后均可发生，常见于（　　）封堵术，其次是（　　）封堵术，少见于（　　）封堵术等

A. VSD，ASD，PDA

B. ASD，VSD，PDA

C. PDA，ASD，VSD

D. ASD，PDA，VSD

E. VSD，PDA，ASD

13. 下列心导管介入治疗的术前准备正确的是（　　）

A. 患者精神紧张时，手术前晚可遵医嘱给予口服镇静药

B. 术前必须完成头部 CTA 检查

C. 穿刺股动脉者只需检查穿刺侧足背动脉搏动情况并标记

D. 术前可以喝牛奶、吃海鲜以增加患者营养储备

E. 只需对穿刺部位皮肤进行清洁即可

14. 如果 ASD 封堵术后，患者主诉胸闷、心悸，表现为呼吸困难、面色苍白、全身出冷汗、奇脉、血压下降、脉压降低、听诊心音遥远甚至肺部出现湿啰音等症状，应首先考虑（　　）可能

A. 封堵器脱落　　B. 空气栓塞

C. 急性心肌梗死　D. 心脏压塞

E. 充血性心力衰竭

15. 由于（　　）造成残余分流，分流量大，流速过快，冲刷封堵器造成红细胞破坏而发生机械性溶血，多发生在术后

（　　）

A. 封堵器过小或移位，12h 内

B. 封堵器过小或移位，24h 内

C. 封堵器过小或脱落，12h 内

D. 封堵器过大或移位，24h 内

E. 封堵器过大或脱落，48h 内

16. 推荐静息心率＜（　　）作为心室率控制的初始心率目标

A. 90 次 / 分　　　　B. 100 次 / 分

C. 105 次 / 分　　　　D. 110 次 / 分

E. 115 次 / 分

17. 冷冻消融主要利用（　　）及（　　）的细胞凋亡造成组织损伤，从而阻断异常传导通路

A. 低温效应；迟发

B. 冷冻效应；迟发

C. 低温效应；晚发

D. 冷冻效应；晚发

E. 辐射效应；晚发

18. 心房颤动消融者术前服用华法林维持国标标准化比值在（　　）或新型口服抗凝药物至少（　　）或行食管超声检查确认心房内无血栓才可手术

A. 1.5 ～ 2.0，3 周

B. 2.0 ～ 3.0，3 周

C. 1.5 ～ 2.0，4 周

D. 2.0 ～ 3.0，4 周

E. 2.5 ～ 3.0，3 周

19. 当患儿存在（　　）分流，或（　　）系统栓塞可能时，即使进行静脉系统的心房、心室导管操作也应该使用非低分子肝素抗凝；避免损害（　　）

A. 右向左，肺循环，膈神经

B. 右向左，体循环，膈神经

C. 右向左，体循环，腋神经

D. 左向右，肺循环，腋神经

E. 左向右，体循环，膈神经

20. 三维标测系统能保护医患免受过量辐射损伤的原因不包括（　　）

A. 三维标测系统能模拟构建心脏三维空间模型，实时显示出导管在心脏模型运动

B. 电磁结合的 CARTO3 新系统建立

C. FAM 建模系统的开发应用

D. 压力反馈技术的应用

E. 超声技术的融合使用

21. 置入式心脏起搏器术后教会患者每日自测脉搏 2 次，出现脉率比设置频率低（　　）应及时就医

A. 5%　　　　B. 10%　　　　C. 15%

D. 20%　　　　E. 25%

22. 心肌梗死至少（　　）后，如果房室传导阻滞仍持续存在，应按普通人群的起搏器置入适应证判断患者是否需要起搏治疗

A. 3 日　　　　B. 5 日　　　　C. 7 日

D. 10 日　　　　E. 15 日

23. 若置入单腔起搏器的窦性心律患者出现起搏器综合征，则推荐升级为（　　）

A. 双腔起搏器

B. 频率自适应起搏器

C. 心律转复除颤器

D. 心脏再同步治疗起搏器

E. 无导线起搏器

24. 对于左心室射血分数为（　　）的房室传导阻滞患者，并且预期心室起搏比例≥（　　），应选择生理性心室起搏方式

A. 30% ～ 50%，30%

B. 35% ～ 50%，35%

C. 35% ～ 50%，40%

D. 36% ～ 50%，40%

E. 36% ～ 50%，50%

25. 置入起搏器术后的患者应避免行（　　）检查

A. CT　　　　　　　B. B 超

C. 磁共振　　　　D. 冠状动脉造影术

E. 心内电生理检查

二、多项选择题

1. 冠状动脉粥样硬化性心脏病主要危险因素包括（　　）

A. 年龄、性别　　B. 血脂异常

C. 高血压　　　　D. 吸烟

E. 糖尿病

2. 急性冠脉综合征主要包括（　　）

A. 不稳定型心绞痛

B. 非 ST 段抬高型心肌梗死

C. ST 段抬高型心肌梗死

D. 冠心病猝死

E. 急性心力衰竭

3. PCI 是用心导管技术疏通狭窄甚至闭塞的冠状动脉管腔，从而改善心肌血流灌注的方法，包括（　　）

A. 经皮冠状动脉腔内成形术

B. 经皮冠状动脉内支架置入术

C. 冠状动脉内旋切术

D. 旋磨术

E. 激光成形术

4. PCI 术中辅助诊断及治疗技术包括（　　）

A. IVUS　　　　　B. FFR

C. OCT　　　　　D. CT

E. MR

5. 先天性心脏病介入治疗常见方法有（　　）

A. 经球囊扩张术　B. 封堵术

C. 动静脉瘘栓塞　D. 人工瓣膜植入术

E. 内外科镶嵌治疗

6. ASD 患者若不治疗，长期将出现（　　）

A. 房性心律失常　B. 右心室功能障碍

C. 肺动脉高压　　D. 反常栓塞

E. 充血性心力衰竭

7. 不推荐小儿导管消融的室性心律失常有以下几种情况（　　）

A. 小儿童的血流动力学稳定、药物有效且能耐受、不伴心功能不全的室性心律失常

B. 小儿童的加速性室性心律

C. 无心功能损害可能的无症状的室性期前收缩、室性心动过速和加速性室性心律

D. 症状性室性心律失常

E. 预激综合征合并阵发性心房颤动和快速心室率

8. 导管射频消融可能出现的并发症有（　　）

A. 二度房室传导阻滞

B. 三度房室传导阻滞

C. 心脏穿孔

D. 心脏压塞

E. 心室颤动

9. 窦房结功能障碍包括（　　）

A. 窦性心动过缓

B. 窦性停搏

C. 窦房传导阻滞

D. 慢快综合征

E. 变时性功能不全

10. 心脏起搏治疗最主要的适用范围包括（　　）

A. 窦房结功能障碍

B. 房室传导阻滞

C. 反射性晕厥

D. 无房室阻滞的传导障碍

E. 疑似心动过缓

三、简答题

1. 简述急性心肌梗死常见护理诊断。

2. 简述 PCI 主要并发症有哪些。

3. 简述 ASD 封堵术后出现心脏压塞的护理措施。

4. 简述心房颤动导管消融的适应证。

5. 简述永久起搏治疗Ⅰ类适应证。

答案解析

一、单项选择题

1. 参考《内科护理学》（第6版）：心肌肌钙蛋白Ⅰ（cTnI）或T（cTnT），该心肌结构蛋白血清含量的增高是诊断心肌坏死最特异和敏感的首选指标，在起病2～4min后升高，cTnI于10～24min达高峰，7～10d降至正常，cTnT于24～48min达高峰，10～14d降至正常，答案选择A。

2. 参考《内科护理学》（第6版）：脂质代谢异常是动脉粥样硬化最重要的危险因素，主要包括总胆固醇（TC）、三酰甘油（TG）、低密度脂蛋白（LDL）或极低密度脂蛋白（VLDL）增高；高密度脂蛋白（HDL）减低；载脂蛋白A（ApoA）降低，载脂蛋白B（ApoB）增高；脂蛋白（a）[Lp（a）]增高。在临床实践中，以TC及LDL增高最受关注。答案选择A。

3. 参考《内科护理学》（第6版）：稳定型心绞痛又称劳力性心绞痛，是在冠状动脉狭窄的基础上，由于心肌负荷增加而引起的心肌慢性的、暂时的缺血与缺氧的临床综合征。答案选择B。

4. 参考《内科护理学》（第6版）：急性心肌梗死临床表现有持久的胸骨后剧烈疼痛、发热、白细胞计数和血清心肌坏死标志物增高及心电图进行性改变；可发生心律失常、休克或心力衰竭，属急性冠脉综合征的严重类型。答案选择D。

5. 参考《内科护理学》（第6版）：STEMI心电图表现特点：①面向坏死区周围心肌损伤的导联上出现ST段抬高呈弓背向上形，面向透壁心肌坏死区的导联上出现宽而深的Q波（病理性Q波），面向损伤区周围心肌缺血区的导联上出现T波倒置；②在背向心肌坏死区的导联则出现相反的改变，即R波增高、ST段压低和T波直立并增高。答案选择A。

6. 参考《中国经皮冠状动脉介入治疗指南（2016）》：建议以冠状动脉病变直径狭窄程度作为是否干预的决策依据。病变直径狭窄≥90%时，可直接干预；当病变直径狭窄＜90%时，建议仅对有相应缺血证据，或FFR≤0.8的病变进行干预。答案选择D。

7. 参考《内科护理学》（第6版）：评定冠状动脉狭窄程度一般用TIMI（thrombolysis in myocardial infarction）试验所提出的分级标准。

TIMI分级判断标准：

0级，无血流灌注，闭塞血管远端无血流；

Ⅰ级，对比剂部分通过，冠状动脉狭窄远端不能完全充盈；

Ⅱ级，冠状动脉狭窄远端可完全充盈，但显影慢，对比剂消除也慢；

Ⅲ级，冠状动脉远端对比剂完全而且迅速充盈和消除，同正常冠状动脉血流。答案选择C。

8. 参考《内科护理学》（第6版）：拟行桡动脉穿刺者，术前行Allen试验，即同时按压桡、尺动脉，嘱患者连续伸屈五指至掌面苍白时松开尺侧，如10s内掌面颜色恢复正常，提示尺动脉功能好，可行桡动脉介入治疗。答案选择A。

9. 参考《中国经皮冠状动脉介入治疗指南（2016）》：对首诊可开展急诊PCI的医院，要求FMC至PCI时间＜90min，如预计FMC至PCI的时间延迟＞120min，对有适应证的患者，应于30min内尽早启动溶栓治疗。答案选择C。

10. 参考《中国经皮冠状动脉介入治疗

指南（2016）》：急性冠状动脉综合征合并机械性并发症患者，发生血流动力学不稳定或心源性休克时可置入主动脉内球囊反搏。答案选择 A。

11. 参考《小儿先天性心脏病介入治疗进展》：室间隔缺损（ventricular septal defect，VSD）是最常见的先天性心脏病，约占全部先天性心脏病的 40%。答案选择 A。

12. 参考《先天性心脏病介入治疗的并发症及护理》：封堵器移位、脱落发生率为 0.24% ～ 1.44%，术中、术后均可发生，常见于房间隔缺损（atrial septal defect，ASD）封堵术，其次是 VSD 封堵术，少见于动脉导管未闭（patent ductus arteriosus，PDA）封堵术等。答案选择 B。

13. 参考《内科护理学》（第 6 版）中心导管介入治疗术前准备。

（1）向患者和其家属介绍手术的方法和意义、手术的必要性和安全性，以解除思想顾虑和精神紧张，必要时手术前晚遵医嘱给予口服镇静药，保证充足的睡眠。

（2）指导患者完成必要的实验室检查（血常规、尿常规、血型、出凝血时间、电解质、肝肾功能）、胸部 X 线、超声心动图等。

（3）根据需要行双侧腹股沟及会阴部或上肢、锁骨下静脉穿刺术区备皮及清洁皮肤。

（4）穿刺股动脉者检查两侧足背动脉搏动情况并标记，以便于术中、术后对照观察。

（5）穿刺股动脉者训练患者术前进行床上排尿。

（6）指导患者衣着舒适，术前排空膀胱。

（7）术前不需要禁食，术前一餐饮食以六成饱为宜，可进食米饭、面条等，不

宜喝牛奶、吃海鲜和油腻食物，以免术后卧床出现腹胀或腹泻。答案选择 A。

14. 参考《先天性心脏病介入治疗的并发症及护理》：如果患者主诉胸闷、心悸，表现为呼吸困难、面色苍白、全身出冷汗、奇脉、血压下降、脉压降低、听诊心音遥远甚至肺部出现湿啰音等症状，应首先考虑心脏压塞可能。答案选择 D。

15. 参考《先天性心脏病介入治疗的并发症及护理》：溶血常见于 PDA 或 VSD 封堵术后。由于封堵器过小或移位造成残余分流，分流量大，流速过快，冲刷封堵器造成红细胞破坏而发生机械性溶血，多发生在术后 24h 内。答案选择 B。

16. 参考《心房颤动：目前的认识和治疗的建议》：建议推荐宽松心室率（静息心率 < 110 次 / 分）作为心室率控制的初始心率目标。答案选择 D。

17. 参考《中国儿童心律失常导管消融专家共识解读》：冷冻消融主要利用低温效应及晚发的细胞凋亡造成组织损伤，从而阻断异常传导通路。答案选 C。

18. 参考《内科护理学》（第 6 版）：房颤消融术者术前服用华法林维持 INR 在 2.0 ～ 3.0 或新型口服抗凝药物至少 3 周或行食管超声检查确认心房内无血栓方可手术。答案选择 B。

19. 参考《美国儿童和先天性电生理协会、美国心律协会"儿童及先天性心脏病患者导管消融专家共识（2016 年版）"解读》：当患儿存在右向左分流或体循环系统栓塞可能时，即使进行静脉系统的心房、心室导管操作也应该使用非低分子肝素抗凝；避免损害膈神经。答案选择 B。

20. 参考《中国儿童心律失常导管消融专家共识解读》：三维标测系统能模拟构建心脏三维空间模型，实时显示出导管在心脏模型运动，可避免或减少 X 线透视

下导管解剖定位，从而减少 X 线曝光量，保护了医患免受过量辐射损伤。随着三维标测技术进一步的发展，如电磁结合的 CARTO3 新系统、FAM 建模、压力反馈技术、高精密度标测技术及 CARTO Univu、CARTO Sound 等模块的开发应用，进一步显著减少 X 线曝光时间和辐射剂量，为实现"绿色电生理"提供了有力的技术支撑。答案选 E。

21. 参考《内科护理学》（第 6 版）：置入式心脏起搏器术后教会患者每日自测脉搏 2 次，出现脉率比设置频率低 10% 应及时就医。答案选择 B。

22. 参考《2021 ESC 心脏起搏和心脏再同步治疗指南更新内容解读》：心肌梗死至少 5d 后，如果房室阻滞仍持续存在，应按普通人群的起搏器置入适应证判断患者是否需要起搏治疗。答案选择 B。

23. 参考《心动过缓和传导异常患者的评估与管理中国专家共识 2020》：若置入单腔起搏器的窦性心律患者出现起搏器综合征，则推荐升级为双腔起搏器。答案选择 A。

24. 参考《心动过缓和传导异常患者的评估与管理中国专家共识 2020》：对于左心室射血分数为 36% ～ 50% 的房室传导阻滞患者，并且预期心室起搏比例 ≥ 40%，应选择生理性心室起搏方式。答案选择 D。

25. 参考《内科护理学》（第 6 版）：起搏器置入术后告知患者应避免强磁场和高电压的场所（如核磁、激光、变电站等），但家庭生活用电一般不影响起搏器工作。答案选择 C。

二、多项选择题

1. 参考《内科护理学》（第 6 版）：冠状动脉粥样硬化性心脏病是多种因素作用于不同环节所致的冠状动脉粥样硬化，这些因素又称危险因素。

（1）年龄、性别：本病多见于 40 岁以上人群，49 岁以后发病明显增加，但近年来发病年龄有年轻化趋势。与男性相比，女性发病率较低，与雌激素有抗动脉粥样硬化的作用有关，故女性在绝经期后发病率明显增加。

（2）血脂异常：脂质代谢异常是动脉粥样硬化最重要的危险因素。主要包括总胆固醇（TC）、三酰甘油（TG）、低密度脂蛋白（LDL）或极低密度脂蛋白（VLDL）增高；高密度脂蛋白尤其是它的亚组分 II（HDL）减低；载脂蛋白 A（ApoA）降低，载脂蛋白 B（ApoB）增高；脂蛋白（a）[Lp（a）] 增高。在临床实践中，以 TC 及 LDL 增高最受关注。

（3）高血压：血压增高与本病密切相关。60% ～ 70% 的冠状动脉粥样硬化患者有高血压。高血压患者患本病的概率较血压正常者高 3 ～ 4 倍，收缩压和（或）舒张压增高都与本病关系密切。

（4）吸烟：可造成动脉壁氧含量不足，促进动脉粥样硬化的形成。烟草中的尼古丁还可直接作用于冠状动脉和心肌，导致动脉痉挛和心肌损伤。吸烟者与不吸烟者比较，本病的发病率和病死率均增高 2 ～ 6 倍，且与每日吸烟的支数成正比，被动吸烟也是冠心病的危险因素之一。

（5）糖尿病和糖耐量异常：与无糖尿病的人群相比，糖尿病患者发生心血管疾病的风险增加 2 ～ 5 倍，且动脉粥样硬化进展迅速，未来 10 年发生心肌梗死的风险高达 20%。糖耐量减低也常见于本病患者。答案选 ABCDE。

2. 参考《内科护理学》（第 6 版）：急性冠脉综合征主要包括不稳定型心绞痛、非 ST 段抬高型心肌梗死、ST 段抬高型心肌梗死和冠心病猝死。答案选 ABCD。

3. 参考《内科护理学》（第 6 版）：PCI

是用心导管技术疏通狭窄甚至闭塞的冠状动脉管腔，从而改善心肌血流灌注的方法，包括经皮冠状动脉腔内成形术、经皮冠状动脉内支架置入术、冠状动脉内旋切术、旋磨术和激光成形术。答案选 ABCDE。

4. 参考《中国经皮冠状动脉介入治疗指南（2016）》：PCI 术中辅助诊断及治疗技术有血管内超声（IVUS）、血流储备分数（FFR）及光学相干断层成像（OCT）。答案选 ABC。

5. 参考《先天性心脏病介入治疗的并发症及护理》：先天性心脏病介入治疗常见方法有经球囊扩张术、封堵术、动静脉瘘栓塞、人工瓣膜植入术、内外科镶嵌治疗、先天性心脏病宫内介入术。答案选 ABCDE。

6. 参考《小儿先天性心脏病介入治疗进展》：ASD 患者若不治疗，长期将出现房性心律失常（最常见的是心房扑动）、右心室功能障碍、肺动脉高压、反常栓塞及充血性心力衰竭。答案选 ABCDE。

7. 参考《美国儿童和先天性电生理协会、美国心律协会"儿童及先天性心脏病患者导管消融专家共识（2016 年版）"解读》：不推荐导管消融的室性心律失常有以下几种情况，儿童的血流动力学稳定、药物有效且能耐受、不伴心功能不全的室性心律失常，儿童的加速性室性心律；无心功能损害可能的无症状的室性期前收缩、室性心动过速和加速性室性心律；症状性室性心律失常，如为急性心肌炎或药物中毒引起。答案选 ABCD。

8. 参考《内科护理学》（第 6 版）：导管射频消融可能出现的并发症为误伤希氏束，造成二度或三度房室传导阻滞；心脏穿孔致心脏压塞等，但发生率极低。答案选 ABCD。

9. 参考《心动过缓和传导异常患者的评估与管理中国专家共识 2020》：窦房结功能障碍是指窦房结和心房冲动形成和传导异常的症候群，包括窦性心动过缓（窦性心律频率 < 50 次 / 分）、窦性停搏（停搏 > 3.0s）、窦房传导阻滞、慢快综合征、变时性功能不全。答案选择 ABCDE。

10. 参考《2021 ESC 心脏起搏和心脏再同步治疗指南更新内容解读》：心动过缓和传导系统疾病是心脏起搏治疗最主要的适用范围，包括窦房结功能障碍、房室传导阻滞、无房室阻滞的传导障碍、反射性晕厥、疑似心动过缓，答案选择 ABCDE。

三、简答题

1. 参考《内科护理学》（第 6 版）中急性心肌梗死常用护理诊断。

（1）疼痛：胸痛，与心肌缺血坏死有关。

（2）活动无耐力：与心肌氧的供需失调有关。

（3）有便秘的危险：与进食少、活动少、不习惯床上排便有关。

（4）潜在并发症：心律失常、休克、急性左心衰竭、猝死。

（5）恐惧：与起病急、病情危重、环境陌生等因素有关。

2. 参考《中国经皮冠状动脉介入治疗指南（2016）》中 PCI 主要并发症：急性冠状动脉闭塞、无复流、冠状动脉穿孔、支架血栓形成、支架脱载、出血、血管并发症、对比剂导致的急性肾损伤。

3. 参考《先天性心脏病介入治疗的并发症及护理》：ASD 封堵术后出现心脏压塞，应立即给予高流量吸氧，遵医嘱给予升压药，嘱患者尽量放松；立即进行床边心脏彩色多普勒超声检查，以确诊是否心脏压塞，并做心包穿刺定位；同时监测血压，密切观察心率、心律的变化；备血和输血等处理后，紧急进入手术室行开胸手术止血并行修补术。

4.参考《2016 年 ESC 心房颤动管理指南更新解读》，心房颤动非药物治疗的重要手段导管消融最新的推荐适应证，共有 4 条：①阵发性心房颤动发作时症状明显的患者，为消除症状和防止心房颤动的再发，结合患者自身意愿，比较风险和获益后，导管消融可作为首选治疗方法来替代药物治疗（Ⅱa，B）；②对于反复发作、症状明显，且药物治疗无效的阵发性心房颤动患者推荐采用导管消融治疗（Ⅰ，A）；③对于心房颤动伴有心力衰竭和左室射血分数（LVEF 值）降低的患者（如心动过速、心肌病所致的心力衰竭），推荐采用导管消融治疗（Ⅱa，C）；④对于症状明显的持续性或长程持久性心房颤动，如果药物治疗不能改善症状，结合患者的意愿，经过心房颤动团队评估风险和获益后，可以考虑行导管消融术（Ⅱa，C）。

5.参考《心动过缓和传导异常患者的评估与管理中国专家共识 2020》：永久起搏治疗Ⅰ类适应证如下所述。

（1）双分支或三分支阻滞伴高度房室传导阻滞或间歇性三度房室传导阻滞的患者。

（2）双分支或三分支阻滞伴二度Ⅱ型房室传导阻滞的患者。

（3）伴有晕厥的束支阻滞患者，如果 HV 间期≥ 70 ms 或在电生理检查中发现房室结下阻滞的证据，推荐永久起搏。

（4）交替性束支阻滞的患者，推荐永久起搏。

第四节　肿瘤综合治疗的护理

一、单项选择题

1.肝血管瘤是肝脏常见的良性肿瘤，当瘤体直径（　　）可以考虑介入治疗

A. > 3cm 　　　　 B. > 4cm

C. > 5cm 　　　　 D. > 4mm

E. > 5mm

2.肝血管瘤介入术后伤口护理中穿刺点常规按压（　　）后加压包扎

A. 5 ～ 10min 　 B. 10 ～ 15min

C. 15 ～ 20min 　 D. 20 ～ 30min

E. > 30min

3.肝动脉栓塞后患者出现发热，一般体温在（　　）范围变化

A. 36.5 ～ 37.5℃ 　 B. 37.5 ～ 38.5℃

C. 37 ～ 39℃ 　　 D. 36.5 ～ 38℃

E. 38 ～ 39℃

4.肝动脉穿刺术后，关于患者体位正确的是（　　）

A. 去枕平卧

B. 平卧

C. 穿刺侧下肢肢体制动

D. 双侧下肢肢体制动

E. 任意体位

5.肝动脉穿刺术后，穿刺侧下肢肢体常规制动（　　）

A. 4 ～ 6h 　　　 B. 6 ～ 8h

C. 8 ～ 10h 　　　 D. 8 ～ 12h

E. 10 ～ 12h

6.肝血管瘤栓塞术后的栓塞综合征不包括（　　）

A. 恶心 　　　　 B. 呕吐

C. 疼痛 　　　　 D. 发热

E. 穿刺点渗血

7.肝血管瘤是肝脏常见的良性肿瘤，当血管瘤体为（　　）情况不考虑介入治疗

A. 手术无法切除的巨大血管瘤

B. 邻近肝门

C. 邻近大血管

D. 血管瘤较小

E. 瘤体 > 3cm

8. 诊断肝血管瘤首选的影像学方法是（　　）

A. 超声成像检查　　B. CT 扫描

C. MRI　　　　　　D. 血管造影

E. 肝血池显像

9. 诊断肝血管瘤最可靠的影像学方法是（　　）

A. 超声成像检查　　B. CT 扫描

C. MRI　　　　　　D. 血管造影

E. 肝血池显像

10. 肝血管瘤行栓塞治疗，术前常规检查准备中哪一项是不需要的（　　）

A. 肝功能　　　　　B. 血常规

C. 心电图　　　　　D. 出凝血时间

E. 碘对比剂皮试

11. 下列哪一项不是肝血管瘤介入治疗的适应证（　　）

A. 瘤体 > 5cm，并有继续增大的趋势

B. 病变位于肝包膜下有潜在出血可能

C. 瘤体破裂引起腹腔出血

D. 出现继发于肝血管瘤的临床并发症如贫血

E. 病灶小于 4cm，趋于稳定者

12. 肝血管瘤介入治疗术后护理中，为了减轻对比剂对肾功能的损害，鼓励患者多饮水，正确的做法是（　　）

A. 保持每小时至少 100ml 液体量

B. 根据患者出量补入量

C. 只能口服补液

D. 由于恶心呕吐只能输液补入量

E. 尿量 1500ml 即可

13. 肝血管瘤介入治疗术前患者呼吸训练时，训练屏气时长应该是（　　）

A. 5 ～ 10s　　　　B. 10 ～ 15s

C. 15 ～ 20s　　　 D. 20 ～ 30s

E. > 30s

14. 肝血管瘤是肝脏常见的良性肿瘤，可以分为多种类型，其中最常见的占 74%，为哪种类型（　　）

A. 肝海绵状血管瘤

B. 硬化性血管瘤

C. 血管内皮细胞瘤

D. 毛细血管瘤

E. 肝细胞腺瘤

15. 肝血管瘤介入治疗使用碘对比剂术后患者水化的时间中，充分水化时间至少是（　　）

A. 10h　　　　B. 12h　　　　C. 24h

E. 36h　　　　E. 48h

16. 子宫肌瘤是生育年龄女性常见的良性肿瘤，好发于 30 ～ 50 岁，发病原因不明确，研究发现，与（　　）水平升高有关

A. 雄激素　　　　　B. 孕激素

C. 雌激素　　　　　D. 生长激素

E. 促性腺激素

17. 子宫肌瘤影像学检查中，首选（　　）

A. 超声成像检查　　B. CT 扫描

C. MRI　　　　　　D. 血管造影

E. X 线片

18. 子宫肌瘤影像学检查中，（　　）是发现与诊断子宫肌瘤最敏感的方法

A. 超声成像检查　　B. CT 扫描

C. MRI　　　　　　D. 血管造影

E. X 线片

19. 子宫肌瘤介入治疗行股动脉穿刺术后伤口护理中穿刺点常规按压（　　）后加压包扎

A. 5 ～ 10min　　　B. 10 ～ 15min

C. 15 ～ 20min　　 D. 20 ～ 30min

E. > 30min

20. 子宫动脉栓塞后患者出现发热，一般体温变化范围为（　　）

A. 36.5 ～ 37.5℃　　B. 37.5 ～ 38.5℃

C. 37 ～ 39℃　　　　D. 36.5 ～ 38℃

E. 38～39℃

21. 子宫肌瘤介入治疗行股动脉穿刺术后，患者体位正确的是（　　）

A. 去枕平卧

B. 平卧

C. 穿刺侧下肢肢体制动

D. 双侧下肢肢体制动

E. 任意体位

22. 子宫肌瘤介入治疗行股动脉穿刺术后，以下哪一项是错误的健康教育（　　）

A. 注意个人卫生，特别是保持会阴部清洁

B. 有生育要求的术后 3 个月后可以妊娠

C. 合理搭配饮食，优质蛋白质、水果、少辛辣等

D. 第 1、3 个月常规妇科检查

E. 第 6 个月、第 12 个月复查 B 超，观察瘤体缩小与排出情况

23. 子宫肌瘤患者介入治疗术前准备中阴道冲洗碘伏液的浓度（　　）

A. 0.05%　　B. 0.5%　　C. 1%

D. 2%　　E. 5%

24. 子宫肌瘤患者介入治疗栓塞性即刻疼痛多发生在（　　）时间段内

A. 0.5～1h　　B. 1～6h

C. 12～24h　　D. 24～36h

E. 3～5d

25. 关于子宫肌瘤介入治疗皮肤消毒范围以下哪项是正确的（　　）

A. 穿刺点周围至少＞10cm

B. 穿刺点周围至少＞15cm

C. 穿刺点周围至少＞20cm

D. 肚脐至大腿上 1/3

E. 穿刺点至大腿上 1/3

26. 以下哪一项不是肝癌行 TACE 的作用（　　）

A. 控制局部肿瘤　　B. 预防肿瘤发展

C. 延长患者生存期　　D. 控制患者症状

E. 减轻患者黄疸

27. 根据巴塞罗那临床肝癌分期，TACE 主要是用于（　　）的一线疗法

A. 早期肝癌患者

B. ＜3cm 单个结节患者

C. 中期肝癌患者

D. 晚期肝癌患者

E. 中晚期肝癌不能手术的患者

28. 肝脏有双重血供，肝动脉占 20%～25%，门静脉占 75%～80%，而肝细胞肝癌的血供 95% 以上来自什么血管（　　）

A. 肝动脉　　　　　　B. 门静脉

C. 肝动脉与门静脉　　D. 膈动脉

E. 腹腔干

29. 对于肝脏超声和血清甲胎蛋白筛查异常者明确诊断的首选影像学检查方法是（　　）

A. 超声检查（US）

B. CT/MRI

C. DSA

D. 核医学影像学检查

E. X 线摄像

30. 以下哪一项不是 TACE 的禁忌证（　　）

A. 严重肝肾功能不全，体质衰弱者

B. 肝癌体积占肝脏 3/4 以上者

C. 门静脉主干完全阻塞

D. 严重的器质性疾病，如心、肺、肾功能不全者

E. 不能手术切除的中晚期肝癌

31. 介入手术最常用的穿刺途径（　　）

A. 桡动脉　　　　　　B. 股动脉

C. 颈总动脉　　　　　D. 锁骨下动脉

E. 髂内动脉

32. 以下哪一项不是 TACE 的适应证（　　）

A. 不能手术切除的中晚期肝癌

B. 巨块型肝癌

C. 外科术前化疗栓塞，待二期切除者

D. 门静脉主干完全阻塞

E. 肝癌破裂出血，不适于行肝癌切除者

33. 肝癌患者行介入手术治疗，术前准备不包括（　　）

A. 心理护理　　　　B. 呼吸与屏气训练

C. 穿刺皮肤准备　D. 沐浴、更衣

E. 碘对比剂皮试

34. 肝癌介入术后伤口护理不包括（　　）

A. 绷带加压包扎

B. 动脉压迫止血器压迫止血

C. 严密观察穿刺点的渗血情况

D. 注意患侧足背动脉搏动情况

E. 患者水化治疗

35. 肝癌患者行介入术后的常见并发症不包括（　　）

A. 恶心、呕吐　　B. 穿刺部位血肿

C. 休克　　　　　D. 脊髓损伤

E. 肝区疼痛腹胀

36. 肝癌患者行介入手术后发生休克的护理措施不包括（　　）

A. 立即吸氧

B. 静脉推注地塞米松，肾上腺素等药物

C. 注射药物时，采用快速脉冲式注射可极大地减少休克的发生，并可增强药物的治疗效果

D. 密切观察血压、心率、血氧饱和度，以便及时对症处理

E. 心理护理

37. TACE 治疗术后不良反应会持续多久（　　）

A. 1～5 日　　　　B. 3～5 日

C. 5～7 日　　　　D. 7～14 日

E. 大于两周

38. 从事介入手术工作的哪些人群不需要在上岗前和离岗时做身体检测（　　）

A. 医生　　　　　B. 技师

C. 护士　　　　　D. 患者

E. 工勤人员

39. 目前，国际辐射防护委员会规定，操作者在规定的 5 年内平均每年不超过 20mSv，其中任何一年不得超过（　　）

A. 20mSv　　　　B. 30mSv

C. 40mSv　　　　D. 50mSv

E. 60mSv

40. 对原发性肝癌诊断有价值的化验检查是（　　）

A. 酸性磷酸酶增高

B. 碱性磷酸酶增高

C. 淀粉酶增高

D. 甲胎蛋白增高

E. 癌胚抗原增高

41. 以下哪一项不是门静脉高压的临床表现是（　　）

A. 门静脉血流受阻

B. 血尿

C. 脾大

D. 侧支循环建立与开放

E. 腹水形成

42. 肝脏主要的供血由肝动脉与门静脉提供，其中门静脉供血量是（　　）

A. 40%～50%　　B. 50%～60%

C. 20%～30%　　D. 60%～80%

E. 80%～90%

43. 以下不是门静脉的属支与下腔静脉的交通支的是（　　）

A. 胃底食管下段交通支

B. 肠系膜下静脉交通支

C. 直肠下段、肛管交通支

D. 腹壁交通支

E. 腹膜后交通支

44. 哪一项不是门静脉高压行 TIPS 治

疗术中常见并发症（　　　）

　　A. 疼痛　　　　　　B. 腹腔内出血

　　C. 支架移位 / 成角　D. 心脏压塞

　　E . 肺水肿

45. 门静脉高压患者以下哪一项不适合行 TIPS 治疗（　　　）

　　A. 肝硬化门静脉高压，近期发生过食管 - 胃底静脉曲张破裂出血

　　B. 重度食管 - 胃底静脉曲张，一旦出血将产生死亡风险

　　C. 有难治性腹水

　　D. 布加综合征

　　E. 严重的门静脉狭窄或闭塞

46. 正常门静脉内的压力是（　　　）

A. 5 ～ 10 cmH$_2$O

B. 13 ～ 24 cmH$_2$O

C. 20 ～ 30 cmH$_2$O

D. 30 ～ 50 cmH$_2$O

E. > 50 cmH$_2$O

47. 门静脉高压时门静脉内的压力大多在哪个范围（　　　）

　　A. 5 ～ 10cmH$_2$O

　　B. 13 ～ 24 cmH$_2$O

　　C. 20 ～ 30 cmH$_2$O

　　D. 30 ～ 50 cmH$_2$O

　　E. > 50cmH$_2$O

48. 行 TIPS 治疗的患者，穿刺口在颈部哪个部位（　　　）

　　A. 胸锁乳突肌上 1/3 处

　　B. 胸锁乳突肌下 1/3 处

　　C. 胸锁乳突肌中 1/3 处

　　D. 胸锁乳突肌中点外缘处

　　E. 胸锁乳突肌中点内缘处

49. 门静脉高压患者行 TIPS 治疗时，穿刺成功后用（　　　）F 的扩张鞘扩张穿刺通道

　　A. 3 ～ 4　　　　　B. 5 ～ 6

　　C. 7 ～ 8　　　　　D. 9 ～ 10

E. 10 ～ 12

50. 门静脉高压患者行 TIPS 治疗时，分流道选用的支架型号为（　　　）

　　A. 直径 8 ～ 10mm，长度 60 ～ 80mm

　　B. 直径 8 ～ 10mm，长度 70 ～ 80mm

　　C. 直径 6 ～ 10mm，长度 60 ～ 80mm

　　D. 直径 6 ～ 10mm，长度 70 ～ 80mm

　　E. 直径 10 ～ 12mm，长度 60 ～ 80mm

51. 门静脉高压患者行 TIPS 治疗时，术后体位为（　　　）

　　A. 去枕平卧头偏向一侧

　　B. 平卧位

　　C. 平卧位，下肢制动 12h

　　D. 半卧位 6h

　　E. 任意体位

52. 门静脉高压患者腹部叩诊有移动性浊音，提示腹水超过多少量（　　　）

　　A. 500 ～ 600ml　　B. 600 ～ 700ml

　　C. 700 ～ 800ml　　D. 800 ～ 1000ml

　　E. > 1000ml

53. 以下不是门静脉高压患者行 TIPS 治疗后与分流有关的并发症的是（　　　）

　　A. 肝性脑病　　　　B. 肝衰竭

　　C. 溶血性黄疸　　　D. 气胸、血胸

　　E. 分流道狭窄与闭塞

54.TIPS 术后随访最可靠且无创的影像学检查方法是哪一项（　　　）

　　A. 超声成像检查　　B. CT 扫描

　　C. MRI　　　　　　D. DSA

　　E. X 线检查

55. 正常成人门静脉主干为 7 ～ 8cm，直径是多少（　　　）

　　A. 0.5 ～ 1.0cm　　B. 1.0 ～ 1.4cm

　　C. 1.0 ～ 1.8cm　　D. 1.5 ～ 2.0cm

　　E. > 2cm

56. 以下不是梗阻性黄疸的临床表现的是（　　　）

　　A. 全身皮肤和巩膜黄染

B. 血胆红素明显降低（以直接胆红素降低为主）

C. 多伴有全身其他症状，如皮肤瘙痒、大便呈黄褐色、尿黄等

D. 合并感染者可出现寒战、发热，腹痛，甚至休克症状

E. 食欲缺乏，进行性消瘦，衰竭，生活质量低下

57. 以下不是梗阻性黄疸的病因的是（　　）

A. 胆管结石或胆囊结石

B. 慢性胰腺炎

C. 胆管或胆囊的恶性肿瘤

D. 十二指肠乳头癌

E. 脾大

58. 以下说法错误的是（　　）

A. 梗阻性黄疸对全身脏器的病理作用是人们关注的焦点之一

B. 发生梗阻性黄疸时，会出现胆道压力增高、胆道扩张、继发胆道感染等

C. 梗阻性黄疸除逆行性淤胆引发脏器损害外，多伴有内毒素血症，它影响机体的多个系统，尤其是机体免疫系统受到抑制

D. 肺功能：呼吸衰竭是急性重症胆管炎患者术后主要的并发症之一

E. 正常人胆红素 80%～85% 来源于组织中的非血红蛋白的血红素酶类，15%～20% 来源于血红蛋白

59. 不是梗阻性黄疸患者行介入治疗常见并发症的是（　　）

A. 疼痛　　　　　B. 迷走神经反射

C. 对比剂过敏　　D. 脊髓休克

E. 气胸

60. 梗阻性黄疸患者行 PTCD 手术时术中可能会发生迷走神经反射，以下说法错误的是（　　）

A. 术中若出现心率减慢，血压下降伴出冷汗、恶心、呕吐等迷走神经反射症状时，应该立即遵医嘱给予阿托品 0.5mg 静脉注射

B. 出现迷走神经反射时，心率要维持在 60 次 / 分以上

C. 出现迷走神经反射时，要给予去枕平卧位，保持呼吸道通畅，吸氧，快速补液，必要时遵医嘱给予升压药

D. 术中要密切关注患者的生命体征，如果出现血压下降，要立即给予升压药，保持血压维持在 140/90mmHg

E. 球囊扩张狭窄部位时引起的剧烈疼痛或器械对胆道和肠腔的刺激，均导致迷走神经反射

61. 梗阻性黄疸患者行 PTCD 手术时术中可能会发生迷走神经反射，首选药物是（　　）

A. 立即遵医嘱给予阿托品 0.5mg 静脉注射

B. 立即遵医嘱给予肾上腺 1mg 静脉注射

C. 立即遵医嘱给予多巴胺 20mg 静脉注射

D. 立即遵医嘱给予地塞米松 10mg 静脉注射

E. 立即遵医嘱给予去甲肾上腺素 2mg 静脉注射

62. 梗阻性黄疸患者行 PTCD 治疗时穿刺部位通常是（　　）

A. 右腋前线第 6～7 肋间

B. 右腋前线第 7～9 肋间

C. 右腋中线第 6～7 肋间

D. 右腋中线第 7～9 肋间

E. 剑突下 1cm 处

63. 以下引流管不是梗阻性黄疸患者 PTCD 常用的是（　　）

A. 外引流管　　　　B. 内 - 外引流管

C. 直引流管　　　　D. 猪尾引流管

E. Y 形引流管

64. 以下不属于胆总管的组成的是（   ）

A. 肝左、右胆管　　B. 胆囊管

C. 肝总管　　　　　D. 胰腺管

E. 小叶间胆管

65. 正常成人肝细胞、胆管每日分泌胆汁量（   ）

A. 500 ～ 600ml　　B. 700 ～ 800ml

C. 800 ～ 900ml　　D. 800 ～ 1000ml

E. 800 ～ 1200ml

66. 以下不是正确的梗阻性黄疸患者皮肤护理的是（   ）

A. 瘙痒时不能抓挠

B. 瘙痒时用温水擦洗

C. 瘙痒时用手拍打

D. 瘙痒时用肥皂擦洗皮肤

E. 瘙痒时勤洗手，剪指甲

67. 梗阻性黄疸患者行 PTCD 介入治疗时术中发生疼痛的原因是（   ）

A. 反复穿刺肝实质

B. 患者呼吸幅度变小

C. 患者害怕

D. 扩张的胆道

E. 出血

68. 梗阻性黄疸患者行 PTCD 介入治疗时术中发生心率下降、血压突然下降、胸闷、胸痛等症状，常见于（   ）并发症

A. 胆心反射　　　　B. 迷走神经反射

C. 胆漏　　　　　　D. 气胸

E. 出血

69. 梗阻性黄疸患者行 PTCD 介入治疗术后引流管护理以下哪项是错误的（   ）

A. 保持引流管通畅，避免扭曲，折叠，受压和脱落

B. 妥善固定引流管，胆道引流管应用缝线或弹力胶布将其妥善固定于腹壁，做好患者自我保护引流管的健康教育

C. 防止逆行性感染，尽量采取半坐或斜坡卧位，以利于引流，平卧时引流管的远端不可高于腋中线，坐位、站立或行走时不可高于穿刺口，以防胆汁逆流而引起感染

D. 引流管口周围皮肤覆盖无菌纱布，并保持局部的清洁干燥，如有渗液应及时更换，防止胆汁浸润皮肤而引起炎症和穿刺口感染

E. 每月更换抗反流引流袋，并严格执行无菌技术操作

70. 梗阻性黄疸行 PTCD 带管出院的患者，引流管更换的时间是（   ）

A. 1 个月　　　　　B. 3 个月

C. 6 个月　　　　　D. 12 个月

E. 24 个月

71. 以下不是肺癌患者行介入治疗适应证的是（   ）

A. 失去手术机会病灶局限胸内

B. 可手术，有禁忌证或拒绝手术

C. 严重出血倾向

D. 术后复发或肺内转移

E. 术前局部化疗提高疗效

72. 以下不是肺癌病因的是（   ）

A. 吸烟

B. 石棉、焦油、无机坤化物等职业致癌因子

C. 空气污染

D. 维生素 A 含量过高

E. 真菌感染

73. 以下说法错误的是（   ）

A. 按解剖学部位分类，肺癌可以分为中央型肺癌和周围型肺癌

B. 肺癌中最常见的类型是鳞状上皮细胞癌

C. 恶性程度最高的肺癌类型是小细胞未分化癌

D. 肺腺癌多为周边型，男性多见，且多为吸烟者

E. 周围型肺癌，发生在段支气管以下的癌肿约占 1/4，以腺癌较为多见

74. 肺癌患者由原发肿瘤引起的症状是（　　）

A. 咯血　　　　　B. 胸痛

C. 吞咽困难　　　D. 霍纳综合征

E. 上腔静脉压迫综合征

75. 下列关于肺癌的影像学诊断说法错误的是（　　）

A. PET/CT 是利用正常细胞和肺癌细胞对荧光去氧葡萄糖的代谢不同而产生不同显像的原理

B. PET/CT 主要用于显示有无胸内淋巴结核远处转移

C. PET 是肺内定性诊断和分期最好、最准确的无创检查

D. CT 检查是诊断肺癌的基本方法

E. 在超声、CT 和 MRI 诊断不明确时，可采用血管造影，进一步明确病变的性质、部位、数目、血流动力学情况和有无癌栓形成等，并指导介入治疗

76. 下面叙述不正确的是（　　）

A. 肿瘤手术前栓塞治疗可以减少术中出血

B. 身体各部位的实体肿瘤出血均可行栓塞治疗

C. 肺癌伴咯血可行支气管动脉栓塞

D. 肝癌伴门静脉主干癌栓形成，栓塞治疗可延长生存期

E. 保守治疗无效的外伤性鼻出血可行颌内动脉栓塞术

77. 肺癌患者行影像学检查不包括（　　）

A. DSA 检查　　　B. CT 检查

C. MRI 检查　　　D. PET/CT

E. 支气管动脉造影

78. 动脉法 DSA 不具有的特点是（　　）

A. 密度分辨率高，2% ～ 3% 的碘浓度即可使血管显影

B. 减去了与靶血管重叠的其他组织和血管影像

C. 弥补了静脉数字减影空间分辨率低的缺点

D. 使用各种图像处理技术，可提供较多的血管生理病理信息，方便诊断和治疗

E. 可避免呼吸、吞咽、胃肠蠕动、心血管搏动的影响

79. 肺癌伴咯血可以行（　　）

A. 颈外动脉栓塞　B. 支气管动脉栓塞

C. 髂内动脉栓塞　D. 颌内动脉栓塞

E. 内乳动脉栓塞

80. 肺癌介入治疗行支气管动脉栓塞术，最常见及最严重的并发症是（　　）

A. 发热　　　　　B. 再咯血

C. 胸痛　　　　　D. 脊髓损伤

E. 脑栓塞

81. 肺癌介入治疗行支气管动脉栓塞术，不是术中观察并指导患者咯血的护理措施的是（　　）

A. 生命体征监测　B. 镇静

C. 戒烟　　　　　D. 吸引器准备

E. 咳嗽的指导

82. 肺癌介入治疗行支气管动脉栓塞术，下列哪项不是患者术后 24h 应该遵循的（　　）

A. 卧床休息 24h　B. 床上轻微活动

C. 床上任意活动　D. 避免剧烈活动

E. 避免下蹲运动

83. 肺癌行股动脉穿刺支气管动脉栓塞术，不是患者术后下肢血液循环的观察内容的是（　　）

A. 生命体征监护　B. 下肢皮肤温度

C. 下肢皮肤颜色　D. 下肢皮肤感觉

E. 足背动脉搏动

84. 肺癌行股动脉穿刺支气管动脉栓塞术，不是患者术后脊髓损伤观察内容的是（　　）

A. 生命体征监护　B. 双下肢运动

C. 双下肢感觉　　D. 双下肢肌力

E. 有无尿潴留

85. 肺癌行股动脉穿刺支气管动脉栓塞术，由于动脉栓塞造成器官缺血、水肿、肿瘤组织坏死所致的症状哪一项错误（　　）

A. 对比剂过敏　　B. 发热

C. 胸闷　　　　　D. 胸骨后烧灼感

E. 肋间痛

86. 下列不是经皮穿刺肾造瘘术的禁忌证的是（　　）

A. 肾周脓肿

B. 尿液改道

C. 上尿路结石的处理

D. 肾盂输尿管的动力学检查

E. 肾后梗阻的引流与减压

87. 最适合进行术前栓塞的恶性肿瘤是（　　）

A. 脑膜瘤

B. 鼻咽部纤维血管瘤

C. 富血管性肾癌

D. 胃癌

E. 肺癌

88. 以下不是肾癌患者行介入术中常见的并发症的是（　　）

A. 异位栓塞

B. 肾衰竭

C. 弥散性血管内凝血

D. 一过性高血压

E. 感染

89. 以下不是肾癌患者的临床表现的是

（　　）

A. 腰背部疼痛　　B. 血尿

C. 白陶土样粪便　D. 腹部肿块

E. 贫血、体重减轻等全身症状

90. 下列不是肾癌患者术前行肾动脉栓塞治疗的作用的是（　　）

A. 可使肿瘤明显缩小，利于手术剥离

B. 减少术中出血，缩短手术时间

C. 减少肿瘤细胞扩散

D. 可以使肿瘤广泛坏死

E. 提高手术的成功率和治愈率

91. 不是肾癌患者影像学诊断手段的是（　　）

A. DSA　　　　　B. B 超

C. ECT　　　　　D. MRI

E. CT

92. 下列不是肾癌患者行肾动脉化疗栓塞的适应证的是（　　）

A. 冠心病

B. 肾癌患者术前治疗

C. 肾肿瘤引起的出血

D. 姑息性治疗

E. 肿瘤性肾动静脉瘘的栓塞治疗

93. 肾癌患者行介入手术后发热的护理措施不包括（　　）

A. 及时为患者抽血检查，做细菌培养及药敏试验

B. 遵医嘱使用抗生素

C. 安抚患者的情绪

D. 发热轻者无须处理，体温超过39.5℃使用物理降温即可

E. 及时更换打湿的床单及内衣

94. 医疗废物的处置中，下列说法错误的是（　　）

A. 医用锐器应该属于损伤性废物

B. 废弃的过氧乙酸属于药物性药物

C. 废弃的温度计属于感染性废物

D. 过期的药品属于药物性废物

E. 一次性输液器属于感染性废物

95. 下列不是感染性废物的是（   ）

A. 病原体标本

B. 使用过的一次性手套

C. 患者血液

D. 缝合针

E. 传染病患者的生活垃圾

96. 接介入手术患者时身份识别与查对制度下列不正确的是（   ）

A. 介入手术患者可以由专职工人接送

B. 接送人员持介入手术患者交接记录单至病区接患者时，与患者核对患者的身份信息

C. 接送人员安全转运患者至介入手术室后，相应手术间护士接患者并按照交接记录单的内容逐项核对

D. 手术间护士核对无误后引领患者进入手术间或安排在候诊区等候

E. 核查内容按照介入手术安全核查表的内容逐项查对

97. 下列说法错误的是（   ）

A. 左肾上端平第 11 胸椎椎体下缘

B. 左肾下端平第 2～3 腰椎椎体椎间盘平面

C. 右肾上端平第 3 腰椎椎体上缘

D. 右肾下端平第 5 腰椎椎体上缘

E. 肾的位置不固定，可以随呼吸运动上下移动，其范围不超过一个椎体

98. 肾癌患者行介入手术术后的护理中，下列说法错误的是（   ）

A. 术后要预防血栓形成

B. 术后要预防切口感染

C. 术后要预防留置导管堵塞

D. 术后要禁食 1d 观察

E. 术后主要行拔管处理

99. 肾脏的位置当由卧位变成站立位，可以降低（   ）

A. 1cm   B. 1～3cm

C. 3～5cm   D. 5cm

E. > 5cm

100. 以下不是行肾动脉化疗栓塞治疗肾肿瘤的禁忌证的是（   ）

A. 有凝血功能障碍的患者

B. 泌尿系统感染的患者

C. 双侧肾功能不全

D. 恶病质的患者

E. 行姑息治疗的肾癌患者

101. 以下不是骨与软组织肿瘤患者的影像学诊断的是（   ）

A. B 超   B. CT   C. X 线

D. DSA   E. ECT

102. 骨与软组织恶性肿瘤患者行介入手术，术中使用顺铂后，术后每日需要至少保证尿量（   ）

A. 1000ml   B. 2000ml

C. 3000ml   D. 2500～3500ml

E. 4000ml

103. 骨与软组织肿瘤患者行介入手术术后拔管处理不包括（   ）

A. 拔管后立即压迫 15～30min

B. 无活动性出血后予以无菌纱布，薄膜覆盖 24～48h

C. 无活动性出血后予以 5kg 沙袋压迫置管处 6～8h

D. 24h 内注意创口有无出血及生命体征变化

E. 如有出血立即止血处理

104. 骨与软组织肿瘤患者行介入手术后出现化疗药物不良反应处理不正确的是（   ）

A. 严密观察患者的生命体征

B. 对于顺氨氯铂进行水化者，应告知患者术后每日常规输入 2500～3000ml 液体

C. 多饮水，每日尿量达到 3000ml，以促进排毒

D. 出现恶心、呕吐、腹痛、乏力等不适，应该立即报告医生

E. 由静脉补充水分及营养，指导患者进食清淡易消化的食物

105. 骨转移最常发生的部位是（　　）

A. 脊柱和骨盆

B. 股骨近端

C. 肋骨

D. 肩胛骨

E. 颅骨

106. 骨转移癌进行手术的目的主要是（　　）

A. 固定病理骨折和解除脊髓压迫

B. 减少肿瘤负荷

C. 减轻疼痛

D. 根治性手术

E. 取得组织学诊断

107. 关于恶性黑色素瘤脑转移的治疗描述不正确的是（　　）

A. 外科治疗除解除症状外，还可延长脑部无瘤时间

B. 激素治疗常用于减轻水肿而减轻症状，达到姑息治疗的目的

C. 在单个转移的患者，手术后中位生存期为 10 个月，先前对免疫治疗反应的患者疗效更好

D. 如果病变为孤立有症状者，可给予X 刀或手术治疗，治疗后无明显神经损伤

E. 对于多发脑转移者，给予全脑放疗后疗效较好

108. 原发性骨肿瘤的发生率为（　　）

A. 2%～3%　　　　B. 10%～15%

C. 1%～2%　　　　D. 5%～10%

E. 3%～5%

109. 软组织肉瘤最好发的部位是（　　）

A. 小腿　　　　　B. 躯干

C. 前臂　　　　　D. 大腿和骨盆带

E. 上臂和肩胛带

110. 以下不是 PVP 或 PKP 的绝对禁忌证的是（　　）

A. 凝血功能障碍

B. 对骨水泥过敏

C. 椎体稳定性骨质

D. 硬膜外血肿

E. 无法俯卧位

111. 脊柱的肿瘤引起椎体压缩性骨折，针对长期卧床的患者，皮肤护理不正确的是（　　）

A. 检查手术部位皮肤是否完整

B. 检查手术部位皮肤是否有脓点

C. 检查手术部位皮肤是否有压力性损伤

D. 检查手术部位皮肤感觉

E. 检查手术部位皮肤是否有硬节

112. 骨肿瘤早期出现的主要症状是疼痛，病情较轻时疼痛性质常见的类型是（　　）

A. 持续性疼痛　　　B. 间歇性疼痛

C. 放射性疼痛　　　D. 剧痛

E. 运动后疼痛

113. 以下不是骨水泥渗漏表现的是（　　）

A. 下肢自主活动能力变化

B. 下肢感觉异常

C. 下肢肌力下降

D. 下肢有麻木感

E. 肢体抽搐

114. 巡回 PVP 或 PKP 手术时，注射骨水泥时的护理措施不正确的是（　　）

A. 核对骨水泥的型号、有效期

B. 记录注射时间

C. 询问患者感受，鼓励积极配合

D. 密切观察生命体征

E. 准备高压注射器

115. 以下不是 PVP 或 PKP 的术中并发症的是（　　）

　　A. 疼痛　　　　　B. 骨水泥过敏

　　C. 骨水泥渗漏　　D. 气胸

　　E. 压力性损伤

116. 下列不属于胃癌患者行介入治疗的纳入条件的是（　　）

　　A. 术前所有患者均经内镜检查，病理组织活检确诊为胃癌，经 CT 或 MRI 检查确诊为合并肝转移，且肝内转移病灶直径在 1.0cm 及以上

　　B. 无手术治疗适应证，或患者本身不愿意行手术治疗

　　C. 恶病质状态

　　D. 胃癌术后复发而又不能或不愿意再次手术者

　　E. 作为胃癌术前的新辅助治疗，对于肿瘤比较大，切除困难者，术前介入治疗可以使肿瘤缩小以利于手术切除

117. 关于 Seldinger 技术描述正确的是（　　）

　　A. 经皮穿刺大血管通过导丝和导管交换的方式把导管送入血管内

　　B. 一种经血管栓塞技术

　　C. 一种经皮穿刺管腔，通过导丝和导管交换的方式把导管送入到人体管腔的技术

　　D. 一种动脉内药物灌注技术

　　E. 即血管介入技术

118. 经皮穿刺送入导管的动脉中，最常选择的是（　　）

　　A. 颈动脉　　　　B. 腋动脉

　　C. 肱动脉　　　　D. 股动脉

　　E. 腘动脉

119. 下列不属于胃癌行介入治疗的禁忌证的是（　　）

　　A. 心、肝、肺、肾功能不全的患者

　　B. 高龄患者

　　C. 全身广泛转移患者

　　D. 凝血功能障碍患者

　　E. 全身衰竭患者

120. 明胶海绵是目前比较广泛的一种栓塞物，可被机体完全吸收，闭塞血管时间一般是（　　）

　　A. 1 周　　　　　B. 1～2 周

　　C. 2～3 周　　　D. 2～4 周

　　E. 5 周

121. 经股动脉穿刺的适应证不包括（　　）

　　A. 脑血管造影

　　B. 下肢动脉造影

　　C. 凝血功能障碍

　　D. 右侧颈内动脉狭窄支架成形术

　　E. 肾肿瘤栓塞

122. 不属于经股动脉穿刺插管并发症的是（　　）

　　A. 股动脉静脉窦　　B. 血管内膜剥离

　　C. 腹膜后血肿　　　D. 假性动脉瘤

　　E. 股静脉栓塞

123. 胃肠道疾病中，不是介入治疗适应证的是（　　）

　　A. 食管狭窄

　　B. 幽门梗阻

　　C. 贲门失弛缓症

　　D. 吻合术后吻合口狭窄

　　E. 食管灼烧急性期

124. 下列胃癌患者术后的健康教育中不正确的是（　　）

　　A. 多食水果

　　B. 保持排便通畅，并观察有无呕血、黑粪，发现异常及时就医

　　C. 出院后坚持服药，按时来院复查

　　D. 遵医嘱服用抗贫血的药物

　　E. 不能吃虾、鱼等海鲜类食物

125. 下列不是胃癌患者行介入手术的

禁忌证的是（　　）

 A. 高血压

 B. 已有全身广泛转移者

 C. 对碘对比剂过敏者

 D. 有严重的感染

 E. 肾功能不全

126. 胃癌患者介入术中容易发生的并发症不包括（　　）

 A. 胸骨后疼痛 B. 出血

 C. 穿孔 D. 胃肠道反应

 E. 急性胰腺炎

127. 幽门附近胃癌可有的表现是（　　）

 A. 呕吐宿食 B. 嗳气

 C. 反酸 D. 呃逆

 E. 进行性哽噎感

128. 有助于早期发现胃癌的方法是（　　）

 A. 纤维胃镜检查 B. X 线钡剂造影

 C. 螺旋 CT D. 腹部超声

 E. 实验室检查

129. 有助于胃癌的诊断和术前临床分期的检查方法是（　　）

 A. 腹部超声 B. 纤维胃镜检查

 C. 螺旋 CT D. X 线钡剂造影

 E. 实验室检查

130. 胃癌的好发部位是（　　）

 A. 胃窦小弯侧 B. 贲门

 C. 胃大弯 D. 胃体

 E. 幽门

131. 关于介入放射学的描述中不恰当的是（　　）

 A. 属微创医学

 B. 以 Seldinger 技术为基础发展而来

 C. DSA 是唯一的导向设备

 D. 按治疗途径不同可以分为血管性介入技术和非血管性介入技术

 E. 目前已成为与内科、外科并列的三大治疗学科之一

132. 关于腰椎间盘突出症的患者行介入手术说法不正确的是（　　）

 A. 术前要加强腰背肌的锻炼

 B. 术后患者要卧硬板床

 C. 术后 3 个月内尽量要多卧床休息

 D. 术后搬运重物时要注意协调腰肌的协调性和脊柱的灵活性，取下蹲屈膝姿势

 E. 术后要注意避免使用腰背肌，以免造成术后椎间盘损伤

133. 腰椎间盘突出常以哪些椎间隙的发病率最高（　　）

 A. 腰 1～腰 2，腰 2～腰 3

 B. 腰 2～腰 3，腰 3～腰 4

 C. 腰 4～腰 5，腰 5、骶 1

 D. 骶 1～骶 2

 E. 骶 2～骶 3

134. 确诊腰椎间盘突出症的患者，以下术前检查不必要的是（　　）

 A. 腰椎 MRI B. 腰椎 CT

 C. 腰穿 D. 腰椎间盘造影

 E. 腰椎正侧位 X 线片

135. 高位腰椎间盘突出症的特点是（　　）

 A. 下肢肌肉无力少见

 B. 腰腿痛症状重，范围大

 C. 直腿抬高试验多阴性

 D. 应尽量保守治疗

 E. 括约肌功能障碍多见

136. 腰椎间盘突出症下肢放射痛最常见于（　　）神经

 A. 坐骨神经分布区

 B. 闭孔神经分布区

 C. 阴部神经分布区

 D. 股神经分布区

 E. 桡神经

137. 腰椎间盘突出症患者介入治疗术前疼痛的护理，哪一项是错误的（　　）

A. 对症处理、避免滥用镇痛药

B. 急性期绝对卧床休息

C. 局部热敷

D. 局部理疗

E. 舒适床垫预防压力性损伤

138. 腰椎间盘突出症患者介入治疗术后的护理，错误的是（　　）

A. 术后至少平卧 2h 后翻身预防压力性损伤

B. 翻身是先上身转动再缓慢转下肢

C. 术后 1d 绝对卧床休息

D. 术后 1 周应以卧床休息为主

E. 术后 6 周内避免剧烈活动

139. 有关腰椎间盘突出症的表现，下列不正确的是（　　）

A. 可以没有外伤史

B. 可以没有腱反射的改变

C. 不会有排尿困难

D. 疼痛可因咳嗽加重

E. 健侧下肢直腿抬高也可引起疼痛

140. 诊断腰椎间盘突出症最重要的依据是（　　）

A. X 线片　　　　　B. MRI/CT

C. B 超　　　　　　D. 电生理检查

E. 病史、症状及体格检查

141. 腰椎间盘突出症介入治疗并发症哪一项不正确（　　）

A. 椎间盘感染　　　B. 神经损伤

C. 血管损伤　　　　D. 脊椎不稳

E. 下肢肿胀

142. 患者，男性，61 岁，颈椎病。MRI 检查见椎间盘突入椎管压迫颈脊髓，保守治疗无效，瘫痪渐渐加重。现应采取的治疗措施是（　　）

A. 大重量牵引

B. 旋转复位推拿

C. 后路椎板切除手术

D. 前外侧椎管减压术

E. 前路髓核摘除植骨术

143. 腰椎间盘突出症术前体位训练不正确的是（　　）

A. 俯卧位

B. 两臂上举

C. 胸与耻骨联合处垫软枕

D. 抬头

E. 锻炼体位保持放松、制动

144. 腰椎间盘突出症的主要病因是（　　）

A. 腰椎不稳　　　　B. 腰椎骨质疏松

C. 腰背肌无力　　　D. 椎间盘退变

E. 纤维环破裂

145. 造成马鞍区感觉消失或减退的腰椎间盘突出类型为（　　）

A 前侧型　　　　　B. 外侧型

C. 后外侧型　　　　D. 中央型

E. 极外侧型

146. 下列有关 PCV 说法错误的是（　　）

A. 多采取俯卧位

B. PCV 包包括小治疗巾、剖腹单、中单、卵圆钳、一次性介入手术包

C. 患者行 PCV 术前 3d 要求俯卧位训练，要求轴线翻身，每天 2 ～ 3 次，从 30min 开始逐步过渡到 2h 以上

D. 对于有凝血机制障碍、严重心肺疾病、无法耐受俯卧位至少 15min 的患者禁做手术

E. 椎体受压超过 50% 的患者禁做手术

147. 下列哪项可行 PCV 手术的是（　　）

A. 严重的冠心病

B. 骨折累及椎体后壁

C. 无法耐受俯卧位 15min

D. 无法耐受仰卧位 15min

E. 凝血机制障碍

148. 椎体受压超过（　　）的患者不

宜行 PVP 手术

A. 30%　　　　　　B. 50%

C. 60%　　　　　　D. 75%

E. 90%

149. 行 PVP 手术前患者要做好体位训练，以下说法不正确的是（　　）

A. PVP 要求患者采取俯卧位

B. 术前 1 周患者开始俯卧位的训练，循序渐进

C. 强调轴线翻身,动作轻柔,每日 2～3 次，从开始的 30min 开始逐渐过渡到 2h 以上

D. 手术时，要求患者腹部垫软枕，注意患者的呼吸有无不适

E. 在两餐之间及睡前进行，防止过度饥饿或过饱时训练

150. 下列不是 PVP 手术应该准备的物品或器材的是（　　）

A. 剖腹单　　　　　B. 骨水泥

C. 外科不锈钢锤　　D. 定位金属条

E. 髓核钳

151. PVP 的经典手术穿刺途径是（　　）

A. 后外侧途径　　　B. 椎弓根外途径

C. 椎弓根途径　　　D. 后内侧途径

E. 前内侧途径

152. 行 PVP 手术术中的配合，下列错误的是（　　）

A. 协助患者行俯卧位，连接心电监护仪，连接吸氧装置，胸腰椎穿刺采用经椎弓根外进针，颈椎则采用仰卧位经前侧方进针，准备记号笔及定位金属棒

B. 准备碘伏，协助铺无菌手术单，协助抽取利多卡因

C. 准备对比剂，协助技术人员进行造影，观察患者造影后有无对比剂过敏反应

D. 准备骨水泥及溶媒，记录调配时间，

递送三通管及 1ml 专用注射器

E. 准备对比剂时，应该排尽空气，密切观察患者有无过敏反应，观察生命体征

153. 不是 PVP 术中常见的并发症的是（　　）

A. 肺栓塞　　　　　B. 脊髓损伤

C. 神经根损伤　　　D. 一过性疼痛加重

E. 迷走神经反射

154. 以下不是 PVP 手术的绝对禁忌证的是（　　）

A. 需同时治疗 3 个以上阶段者

B. 对 PVP 材料过敏者

C. 体质极度虚弱，不能耐受手术者

D. 椎体骨髓炎

E. 硬膜外脓肿，合并手术区域感染

155. PVP 手术的适应证有哪些（　　）

A. 难治性骨折

B. 不稳定的椎体压缩性骨折

C. 骨折后不愈合或囊性变

D. 与椎体压缩骨折无关的神经压迫引起的根性痛

E. 骨质疏松引起的多阶段椎体压缩性骨折，并可能进而造成肺功能障碍

156. 以下不是 PVP 术术前常用影像学诊断的是（　　）

A. X 线摄片　　　　B. DSA

C. 核素显像　　　　D. 血管造影

E. MRI

157. 关于 PVP 与 PKP 手术的比较中，说法错误的是（　　）

A. PVP 无法恢复脊柱的正常高度，术后患者疼痛虽然缓解，但仍有可能出现驼背畸形

B. PKP 主要适用于陈旧性的压缩性骨折、严重后凸畸形伴有骨折所导致的顽固性疼痛

C. PVP 适用于骨质疏松、骨折

D. PVP 的骨水泥渗漏发生率可以高达 10% 以上，PKP 的骨水泥渗漏发生率可以高达 80% 以上，降低渗透率就等于减少了手术的并发症

E. 无论是 PVP 还是 PKP 都具有确实可靠及高效的镇痛作用

158. 以下不是 PVP 的禁忌证的是（　　）

A. 穿刺点周围感染

B. 器官衰竭，昏迷

C. 椎体压缩程度＞ 70%

D. 椎体后缘骨质破坏＞ 50%

E. 椎体血管瘤

159. 对于行 PVP 手术的患者术后护理中，不正确的是（　　）

A. 功能锻炼，术后五点法锻炼腰背肌

B. 注意观察聚甲基丙烯酸甲酯渗漏，患者是否有呼吸困难、下肢肌力下降、剧烈放射痛等症状

C. 注意穿刺点的护理，避免损伤脊髓引发气胸等

D. 术后要进行功能锻炼，防止下肢血栓的形成

E. 术后要垫高胸部俯卧位 4 ～ 6h

160. 对于行 PVP 手术的患者术后健康教育，不正确的是（　　）

A. 对于骨质疏松的患者要多食高钙食物，如牛奶、豆制品、虾皮等

B. 卧软床，有利于椎体的成形，减轻伤口的疼痛

C. 不能久坐，提物的时候要将重量平均到两侧手臂，避免过度弯腰或劳累

D. 发生病情变化时及时随访，术后 3、6 个月、12 个月门诊随访

E. 下床活动必须佩戴腰围，保持心情舒畅，劳逸结合

二、多项选择题

1. 肝血管瘤是肝脏常见的良性肿瘤，患者多无明显的临床症状，当瘤体直径＞ 5cm 时，即有可能压迫周围脏器和血管，以下哪几种情况介入治疗是理想的治疗方法（　　）

A. 手术无法切除的巨大血管瘤

B. 邻近肝门

C. 邻近大血管

D. 血管瘤较小

E. 不需要手术

2. 肝脏介入手术治疗患者术前准备包括（　　）

A. 心理护理　　　B. 呼吸与屏气训练

C. 穿刺皮肤准备　D. 沐浴、更衣

E. 术前用药

3. 肝血管瘤介入术后伤口护理包括（　　）

A. 加压包扎

B. 观察足背动脉

C. 按压远端肢体皮肤颜色

D. 按压远端肢体皮肤温度

E. 穿刺点渗血

4. 肝血管瘤栓塞术后常见并发症有（　　）

A. 肝功能损害　　　　　B. 胆囊损伤

C. 胃十二指肠损害　　　D. 胰腺炎

E. 穿刺点渗血

5. 肝血管瘤栓塞术后栓塞综合征包括（　　）

A. 恶心　　　　　　B. 呕吐

C. 疼痛　　　　　　D. 发热

E. 穿刺点渗血

6. 诊断肝血管瘤的影像学方法有（　　）

A. 超声成像检查　B. CT 扫描

C. MRI　　　　　　D. 血管造影

E. 肝血池显像

7. 子宫肌瘤根据瘤体位置不一样，可以分为哪几种类型（　　）

　　A. 子宫体肌瘤　　　B. 子宫颈肌瘤

　　C. 浆膜下肌瘤　　　D. 肌壁间肌瘤

　　E. 黏膜下肌瘤

8. 子宫肌瘤根据瘤体与肌壁关系，可以分为哪几种类型（　　）

　　A. 子宫体肌瘤　　　B. 子宫颈肌瘤

　　C. 浆膜下肌瘤　　　D. 肌壁间肌瘤

　　E. 黏膜下肌瘤

9. 子宫肌瘤介入手术治疗患者术前准备包括（　　）

　　A. 心理护理　　　　B. 胃肠道、阴道准备

　　C. 皮肤准备　　　　D. 沐浴、更衣

　　E. 术前用药

10. 子宫肌瘤股动脉穿刺行介入术后伤口护理包括（　　）

　　A. 加压包扎

　　B. 观察足背动脉

　　C. 按压远端肢体皮肤颜色

　　D. 按压远端肢体皮肤温度

　　E. 穿刺点渗血

11. 子宫动脉瘤栓塞术后栓塞综合征包括（　　）

　　A. 恶心、呕吐　　　B. 阴道出血

　　C. 疼痛　　　　　　D. 发热

　　E. 小便颜色改变

12. 肝癌行 TACE 具有哪些作用（　　）

　　A. 控制局部肿瘤

　　B. 预防肿瘤发展

　　C. 延长患者生存期

　　D. 控制患者症状

　　E. 减轻患者疼痛

13. 原发性肝癌是我国常见的恶性肿瘤，主要类型包括（　　）

　　A. 肝细胞癌

　　B. 肝内胆管癌

　　C. 肝细胞癌与肝内胆管癌混合型

D. 门静脉癌栓

E. 动静脉瘘

14. 肝癌的治疗包括（　　）

　　A. 外科治疗

　　B. 肝移植

　　C. 局部消融治疗

　　D. 经动脉化疗栓塞术

　　E. 放射治疗

15. 下列哪些是肝癌高危人群（　　）

　　A. 乙型肝炎病毒、人类免疫缺陷病毒感染的人群

　　B. 过度饮酒者

　　C. 非酒精性脂肪肝炎患者

　　D. 长期食用被黄曲霉素污染的食物的人群

　　E. 肝硬化患者

16. 肝癌患者行介入治疗术中有哪些并发症（　　）

　　A. 恶心、呕吐　　　B. 肝区疼痛腹胀

　　C. 发热　　　　　　D. 穿刺部位血肿

　　E. 休克

17. TACE 的禁忌证包括（　　）

　　A. 严重肝肾功能不全，体质衰弱者

　　B. 肝癌体积占肝脏 3/4 以上者

　　C. 肝癌破裂出血者，不适于行肝癌切除者

　　D. 控制肝癌的疼痛及较大的肝静脉短路

　　E. 门静脉主干完全阻塞

18. 对于肝癌高危人群做到以下哪几点是提高肝癌治疗的关键（　　）

　　A. 早期发现　　　　B. 早期诊断

　　C. 早期治疗　　　　D. 早期行 DSA 检查

　　E. 早期行增强 CT 检查

19. 门静脉高压的三大临床表现是（　　）

　　A. 门静脉血流受阻

　　B. 血流淤滞

C. 脾大

D. 侧支循环建立与开放

E. 腹水形成

20. 门静脉高压的治疗方法有哪些（　　）

A. 食管 - 胃底静脉破裂出血非手术处理

B. 食管 - 胃底静脉破裂出血手术处理

C. 脾大合并脾功能亢进的处理

D. 腹水的处理

E. TIPS 治疗

21. 门静脉高压行 TIPS 治疗术中常见并发症包括（　　）

A. 疼痛　　　　　　B. 腹腔内出血

C. 支架移位 / 成角　D. 心脏压塞

E. 肺水肿

22. 门静脉高压是肝脏及其血管、胆管疾病引起的以门静脉内血流压力过高为主要表现的临床综合征，根据门静脉血流受阻因素所在部位不同可以分为（　　）

A. 病毒肝炎型　　　B. 肝内型

C. 酒精性肝炎型　　D. 肝前型

E. 肝后型

23. 门静脉由哪几个静脉汇合而成（　　）

A. 胃底静脉　　　　B. 肠系膜下静脉

C. 脾静脉　　　　　D. 肠系膜上静脉

E. 食管下段静脉

24. 门静脉的属支与下腔静脉的交通支有哪些（　　）

A. 胃底食管下段交通支

B. 肠系膜下静脉交通支

C. 直肠下段、肛管交通支

D. 腹壁交通支

E. 腹膜后交通支

25. 诊断门静脉高压的影像学检查有（　　）

A. 超声成像检查　B. CT 扫描

C. MRI　　　　　　D. DSA

E. 食管钡剂 X 线检查

26. 梗阻性黄疸影像学诊断检查方法包括（　　）

A. 临床生化检查　B. 超声

C. CT　　　　　　　D. MR

E. 经皮穿刺胆道造影

27. 梗阻性黄疸患者行介入治疗术中常见的并发症是（　　）

A. 疼痛　　　　　　B. 迷走神经反射

C. 对比剂过敏　　　D. 脊髓休克

E. 气胸

28. 梗阻性黄疸患者 PTCD 介入治疗的引流管有哪些（　　）

A. 外引流管　　　　B. 内 - 外引流管

C. 直引流管　　　　D. 猪尾引流管

E. Y 形引流管

29. 梗阻性黄疸患者 PTCD 介入治疗术中发生迷走神经反射的症状有（　　）

A. 冷汗　　　　　　B. 恶心 / 呕吐

C. 心率减慢　　　　D. 视物模糊

E. 血压下降

30. 梗阻性黄疸患者 PTCD 介入治疗手术安全核查包括哪几个时机（　　）

A. 手术前 1d　　　　B. 患者入室时

C. 麻醉开始前　　　D. 手术开始前

E. 患者离开手术室前

31. 肺癌的肿瘤组织起源于支气管黏膜，按解剖学部位可分为什么类型（　　）

A. 腺癌　　　　　　B. 非小细胞肺癌

C. 周围型肺癌　　　D. 中心型肺癌

E. 弥漫性肺癌

32. 肺癌患者进入介入手术室时第一次安全核查内容（　　）

A. 患者姓名、性别、年龄

B. 手术知情同意书

C. 手术审批表

D. 手术风险评估表

E. 患者入手术室交接记录

33. 以下哪些是肺癌患者行介入治疗的

适应证（　　）

　　A. 失去手术机会病灶局限胸内

　　B. 可手术，有禁忌证或拒绝手术

　　C. 严重出血倾向

　　D. 术后复发或肺内转移

　　E. 术前局部化疗提高疗效

34. 肺癌患者行介入治疗术中常见的并发症有哪些（　　）

　　A. 下腔静脉阻塞　　B. 胃肠道反应

　　C. 脊髓损伤　　　　D. 急性肺水肿

　　E. 迟发性过敏反应

35. 肺癌患者 ^{125}I 粒子植入后注意事项包括（　　）

　　A. 避免放射性损伤

　　B. 观察有无心律失常

　　C. 观察有无气胸

　　D. 观察有无出血

　　E. 脊髓损伤

36. 肾癌患者行介入术术中常见的并发症有哪些（　　）

　　A. 异位栓塞

　　B. 肾衰竭

　　C. 弥散性血管内凝血

　　D. 一过性高血压

　　E. 感染

37. 当肾癌患者行介入手术治疗术中出现异位栓塞可能会导致哪些影响（　　）

　　A. 下肢坏疽　　　　B. 肺栓塞

　　C. 对侧肾栓塞　　　D. 肠坏死

　　E. 同侧肾栓塞

38. 肾癌患者行介入术后肾功能监测要做好哪些护理（　　）

　　A. 观察患者的尿量

　　B. 及时为患者抽血检查，及时进行细菌培养及药物敏感试验

　　C. 指导患者多进食高热量、高蛋白、清淡易消化的食物

　　D. 了解患者对侧肾的代偿功能

　　E. 嘱患者多饮水，保持尿量每小时大于 500ml

39. 肾动脉化疗栓塞的禁忌证有哪些（　　）

　　A. 肾癌手术前治疗

　　B. 肾肿瘤引起的出血

　　C. 肿瘤性肾动静脉窦的栓塞治疗

　　D. 具有全身严重出血倾向或出血性疾病

　　E. 泌尿系有严重的感染者

40. 肾肿瘤患者行肾动脉栓塞术后患者恶心呕吐的护理措施有（　　）

　　A. 遵医嘱使用止吐药物

　　B. 口腔护理

　　C. 观察呕吐物颜色、性状、量

　　D. 指导合理饮食

　　E. 观察是否有水、电解质紊乱

41. 骨与软组织肿瘤是严重危害人类健康及生命的疾病，近年来发病率逐年上升。骨转移癌多见于老年人，最常见的原发性肿瘤是（　　）

　　A. 肺癌　　　　　　B. 乳腺癌

　　C. 肾癌　　　　　　D. 前列腺癌

　　E. 甲状腺癌等

42. 对骨与软组织肿瘤的患者做术前护理评估，需要评估的内容是（　　）

　　A. 营养状况

　　B. 麻醉禁忌药物

　　C. 实验室阳性指标

　　D. 肱动脉穿刺点皮肤的完好程度

　　E. 家族史

43. 骨与软组织肿瘤患者可行的影像学诊断方法有（　　）

　　A. X 线片　　　　　B. DSA

　　C. ECT　　　　　　D. MRI

　　E. CT

44. 骨与软组织肿瘤患者主要的治疗方法有（　　）

A. 动脉灌注治疗

B. 栓塞治疗

C. 经皮骨水泥灌注

D. 经皮射频消融

E. 经皮药物灌注

45. 以下说法正确的是（　　　）

　A. 骨与软组织肿瘤患者行动脉灌注化疗除能提高骨肿瘤局部化疗药物的浓度，尚可降低化疗药物的全身毒性

B. 骨与软组织肿瘤患者行介入手术没有绝对的禁忌证

C. 骨与软组织肿瘤患者行栓塞治疗可以达到肿瘤缺血坏死、缩小的目的

D. 骨与软组织肿瘤患者行介入手术的绝对禁忌证为凝血功能障碍、肝肾功能不全

E. 骨与软组织肿瘤患者行经皮骨水泥灌注可以达到稳定患骨和缓解疼痛的目的，而且不影响术后的放疗

46. 骨骼是人体脏器中最坚硬的器官，是运动系统的一部分，主要组成部分有（　　　）

　A. 血管　　　　　B. 神经

C. 骨质　　　　　D. 骨膜

E. 骨髓

47. 骨肿瘤临床上根据良恶性分为（　　　）

　A. 良性骨肿瘤　　B. 恶性骨肿瘤

C. 骨肉瘤　　　　D. 软骨肉瘤

E. 纤维肉瘤

48. 原发性骨肿瘤指局部长出的恶性肿瘤，多见哪些肿瘤（　　　）

　A. 良性骨肿瘤　　B. 恶性骨肿瘤

C. 骨肉瘤　　　　D. 软骨肉瘤

E. 纤维肉瘤

49. 脊柱的肿瘤引起椎体压缩性骨折，常见的介入手术方式有（　　　）

A. DSA　　　　　B. CT

C. PVP　　　　　D. PKP

E. MRI

50. 以下哪些是 PVP 或 PKP 的绝对禁忌证（　　　）

　A. 凝血功能障碍

B. 对骨水泥过敏

C. 椎体稳定性骨质

D. 硬膜外血肿

E. 无法俯卧位

51. 提高胃癌早期诊断率的联合检查手段为（　　　）

　A. 钡剂检查　　　　B. 纤维胃镜

C. 胃镜细胞学检查　D. 胃液分析

E. B 超检查

52. 诊断胃癌常用影像学方法有哪几种（　　　）

　A. 纤维胃镜　　　　B. X 线钡剂

C. 腹部超声　　　　D. CT

E. DSA

53. 胃癌介入手术术中常见并发症包括（　　　）

　A. 胸骨后疼痛　　　B. 出血

C. 穿孔　　　　　　D. 胃肠道反应

E. 急性胰腺炎

54. 关于胃癌的治疗，正确的是（　　　）

A. 手术是早期胃癌的有效治疗方法

B. 姑息手术可用于早期胃癌

C. 化疗的目的是使癌灶局限

D. 胃癌转移者不能手术

E. 术后或晚期胃癌可用免疫增强剂

55. 下列胃癌介入术后饮食健康教育正确的是（　　　）

　A. 规律　　　　　B. 少食多餐

C. 避免辛辣食物　D. 多食水果

E. 避免生冷

56. 椎间盘的组成部分包括（　　　）

A. 纤维环

B. 髓核

C. 软骨终板

D. 夏贝氏纤维（sharper's fiber）

E. 后纵韧带

57. 腰椎间盘突出症的症状有（　　）

A. 下肢麻木　　　　B. 坐骨神经痛

C. 腰骶疼痛　　　　D. 间歇性跛行

E. 马尾神经症状

58. 腰椎间盘突出症的发病原因（　　）

A. 椎间盘的退行性病变

B. 外伤

C. 过度负荷

D. 长期震动

E. 其他：腰椎穿刺、年龄、身高、遗传、妊娠、吸烟等

59. 加强腰背肌功能锻炼的方法有（　　）

A 功能锻炼包括五点式和三点式

B. 五点式的方法是把头部、双手掌及双足跟作为支撑点，使劲向上挺腰抬臀

C. 锻炼应循序渐进，逐渐增加，避免疲劳

D. 三点式的方法是头部及足跟三点作为支撑的三点式锻炼方法

E. 五点式的方法是把头部、双肘及双足跟作为支撑点，使劲向上挺腰抬臀

60. 腰椎间盘突出的预防方法（　　）

A. 饮食均衡，蛋白质、维生素含量宜高，脂肪、胆固醇宜低，防止肥胖，戒烟控酒

B. 工作中注意劳逸结合，姿势正确，不宜久坐久站，剧烈体力活动前先做准备活动

C. 卧床休息，宜选用软板床，保持脊柱生理弯曲

D. 避寒保暖，平时应加强腰背肌锻炼，

加强腰椎稳定性

E. 腰椎间盘突出是运动系统疾病，预防原则要求减少运动，放松休息

61. 可行 PVP 的疾病（　　）

A. 椎体血管瘤

B. 椎体感染

C. 骨质疏松性椎体压缩性骨折

D. 椎体结核

E. 椎体转移瘤

62. 下列哪些属于 PVP 患者术中容易发生的并发症（　　）

A. 脊髓、神经根损伤

B. 肺栓塞

C. 一过性疼痛加重

D. 急性肺水肿

E. 急性感染

63. 下列哪些影像诊断设备可作为介入放射学的导引设备（　　）

A. X 线透视　　　　B. DSA

C. 超声检查　　　　D. CT

E. MR

64. 行 PVP 的患者术后护理措施包括（　　）

A. 穿刺点部位小，可以用创可贴粘敷，保持穿刺点干燥，预防感染，观察有无渗血及疼痛情况

B. 术后搬运时应该由两人搬运，一人抱头一人抱足，动作平稳，保持椎体正常生理曲度

C. 术后 6h 指导患者在床上行直腿抬高和腰背肌的功能锻炼，次数不限，一般术后 24h 内 5～10 次

D. 一周后可以恢复正常生活

E. 半年避免负重、转体的动作，适当参加户外活动

65. 以下不是 PVP 的绝对禁忌证的是（　　）

A. 无症状的椎体稳定性骨折

B. 患有凝血功能障碍

C. 难治的骨折

D. 成骨性转移瘤

E. 严重的椎体骨折，椎体高度丢失70%以上，较难治者

三、简答题

1. 试述肝血管瘤术前准备。

2. 试述肝血管瘤行肝动脉栓塞术治疗中护理。

3. 试述肝动脉血管瘤介入治疗前的血管造影，血管瘤在对比剂注入后的特征表现。

4. 请叙述肝动脉栓塞征的观察与护理。

5. 请叙述肝动脉栓塞后肝功能损害的观察与护理。

6. 试述子宫肌瘤介入治疗的术前准备。

7. 试述子宫肌瘤介入治疗术中护理。

8. 试述子宫肌瘤介入治疗术后疼痛的观察与护理。

9. 试述子宫肌瘤介入治疗术后健康教育。

10. 什么是精细 TACE？

11. 试述怎么提高 TACE 患者舒适度。

12. 对于肝癌患者行介入治疗术前的护理措施有哪些？

13. 试述肝癌患者行介入治疗术中的护理措施有哪些。

14. 试述肝癌患者行介入治疗术后的护理措施有哪些。

15. 试述肝癌患者行介入治疗术后的观察要点有哪些。

16. 试述子宫肌瘤介入治疗术后护理。

17. 试述门静脉高压的定义。

18. 试述门静脉高压患者术前身体状况护理评估。

19. 试述门静脉高压行 TIPS 治疗术前患者怎么准备。

20. 试述门静脉高压行 TIPS 治疗术中并发症的观察及护理。

21. 试述门静脉高压行 TIPS 治疗术后护理。

22. 试述梗阻性黄疸产生的机制。

23. 试述梗阻性黄疸患者行介入术术前的护理措施有哪些。

24. 试述梗阻性黄疸患者行介入术术中病情观察的要点有哪些。

25. 试述梗阻性黄疸患者行介入术术中并发症的观察及护理。

26. 试述梗阻性黄疸患者行介入术术后引流管的护理措施有哪些。

27. 肺癌患者行介入治疗术中常见的并发症及处理。

28. 肺癌患者行介入治疗术后的护理措施有哪些？

29. 肺癌患者行介入治疗术前的护理措施有哪些？

30. 试述肺癌患者行介入术后该如何进行健康教育。

31. 试述肺癌患者行肺癌血管内介入治疗术前准备及术前体位训练。

32. 肾癌患者术中发生异位栓塞的原因及处理？

33. 如何对即将行肾癌介入术的患者做术前指导？

34. 肾癌患者行介入术术后有哪些不良反应及护理措施？

35. 肾动脉化疗栓塞的适应证和禁忌证。

36. 如何对肾癌患者行介入术后肾功能护理？

37. 试述骨与软组织肿瘤患者行介入手术术前的护理措施。

38. 试述骨与软组织肿瘤患者行介入手术术中配合。

39. 试述骨与软组织肿瘤患者行动脉内灌化治疗的适应证及作用。

40. 试述骨与软组织肿瘤患者行介入手术术后的注意事项。

41. 试述骨与软组织肿瘤患者行动脉内栓塞治疗的主要治疗方法及适应证、禁忌证。

42. 试述胃癌患者行介入手术术后的护理措施。

43. 试述胃癌患者行介入手术术中的常见并发症及处理措施。

44. 试述胃癌患者行介入手术术后健康教育。

45. 试述胃癌患者行介入手术术前的护理措施。

46. 试述胃癌患者行介入手术术中的配合。

47. 试述腰椎间盘突出症患者行介入手术术前的护理措施。

48. 试述腰椎间盘突出症患者行介入手术术中手术配合。

49. 试述腰椎间盘突出症患者行介入手术术后的一般护理。

50. 试述腰椎间盘突出症患者行介入手术术后的健康教育。

51. 试述腰椎间盘突出症患者行介入手术术后如何加强腰背肌的训练。

52. 试述行 PVP 的患者在手术前如何准备体位。

53. 试述行 PVP 的患者术中常见并发症及处理措施。

54. 试述行 PVP 的患者术后对于穿刺点的护理。

55. 试述行 PVP 的患者术后应该如何功能锻炼。

56. 试述行 PVP 的患者术后应该如何进行体位护理。

答案解析：

一、单项选择题

1. 参考《影像护理学》：肝血管瘤是肝脏常见的良性肿瘤，患者多无明显的临床症状，当瘤体直径 > 5cm 时，即有可能压迫周围脏器和血管，介入治疗已经成为手术无法切除的巨大血管瘤、邻近肝门或大血管等特殊部位血管瘤的理想治疗方法。答案选择 C。

2. 参考《影像护理学》：肝血管瘤介入术后伤口护理中穿刺点常规按压 5 ~ 10min 后加压包扎。答案选择 A。

3. 参考《影像护理学》：肝动脉栓塞后患者出现发热，一般体温在 37.5 ~ 38.5℃范围变化，多在一周内恢复正常。答案选择 B。

4. 参考《影像护理学》：肝动脉穿刺术后，穿刺侧下肢肢体制动 8 ~ 12h。答案选择 C。

5. 参考《影像护理学》：肝动脉穿刺术后，穿刺侧下肢肢体制动 8 ~ 12h。答案选择 D。

6. 参考《影像护理学》：肝血管瘤栓塞术后的栓塞综合征：恶心、呕吐、疼痛、发热。答案选择 E。

7. 参考《影像护理学》：肝血管瘤是肝脏常见的良性肿瘤，患者多无明显的临床症状，当瘤体直径 > 5cm 时，即有可能压迫周围脏器和血管，介入治疗已经成为手术无法切除的巨大血管瘤、邻近肝门或大血管等特殊部位血管瘤的理想治疗方法。答案选择 E。

8. 参考《影像护理学》：诊断肝血管瘤首选的影像学方法是超声成像检查，超声能了解病变的有无、大小、部位、数量，典型的表现为边界清晰的低回声占位伴有后方不甚明显的回声增强效应。答案选择 A。

9. 参考《影像护理学》：诊断肝血管瘤最可靠的影像学方法是血管造影，对比剂进入扩大的肝血管窦呈"爆米花"征，瘤体巨大的呈"树上挂果"征，动脉期"早出晚归"征，非常具有特征性。答案选择 D。

10. 参考《影像护理学》：肝血管瘤行栓塞治疗，术前常规检查患者肝功能、血常规、心电图、出凝血时间；《碘对比剂使用指南（第二版）》碘对比剂不建议做预实验。答案选择 E。

11. 参考《影像护理学》：肝血管瘤介入治疗的适应证：瘤体 > 5cm，并有继续增大的趋势；病变位于肝包膜下有潜在出血可能；瘤体破裂引起腹腔出血；有明显的、持续存在的、源于肝血管瘤的临床症状；出现继发于肝血管瘤的临床并发症如贫血、血小板减少。答案选择 E。

12. 参考《外周血管疾病介入护理学》：肝血管瘤介入治疗术后护理中，为了减轻对比剂对肾脏功能的损害，鼓励患者多饮水，正确的做法是保持每小时至少 100ml 液体量。答案选择 A。

13. 参考《介入护理学》：肝血管瘤介入治疗术前患者呼吸训练时，训练屏气时长应该是 10 ～ 15s。答案选择 B。

14. 参考《影像护理学》：肝血管瘤是肝脏常见的良性肿瘤，可以分为多种类型，其中最常见的为肝海绵状血管瘤，占 74%。答案选择 A。

15. 参考《碘对比剂使用指南（第二版）》：肝血管瘤介入治疗使用碘对比剂术后患者水化的时间中，充分水化时间至少是 24h，答案选择 C。

16. 参考《介入护理学》：子宫肌瘤是生育年龄女性常见的良性肿瘤，好发于 30 ～ 50 岁，发病原因不明确，研究发现，子宫肌瘤雌激素水平较正常子宫肌层高 20%，雌激素受体水平也高 20%。答案选择 C。

17. 参考《影像护理学》子宫肌瘤影像学检查中，超声成像检查检查方法首选，准确率高，B 超表现子宫增大，形态不规则，宫腔受压变形。答案选择 A。

18. 参考《介入护理学》：子宫肌瘤影像学检查中，MRI 检查方法是发现与诊断子宫肌瘤最敏感的方法。答案选择 C

19. 参考《影像护理学》：子宫肌瘤介入治疗行股动脉穿刺术后伤口护理中穿刺点常规按压 5 ～ 10min 后加压包扎。答案选择 A。

20. 参考《影像护理学》：子宫肌瘤动脉栓塞后患者出现发热，一般体温在 37.5 ～ 38.5℃ 范围变化，多在一周内恢复正常。答案选择 B。

21. 参考《介入护理学》：子宫肌瘤介入治疗行股动脉穿刺术后，穿刺侧下肢肢体制动 8 ～ 12h。答案选择 C。

22. 参考《介入治疗护理学》：注意个人卫生，特别是保持会阴部清洁。有生育要求的术后一年可以妊娠；合理搭配饮食；优质蛋白质、水果、少辛辣等；第 1、3 个月常规妇科检查，第 6 个月、第 12 个月复查 B 超，观察瘤体缩小与排出情况。答案选择 B。

23. 参考《影像护理学》：子宫肌瘤患者介入治疗术前准备中阴道冲洗碘伏液的浓度为 0.05%。答案选择 A。

24. 参考《影像护理学》：子宫肌瘤患者介入治疗栓塞性即刻疼痛多发生在 1 ～ 6h。答案选择 B。

25. 参考《外科护理学》：子宫肌瘤介入治疗皮肤消毒范围正确的是穿刺点周围至少 > 15cm。答案选择 B。

26. 参考《影像护理学》：肝癌行经导管动脉栓塞化疗（transcatheter arterial chemoe mbolization，TACE）具有控制局

部肿瘤、预防肿瘤发展、延长患者生存期、控制患者症状的作用。答案选择 E。

27. 参考《影像护理学》：根据巴塞罗那临床肝癌分期，TACE 主要是用于中晚期肝癌不能手术患者的一线疗法。答案选择 E。

28. 参考《人体形态学》：肝脏有双重血供，肝动脉占 20%～25%，门静脉占 75%～80%，而肝细胞肝癌的血供 95% 以上来自肝动脉血管。答案选择 A。

29. 参考《影像护理学》：动态增强 CT 和多模态 MRI 扫描是诊断肝脏超声和血清甲胎蛋白筛查异常者明确诊断的首选影像学检查方法。答案选择 B。

30. 参考《影像护理学》，TACE 的禁忌证：①严重肝肾功能不全，体质衰弱者；②肝癌体积占肝脏 3/4 以上者；③门静脉主干完全阻塞；④严重的器质性疾病，如心、肺、肾功能不全者。答案选择 E。

31. 介入手术最常用的穿刺途径为股动脉。答案选择 B。

32. 参考《影像护理学》，TACE 的适应证：①不能手术切除的中晚期肝癌；②巨块型肝癌；③外科切除术后或肝移植术后复发者；④外科术前化疗栓塞，待二期切除者；⑤肝癌破裂出血，不适于行肝癌切除者；⑥控制肝癌的疼痛及较大的肝静脉短路；⑦肝癌术后行肝动脉预防性灌注。答案选择 D。

33. 参考《碘对比剂使用指南》第二版：碘对比剂说明书建议不做预实验。答案选择 E。

34. 参考《介入护理学》肝癌介入术后伤口护理：注意观察患肢肢体足背动脉搏动情况，绷带加压包扎止血，动脉压迫止血器压迫止血。根据每个人的自身情况不同，压迫的时间，凝血机制欠佳的老年人、动脉粥样硬化程度严重及多次穿刺者要适当

延长压迫时间，可以有效地预防血肿的发生。答案选择 E。

35. 参考《影像护理学》肝癌患者行介入术后的常见并发症：恶心、呕吐、穿刺部位血肿、休克、发热、肝区疼痛腹胀。答案选择 D。

36. 参考《影像护理学》肝癌患者行介入手术后发生休克的护理措施：立即吸氧，静脉推注地塞米松、肾上腺素等药物，注射药物时，采用缓慢脉冲式注射可极大地减少休克的发生，并可增强药物的治疗效果，密切观察血压、心率、血氧饱和度，以便及时对症处理，心理护理。答案选择 C。

37. 参考《原发性肝癌诊疗规范（2019）版》：TACE 治疗术后不良反应会持续 5～7d。答案选择 C。

38. 参考《介入手术室护理管理实用手册》：从事介入手术工作人群包括医生、护士、技师、工勤人员需要在上岗前和离岗时做身体检测。答案选择 D。

39. 参考《介入手术室护理管理实用手册》：目前，国际辐射防护委员会规定，操作者在规定的五年内平均每年不超过 20mSv，其中任何 1 年不得超过 50mSv。答案选择 D。

40. 参考《原发性肝癌诊疗规范（2019）版》：对原发性肝癌诊断有价值的化验检查是甲胎蛋白增高。答案选择 D。

41. 参考《介入护理学》：门静脉高压的临床表现是指门静脉系统血流受阻等发生淤滞引起的脾大、侧支循环建立与开放、腹水形成。答案选择 B。

42. 参考《人体形态学》：肝脏主要的供血由肝动脉与门静脉提供，其中门静脉供血量约是 75%。答案选择 D。

43. 参考《人体形态学》：门静脉的属支与下腔静脉的交通支有胃底食管下段交通支、直肠下段、肛管交通支、腹壁交通支、

腹膜后交通支。答案选择 B。

44. 参考《介入护理学》，门静脉高压行经颈静脉肝内门腔内支架分流（transjugular intrahepatic portosystemic stentshunt，TIPS）治疗术中常见并发症有疼痛、腹腔内出血、支架移位／成角、心脏压塞。答案选择 E。

45. 参考《外周血管疾病介入护理学》，门静脉高压患者行 TIPS 治疗适应证：肝硬化门静脉高压，近期发生过食管 - 胃底静脉曲张破裂出血；重度食管 - 胃底静脉曲张，一旦出血将产生死亡风险；有难治性腹水、Budd Chiari 综合征等。答案选择 E。

46. 参考《外周血管疾病介入护理学》：正常门静脉内的压力是 13 ～ 24 cmH$_2$O。答案选择 B。

47. 参考《外周血管疾病介入护理学》：门静脉高压时门静脉内的压力是 30 ～ 50 cmH$_2$O。答案选择 D。

48. 参考《介入护理学》：行 TIPS 治疗患者颈部穿刺口在胸锁乳突肌中点外缘处。答案选择 D。

49. 参考《介入护理学》：门静脉高压患者行 TIPS 治疗时，穿刺成功后用 10 ～ 12F 的扩张鞘扩张穿刺通道。答案选择 E。

50. 参考《介入护理学》：门静脉高压患者行 TIPS 治疗时，分流道选用的支架型号多使用直径 8 ～ 10mm，长度 60 ～ 80mm。答案选择 A。

51. 参考《介入护理学》：门静脉高压患者行 TIPS 治疗时，术后半卧位 6h。答案选择 D。

52. 参考《外周血管疾病介入护理学》：门静脉高压患者腹部叩诊有移动性浊音，提示腹水超过 1000ml。答案选择 E。

53. 参考《外周血管疾病介入护理学》：门静脉高压患者行 TIPS 治疗后与分流有关的并发症有肝性脑病、肝衰竭、溶血性黄疸、分流道狭窄与闭塞。答案选择 D。

54.《外周血管疾病介入护理学》：超声成像检查是 TIPS 术后随访最可靠且无创的影像检查方法。答案选择 A。

55. 参考《外周血管疾病介入护理学》：正常成人门静脉主干为 7 ～ 8cm，直径为 1.0 ～ 1.4cm。答案选择 B。

56. 参考《影像护理学》梗阻性黄疸的临床症状：全身皮肤及巩膜黄染，血胆红素明显升高（以直接胆红素升高为主），还伴有其他全身症状，如皮肤瘙痒、大便呈白陶土样、尿黄等，合并感染者还有寒战、发热、腹痛，甚至休克症状，同时由于胆汁不能进入十二指肠执行消化功能，患者食欲缺乏，进行性消瘦，衰竭，生活质量十分低下。答案选择 B。

57. 参考《影像护理学》：梗阻性黄疸的病因有良性的和恶性的；良性的包括结石、炎症、遗传因素、寄生虫等；恶性的包括肝癌、肝门部癌、胰头癌、壶腹周围癌等。答案选择 E。

58. 参考《生理学》：正常人胆红素 80% ～ 85% 来源于血红蛋白，15% ～ 20% 来源于组织中的非血红蛋白的血红素酶类。答案选择 E。

59. 参考《影像护理学》：梗阻性黄疸患者行介入治疗常见的并发症有疼痛、迷走神经反射、对比剂过敏、气胸。答案选择 D。

60. 参考《影像护理学》：在经皮肝穿刺胆道引流术（PTCD）操作过程中，患者出现血压下降伴冷汗、恶心、呕吐等迷走神经反射症状时，再看情况使用升压药。答案选择 D。

61. 参考《影像护理学》：梗阻性黄疸患者行 PTCD 手术时术中可能会发生迷走神经反射，首选立即遵医嘱给予阿托品

0.5mg 静脉注射。答案选择 A。

62. 参考《介入护理学》：梗阻性黄疸患者行 PTCD 治疗时穿刺部位通常在右腋中线 7～9 肋间。答案选择 D。

63. 参考《介入护理学》：梗阻性黄疸患者 PTCD 介入治疗的引流管有外引流管、内 - 外引流管、直引流管、猪尾引流管。答案选择 E。

64. 参考《人体形态学》：小叶间胆管—左、右肝管—肝总管 + 胆囊管—胆总管。答案选择 D。

65. 参考《生理学》：正常成人肝细胞、胆管每日分泌胆汁 800～1200ml。答案选择 E。

66. 参考《介入治疗护理学》：梗阻性黄疸患者皮肤护理：瘙痒时不能抓挠，用温水擦洗，瘙痒时用手拍打，瘙痒时勤洗手，剪指甲。答案选择 D。

67. 参考《影像护理学》：梗阻性黄疸患者行 PTCD 介入治疗时术中发生疼痛的原因是反复穿刺肝实质。答案选择 A。

68. 参考《介入护理学》：梗阻性黄疸患者行 PTCD 介入治疗时术中发生心率下降、血压突然下降、胸闷、胸痛等症状，常见于胆心反射并发症。答案选择 A。

69. 参考《影像护理学》梗阻性黄疸患者行 PTCD 介入治疗术后引流管护理：①保持引流管通畅，避免扭曲，折叠，受压和脱落；②妥善固定引流管，胆道引流管应用缝线或弹力胶布将其妥善固定于腹壁，做好患者自我保护引流管的健康教育；③防止逆行性感染，尽量采取半坐或斜坡卧位，以利于引流，平卧时引流管的远端不可高于腋中线，坐位、站立或行走时不可高于穿刺口，以防胆汁逆流而引起感染。每周更换抗反流引流袋，并严格执行无菌技术操作；④引流管口周围皮肤覆盖无菌纱布，并保持局部的清洁干燥，如有渗液应及时

更换，防止胆汁浸润皮肤而引起炎症和引起穿刺口感染。答案选择 E。

70. 参考《介入治疗护理学》：梗阻性黄疸行 PTCD 带管出院的患者，引流管应 6 个月更换一次，防止老化或堵塞。

71. 参考《影像护理学》肺癌患者行介入治疗的适应证：①失去手术机会病灶局限胸内；②可手术，有禁忌证或拒绝手术；③手术前局部化疗提高疗效；④术后降低复发率；⑤术后复发或肺内转移。禁忌证：①恶病质、心力衰竭、肝衰竭、肺衰竭、肾衰竭；②高热、严重感染、白细胞明显降低；③严重出血倾向；④碘过敏、一般插管及造影禁忌证。答案选择 C。

72. 参考《介入治疗护理学》：一些调查报告认为摄取食物中的维生素 A 含量少或血清维生素 A 含量低时，患肺癌的危险性增高。维生素 A 能作为抗氧化剂直接抑制苯并芘。答案选择 D。

73. 肺腺癌多为周边型，女性多见，且多为非吸烟者，其余选项均正确。答案选择 D。

74. 参考《外科护理学》：肺癌患者原发肿瘤引起的症状有咳嗽、咯血、胸闷气急、体重下降、发热等。肿瘤局部扩展引起的症状有胸痛、呼吸困难、吞咽困难、声音嘶哑、上腔静脉压迫综合征、Horner 综合征等。答案选择 A。

75. 参考《影像护理学》：X 线是诊断肺癌的基本方法，其余选项均正确。答案选择 D。

76. 参考《影像护理学》：肝癌伴门静脉主干癌栓形成，是栓塞治疗的禁忌证。答案选择 D。

77. 参考《影像护理学》：肺癌患者行影像学检查包括：X 线检查、CT 检查、MRI 检查、PET/CT、支气管动脉造影。答案选择 A。

78. 参考《影像护理学》：动脉法 DSA 不可以避免呼吸、吞咽、胃肠蠕动、心血管搏动的影响。答案选择 E。

79. 参考《影像护理学》：肺癌伴咯血可行支气管动脉栓塞。答案选择 B。

80. 参考《影像护理学》：肺癌介入治疗行支气管动脉栓塞术，由于约有 5% 的人的脊髓动脉与支气管动脉存在交通，化疗药物或栓塞剂进入支气管动脉，最常见及最严重并发症的是脊髓损伤。答案选择 D。

81. 参考《影像护理学》：肺癌介入治疗行支气管动脉栓塞术，术中观察并指导患者咯血的护理措施为吸氧、镇静、生命体征监测、吸引器准备、指导患者咳嗽。答案选择 C。

82. 参考《影像护理学》：肺癌介入治疗行支气管动脉栓塞术，患者术后 24h 应该遵循卧床休息 24h、床上轻微活动、避免剧烈活动、避免下蹲运动。答案选择 C。

83. 参考《介入护理学》：肺癌行股动脉穿刺支气管动脉栓塞术，患者术后下肢血液循环的观察内容为下肢皮肤温度、颜色、感觉及足背动脉搏动。答案选择 A。

84. 参考《影像护理学》：肺癌行股动脉穿刺支气管动脉栓塞术，患者术后脊髓损伤观察内容有双下肢运动、双下肢感觉、双下肢肌力、有无尿潴留。答案选择 A。

85. 参考《介入护理学》：肺癌行股动脉穿刺支气管动脉栓塞术，由于动脉栓塞造成器官缺血、水肿、肿瘤组织坏死所致症状包括发热、胸闷、胸骨后烧灼感、肋间痛。答案选择 A。

86. 参考《影像护理学》：肾周脓肿属于禁忌证，其余几项均属于适应证。答案选择 A。

87. 参考《影像护理学》指出：肾癌术前栓塞术始于 1969 年，经过 30 余年的发展和应用，已被接受为手术切除前的常规辅助治疗方法，肾癌术前栓塞有利于彻底切除肿瘤，减少术中出血，降低术中癌细胞经血行播散的危险，对于难以切除的巨大肿瘤，栓塞后可缩小，从而增加手术切除的机会。答案选择 C。

88. 参考《影像护理学》：肾癌患者行介入术术中发生异位栓塞时，可能会造成肠坏死，对侧肾栓塞和肺栓塞、下肢坏疽。答案选择 C。

89. 参考《外科护理学》，不同种类的肾肿瘤临床表现差异很大。常见症状：①肿瘤本身引起的腰背部疼痛、血尿、腹部肿块等；②肿瘤增大引起的压迫症状，肿瘤压迫胃、十二指肠时可出现消化道症状；③全身症状，高血压、贫血、体重减轻、发热、红细胞增多症、高血糖、凝血机制异常等改变；④其他，当外伤等因素导致肿瘤破裂时可出现腹腔内大出血、休克、急性腹痛等急腹症的症状和体征。答案选择 C。

90. 参考《影像护理学》：肾癌患者术前行肾动脉栓塞治疗，可使得肿瘤明显缩小，有利于手术剥离，减少术中出血，缩短手术时间，并可以减少肿瘤细胞的扩散，提高手术成功的治愈率和成功率。答案选择 D。

91. 参考《影像护理学》：ECT 不是肾癌患者影像学检查的手段。答案选择 C。

92. 参考《影像护理学》：冠心病患者是肾动脉化疗栓塞的禁忌证。答案选择 A。

93. 参考《影像护理学》：术后患者出现发热超过 38.5℃ 就应适当应用栓剂降温或物理降温。答案选择 D。

94. 参考《介入手术室护理管理实用手册》：废弃的温度计应该属于化学性废物。答案选择 C。

95. 参考《介入手术室护理管理实用手册》：缝合针属于损伤性废物。答案选择 D。

96.参考《介入手术室护理管理实用手册》：接送人员持介入手术患者交接记录单至病区接患者时，在护士站需要与病区护士双人核对患者的身份信息。答案选择 B。

97.参考《人体形态学》：右肾下端平第 3 腰椎体上。答案选择 D。

98.参考《影像护理学》：肾癌患者行介入手术之后要注意指导患者行清淡易消化的饮食，症状较重者暂禁食，给予止吐剂，由静脉补充水分及营养，好转后逐渐增加进食量。答案选择 D。

99.参考《人体形态学》：当变换体位，由卧位变成站立位，肾脏的位置可以降低 1～3cm。答案选择 B。

100.参考《影像护理学》：肾癌姑息治疗是肾动脉化疗栓塞的适应证。答案选择 E。

101.参考《影像护理学》：骨与软组织肿瘤患者的影像学诊断不包括 B 超。答案选 A。

102.参考《影像护理学》：骨与软组织恶性肿瘤患者行介入手术，术中使用顺铂后，术后每日需要至少保证尿量 3000ml。答案选择 C。

103.参考《影像护理学》：骨与软组织肿瘤患者输注化疗结束后拔管局部压迫后无活动性出血要用 1kg 沙袋压迫置管处。答案选择 C。

104.参考《影像护理学》：常见有消化道反应、骨髓抑制及心、肝、肾的毒性反应等。严密观察生命体征，如出现恶心、呕吐、腹痛、腹泻、乏力、心悸等不适，及时报告医生。对于用顺氨氯铂进行水化者，应告知患者术后每日常规输入 2500～3000ml 液体，多饮水，每日尿量达到 1000ml 以上，以促进排毒。答案选择 E。

105.参考《外科护理学》：骨转移最常发生的部位是脊柱和骨盆，其次是股骨近端、肋骨和肩胛骨。答案选择 A。

106.参考《外科护理学》指出：骨转移癌的治疗应与原发癌及其他并发症一同考虑，治疗目的是减轻症状、提高生活质量，外科手术治疗的适应证主要是针对承重骨或关节破坏明显、影响患者活动，包括对即将发生病理性骨折部位的预防性固定和已经发生的病理性骨折部位的固定处理等。答案选择 B。

107.参考《影像护理学》：对于多发脑转移者，应给予全脑预防照射，而后根据病情给予局部推量放射治疗，可解除症状和延长生存期，但疗效差。答案选择 E。

108.参考《外科护理学》：原发性骨肿瘤的发生率为 2%～3%。答案选择 A。

109.参考《影像护理学》：软组织肉瘤大约 1/2 涉及大腿和骨盆带，1/4 涉及上臂和肩胛带，其余的涉及前臂、小腿和躯干，很少累及手和足（例外情况多见于滑膜肉瘤、上皮样肉瘤和透明细胞肉瘤）。答案选择 D。

110.参考《介入治疗护理学》：无法俯卧位不是经皮穿刺椎体成形术（percutaneous vertebroplasty，PVP）或经皮椎体后凸成形术（percutaueous kyphoplasty，PKP）的绝对禁忌证是相对禁忌证。答案选择 E。

111.参考《外科护理学》：脊柱的肿瘤引起椎体压缩性骨折，针对长期卧床的患者皮肤护理不正确的是检查手术部位皮肤感觉。答案选择 D。

112.参考《外科护理学》：骨肿瘤早期出现的主要症状是疼痛，病情较轻时疼痛性质常见为间歇性疼痛。答案选择 B。

113.参考《介入护理学》：肢体抽搐不是骨水泥渗漏的表现。答案选择 E。

114.参考《介入治疗护理学》：巡回 PVP 或 PKP 手术时，注射骨水泥不用准备高压注射器。答案选择 E。

115. 参考《介入护理学》：PVP 或 PKP 的术中并发症有疼痛、骨水泥过敏、骨水泥渗漏、气胸。答案选择 E。

116. 参考《影像护理学》：恶病质的胃癌是属于介入手术的禁忌证。答案选择 C。

117. 参考《影像护理学》：Seldinger 技术是经皮穿刺，通过导丝和导管交换的方式把导管送入人体管腔的技术。答案选择 C。

118. 参考《影像护理学》：股动脉较粗大，且由此插管易达到全身各部位血管。答案选择 D。

119. 参考《影像护理学》：高龄患者不属于胃癌行介入治疗的禁忌证。答案选择 B。

120. 明胶海绵闭塞血管的时间一般是 2～4 周。答案选 D。

121. 参考《影像护理学》：凝血功能障碍属于经股动脉穿刺的禁忌证。答案选择 C。

122. 参考《影像护理学》：不属于经股动脉穿刺插管并发症的是股静脉栓塞。答案选择 E。

123. 参考《影像护理学》：食管灼烧急性期由食管壁坏死、肉芽组织形成，导管插入时，容易造成穿孔或更为严重的狭窄。答案选择 E。

124. 参考《外科护理学》：胃癌患者可以吃海鲜类食物。答案选择 E。

125. 参考《影像护理学》：高血压不是胃癌患者行介入手术的禁忌证。答案选择 A。

126. 参考《影像护理学》：胃癌患者介入术中容易发生的并发症包括胃肠道反应如恶心呕吐、出血、穿孔、急性胰腺炎。答案选择 A。

127. 参考《外科护理学》：幽门附近胃癌可有呕吐宿食的表现。答案选择 A。

128. 参考《影像护理学》：早期诊断胃癌的有效办法是纤维胃镜检查。答案选择 A。

129. 参考《影像护理学》：有助于胃癌诊断和术前临床分期的检查方法是螺旋 CT。答案选择 C。

130. 参考《外科护理学》：胃癌的好发部位是胃窦小弯侧。答案选择 A。

131. 参考《影像护理学》：DSA 不是唯一的导向设备。答案选择 C。

132. 参考《影像护理学》：术后要注意腰背肌的训练，力求练成自身肌肉腰围，以加强脊柱的外源性稳定。答案选择 E。

133. 参考《外科护理学》：腰椎间盘突出椎间隙的发病率最高的是腰 4、腰 5、骶 1，原因是此处腰椎负重大，活动范围较大，易发生退变。答案选择 C。

134. 参考《影像护理学》：确诊腰椎间盘突出症的患者，以下术前检查不必要的是腰穿。答案选择 C。

135. 参考《外科护理学》：高位腰椎间盘突出症的特点是腰腿痛症状重，范围大。答案选择 B。

136. 参考《外科护理学》：腰椎间盘突出症下肢放射痛最常见于坐骨神经分布区。答案选择 A。

137. 参考《影像护理学》：腰椎间盘突出症患者介入治疗术前疼痛的护理，错误的是舒适床垫防压力性损伤。答案选择 C。

138. 参考《影像护理学》：腰椎间盘突出症患者介入治疗术后的护理，错误的是翻身是先上身转动再缓慢转下肢，应该是保持脊椎成一条直线，勿扭转躯干。答案选择 B。

139. 参考《外科护理学》：腰椎间盘突出压迫到骶神经可能会有排尿困难。答案选择 C。

140. 参考《影像护理学》：诊断腰椎间盘突出症最重要的依据是 MRI/CT。答案选择 B。

141. 参考《影像护理学》：腰椎间盘突出症介入治疗并发症不包括下肢肿胀。答案选择 E。

142. 参考《影像护理学》：根据题意，答案选择 E。

143. 参考《影像护理学》：腰椎间盘突出症术前体位训练不正确的是抬头。答案选择 D。

144. 参考《影像护理学》：腰椎间盘突出症最主要的病因是腰椎间盘的退行性改变，髓核的退变主要表现为含水量的降低，并可因失水引起椎节失稳、松动等小范围的病理改变。答案选择 D。

145. 参考《外科护理学》：造成马鞍区感觉消失或减退的腰椎间盘突出类型为中央型。答案选择 D。

146. 参考《外科护理学》：椎体受压超过 75% 的患者禁做手术。答案选择 E。

147. 参考《影像护理学》：对于有凝血机制障碍、无法耐受俯卧位至少 15min、椎体受压超过 75%、骨折累计椎体后壁及临终期的患者禁止做 PCV 手术。答案选择 D。

148. 参考《影像护理学》：椎体受压超过 75% 的患者禁止做 PVP 手术。答案选择 D。

149. 参考《影像护理学》：行 PVP 手术前患者要做好体位训练，俯卧位时要求胸部垫软枕，观察患者呼吸有无不适。答案选择 D。

150. 参考《影像护理学》，需要准备的东西：① PVP 包，小治疗巾、剖腹单、中单、卵圆钳、一次性介入手术包；② PVP 器材，穿刺针、心电监护仪、2% 利多卡因、手套、

对比剂、无菌钡粉、骨水泥、骨水泥穿刺套装、1ml 专用注射器、定位金属条、聚维酮碘、10ml 注射器、计时器、三通及外科不锈钢锤。答案选择 E。

151. 参考《影像护理学》：PVP 的经典手术穿刺途径是椎弓根途径。答案选择 C。

152. 参考《影像护理学》：PVP 术中协助患者行俯卧位，胸腰椎穿刺采用经椎弓根进针。答案选择 A。

153. 参考《影像护理学》：PVP 术中容易发生的并发症有一过性疼痛加重、肺栓塞、脊髓和神经根损伤。答案选择 E。

154. 参考《影像护理学》：需同时治疗 3 个以上阶段者属于 PVP 的相对禁忌证。答案选择 A。

155. 参考《影像护理学》：与椎体压缩骨折无关的神经压迫引起的根性痛属于 PVP 的相对禁忌证。答案选择 D。

156. 参考《影像护理学》：行椎体成形术的患者常用的影像学诊断包括 X 线片、MRI、超声成像、血管造影、核素显像。答案选择 B。

157. 参考《介入护理学》：PVP 的骨水泥渗漏发生率可以高达 80% 以上，PKP 的骨水泥渗漏发生率可以高达 10% 以上，降低渗透率就等于减少了手术的并发症。答案选择 D。

158. 椎体血管瘤不是 PVP 的禁忌证，是适应证。答案选择 E。

159. 参考《影像护理学》：行 PVP 的患者术后要去枕平卧位 4～6h，利于止血，防止椎体塌陷，4h 后翻身侧卧，24h 鼓励患者下床活动。答案选择 E。

160. 参考《影像护理学》：行 PVP 手术的患者要睡硬板床，保持椎体正常的生理曲度。答案选择 B。

二、多项选择题

1. 参考《影像护理学》：肝血管瘤是肝

脏常见的良性肿瘤，患者多无明显的临床症状，当瘤体直径＞5cm时，即有可能压迫周围脏器和血管，介入治疗已经成为手术无法切除的巨大血管瘤、邻近肝门或大血管等特殊部位肿瘤的理想治疗方法。答案选择ABC。

2. 参考《影像护理学》：肝脏介入手术治疗患者术前准备包括心理护理、呼吸与屏气训练、穿刺皮肤准备、沐浴、更衣、术前用药。答案选择ABCDE。

3. 参考《介入护理学》：肝血管瘤介入术后伤口护理包括穿刺点按压5～10min后加压包扎、观察足背动脉、按压远端肢体皮肤颜色和温度、穿刺点渗血情况等。答案选择ABCDE。

4. 参考《影像护理学》：肝血管瘤栓塞术后常见并发症有肝功能损害、胆囊损伤、胃十二指肠损害、胰腺炎、穿刺点渗血。答案选择ABCDE。

5. 参考《影像护理学》：肝血管瘤栓塞术后栓塞综合征包括恶心、呕吐、疼痛、发热。答案选择ABCD。

6. 参考《影像护理学》诊断肝血管瘤的影像学方法有超声成像检查、CT扫描、MRI、血管造影、肝血池显像。答案选择ABCDE。

7. 参考《介入护理学》：子宫肌瘤根据瘤体位置不一样，可以分为子宫体肌瘤、子宫颈肌瘤。答案选择AB。

8. 参考《介入护理学》：子宫肌瘤根据瘤体与肌壁关系，可以分为浆膜下肌瘤、肌壁间肌瘤、黏膜下肌瘤。答案选择CDE。

9. 参考《影像护理学》：子宫肌瘤介入手术治疗患者术前准备包括心理护理、胃肠道及阴道准备、皮肤准备、沐浴、更衣、术前用药。答案选择ABCDE。

10. 参考《介入护理学》：子宫肌瘤股

动脉穿刺行介入术后伤口护理包括穿刺点加压包扎、观察足背动脉、按压远端肢体皮肤颜色、按压远端肢体皮肤温度、穿刺点渗血。答案选择ABCDE。

11. 参考《影像护理学》：子宫动脉瘤栓塞术后栓塞综合征包括恶心、呕吐、阴道出血、疼痛、发热、小便颜色改变。答案选择ABCDE。

12. 参考《影像护理学》：肝癌行TACE具有控制局部肿瘤、预防肿瘤发展、延长患者生存期、控制患者症状的作用。答案选择ABCD。

13. 参考《原发性肝癌诊疗规范（2019）版》：原发性肝癌是我国常见的恶性肿瘤，主要包括肝细胞癌、肝内胆管癌、混合型三种不同病理学类型，三者在发病机制、生物学行为、组织学形态、治疗方法及预后等方面差异较大，其中肝细胞癌占85%～90%。答案选择ABC。

14. 参考《原发性肝癌诊疗规范（2019）版》：肝癌的治疗方法有肝癌的外科治疗、肝移植、局部消融治疗、经动脉化疗栓塞术、放射治疗。答案选择ABCDE。

15. 参考《原发性肝癌诊疗规范（2019）版》：肝癌的高危人群主要包括具有人类免疫缺陷病毒和（或）丙型肝炎病毒感染、过度饮酒、非酒精性脂肪性肝炎、长期食用被黄曲霉素污染的食物、各种其他原因引起的肝硬化，以及有肝癌家族史等人群，尤其是年龄＞40岁的男性风险更大。答案选择ABCDE。

16. 参考《影像护理学》肝癌患者介入治疗术中常见并发症：恶心、呕吐，主要由化疗药物毒性及栓塞剂反射性引起迷走神经兴奋所致；肝区疼痛腹胀；与栓塞部位缺血，逐渐出现坏死，导致肝脏体积增大、包膜紧张有关，也与栓塞剂及化疗药物误入胃十二指肠动脉及胆囊动脉有关；

发热，栓塞肿瘤细胞坏死吸收，造成体温轻度升高；穿刺部位血肿，原因是穿刺操作不当，或拔导管后靶点压迫不准确，或压力、压迫时间不够及术后制动不佳；特殊并发症，休克，原因为在肝动脉造影或碘酒、药物注入行治疗时，因注射药物过快，患者体质及心理因素发生休克。答案选择ABCDE。

17. 参考《影像护理学》：TACE 适应证：①不能手术切除的中晚期肝癌；②巨块型肝癌；③外科切除术后或肝移植术后复发者；④外科手术前化疗栓塞，待二期切除者；⑤肝癌破裂出血，不适于行肝癌切除者；⑥控制肝癌的疼痛及较大的肝静脉短路；⑦肝癌术后行肝动脉预防性灌注。禁忌证：①严重肝肾功能不全，体质衰弱者；②肝癌体积占肝脏 3/4 以上者；③门静脉主干完全阻塞；④严重的器质性疾病，如心、肺、肾功能不全者。答案选择 ABE。

18. 参考《原发性肝癌诊疗规范（2019）版》：对于肝癌高危人群做到早期发现、早期诊断、早期治疗是提高肝癌治疗的关键。答案选择 ABC。

19. 参考《外周血管疾病介入护理学》：门静脉高压的三大临床表现是脾大、侧支循环建立与开放、腹水形成。答案选择 CDE。

20. 参考《外周血管疾病介入护理学》：门静脉高压的治疗方法有食管胃底静脉破裂出血非手术处理、食管胃底静脉破裂出血手术处理、脾大合并脾功能亢进的处理、腹水的处理、介入治疗如 TIPS 治疗。答案选择：ABCDE。

21. 参考《介入护理学》：门静脉高压行 TIPS 治疗术中常见并发症有疼痛、腹腔内出血、支架移位 / 成角、心脏压塞。答案选择：ABCD。

22. 参考《外周血管疾病介入护理学》：

门静脉高压是肝脏及其血管、胆管疾病引起的，以门静脉内血流压力过高为主要表现的临床综合征，根据门静脉血流受阻因素所在部位不同可以分为肝内型、肝前型、肝后型。答案选择：BDE。

23. 参考《外周血管疾病介入护理学》：门静脉由肠系膜下静脉、脾静脉、肠系膜上静脉汇合而成。答案选择：BCD。

24. 参考《外周血管疾病介入护理学》：门静脉的属支与下腔静脉的交通支有胃底食管下段交通支、直肠下段、肛管交通支、腹壁交通支、腹膜后交通支。答案选择：ACDE。

25. 参考《外周血管疾病介入护理学》：诊断门静脉高压的影像学检查有超声成像检查、CT 扫描、MRI、DSA、食管钡剂 X 线检查。答案选择：ABCDE。

26. 参考《影像护理学》：梗阻性黄疸影像学检查方法包括超声、CT、MRI、经皮穿刺胆管造影。答案选择 BCDE。

27. 参考《影像护理学》：梗阻性黄疸患者行介入治疗常见的并发症有疼痛、迷走神经反射、对比剂过敏、气胸。答案选择 ABCE。

28. 参考《影像护理学》：梗阻性黄疸患者 PTCD 介入治疗的引流管有外引流管、内 - 外引流管、直引流管、猪尾引流管。答案选择 ABCD。

29. 参考《影像护理学》：梗阻性黄疸患者 PTCD 介入治疗术中发生迷走神经反射的症状有冷汗、恶心 / 呕吐、心率减慢、视物模糊、血压下降。答案选择 ABCDE。

30. 参考《介入手术室护理管理实用手册》：梗阻性黄疸患者 PTCD 介入治疗手术安全核查包括患者入室时、麻醉开始前、手术开始前、患者离开手术室前。答案选择 BCDE。

31. 参考《影像护理学》：肺癌的肿瘤

组织起源于支气管黏膜，按解剖学部位可分周围型肺癌、中心型肺癌、弥漫性肺癌。答案选择 CDE。

32. 参考《介入手术室护理管理实用手册》：肺癌患者进入介入手术室时第一次安全核查内容包括患者姓名、性别、年龄，以及手术知情同意书、手术审批表、手术风险评估表、患者入手术室交接记录。答案选择 ABCDE。

33. 参考《影像护理学》肺癌患者行介入治疗的适应证：①失去手术机会病灶局限胸内；②可手术，有禁忌证或拒绝手术；③手术前局部化疗提高疗效；④术后降低复发率；⑤术后复发或肺内转移。禁忌证：①恶病质和心力衰竭、肝衰竭、肺衰竭、肾衰竭；②高热、严重感染、白细胞明显降低；③严重出血倾向；④碘过敏、一般插管及造影禁忌证。答案选择 ABDE。

34. 参考《影像护理学》：肺癌患者行介入治疗的并发症有胃肠道反应、脊髓损伤、急性肺水肿、迟发性过敏反应。答案选择 CBD。

35. 参考《介入护理学》：肺癌患者[125]I粒子植入后注意事项包括避免放射性损伤、观察有无心律失常、观察有无气胸、观察有无出血。答案选择 ABCD。

36. 参考《影像护理学》：肾癌患者行介入术术中常见的并发症有异位栓塞、肾衰竭、感染、一过性高血压等。答案选择 ABDE。

37. 参考《影像护理学》：肾癌患者行介入术术中发生异位栓塞时，可能会造成肠坏死，对侧肾栓塞和肺栓塞、下肢坏疽。答案选择 ABCD。

38. 参考《影像护理学》：肾癌患者行介入术术后肾功能的监测，观察患者的尿量，了解患者对侧肾的代偿功能，谨防肾损伤；嘱患者多饮水，保持尿量每小时大于 500ml，以促进毒素和对比剂排出，减少毒副作用。答案选择 ADE。

39. 参考《影像护理学》：ABC 属于肾动脉化疗栓塞的适应证。答案选择 DE。

40. 参考《影像护理学》：肾肿瘤患者行肾动脉栓塞术后患者恶心呕吐的护理为遵医嘱使用止吐药物，口腔护理，观察呕吐物颜色、性状、量，指导合理饮食，观察是否有水、电解质紊乱。答案选择 ABCDE。

41. 参考《影像护理学》：骨转移癌最常见的原发性肿瘤包括肺癌、肾癌、乳腺癌、甲状腺癌、前列腺癌等。答案选择 ABCDE。

42. 参考《影像护理学》：术前对患者手术部位的评估中，选取的是股动脉为穿刺点，术前一天检查穿刺点皮肤是否破损、感染及皮肤病或瘢痕情况等。答案选择 ABDE。

43. 参考《影像护理学》：骨转移癌患者的影像学诊断方法包括 X 线片、DSA、ECT、MRI、CT。答案选择 ABCDE。

44. 参考《影像护理学》：导致骨转移癌的原发性肿瘤以上选项均包括。答案选择 ABCDE。

45. 参考《影像护理学》：骨与软组织肿瘤患者行介入手术没有绝对的禁忌证，相对禁忌证包括凝血功能障碍、肝肾功能不良。答案选择 ABCE。

46. 参考《外科护理学》：骨骼是人体脏器中最坚硬的器官，是运动系统的一部分，骨主要由骨质、骨膜、骨髓组成。答案选择 CDE。

47. 骨肿瘤临床上根据良恶性分为良性骨肿瘤、恶性骨肿瘤。答案选择 AB。

48. 原发性骨肿瘤指局部长出的恶性肿瘤，多见骨肉瘤、软骨肉瘤、纤维肉瘤。答案选择 CDE。

49. 脊柱的肿瘤引起椎体压缩性骨折，常见的介入手术方式 PVP 和 PKP。答案选择 CD。

50. PVP 或 PKP 的绝对禁忌证：凝血功能障碍、对骨水泥过敏、椎体稳定性骨质、硬膜外血肿。答案选择 ABCD。

51. 参考《影像护理学》：提高胃癌早期诊断率的联合检查手段为钡剂检查、纤维胃镜、胃镜细胞学检查。答案选择 ABC。

52. 《影像护理学》：诊断胃癌常用影像学方法有纤维胃镜、X 线钡剂、腹部超声、CT。答案选择 ABCD。

53. 参考《影像护理学》：胃癌介入手术术中常见并发症有出血、穿孔、胃肠道反应、急性胰腺炎。答案选择 BCDE。

54. 参考《影像护理学》：胃癌的治疗中手术是早期胃癌的有效治疗方法，化疗的目的是使癌灶局限，术后或晚期胃癌可用免疫增强剂。答案选择 ACE。

55. 参考《影像护理学》：胃癌介入术后饮食健康教育正确的是饮食要规律、少食多餐、避免辛辣食物、多食水果、避免生冷。答案选择 ABCDE。

56. 参考《人体形态学》：椎间盘的组成部分包括纤维环、髓核、软骨终板。答案选择 ABC。

57. 参考《外科护理学》：腰椎间盘突出的症状有下肢麻木、坐骨神经痛、腰骶疼痛、间歇性跛行、马尾神经症状。答案选择 ABCDE。

58. 参考《外科护理学》：腰椎间盘突出的发病原因有椎间盘的退行性病变；外伤；过度负荷；其他：腰穿、年龄、身高、遗传、妊娠、吸烟等。答案选择 ABCDE。

59. 参考《影像护理学》：五点式的方法是把头部、双肘及双足跟作为支撑点，使劲向上挺腰抬臀。答案选择 ACDE。

60. 参考《影像护理学》：卧床休息时应该选用硬板床。答案选择 ABDE。

61. 参考《影像护理学》：经皮椎体成形术（percutaneous vertebro plasty，PVP）已经成为骨质疏松性椎体压缩性骨折、脊椎转移瘤、脊髓痛、椎体感染等的重要治疗手段。答案选择 ABC。

62. 参考《影像护理学》：PVP 中容易发生的并发症有一过性疼痛加重、肺栓塞、脊髓和神经根损伤、急性肺水肿、急性感染等。答案选择 ABCDE。

63. 参考《影像护理学》：数字减影血管造影、超声检查、CT 与 MR 等以上的影像诊断设备可作为介入放射学的导引设备。答案选择 BCDE。

64. 参照《影像护理学》指出：行经皮椎体成形术的患者术后穿刺点部位小，可以用创可贴粘敷，保持穿刺点干燥，预防感染，观察有无渗血及疼痛情况。术后搬运时应该由 3～4 人搬运，禁忌一人抱头一人抱脚而屈曲椎体。术后 6h 指导患者在床上行直腿抬高和腰背肌的功能锻炼，次数不限，一般术后 24h 内 5～10 次，一周后可以恢复正常生活，术后 3 个月避免负重，转体的动作。答案选择：ACD。

65. 参考《影像护理学》：难治的骨折属于 PVP 的适应证，成骨性转移瘤及严重的椎体骨折，椎体高度丢失 70% 以上，较难治者属于 PVP 的相对禁忌证，不属于绝对禁忌证。答案选择 AB。

三、简答题

1. 参考《影像护理学》肝血管瘤患者介入治疗术前准备如下。

（1）术前评估：查阅病历，患者检查检验结果，评估患者生命体征及心血管系统、呼吸系统、神经系统，了解疾病治疗史等。

（2）心理护理：了解患者一般信息、

职业、文化、家庭背景、患者及其家属对手术治疗的认识，帮忙消除紧张焦虑心理。

（3）患者术中配合技巧训练：呼吸训练、屏气训练、床上排便训练、翻身技巧等。

（4）皮肤准备：术前沐浴、更衣、穿刺部位备皮、清洗、消毒。

（5）术前用药准备：手术医嘱、术前术中用药医嘱、抗生素皮试结果、术中用药的准备、急救药物准备。

2. 参考《影像护理学》肝血管瘤行肝动脉栓塞术中护理如下。

（1）体位，患者血管瘤行肝动脉栓塞术时，患者平卧于手术床上，双下肢分开，暴露穿刺部位，同时做好防坠床的安全防护及隐私保护。

（2）术中配合：①连接心电监护，记录手术前患者生命体征；②建立静脉通路，使用至少20号留置针，方便术中给药、急救；③协助医生消毒、铺巾，穿好手术衣，给予穿刺使用的物品等；④协助抽吸术中用对比剂，栓塞剂的正确给予；⑤指导患者呼吸训练配合手术；⑥规范及时记录患者使用的耗材。

（3）病情观察：随时观察患者生命体征，时时与患者说话观察患者有无异常，指导患者呼吸配合。观察患者面色、意识变化、疼痛的变化，发现异常及时通知医生，并做好急救配合。

（4）伤口护理：手术结束，协助医生拔管，加压包扎伤口5～10min，观察足背动脉、远端肢体颜色、温度、穿刺点出血、伤口渗血等。

3. 参考《影像护理学》血管造影是诊断肝血管瘤最可靠的影像学方法，对比剂进入扩大的肝血管窦呈"爆米花"征，瘤体巨大的呈"树上挂果"征，动脉期很早出现，持续时间长，可达20s甚至更长即"早出晚归"征，非常具有特征性，与肝癌的"快

进快出"区别明显。

4. 参考《影像护理学》肝动脉栓塞征的观察与护理如下。

（1）肝动脉栓塞征常见的有恶心、呕吐、疼痛、发热等。

（2）恶心、呕吐的护理：观察呕吐物的颜色与量，给患者及其家属解释恶心、呕吐的原因，安慰患者，并根据医嘱给予止吐药，患者呕吐时，及时清理呕吐物，协助漱口，教会患者深呼吸技巧缓解呕吐，提高患者应对呕吐能力。

（3）疼痛护理：肝血管瘤栓塞后，由于瘤体血管阻断造成患者肝脏部位不同程度的疼痛，护士应密切观察疼痛的性质、部位及持续时间，根据疼痛的评分，给予多模式的镇痛，同时体格检查患者疼痛部位是否有压痛、反跳痛及肌肉紧张，教会患者转移注意力缓解疼痛。

（4）发热护理：肝血管瘤动脉栓塞后患者会出现不同程度的发热，与肝动脉栓塞后坏死组织吸收有关，一般体温在37.5～38.5℃，多在一周内恢复正常，一般不需要特殊处理，体温超过38.5℃给予物理降温或药物降温，出汗多时应及时更衣、擦干汗液，多饮水，保证出入液量平衡，防止发生脱水，同时做好口腔护理，皮肤护理。

5. 参考《影像护理学》肝动脉栓塞后肝功能损害的观察与护理如下。

（1）肝动脉栓塞后，因为栓塞物的浸润和栓塞物异处分布，以及动脉血供异常致邻近瘤体周围肝细胞损害导致肝功能异常，一般出现在栓塞术后3d内，氨基转移酶均有一定程度的升高。

（2）患者皮肤观察，术后注意观察小便颜色、患者皮肤状况、眼部巩膜有无黄染及腹围有无变化。

（3）神志的观察及护理，注意观察患

者神志情况，查看患者检验结果，警惕肝性脑病的发生，根据患者肝功能情况，并根据医嘱给予保肝药物的支持治疗，保证足够的热量，降低肝糖原的分解，减轻肝脏负担。

（4）有肝功能损害者，嘱其卧床休息，保证充足的睡眠与营养。

6. 参考《影像护理学》子宫肌瘤介入治疗的术前准备如下。

（1）术前评估：查阅病历，检查患者检验结果是否有异常，评估患者生命体征及心血管系统、呼吸系统、神经系统，了解疾病治疗史等。

（2）症状体征的评估：评估患者月经周期、月经量、痛经性质、规律、持续时间及伴随症状，了解子宫位置、大小、质地、活动度、有无压痛、有无瘤体的压迫症状等。

（3）营养状况：患者饮食情况，有无贫血症状。

（4）心理护理：了解患者一般信息、职业、文化、家庭背景、患者及其家属对手术治疗的认识，帮忙消除紧张焦虑心理。

（5）患者手术部位准备：术前晚用0.05%碘伏液冲洗阴道，术前4h禁食，介入手术时间过长需要术前留置导尿管。

（6）皮肤准备：术前沐浴、更衣、穿刺部位备皮、清洗、消毒。

（7）胃肠道准备：术前一天吃易消化的饮食，术前6h禁食、2h禁饮，便秘者给予灌肠处理。

（8）术前用药准备：于患者左手建立静脉通路，根据手术医嘱、术前术中用药医嘱、抗生素皮试结果、准备好用药的准备。

7. 参考《影像护理学》子宫肌瘤介入治疗术中护理如下。

（1）体位：患者平卧位，暴露手术部位，保护患者隐私。

（2）术中配合：①连接心电监护，记录手术前患者生命体征；②在患者左手建立静脉通路，使用至少中大号留置针，方便术中给药、急救；③协助医生消毒、铺巾、穿好手术衣、给予穿刺使用的物品等；④协助抽吸术中用对比剂，栓塞剂的正确给予；⑤指导患者呼吸训练配合手术；⑥规范、及时的记录患者使用的耗材。

（3）病情观察：随时观察患者生命体征，时时与患者说话观察患者有无异常，指导患者呼吸配合。观察患者面色、意识变化、疼痛的变化，发现异常及时通知医生，并做好急救配合。

（4）伤口护理：手术结束，协助医生拔管，加压包扎伤口5～10min，观察足背动脉、远端肢体颜色、温度、穿刺点出血、伤口渗血等。

8. 参考《影像护理学》子宫肌瘤介入治疗术后疼痛的观察与护理如下。

（1）疼痛评估：子宫肌瘤的治疗中，选择性子宫动脉栓塞治疗是有效、常用的方法之一，术后由于栓塞动脉造成的疼痛，首先评估疼痛部位、性质、程度及持续时间；根据疼痛的评分，给予多模式的镇痛。

（2）疼痛阶段：动脉栓塞后疼痛与组织缺血水肿造成被膜张力高有关，第一阶段为术中栓塞后即刻疼痛，程度剧烈，持续1～6h，第二阶段在术后24～48h，为延迟性疼痛，疼痛评分4～7分多见，持续2～6d，患者可耐受。

（3）子宫肌瘤介入治疗术后疼痛一般为下腹部的轻、中度疼痛，疼痛的程度与肌瘤大小、血供有关，一般肌瘤较大者疼痛较剧烈。

（4）镇痛：一般提倡多模式镇痛，如经患者自控镇痛、口服镇痛药、利用仪器、教会患者转移注意力缓解疼痛，若疼痛超过一周并剧烈，警惕发生其他脏器误栓、感染等。

9. 参考《影像护理学》子宫肌瘤介入治疗术后健康教育如下。

（1）注意个人卫生，保持外阴清洁，术后 3 个月禁止性生活及盆浴，预防泌尿系统感染，有生育需求的患者一年内应避孕。

（2）注意休息，劳逸结合，保持愉快心情，解释说明瘤体变小或消失过程是缓慢的，不要增加患者心理负担。

（3）介入治疗后 1 个月、3 个月常规妇科检查，6 个月、12 个月复查 B 超以观察瘤体的缩小和排出情况，如遇瘤体排除出现腹痛及出血应及时就诊处理。

（4）注意营养合理搭配，多食用优质蛋白、含铁高的食物，少食辛辣、油炸等食物。

10. 参考《再论精细 TACE》精细 TACE

（1）依据患者具体情况确立合理的治疗目标，精心策划准备、精细实施，术后密切随访，做到全程管理。

（2）精细 TACE 不只是 TACE 术中的具体操作，而是贯穿从患者选择、TACE 目标确立、种类预选、术中具体步骤的实施到 TACE 舒适度关注、围术期处理、肝储备功能保护及术后随访、全程管理等整个医疗过程，甚至还涉及 TACE 疗效评判方法、社会适应证及效价比的把握。

11. 参考《再论精细 TACE》：提高患者治疗过程的舒适度，如围术期心理疏导、合理镇痛，术后快速康复是提升医疗质量的重要一环。经桡动脉途径 TACE 可提高患者舒适度、降低出血风险、缩短卧床时间，还能减少深静脉血栓形成导致的肺栓塞等严重并发症发生。

12. 参考《影像护理学》肝癌患者行介入治疗术前的护理措施如下。

（1）心理护理：由于患者及其家属对介入治疗不了解，护理人员应表现出热情、关怀、理解及和蔼可亲的态度。关心患者的心理状况，通过亲切的交谈，详细地向患者及其家属说明手术的优越性、目的、意义、操作过程、术中配合注意事项等，观察其情绪变化，做好思想准备工作，取得理解与配合，也可以请手术成功的患者介绍体会，或给患者一些宣传图片等资料，使患者对手术过程有个大概了解，消除患者的思想顾虑，稳定患者情绪。

（2）术前指导：因手术患者需床上制动，大多患者不习惯床上大小便，为避免术后出现排便障碍，术前 2d 训练患者深呼吸、憋气、咳嗽动作和床上大小便。手术日清晨禁食、禁水，进手术间前排空膀胱。

（3）患者准备：①身份识别卡，核对患者的个人信息、住院号、手术部位、手术方式、腕带，协助患者平卧于操作台上；②建立好静脉通道；③心电监护，常规安置心电监护，注意患者皮肤和肢体的安放。

（4）物品准备：准备好台上及台下的物品。

13. 参考《影像护理学》肝癌患者行介入治疗术中的护理措施如下。

（1）手术操作流程：消毒铺单—局部浸润麻醉—按 Seldinger 插管技术行股动脉插管—置入动脉鞘—腹主动脉造影—常规肝动脉主干及分支造影—超选择性插管肿瘤供血动脉—行化疗和栓塞—栓塞结束再行肝动脉造影—拔出导管加压包扎。

（2）术中操作配合：①台上备生理盐水和肝素盐水各一份，存放器械的放盘内使用肝素盐水冲洗台上器械；②配合医生穿手术衣、套设备防护布套，铺治疗巾、洞巾，配合皮肤消毒，抽取麻醉药；③递送肝管和泥鳅导丝，对比剂选用血管对比剂。拔管后用手压迫穿刺点止血 10 ～ 20min，观察伤口有无渗血，用动脉压迫止血器或弹性细带加压固定。

（3）术中常见并发症的处理：①呕吐处理，术前30min给予昂丹司琼8mg或托烷司琼5mg静脉注射，预防胃肠道反应，可明显减轻恶心、呕吐的发生。同时超选择插管进入靶血管后适度行栓塞治疗也是预防呕吐的一个方法。如果出现呕吐，嘱患者头偏向一侧，以免误吸入支气管引起呛咳或窒息；②肝区疼痛腹胀处理，轻度疼痛时多与患者交流，解释疼痛原因，消除其紧张情绪。重度疼痛时，遵医嘱对症处理后，可逐渐缓解；③发热处理，此种情况属于正常吸收热，多在术中或栓塞后2～3d出现，低热者可给予心理护理，消除患者的紧张心理，并嘱其多饮水，一般2～5d可自行缓解。高热者应及时给予物理降温等对症处理，必要时使用抗生素，预防继发感染的发生，以免加重病情；④穿刺部位血肿处理，如发现血肿，应立即局部重新按压止血，并延长压迫时间，注意术侧肢体足背动脉搏动情况，穿刺部位用沙袋或动脉止血压迫器压迫6h，保持患肢制动24h，并密切观察，防止发生再出血。如果血肿较大，可采用较粗大的穿刺针抽出淤血。根据每个患者的情况不同，压迫时间不同，对于凝血机制欠佳、老年人、动脉硬化程度严重及多次穿刺者要适当延长压迫时间，可以有效地预防血肿的发生；⑤特殊并发症，休克处理，应立即吸氧，静脉推注地塞米松、肾上腺激素等。密切观察血压、心率、血氧饱和度，以便及时对症处理，如血压低于正常，可静脉注射多巴胺。在注射药物时，采用缓慢脉冲式注射可极大地减少休克的发生，并可增加药物的治疗效果。

14. 参考《影像护理学》肝癌患者行介入治疗术后的护理措施如下。

（1）穿刺点：根据不同情况可选用以下止血方式，绷带加压包扎压迫止血、动脉压迫止血器压迫止血。

（2）观察要点：①制动，根据患者情况，告知术肢制动时间。指导患者自主屈伸未穿刺侧下肢，趾屈背伸，以及足踝的环转，以促进下肢血液循环。经常巡视病房，严密观察穿刺部位有无渗血，保持穿刺点干燥，及时更换渗血敷料，术后常规静脉输入抗生素3～5d，预防感染；②观察患者的生命体征变化，经常询问患者腹痛情况。术后多有排尿困难，大多是因不习惯床上排尿引起的，可经诱导排尿。如有穿刺点血肿，主要由局部压迫止血时间不足导致。一旦发现局部出现血肿，应立即查明原因，行有效处理。

（3）健康宣教：①心理护理：多与患者交谈，取得信任，使其积极配合治疗；②饮食与营养：指导患者进高热量、高蛋白、清淡及易消化软食，多饮水，多吃水果、蔬菜、补充维生素等；禁辛辣、油腻、过咸、过热、过硬的食物；③休息与运动：告知患者劳逸结合、适当锻炼，每次锻炼时间不超过30min，预防感冒及其他并发症；④用药指导：遵医嘱指导患者定时、定量服药，慎用损害肝脏药物，并观察用药后的反应；⑤了解疾病的相关知识：向患者讲解有关肝癌介入术知识及术后可能出现的不良反应（如发热、疼痛等）。如出现穿刺点出血等症状，请立即与医生联系以便及时处理。

15. 肝癌患者行介入治疗术后的观察要点：①制动，根据患者情况，告知术肢制动时间。指导患者自主屈伸未穿刺侧下肢，趾屈背伸，以及足踝的环转，以促进下肢血液循环。经常巡视病房，严密观察穿刺部位有无渗血，保持穿刺点干燥，及时更换渗血敷料，术后常规静脉输入抗生素 3 ～ 5d，预防感染；②观察患者的生命体征变化，经常询问患者腹痛情况。术后多有排尿困难，大多是因不习惯床上排尿引起的，可经诱导排尿。如有穿刺点血肿，主要由局部压迫止血时间不足导致。一旦发现局部出现血肿，应立即查明原因，行有效处理。

16. 简述子宫肌瘤介入治疗术后并发症的观察与护理

《影像护理学》指出：

（1）子宫肌瘤动脉栓塞征常见有：疼痛、发热、阴道出血、恶心呕吐、感染、栓塞症状等。

（2）恶心、呕吐的护理：观察呕吐物的颜色与量，给患者及其家属解释恶心、呕吐的原因，安慰患者，并根据医嘱给予止吐药，患者呕吐时，及时清理呕吐物、协助漱口，教会患者深呼吸技巧缓解呕吐，提高患者应对呕吐能力。

（3）疼痛护理：①疼痛评估：子宫肌瘤的治疗中，选择性子宫动脉栓塞治疗是最有效、常用的方法之一，术后由于栓塞动脉造成的疼痛，首先评估疼痛部位，性质，程度及持续时间；根据疼痛的评分，给予多模式的镇痛。②疼痛阶段：疼痛由于动脉栓塞后疼痛与组织缺血水肿造成被膜张力高有关，第一阶段为术中栓塞后即刻疼痛，程度剧烈，持续 1 ～ 6h，第二阶段在术后 24 ～ 48h，为延迟性疼痛，疼痛评分 4 ～ 7 分多见，持续 2 ～ 6d，患者可耐受。③子宫肌瘤介入治疗术后疼痛一般为下腹部的轻、中度疼痛，疼痛的程度与肌瘤大小、血供有关，一般肌瘤较大者疼痛较剧烈。④镇痛：一般提倡多模式镇痛，经 PCA 镇痛，口服镇痛药，利用仪器，教会患者转移注意力缓解疼痛，若疼痛超过一周并剧烈警惕发生其他脏器误栓，感染等。

（4）发热的护理，子宫动脉栓塞后患者会出现不同程度的发热，一般体温在 37.5 ～ 38.5℃，多在一周内恢复正常，一般不需要特殊处理，体温超过 38.5℃给予物理降温或者药物降温，出汗多时应及时更衣、擦干汗液，多饮水，保证出入液量平衡，防止发生脱水，同时做好口腔护理，皮肤护理。

（5）阴道出血的护理，肌瘤栓塞后阴道可有血性分泌物，黏膜下肌瘤多见，一般不会超过月经量，持续 3 ～ 5d，指导患者观察分泌物颜色的变化，量、性状、气味的变化。注意个人卫生，保持外阴清洁，禁止盆浴。

（6）预防感染，术后遵医嘱输注抗生素 3 ～ 5d，观察阴道分泌物，尿液颜色、性状、量的变化。

（7）其他栓塞症状观察：注意观察大小便情况、会阴部皮肤等。

17. 试述门静脉高压的定义：参考《外周血管疾病介入护理学》，门静脉高压是指门静脉系统血流受阻、发生淤滞，引起门静脉及分支血管压力增高，继而导致脾大伴脾功能亢进、侧支循环建立与开放导致食管胃底静脉曲张或伴破裂出血、腹水形成。

18. 参考《影像护理学》门静脉高压患者术前身体状况护理评估如下。

（1）全身状态及生命体征观察：评估患者精神状态、表情、性格及行为，评估有无肝性脑病及前驱症状；评估患者营养状况，是否消瘦、皮下脂肪消失、肌肉萎缩，观察生命体征、面色、皮肤温度等；评估有无休克的症状与体征；观察呼吸情况；有无呕血及黑便；监测生命体征。

（2）局部评估：观察患者皮肤及黏膜有无肝性病容，皮肤是否干枯，是否有脱发情况，是否有结膜、皮肤黄疸，肝掌、蜘蛛痣及皮下出血，患者腹部是否膨隆，腹壁静脉是否怒张，评估患者是否有腹水及程度，有无移动性浊音及腹围大小。评估肝脏、脾脏大小、质地、有无压痛。

（3）查看患者检验结果，了解血常规、肝功能、影像学检查结果，根据白细胞、血小板、红细胞计数了解是否有脾功能亢进及程度，根据患者红细胞，出凝血情况了解患者出血情况。

（4）手术耐受性：患者意识、年龄、病情严重程度、营养等。

（5）心理社会状况：患者是否有焦虑、恐惧、悲观失望等情绪，了解家属对患者的关心；患者对手术的了解及护理、预后的认知。

19. 参考《影像护理学》门静脉高压行TIPS治疗术前患者准备如下。

（1）心理护理：热情接待患者，做好心理疏导，详细介绍介入治疗的必要性、手术的原理和方法、术中配合技巧及要领，增强患者介入治疗信心，稳定患者情绪。患者躺在手术床上时注意隐私的保护。尊重患者的诉求，并给予解释说明。

（2）环境熟悉：给患者介绍介入手术间的设施设备，以及手术间监护设备，时时了解患者生命体征缓解患者手术的焦虑心理。

（3）患者准备：告知患者局部麻醉的配合，手术体位配合技巧，肩部垫软枕，头偏向一侧。头发处于包裹状态，充分暴露右侧颈部静脉，患者躺在手术床上进行屏气训练直到合格为止，给予鼻导管中度流量吸氧，连接心电监护时避开手术部位及透视部位，建立大号留置针的静脉通道，必要时留置导尿管。

20. 参考《影像护理学》门静脉高压行TIPS治疗术中并发症的观察及护理如下。

（1）TIPS手术是经皮经颈静脉穿刺，达到肝静脉后向门静脉穿刺，入门静脉后

扩张肝静脉与门静脉，置入支架，让部分门静脉血流分流到下腔静脉从而降低门静脉的高压。

（2）术中并发症观察及护理：①疼痛，当开通肝内通道时患者会出现剧烈疼痛，做好心理护理及解释说明，观察患者生命体征，查看吸氧情况，尊重患者诉求，必要时遵医嘱给予镇痛药，同时做好护理记录；②腹腔内出血，术中若发生门静脉损伤、肝动脉损伤、穿刺针穿破肝包膜等情况都会导致出血情况的发生，术中严密观察生命体征，随时查看心电监护数据，出现血压下降、心率增快等异常情况，立即报告医生，对症处理，紧急止血，加快输液备血，必要时联系外科手术室；③支架移位或成角，指导患者呼吸配合，特别是屏气配合，不舒适时不得移动身体；④心脏压塞，是操作者无意损伤右心房所致，患者有进行性血压下降、面色苍白、心率增快、心音遥远、神志烦躁症状时，应立即报告医生，协助医生急救，准备心包穿刺包，排血减压，改善血流动力学，保证输血输液通畅，必要时抽出心包的血注入静脉内。

21. 参考《影像护理学》门静脉高压行TIPS治疗术后护理如下。

（1）协助医生妥善处理穿刺部位，手术结束后拔出血管鞘，颈部穿刺部位用小纱布压迫止血10～15min，压迫时勿用力过大以免误伤颈动脉窦引起血压下降甚至休克等不良反应。

（2）注意观察患者生命体征及患者神志等，及时记录术后转运患者前生命体征数据，与患者交流手术感受，做好心理护理及解释工作。

（3）观察患者腹部情况，观察患者有无腹部膨隆、腹痛腹胀及腹部出血等情况。

（4）密切观察患者有无血压进行性下降、面色苍白、心率增快、心音遥远、神志烦

躁不安等心脏压塞情况及临床表现，发现异常及时报告医生，紧急处理。

（5）健康指导，保持颈部穿刺部位清洁干燥，嘱患者头部勿要大幅度活动，防止穿刺点渗血。

（6）安全转运，术后在介入手术室观察30min，确认患者生命体征平稳无不适后，安全护送回病房。

22. 参考《影像护理学》梗阻性黄疸：机制：胆道梗阻大多由胆道本身或局部良、恶性病变导致。其中恶性病变主要包括胆管细胞癌、胰头及壶腹部恶性肿瘤、淋巴瘤、肝门部肿块（淋巴结）和近肝门部肿瘤；良性病变主要包括胆管内结石、硬化性胆管炎、外科胆肠吻合术后狭窄、胆道蛔虫病和胆道闭锁等。肝总管、胆总管、壶腹部等任何部位发生阻塞，均会导致上方的胆管内压力不断增高，胆管扩张，终致小胆管与毛细胆管破裂，胆汁中胆红素反流入血，从而导致黄疸。

23. 参考《影像护理学》：梗阻性黄疸患者行介入术术前的护理措施如下。

（1）心理护理：详细介绍介入治疗的原理、方法、术中配合要领及治疗必要性等，以缓解患者紧张心理，使其保持情绪稳定，积极配合治疗。

（2）环境介绍：向患者介绍手术间环境，告知患者整个手术过程中医生护士会随时观察患者病情变化，确保其手术安全。

（3）术中配合：术中肝穿刺时需患者屏气后进行操作，穿刺成功后为防止肝被膜损伤需患者小幅度呼吸，因此告知患者术中配合的重要性并指导患者屏气及小幅度呼吸训练。

（4）患者准备：将患者安全移至手术床，取平卧位，双下肢自然伸直、平放，右上肢置于托手板上侧展；给予面罩高流量吸氧；连接心电、血压及指脉氧监测；使用留置针建立静脉通路。

（5）协助医生做好术前准备：协助医生皮肤消毒、铺手术单，协助医生配制对比剂，即20ml对比剂加20ml等渗盐水，并加一支庆大霉素。

24. 参考《影像护理学》：梗阻性黄疸患者行介入术术中病情观察的要点如下。

（1）严密监测患者心率、血压、脉搏呼吸、血氧饱和度等生命体征的变化。

（2）穿刺针穿入肝脏后协助医生在皮肤处固定穿刺针：嘱患者小幅度呼吸，如患者诉疼痛，给予心理疏导，嘱患者切勿随意移动身体，避免或减少肝被膜裂伤。

（3）反复穿刺时可能引起胆心反射，应密切观察患者反应。

（4）保持沟通：及时询问患者有无不适，倾听其主诉并给予心理支持。

（5）做好记录：认真填写手术护理记录单，将置入体内的一次性介入耗材条形码贴于手术护理记录单上；合理、准确、及时收费。

（6）做好术中并发症的观察。

25. 参考《影像护理学》：梗阻性黄疸患者行介入术术中并发症的观察及护理如下。

（1）疼痛：术中穿刺胆管时、穿刺套管针通过肝表面时、置入引流管并使猪尾引流管成袢时，均有可能导致疼痛，所以应随时观察患者的生命体征、面容及表情，随时了解患者心理状态，疼痛发生时给予安慰、鼓励等心理疏导，减轻患者紧张恐惧心理，积极配合手术，必要时遵医嘱应用镇痛药。

（2）迷走反射：PTCD操作过程中，球囊扩张狭窄部位时引起的剧烈疼痛或器械对胆道和肠腔的刺激，均可导致迷走神经反射。术中密切观察生命体征变化，若出现心率减慢、血压下降伴出冷汗、恶心、呕吐等迷走神经反射症状时，应立即遵医嘱给予阿托品 0.5mg 静脉注射，必要时重复用药，至心率维持在 60 次/分以上。同时给予去枕平卧、保持呼吸道通畅、吸氧、快速补液，必要时遵医嘱应用升压药物。

（3）对比剂过敏反应：如患者出现面色潮红、全身或局部皮肤荨麻疹、胸闷憋喘、恶心、呕吐等对比剂过敏反应，应立即停用并对症支持处理。轻度过敏反应，遵医嘱使用糖皮质激素或抗组胺药；过敏性休克应立即进行抢救。记录反应的时间、对比剂浓度、已用剂量、症状、治疗护理措施及效果评价。

（4）气胸：由于穿刺部位过高，穿刺进入胸腔或肺，引起气胸，极少见。密切观察患者呼吸情况，一旦发现呼吸困难等应立即给予氧气吸入，重新穿刺。

26. 参考《外科护理学》：梗阻性黄疸患者行介入术术后引流管的护理措施如下。

（1）持引流管通畅，避免扭曲、折叠、受压和脱落。

（2）妥善固定引流管，胆道引流管应用缝线或弹力胶布将其妥善固定于腹壁，做好患者自我保护引流管的健康教育。

（3）防止逆行性感染，尽量采取半坐或斜坡卧位，以利于引流，平卧时引流管远端不可高于腋中线，坐位、站立或行走时引流管远端不可高于穿刺口，以防胆汁逆流引起感染。每周更换抗反流引流袋，并严格执行无菌技术操作。

（4）引流管口周围皮肤覆盖无菌纱布，并保持局部的清洁干燥，如有渗液应及时更换，防止胆汁浸润皮肤而引起炎症和穿刺口的感染。

27. 参考《影像护理学》：肺癌患者行介入治疗术中常见的并发症及处理如下。

（1）急性肺水肿：应立即采取急救措施，应用西地兰、呋塞米等药物。使患者取头高足低位，高流量吸氧，湿化瓶中换入 75% 乙醇，准备强心剂、利尿剂和镇静药。

（2）脊髓损伤：尽量用非离子对比剂，推注对比剂时低浓度、小剂量、低流量；化疗药物应充分稀释，以免造成不必要的损伤。一旦发生脊髓损伤，可静脉滴注低分子右旋糖酐、地塞米松、甘露醇等药物，或用等渗盐水置换脑脊髓，以减轻脊髓的缺血水肿。

（3）胃肠道反应：一般予术前半小时静脉长效镇吐剂；如恩丹司琼 8mg 或托烷司琼 3mg；恶心、呕吐剧烈者，可术后遵医嘱再追加；并进行静脉补充液体。同时加强基础护理，及时更换污染衣物。

28. 参考《影像护理学》肺癌患者行介入治疗术后护理措施如下。

（1）一般护理：拔管后加压止血 10～15min，松手不出血后盖上 5～8 层纱布，十字交叉弹力绷带包扎患者穿刺侧，嘱患者平卧，12～24h 绝对卧床休息，穿刺侧肢体制动 24h。重点观察穿刺部位敷料是否清洁、干燥，穿刺侧肢体足背动脉搏动情况，足部皮肤的颜色和温度。穿刺侧动脉搏动减弱或消失、皮肤变白或温度下降，说明供血功能障碍，应告知医生，及时检查诊断和治疗。防止腹压增高动作如：咳嗽和用力排便。咳嗽时应用双手用力按压动脉穿刺部位，缓冲动脉压力，防止血栓脱落。

（2）监测生命体征：注意患者有无胸闷、胸痛、咳嗽等反应，必要时给予氧气吸入。

（3）遵医嘱静脉补充液体和电解质：鼓励患者多饮水，促进对比剂排泄和缓解药物毒副作用。

（4）预防感染：遵医嘱静脉滴注抗生素 3d。

（5）饮食护理：化疗药物导致患者恶心、呕吐、食欲缺乏，除应用镇吐药物外，应注意保持病室安静、空气流通，提供良好的进餐环境，关怀安慰患者，合理饮食，可进食高蛋白、高热量、易消化的清淡饮食，少量多餐，维持机体的正氮平衡。

（6）口腔护理：每日 2 次，饭后和呕吐后协助患者漱口，保持口腔清洁。

（7）健康宣教：①讲解疾病有关知识，告知非药物控制疼痛的方法和技巧，以缓解疼痛；②合理安排休息，适当进行户外活动，加强锻炼，增强机体抵抗力。保持乐观开朗的情绪，树立战胜疾病的信心，积极配合治疗；③加强营养，进食高热量、高维生素、高蛋白饮食，如肉、鱼、蛋、奶制品和新鲜的蔬菜、水果等，禁烟酒；④注意气候冷暖变化，防止受寒感冒，如果发生上呼吸道感染，应及时就医用药，彻底治疗；⑤宣传吸烟对健康的危害，提倡不吸烟，并注意避免被动吸烟；⑥定期随访，复查胸部 X 线片、胸部 CT 等，如有异常及时就医。

29. 参考《影像护理学》肺癌患者行介入治疗术前护理措施如下。

（1）心理护理：根据患者病情、年龄、性格、不同心理状态，采取针对性的心理护理。向患者及其家属详细介绍血管内介入治疗是治疗肺癌的项新技术，讲解手术过程、注意事项及诊疗效果，用成功病例鼓励患者，以减轻或消除紧张情绪，促进其积极配合治疗。

（2）术前指导：①向患者讲述卧位的重要性，手术采取平卧位，造影时保持不动，否则影响成像的清晰度，术后穿刺侧肢体一般应伸直制动 24h；②术前 1d 练习床上排便，避免增加腹压的动作，如可在咳嗽、排便时用手按压伤口，以减少并发症。

（3）患者准备：①身份识别，核对患者的个人信息、住院号、手术部位、手术方式和腕带，协助患者平卧于操作台上；②建立静脉通道。

（4）物品准备：6F 动脉鞘、6F Cobra 造影管、0.035in 黑泥鳅导丝（150cm）牧羊钩或胃左动脉导管各 1 根、超液化碘油或碘化油。

30. 参考《影像护理学》肺癌患者行介入治疗术后健康教育内容如下。

（1）宣传吸烟对健康的危害，提倡不吸烟或戒烟，在医院内提倡"无烟医院"，并注意避免被动吸烟，劝诫患者及其家属为了自己与家人的健康应戒烟。

（2）改善工作和生活环境，防止空气污染，影响身体健康。

（3）提高保健意识，对肺癌高危人群要定期进行体检，早发现，早治疗。

（4）指导患者加强营养，给予高热量、高蛋白、高维生素饮食，如鱼类、蛋类、肉类、奶制品和新鲜蔬菜、水果等，少食多餐。

（5）合理安排休息，保持乐观的情绪，适当户外活动，加强锻炼，增强机体抵抗力，但应避免劳累。

（6）告知患者预防感冒的方法和注意事项防止受寒，若有呼吸道感染的早期征象，应及时就医。

（7）把握控制疼痛的方法或技巧，对疼痛敏感者除及时给予镇痛药外还可以指导患者通过改变体位、分散注意力、局部按摩等方法缓解疼痛。

（8）定期复查，出现异常情况及时就诊。

31. 参考《影像护理学》：肺癌患者行肺癌血管内介入治疗术前准备及术前体位训练如下。

（1）术前准备：按血管性介入术前护理常规。检查血常规、出凝血时间、肝肾功能、心电图。术前 4h 禁食、2h 禁水。

（2）根据化疗方案，准备化疗药物及其他药物，如利多卡因、肝素、生理盐水、地塞米松等。

（3）术前体位训练：向患者讲述卧位的重要性，手术采取平卧位，造影时患者必须保持体位，否则影响成像的清晰度，术后穿刺侧肢体一般应伸直制动24h。术前1d练习床上排便，避免进行增加腹压的动作，如咳嗽、排便时用手按压伤口，以减少伤口疼痛、破裂等并发症。

32. 参考《影像护理学》肾癌患者术中发生异位栓塞的原因及处理如下。

（1）原因：栓塞剂误入其他血管，可造成下肢坏疽、肠坏死、对侧肾和肺栓塞等。

（2）处理：应严格遵守操作规程：①先行肾动脉造影，准确无误后再注入栓塞剂；②栓塞剂应在透视下缓慢注入，避免反流回腹主动脉；③必要时使用带气囊导管，用气囊阻塞肾动脉后再行栓塞，以防止栓塞剂反流。

33. 参考《影像护理学》对即将行肾癌介入术的患者做术前指导如下。

（1）患者进入介入手术室后，面对陌生的环境和庞大的放射仪器可能产生恐惧心理，此时应热情接待患者，态度和蔼地做好解释工作，解除患者紧张及恐惧心理。对不能消除紧张情绪者，可给予地西泮10mg肌内注射。

（2）在为患者调整体位、进行准备工作的同时，要尽可能详细介绍仪器的用途、手术时间及过程、术中医生的指导语和应答方法。要讲明手术中可能出现的感觉及简单的手术操作步骤，如注射对比剂时有温热感，栓塞时可能出现的疼痛、恶心等反应，以更好配合手术。

34. 参考《影像护理学》肾癌患者行介入术术后不良反应及护理措施如下。

（1）发热。护理：①向患者说明体温升高是超选择性栓塞后常伴有的症状，解除其顾虑；②发热轻者无须处理；体温超过38.5°C，应适当应用栓剂降温或物理降温。如患者出汗多，应及时更换内衣及床单，保持床铺干燥卫生，防止感冒发生；③及时为患者抽血检查，并进行细菌培养及药敏试验，以区分发热是否为继发感染所致；④遵医嘱使用抗生素。

（2）腰部疼痛。护理：①观察记录疼痛性质、程度、时间、发作规律、伴随症状及诱发因素；②遵医嘱给予镇痛剂，观察并记录用药效果，进行疼痛评估；③指导患者及其家属保护疼痛部位，掌握减轻疼痛的方法；④指导患者应用松弛疗法。

（3）恶心、呕吐。护理：①遵医嘱用镇吐药物，防止水、电解质紊乱；②保持口腔清洁，口腔护理4次/日；③注意观察呕吐物性质、颜色，防止消化道出血；④指导患者合理调整饮食，多进食高蛋白、高热量、高维生素、易消化的食物。术后1～2d进半流质食物。

35. 参考《影像护理学》肾动脉化疗栓塞的适应证和禁忌证

（1）适应证：①无手术指征患者的姑息性治疗；②肾癌手术前治疗；③肾肿瘤引起的出血。

（2）禁忌证：①具有全身严重出血倾向或出血性疾病者；②对侧肾功能不全者；③泌尿系统有严重感染者；④严重心、肝、肾功能不全者，如严重心力衰竭，冠心病者。

36. 参考《影像护理学》肾癌患者行介入术后肾功能护理：①观察尿量、颜色、性状并做好记录，以了解健侧肾的代偿功能，谨防肾损伤；②嘱患者多饮水（保持尿量每小时大于500ml），以促进毒素和对比剂排出，减轻毒副作用。

37. 参考《影像护理学》：骨与软组织肿瘤患者行介入手术术前的护理措施如下。

（1）心理护理：向患者及其家属讲解手术的目的、疗效、常规操作方法及术前准备项目，使患者及其家属对治疗有所了解，能积极配合临床治疗。

（2）术前指导：①详细询问患者过敏史，包括食物、药物和对比剂等的过敏史；②因手术后患者需床上制动，为避术后出现排便障碍，术前 2d 训练患者深呼吸、憋气、咳嗽动作和床上大小便。术前 4～6h 禁食、禁水，减轻术中出现恶心、呕吐等不适。

（3）患者准备：同 TACE 术。

（4）物品准备：①台上，介入器械 1 套、5F 穿刺鞘 1 副、猪尾巴造影导管、0.035in 泥鳅导丝 1 根、2.8F 微导管 1 套（必要时）、4F Cobra 造影导管、高压注射器 1 个、弹簧钢圈 1～2 包、碘化油 10ml、明胶海绵颗粒 1 包；②台下，准备骨恶性肿瘤常用的化疗药有氟尿嘧啶 1000mg、顺铂 120～200mg、多柔比星 30～50mg、丝裂霉素 10～20mg。

38. 参考《影像护理学》：骨与软组织肿瘤患者行介入手术术中配合如下。

（1）协助患者平卧于手术台，连接心电监护仪记录脉搏、呼吸、血压，并建立静脉通道，认真检查导管、导丝，防止术中出现断裂脱落、漏液等。

（2）配合医生穿手术衣，套无菌设备防护罩，铺治疗巾、洞巾，配合皮肤消毒等，抽取麻醉药。

（3）台上：备生理盐水和肝素盐水（100ml 生理盐水加肝素钠 100mg）各 1 份，存放器械的方盘。

（4）递送猪尾巴导管、Cobra 导管、泥鳅导丝等，对比剂选用血管对比剂。

（5）稀释各种化疗药，导管插入肿瘤供血动脉后，配合医生将化疗药物缓慢注入。

（6）注射对比剂时，应排尽空气，密切观察患者生命体征与有无过敏反应。

（7）拔管后用手压迫穿刺点止血 10～20min，观察伤口无渗血，用动脉压迫止血器或弹性绷带加压固定。

39. 参考《影像护理学》骨与软组织肿瘤患者行动脉内灌化治疗的适应证及作用：适用于血供丰富的各种原发性和继发性恶性骨肿瘤，动脉灌注化疗除能提高骨肿瘤局部化疗药物浓度，还可降低化疗药物全身毒性。

40. 参考《影像护理学》：骨与软组织肿瘤患者行介入手术术后的护理措施如下。

（1）预防血栓形成：由于穿刺插管及留置导管损伤动脉血管内膜，化疗药物刺激血管壁均有可能导致血栓的形成，所以要密切观察患者插管侧下肢皮肤的颜色、温度、触觉及足背动脉搏动情况。

（2）预防切口感染：观察局部敷料情况及切口周围皮肤有无渗血、淤血、血肿，发现渗血则行压迫止血，及时通知医生处理；切口以无菌纱布覆盖，并以无菌薄膜固定。

（3）固定留置导管，避免脱出：导管留置时应记录导管插入刻度，可在导管体外端做好标记，导管外端接肝素帽或正压接头，避免导管折叠，观察各连接处是否牢固，避免导管或连接处滑脱引起大出血。

（4）预防留置导管堵塞：输注化疗药物时注射器应保持正压，以防止血液回流至导管，造成管腔堵塞。每次输注化疗药物后立即从导管内推注 20ml 生理盐水，然后用 4～5ml 的肝素生理盐水推注入导管封闭留置导管。

（5）灌注药物护理：验证动脉导管是否通畅，每次注入药物前均需回抽，回血顺利才能注药；回抽及注药时避免气泡入血以免引起空气栓塞，操作最好由两人协助进行；应用输液泵泵入药物，每30min巡视一次，观察输液是否通畅、穿刺口有无肿胀及患者有没有主诉疼痛情况。

（6）拔管处理：输注化疗结束后拔除导管，拔管后马上压迫局部15～30min，无活动性出血后予以无菌纱布、薄膜覆盖24～48h，并用1kg沙袋压迫置管处6～8h，24h内注意创口有无出血及生命体征变化。

（7）饮食指导：术后会有不同程度的恶心、呕吐，指导进食清淡、易消化食物，症状较重者暂禁食，给予止吐剂，由静脉补充水分及营养，好转后逐渐增加进食量。

（8）化疗药物不良反应的处理：常见有消化道反应，骨髓抑制，心、肝、肾的毒性反应等。严密观察生命体征，如出现恶心、呕吐、腹痛、腹泻、乏力、心悸等不适，及时报告医生。对于用顺氨氯铂进行水化者，应告知患者术后每日常规输入2500～3000ml液体，多饮水，每日尿量达到3000ml以上，以促进排毒。

（9）健康宣教：告知患者适度活动的重要性，外出应戴口罩，根据天气增减衣物，以预防因白细胞降低引起的感染。

41. 参考《影像护理学》骨与软组织肿瘤患者行动脉内栓塞治疗的主要治疗方法及适应证及禁忌证：栓塞治疗骨肿瘤的动脉内栓塞治疗是通过选择性血管插管，向骨肿瘤的供血动脉内注射栓塞剂以栓塞肿瘤血管，从而达到肿瘤缺血坏死、缩小的目的，对恶性骨肿瘤常结合动脉内灌注化疗，施行化疗栓塞，可以缓解症状，减少术中出血，利于手术保肢和姑息治疗。无绝对禁忌证，相对禁忌证为患者一般情况差、出凝血功能障碍、肝肾功能不良等。

42. 参考《影像护理学》：胃癌患者行介入手术术后的护理措施如下。

（1）穿刺点的处理：同TACE术。

（2）心理护理：介入治疗后，疼痛、呕吐、发热等反应比较大，常使患者焦躁、痛苦、绝望，所以医护人员要尽力为患者创造一个良好的心理环境。

（3）饮食护理：胃癌介入术后进食量应由少到多、由稀到稠逐渐适应，如由饮水、米汤、牛奶、稀饭过到普食，进食要细嚼慢咽，以减轻胃的负担，并注意少食多餐。多补充蛋白质、热量、维生素及铁剂。原则上，饮食以易消化吸收、无刺激性食物为主。

（4）健康宣教：①注意休息，保证充足睡眠，保持心情舒畅，适量活动，避免劳累及受凉；②饮食要有规律，少食多餐，宜清淡饮食，避免生、冷、硬、辛辣、酒等刺激性食物，多食水果，少进咸菜和腌制食物，不食霉变食物；③遵医嘱服助消化剂及抗贫血药物；④保持大便通畅，并观察有无黑便、血便，发现异常及时就医；⑤如有腹痛、反酸、嗳气甚至恶心、呕吐者及时检查，及早治疗；⑥出院后按治疗方案坚持服药，按时来院复查。

43. 参考《影像护理学》：胃癌患者行介入手术术中的常见并发症及处理措施如下。

（1）胃肠道反应：恶心、呕吐和胃黏膜损伤。处理：立即遵医嘱使用止吐药、胃黏膜保护药等。呕吐严重时，可将患者头偏向一侧，以防止呕吐物吸入气管而窒息。为防治呕吐，在治疗前后，可遵医嘱使用盐酸甲氧氯普胺、阿扎司琼等镇吐药，有助于减轻症状。

（2）出血、穿孔处理：术中观察患者有无腹痛、呕血、黑便、血压变化等，如有异常立即通知医生配合处理。

（3）急性胰腺炎：血清淀粉酶与尿淀

粉酶如有异常升高，并伴有上腹部剧烈疼痛，遵医嘱给予奥曲肽注射液 0.1～0.3mg 皮下注射或静脉滴注，抑制胰腺分泌，必要时预防性应用抗生素，并与患者及其家属解释清楚，消除其疑虑。

44. 参考《影像护理学》：胃癌患者行介入手术术后健康教育如下。

（1）注意休息，保证充足睡眠，保持心情舒畅，适量活动，避免劳累及受凉。

（2）饮食要有规律，少食多餐，宜清淡饮食，避免生、冷、硬、辛辣、酒等刺激性食物，多食水果，少进咸菜和腌制食物，不食霉变食物。

（3）遵医嘱服助消化剂及抗贫血药物。

（4）保持大便通畅，并观察有无黑便、血便，发现异常及时就医。

（5）如有腹痛、反酸、嗳气甚至恶心、呕吐者及时检查，及早治疗。

（6）出院后按治疗方案坚持服药，按时来院复查。

45. 参考《影像护理学》：胃癌患者行介入手术术前的护理措施如下。

（1）心理护理：根据患者的心理特点及入院评估结果，采取针对性的心理疏导及松弛疗法，以减轻其心理压力。向患者及其家属有针对性地介绍介入治疗的目的、意义、方法、手术环境，可能会出现的并发症，药物的副作用及防范措施与注意事项，使患者很好地配合治疗，以利于手术顺利进行，并减少并发症。

（2）术前指导：①详细询问患者过敏史，包括食物、药物和对比剂等过敏史；②因手术后患者需床上制动，为避免术后出现排便障碍，术前 2d 训练患者深呼吸、憋气、咳嗽动作和床上大小便。手术日清晨禁食、禁水，进手术间前排空膀胱。

（3）患者准备：①身份识别，核对患者的个人信息、住院号、手术部位、手术方式和腕带，协助患者平卧于操作台上；②建立静脉通道；③心电监护，常规安置心电监护，注意避开患侧肢体和皮肤安放；④物品准备，按照医嘱准备好需要的器材及药物，如化疗药、止吐药、2% 利多卡因、地塞米松、肝素等。备好术中抢救可能使用的药物，包括急救药物如呼吸兴奋剂、解痉药、止血药等。

46. 参考《影像护理学》：胃癌患者行介入手术术中的配合如下。

（1）配合医生穿手术衣，套设备防护布套，铺治疗巾、洞巾。配合皮肤消毒，抽取麻醉药。

（2）认真检查、递送导管导丝，防止术中出现断裂脱落漏液等。

（3）将导管、三通放于大盘内，配制肝素盐水并分别倒入 2 个不锈钢碗内。倒 20～30ml 非离子对比剂于小药杯。

（4）稀释各种化疗药（一般每种化疗药用生理盐水 40～50ml 稀释，奥沙利铂用 5% 葡萄糖稀释。配合医生将化疗药物缓慢注入，注射对比剂时，观察患者有无过敏反应，一旦发生立即停止注射，并注射皮质醇类药、抗过敏药如异丙嗪等及氧气吸入。

（5）拔管后用手压迫穿刺点止血 10～20min，观察伤口无渗血，用动脉压迫止血器或弹性绷带加压固定。

47. 参考《影像护理学》：腰椎间盘突出症患者行介入手术术前的护理措施如下。

（1）心理护理：护理人员首先合理、恰当地向患者说明手术方式麻醉方式、手术经过及术中如何配合等，增加患者的安全感。其次，现身说法帮助患者消除紧张心理，让其和做过该手术的患者交谈，增强治愈该疾病的信心和决心。

（2）术前指导：①指导患者练习床上大小便，以免术后不习惯床上大小便而影响疾病的恢复；②准备 CT 片带入手术室。

（3）患者准备：①身份识别，核对患者的个人信息、住院号、手术部位、手术方式和腕带，以进行确认，信息核对完成后将患者送入手术间；②建立静脉通道；③心电监护，常规安置心电监护，注意避开患侧肢体和皮肤安放。

（4）提前备好介入手术过程中所需的器材和物品。

48. 参考《影像护理学》腰椎间盘突出症患者行介入手术术中手术配合如下。

（1）协助患者取侧卧位于 X 线机检查床上，患侧向上，腰下垫一枕头，连接心电监护仪，做好心理护理。

（2）护士常规铺无菌巾，充分显露手术视野，检查手术所需器械及性能。

（3）用 2% 利多卡因进行局部麻醉，以尖刀片切开皮肤 3 ～ 5mm，护士监测患者生命体征变化，及时补充液体，正确传递手术器械。

（4）术者将定位针从皮肤切口经侧后方肌群缓慢插入病变椎间隙中、后 1/3 交界处纤维环。退出针芯，沿定位针插入扩张器和套针，护士密切观察患者生命体征和病情变化。

（5）退出定位针及扩张器，经套针插入环锯至纤维时，缓慢转动环锯，进入髓核腔，护士配合连接吸引器并再次检查其性能，传递相关手术器械。

（6）术者退出环锯，经套针插入外切割器和连接吸引器的内切割器。术者以左手固定套针和外切割器，以右手旋转内切割器的同时，启动吸引器，从不同深度和方向对髓核组织进行反复切割抽吸，直至无髓核组织吸出，再持续负压退出内、外切割器。护士应观察患者生命体征，并询问有无不适。

（7）拔出套针后，局部按压 10 ～

15min，护士协助包扎伤口，安慰患者，严密观察患者病情变化并送患者回病房。

49. 参考《影像护理学》：腰椎间盘突出症患者行介入手术术后的一般护理

（1）伤口：注意穿刺伤口有无渗血，保持敷料清洁、干燥。如伤口处出血，应用拇指按压穿刺点，直至出血停止，及时更新敷料。

（2）卧床休息：术后绝对卧床 5 ～ 7d，可减轻纤维环周围组织的出血、水肿，防止纤维环进一步损伤。选择卧硬板床，指导患者翻身时采取轴线翻身，可在床上滚动，保持腰背部直位，以取仰卧位或侧卧位为宜，以保持脊柱自然弯曲，降低椎间盘内压力。

（3）病情观察：询问患者腰腿疼痛改善情况，了解手术效果。注意血压、体温、腰痛情况，防止腰椎间盘感染。

（4）保持大小便通畅：必要时使用缓泻剂，防止用力排便致腹压增大，髓核脱出。

50. 参考《影像护理学》：腰椎间盘突出症患者行介入手术术后的健康教育如下。

（1）生活指导：在手术前后补充充足的营养，以改善患者的营养状态，促进康复。应多饮水，保证每日 1500 ～ 2000ml。多吃蔬菜、水果及营养丰富的食物，如鸡蛋、鱼类、牛奶、西红柿等。保证每日 1 杯鲜牛奶及 1 枚鸡蛋以满足身体的需求量，增强机体免疫力，促进伤口愈合。

（2）注意事项：指导患者采取正确的站立姿势和坐立姿势，防止复发，避免腰椎间盘突出的诱发因素，预防呼吸道感染，防止便秘，避免搬运重物，要卧硬板床，3 个月内尽可能多卧床休息，不负重，不弯腰，并佩戴腰围。起床后，工作前后适当活动腰部，以增加腰肌的协调性和脊柱关节的灵活性。搬运重物时，物体要靠近身体，取下蹲屈髋屈膝姿势。

（3）劝患者禁烟：对于吸烟的患者，要劝其戒烟，是为了防止烟中尼古丁致使椎体内血容量减少而加快椎间盘退行性变。

（4）腰背肌功能锻炼：力求练成自身的肌肉腰围，以加强脊柱的外源性稳定，同时正确使用腰围，每日间断佩戴腰围，睡觉、吃饭时取下腰围。恢复后期，腰围只用于久坐或弯腰负重时，防止腰背肌萎缩。

51. 参考《影像护理学》：腰椎间盘突出症患者行介入手术术后加强腰背肌的训练如下。

（1）直腿抬高锻炼，以避免神经粘连。

（2）仰卧位梨状肌舒缩锻炼，仰卧抬足，做空中蹬车活动。

（3）仰卧位拱桥式背身肌锻炼：① 5点支撑法，取仰卧位，双侧屈肘、屈膝，以头、双足、双肘5点作支撑，用力拱腰锻炼；② 3点支撑法，以头及双足3点作支撑，用力拱腰锻炼，锻炼次数及负荷视病情及身体状况而定，一般以不感疲劳、能耐受为宜。

52. 参考《影像护理学》：PVP多取俯卧位，且要求患者在术中保持固定体位。术前体位训练至关重要，可增强患者耐受力，防止术中体位移动，避免穿刺过程中偏差失误，有利于观察骨水泥在椎体内的填充、分布及渗漏情况。要求从术前3d开始俯卧位训练，循序渐进，强调轴线翻身，动作轻柔，每日2～3次，从30min开始逐渐过度到2h以上。俯卧时胸部垫软枕，注意患者呼吸有无不适，在两餐之间及睡前进行，防止饥饿或过饱时训练。

53. 参考《影像护理学》：行PVP的患者术中常见并发症及处理措施如下。

（1）脊髓、神经根损伤：①原因，术中骨水泥注入椎体时，漏入硬膜外、椎间孔、椎间盘，会引起对脊髓、神经根的压迫；②处理，手术操作应在C形臂X线机和透视下进行，并定时做唤醒试验，术后严密观察患者双下肢的感觉、运动情况，并与术前进行比较，如出现双下肢麻木、疼痛、活动障碍等情况，及时通知医生，必要时做好手术减压的准备。

（2）肺栓塞：①原因，骨水泥微粒进入椎旁静脉丛，形成栓子进入肺循环引起肺栓塞；②处理，一旦发生肺栓塞，病死率很高，故应及早发现并及时处理。应密切观察患者病情变化，尤其是呼吸情况，警惕肺栓塞的发生；若患者突然出现胸闷、咳嗽、发绀、呼吸困难，立即给予吸氧机配合医生救治。

（3）一过性疼痛加重：①原因，少见，发生率＜2%，可能与手术过程中的操作、高压注射骨水泥有关；②处理，应用非甾体抗炎药治疗，48h内疼痛可以缓解。

54. 参考《影像护理学》，行PVP的患者术后对于穿刺点的护理：穿刺部位小，可用创可贴粘敷，保持穿刺点干燥，预防感染，观察有无渗血及疼痛情况，24h后撕去，不必再盖敷料。由于骨水泥聚合产热引起炎症反应致穿刺部位发热和疼痛，术后可遵医嘱给予抗炎镇痛药治疗，可有效缓解症状。

55. 参考《影像护理学》，行PVP的患者术后功能锻炼：术后6h伤口疼痛减轻，指导患者在床上行直腿抬高和腰背肌功能锻炼，次数不限，以不疲劳为度，一般术后24h内5～10次。原则上运动量由小到大、循序渐进，若伤口疼痛明显可延迟锻炼开始时间；24h后可戴腰围下地行走，防止突然坐起引起头晕、心悸等不适，注意安全，防止滑倒；1周后可以恢复正常生活，但3个月内避免负重、转体的动作，应适当参加户外活动，多照日光浴，增加维生素 D 的合成，促进恢复。

56. 参考《影像护理学》：行"经皮椎体成形术"的患者手术后的体位护理，术后搬运时应有 3 人或 4 人，动作平稳，保持椎体正常生理曲度，禁忌一人搬运头部一人搬运腿部造成椎体屈曲。研究指出约 90% 患者在注入骨水泥 1h 后硬度达到最大强度，仰卧位休息有利于注入椎体内的骨水泥进行聚合反应以完全硬化而达到最大强度而减少并发症。故患者应去枕平卧 4~6h，利于止血，防止椎体塌陷，4h 后轴行翻身侧卧，24h 后鼓励患者下床活动。

参 考 文 献

陈志坚，易桂文，2016.2016 年 ESC 心房颤动管理指南更新解读 [J]. 临床心血管病杂志，32（11）：1076-1078.

黄从新，张澍，黄德嘉，等，2018. 心房颤动：目前的认识和治疗的建议 -2018[J]. 中国心脏起搏与心电生理杂志，32（4）：315-368.

贾建平，苏川，2018. 神经病学 [M].8 版 . 北京：人民卫生出版社 .

蒋娟，2018.DSA 全脑血管造影术的应用与有效护理方式分析 [J]. 影像研究与医学应用，2（23）：120-121.

李博宁，刘琼，张智伟，2020. 小儿先天性心脏病介入治疗进展 [J]. 中华实用儿科临床杂志，35（1）：19-23.

李乐之，路潜，2017. 外科护理学 [M].6 版 . 北京：人民卫生出版社 .

李麟荪，徐阳，林汉英，等，2015. 介入护理学 [M]. 北京：人民卫生出版社 .

李小梅，2018. 中国儿童心律失常导管消融专家共识解读 [J]. 中华儿科杂志，56（2）：100-102.

李学斌，陈琪，2021.2021ESC 心脏起搏和心脏再同步治疗指南更新内容解读 [J]. 临床心电学杂志，30（6）：401-408.

林汉英，毛燕君，2016. 介入诊疗 700 问 [M]. 北京：金盾出版社 .

毛艳君，秦月兰，刘雪莲，2017. 介入手术室护理管理实用手册 [M]. 上海：第二军医出版社 .

毛艳君，许秀芳，李海燕，2013. 介入治疗护理学 [M].2 版 . 北京：人民军医出版社 .

莫伟，李海燕，2017. 外周血管疾病介入护理学 [M]. 北京：人民卫生出版社 .

王静，孟蕾，2012. 先天性心脏病介入治疗的并发症及护理 [J]. 中华现代护理杂志，18（27）：3340-3342.

吴进进，李奋，2017. 美国儿童和先天性电生理协会、美国心律协会"儿童及先天性心脏病患者导管消融专家共识（2016 年版）"解读 [J]. 中国儿科杂志，55（4）：256-259.

杨新，健屈，延贺民，等，2021. 中国颅内未破裂动脉瘤诊疗指南 2021[J]. 中国脑血管病杂志，18（9）：634-664.

尤黎明，吴瑛，2017. 内科护理学 [M].6 版 . 北京：人民卫生出版社 .

张彤宇，刘鹏，向思诗，等，2021. 中国颅内破裂动脉瘤诊疗指南 2021[J]. 中国脑血管病杂志，18（8）：546-574.

张雯，周永杰，颜志平，2021. 再论精细 TACE[J]. 介入放射学杂志，30（10）：971-975.

赵翔，杨阳，2016. 磁共振血管造影在颅内动静脉畸形诊断中的应用 [J].. 山西医药志，45（4）：405-408.

中国脑卒中防治指导规范 2021 版：脑卒中防治工程委员会组织专家编制，国家卫生健康委官网发布 .

中华人民共和国卫生健康委医政医管局，2020. 原发性肝癌诊疗规范 2019 年版 [J]. 临床肝胆病杂志，36（2）：277-292.

中华医学会放射学分会对比剂安全使用工作组，2014. 碘对比剂使用指南第 2 版 [J]. 中华医学杂志，94（43）：3363-3369.

中华医学会神经病学分会，中华医学会神经病学分会脑血管病学组，2015. 中国脑血管病一级预防指南 2015[J]. 中华神经科杂志，48（8）：629-643.

中华医学会神经病学分会，中华医学会神经病学分会脑血管病学组，中国医学会神经病学分会神经血管介入协作组，2019. 中国蛛网膜下腔出血诊治指南 2019[J]. 中华神经科杂志，52（12）：1006-1021.

中华医学会神经病学分会脑血管病学组，2020. 中国脑血管病影像应用指南 2019[J]. 中华神经科杂志，53（4）：250-268.

中华医学会心电生理和起搏分会，中国医师协会心律学专业委员会，2021.心动过缓和传导异常患者的评估与管理中国专家共识2020[J].中华心律失常学杂志，25（3）：185-211.

中华医学会心血管病学分会介入心脏病学组，中国医师协会心血管内科医师分会，中华心血管病杂志编辑委员会，2016.中国经皮冠状动脉介入治疗指南（2016）[J].中华心血管病杂志，44（5）：382-400.

第十章

核医学检查护理

第一节 核医学检查基本知识

一、单项选择题

1. 核医学的定义是（　　）

A. 研究核技术在疾病诊断中的应用

B. 研究放射性药物在机体的代谢

B. 研究核素在治疗中的应用

D. 研究核技术在基础医学中的应用

E. 研究核技术在疾病诊断、治疗及研究中的作用

2. 关于核医学内容不正确的是（　　）

A. SPECT 是单光子发射计算机断层显像

B. 核医学不能进行体外检测

C. PET 是正电子发射计算机断层显像

D. 核医学可以治疗疾病

E. ^{99m}Tc 是常用的放射性药物

3. 放射性核素显像时射线的来源（　　）

A. 自引入被检者体内放射性核素发出

B. 体外 X 线穿透患者机体

C. 频率为 2.5 ～ 7.5MHz 超声

D. 宇宙射线

E. 微波

4. 用于测量放射性药物或试剂所含放射性活度的一种专用放射性计量仪器是（　　）

A. 功能测定仪　　　B. 污染监测仪

C. γ 照相机　　　　D. 活度计

E. 个人剂量监测仪

5. 对于应用 ^{99m}Tc 及其标志物的显像患者，施用量不超过（　　）

A. 28 000MBq　　　B. 38 000MBq

C. 48 000MBq　　　D. 58 000MBq

E. 68 000MBq

6. 图像融合技术的主要目的是（　　）

A. 提高病灶的阳性率

B. 了解病灶区解剖密度的变化

C. 了解病灶区解剖形态的变化

D. 了解病灶区解剖定位及其代谢活性与血流的变化

E. 判断病灶的大小

7. 核医学影像与其他影像比较（　　）

A. 可以反映密度的变化

B. 可以反映回声的改变

C. 可以反映氢核密度的变化

D. 可以反映代谢、血流和功能改变

E. 空间分辨率更高

8. 既能反映脑解剖结构又能反映其功能代谢的最新仪器是（　　）

A. γ 相机　　　　　B. SPECT

C. PET　　　　　　D. PET/CT

E. SPECT/PET

9. 有关 PET 的描述下面哪一项不正确

（　　）

A. PET 是正电子发射型计算机断层显像仪的英文缩写

B. PET 是核医学显像较先进的仪器设备

C. 临床上主要用于肿瘤显像

D. 显像原理是核素发射的正电子与负电子作用后产生湮灭辐射经符合探测而成像

E. 常用放射性核素 ^{99m}Tc 及其标记化合物作为正电子药物

10. 核素显像的方法是根据（　　）

A. 超声传播的特性及其有效信息

B. 根据人体器官组织密度的差异成像

C. 射线穿透不同人体器官组织的差异成像

D. 生物磁自旋原理

E. 放射性药物在不同的器官及病变组织中特异性分布而成像

11. 在 SPECT 脏器显像中，最理想、最常用的放射性核素为（　　）

A. ^{99m}Tc　　　B. ^{131}I　　　C. ^{18}F

D. ^{125}I　　　E. ^{67}Ga

12. 放射性核素治疗最常用的射线是（　　）

A. θ 射线　　　　B. α、β 射线

C. γ 射线　　　　D. X 射线

E. ε 射线

13. 某患儿拟诊为原发性骨肿瘤，医生建议行 SPECT 全身骨显像检查，对于放射性药物的小儿应用原则，下列说法不正确的是（　　）

A. 放射性药物剂量安全，一般情况下可作为首选的检查方法

B. 一般可根据年龄、体重或体表面积按成人剂量折算，按年龄组粗算用药量

C. 仅当有明显的临床指征时，才可对儿童施行放射性核素显像

D. 小儿放射性药物使用量必须较成人减量

E. 尽可能避免使用长半衰期的放射性核素

14. 核医学检查在注射放射性药物之前，应询问女性患者（　　）

A. 月经周期

B. 是否有小孩

C. 婚否

D. 是否妊娠或哺乳期

E. 性别

15. 临床上鉴别肿瘤治疗后纤维化或坏死与肿瘤残余或复发病灶，最为有效的方法是（　　）

A. CT　　　　　　B. MRI

C. $^{18}F-FDG$ PET　　D. 常规 X 线片

E. 超声检查

16. 核素功能测定与下面哪项无关（　　）

A. ^{131}I 测定甲状腺功能

B. 邻碘 [^{131}I] 马尿酸测定肾功能

C. 心功能测定

D. ^{133}Xe 的双肺功能测定

E. 前庭功能测定

17. 以下哪种是评价冠心病患者心肌局部血流最好的检查方法（　　）

A. 心肌灌注显像　　B. 冠状动脉造影

C. 心肌梗死显像　　D. 心脏超声

E. 以上都不是

18. 下列选项不是全身骨显像对骨转移性病变诊断的优点（　　）

A. 灵敏度高　　　　B. 可显示全身骨病灶

C. 特异性高　　　　D. 属无创检查

E. 提供放射性核素治疗的依据

二、多项选择题

1. 关于放射性药物下列说法正确的是（　　）

A. 放射性药物可以是放射性核素标记的化合物或生物活性物质

B. 放射性药物是指含有放射性核素，用于医学诊断和治疗的一类特殊药物

C. 放射性药物的获得、制备与普通药物一样必须符合药典要求

D. 放射性药物可以是放射性核素的无机化合物

E. 用于显像诊断的放射性药物必须为放射性核素标记的化合物

2. 放射性核素显像的特点包括（　　）

A. 影像融合技术是目前较为先进的影像处理手段

B. 动态定量显示脏器、组织和病变的血流和功能

C. 提供脏器病变的代谢信息

D. 精确显示脏器、组织、病变的细微结构

E. 本显像为无创性检查

3. 核医学显像仪器包括哪些（　　）

A. SPECT　　　　B. PET

C. MRI　　　　　D. DR

E. CR

4. 以下哪些检查技术原理是示踪技术（　　）

A. 脏器功能测定　B. 脏器显像

C. 超声造影　　　D. 体外放射分析技术

E. 增强 CT

5. 甲状腺显像的适应证是（　　）

A. 甲状腺质量的估计

B. 异位甲状腺的诊断

C. 了解甲状腺的功能

D. 甲状腺炎的辅助诊断

E. 甲状腺结节功能的判定

6. 心肌显像的适应证是（　　）

A. 冠心病心肌缺血的早期诊断

B. 心肌梗死的评价

C. 心肌细胞活力的判断

D. 冠状动脉旁路移植术后疗效评估

E. 心肌病的诊断与鉴别诊断

三、简答题

1. 简述核医学的定义。

2. 简述放射性药物的基本概念及特点。

3. 简述放射性核素显像的原理。

4. 简述核医学的临床应用并举例说明。

5. 患者，男，58 岁，咳嗽、痰中带血 2 月余，CT 检查发现左肺下叶占位病变，大小约 2cm×3.5cm，形态不规则，穿刺病理证实为左肺下叶腺癌。该患者行全身骨显像示双侧肋骨多处及骨盆呈放射性浓聚影。试述该患者行全身骨显像的目的及全身骨显像的适应证。

答案解析：

一、单项选择题

1. 参考《核医学》（第 9 版）：核医学是研究核科学技术在疾病诊断、治疗及生物医学研究中用的一门学科。答案选择 E。

2. 参考《影像科护理》：临床核医学包括脏器或组织核素显像（SPECT 单光子发射计算机断层显像及 PET 正电子发射计算机断层显像）、脏器功能测定、放射性核素治疗及体外免疫分析。^{99m}Tc 是临床上最常用的放射性核素。答案选择 B。

3. 放射性核素显像时射线的来源自引入被检者体内放射性核素发出。答案选择 A。

4. 活度计是用于测量放射性药物或试剂所含放射性活度的一种专用放射性计量仪器，最常用的是电离室型活度计。答案选择 D。

5. 参考 2017 年《临床核医学辐射安全专家共识》：对于应用 ^{99m}Tc 及其标志物的显像患者，施用量不超过 28 000MBq，对其探视者及其家属等周围人群的辐射剂量

不会大于 5mSv 剂量约束。答案选择 A。

6. 图像融合技术是将核医学的代谢或血流影像与 CT、MRI 的解剖学影像进行融合。其主要目的是同时了解病灶区解剖定位及其代谢活性与血流的变化。答案选择 D。

7.X 线、CT 成像以人体吸收系数为基础，反映人体组织密度的变化。超声成像是利用声呐原理，反映人体不同组织回声的改变。MRI 成像是利用人体中水的氢质子在磁场中产生共振信号，反映氢核密度的变化。核医学成像以核素示踪技术为基础，不仅可以显示脏器或病变的位置、形态、大小等解剖结构，更重要的是可以提供脏器或病变的代谢、血流和功能改变。答案选择 D。

8.PET/CT 是既能反映脑解剖结构又能反映其功能代谢的最新仪器。答案选择 D。

9.PET 是正电子发射计算机断层显像仪的英文缩写，PET 及 PET/CT 是核医学显像较先进的仪器设备，临床上主要用于肿瘤显像。PET 显像原理是核素发射的正电子与负电子作用后产生湮灭辐射发出一对能量相等、方向相反的 511keV γ 光子经符合探测技术而被多排探测器探测到，数据经计算机处理和图像重建后获得不同断面的断层影像。常用放射性核素 ^{18}F 及其标记化合物作为正电子药物。答案选择 E。

10. 放射性核素显像是利用放射性核素或其标记化合物作为示踪剂，引入人体后，以特异性或非特异方式浓聚于脏器或病变组织，利用核医学仪器探测其放射性浓度差而成像。答案选择 E。

11.SPECT 显像所用的理想放射性核素应是通过同质异能跃迁或电子俘获的衰变方式，单纯发射 γ 光子，常用的放射性核素 ^{99m}Tc 是同质异能跃迁衰变，单纯发射 γ 光子。答案选择 A。

12.α、β 射线在组织中电离密度大，有效照射范围较小，可以达到杀伤病灶而同时保护正常组织器官不被照射的目的，因此适用于放射性核素治疗。答案选择 B。

13. 参考 2017 年《临床核医学辐射安全专家共识》：一般情况下核医学检查不作为儿童首选的检查方法，仅当有明显的临床指征时，才可对儿童施行放射性核素显像，并应根据受检儿童的年龄、体质量、身体表面积或其他适用的准则减少放射性药物使用量，还应尽可能避免使用长半衰期的放射性核素。答案选择 A。

14. 参考 2017 年《临床核医学辐射安全专家共识》：除有明显临床指征外，应尽可能避免孕妇使用放射性核素。哺乳期妇女服用放射性药物后，应建议其酌情停止哺乳。因此在注射放射性药物之前，应询问患者是否妊娠或哺乳。答案选择 D。

15.^{18}F-FDG PET 显像最重要的临床应用之一是肿瘤治疗后纤维化或坏死与肿瘤残余或复发病灶的鉴别。答案选择 C。

16. 核医学多功能脏器功能测定包括 ^{131}I 测定甲状腺功能、邻碘 [^{131}I] 马尿酸测定肾功能（肾图）、心功能测定及 ^{133}Xe 的双肺功能测定。答案选择 E。

17. 参考《核素心肌显像临床应用指南（2018）》：核素心肌灌注显像是诊断冠心病患者心肌缺血准确且循证医学证据最充分的无创性方法，可准确反映心肌局部血流变化。答案选择 A。

18. 全身骨显像属无创检查，灵敏度高，可一次性显示全身骨病灶。全身显像示骨转移病灶有异常放射性浓聚者，适用于放射性核素治疗，可为放射性核素治疗提供依据。答案选择 C。

二、多项选择题

1. 放射性药物是指含有放射性核素，

用于医学诊断和治疗的一类特殊药物。放射性药物可以是简单的放射性核素无机化合物，如 $^{99m}TcO_4^-$、$Na^{131}I$ 等，大部分是由放射性核素和非放射性被标志物两部分组成。放射性药物的获得、制备与普通药物一样必须符合药典要求。答案选择 ABCD。

2. 放射性核素显像是利用放射性核素或其标记化合物在体内代谢分布规律，在体外获得脏器和组织功能结构影像，反映脏器和组织的生理、病理改变，提供组织和器官的血流、代谢等功能信息。与 CT、MRI 等相结合的 SPECT/CT、PET/CT 及 PET/MRI 等较为先进的融合显像才可同时精确显示脏器、组织、病变的细微结构。答案选择 ABCE。

3. 核医学显像仪器包括 SPECT 单光子发射计算机断层仪及 PET 正电子发射计算机断层仪。答案选择 AB。

4. 放射性核素示踪技术是以放射性核素标记化合物作为示踪剂，来追踪和定量检测各种代谢物、药物等的摄取、分布、更新、转化等规律的一类技术。核素示踪技术分为体内示踪技术（脏器功能测定及脏器显像）和体外示踪技术（体外放射分析技术）两大类。答案选择 ABD。

5. 甲状腺显像主要用于甲状腺结节功能的判定、异位甲状腺的诊断、甲状腺癌转移灶的探测、颈部肿块与甲状腺关系的确定、甲状腺质量的估计、亚急性甲状腺炎和慢性淋巴细胞性甲状腺炎的辅助诊断。答案选择 ABCDE。

6. 心肌显像的适应证是冠心病心肌缺血的早期诊断、心肌梗死的评价、心肌细胞活力的判断；冠状动脉旁路移植术或成形术前病例选择和术后疗效评估、探测冠状动脉成形术后再狭窄、心肌病的诊断与鉴别诊断。答案选择 ABCDE。

三、简答题

1. 核医学的定义：核医学是研究核科学技术在疾病诊断、治疗及生物医学研究中作用的一门学科。临床核医学是利用核素及其标记化合物用于诊断和治疗疾病的临床医学学科，包括诊断核医学和治疗核医学。

2. 放射性药物的基本概念：放射性药物是指含有放射性核素、用于医学诊断和治疗的一类特殊药物。放射性药物可以是简单的放射性核素无机化合物，如 $^{99m}TcO_4^-$、$Na^{131}I$ 等，大部分由放射性核素和非放射性被标志物两部分组成。

放射性药物基本特性：①放射性；②在体内的效应取决于被标志物的特性；③脱标及辐射自分解；④放射性药物引入体内的化学量极微量，几乎不会在体内引起化学危害；⑤具有特定的有效使用期。

3. 放射性核素显像是根据放射性核素示踪原理，利用不同的放射性核素或其标记化合物在体内有其特殊的代谢规律，能够选择性聚集在特定的脏器、靶组织，使其与邻近组织之间的放射性分布形成一定程度的浓度差，而显像剂中的放射性核素可发射出具有一定穿透能力的 γ 射线，放射性测量仪器在体外探测、记录这种放射性浓度差，从而在体外获得脏器和组织功能结构影像的一种技术。

4. 核医学的临床应用：①放射性核素显像如全身骨显像、甲状腺静态显像、肾动态显像、唾液腺显像等；②脏器功能测定如肾功能测定、甲状腺功能测定、心脏功能测定等；③体外免疫分析如血清甲胎蛋白测定、血清癌胚抗原测定、游离前列腺特异抗原测定等；④放射性核素治疗如甲状腺功能亢进症、甲状腺癌、皮肤血管瘤、皮肤瘢痕等的治疗。

5. 58 岁男性患者，左肺下叶占位病

变，穿刺病理证实为左肺下叶腺癌，行全身骨显像的目的是了解肺癌是否发生骨转移。全身骨显像的适应证：①有恶性肿瘤病史，早期寻找骨转移灶，治疗后随诊；②评价不明原因的骨痛和血清碱性磷酸酶升高；③已知原发性骨肿瘤，检查其他骨骼受累情况及转移病灶；④临床怀疑骨折；⑤临床可疑代谢性骨病；⑥诊断缺血性骨坏死；⑦早期诊断骨髓炎；⑧骨活检的定位；⑨观察移植骨的血供和存活情况；⑩诊断骨、关节炎性病变和退行性病变。

第二节　SPECT 和 PET 检查常规护理

一、单项选择题

1. 操作 ^{99m}Tc 标记的放射性药物，防护应（　　）

A. 无须采取任何附加防护

B. 只关心外照射防护

C. 只关心内照射防护

D. 既考虑外照射防护，又考虑内照射防护

E. 以上都不对

2. 核医学工作场所通风柜操作截面的通风速率应保证（　　）

A. ≥ 0.5m/s　　　B. ≥ 1m/s

C. ≥ 2m/s　　　D. ≥ 3m/s

E. ≥ 5m/s

3. 一定量的 ^{99m}Tc 经过 3 个半衰期后放射性活度为原来的（　　）

A. 1/3　　　B. 1/4

C. 1/8　　　D. 1/16

E. 1/24

4. 行全身骨显像时，^{99m}Tc-MDP 的常用剂量是（　　）

A. 30 ～ 50mCi　　B. 15 ～ 25mCi

C. 5 ～ 10mCi　　D. 3 ～ 5mCi

E. 1 ～ 2mCi

5. 全身骨显像注射显像剂后进行上机显像的时间为（　　）

A. 1 ～ 2h　　　B. 3 ～ 6h

B. 7 ～ 9h　　　D. 10 ～ 12h

E. 1 ～ 2d

6. 关于肾动态显像的说法，错误的是（　　）

A. 肾动脉栓塞可见病肾不显影

B. 有助于尿路梗阻的定位

C. 注射时应采用快速注射

D. Captopril 试验能增强血管紧张素转换酶的作用，使 GFR 或 ERPF 下降，提高肾性高血压检出率

E. 可用于移植肾的观察

7. 关于肺灌注显像错误的是（　　）

A. 显像时需弹丸注射以观察血流灌注

B. 一般采用多体位，必要时也可断层显像

C. ^{99m}Tc-MAA 是一过性嵌顿，肺毛细血管或肺小动脉重症患者应慎重检查

D. ^{99m}Tc-MAA 是一种蛋白颗粒

E. ^{99m}Tc-MAA 的直径大于肺毛细血管的直径

8. 不影响骨显像的因素有（　　）

A. 显像剂的剂量

B. 机体的营养状态

C. 局部血流量

D. 成骨细胞活性

E. 无机盐代谢程度

9. 患者进行肾静态显像，以下不正确的是（　　）

A. 显像前受检者排空小便

B. 显像剂为 ^{99m}Tc-DTPA 和 ^{99m}Tc- 葡庚糖酸盐

C. 静脉注射后 $1 \sim 2\,h$ 进行显像

D. 一般采集后位影像

E. 显像时保持体位不动

10. 甲状腺显像利用的是（　　　）

A. γ 射线

B. β 射线

C. α 射线

D. γ 射线和 β 射线

E. 以上都正确

11. 某患者吸 ^{131}I 率明显低于正常范围，T_3、T_4 增高，应首先考虑（　　　）

A. 甲状腺功能亢进

B. 甲状腺功能减退

C. 甲状腺腺瘤

D. 亚急性甲状腺炎

E. 以上都不正确

12. 下列检查方法中，最有助于肺癌分期的是（　　　）

A. 胸部 X 线片

B. 高分辨 CT

C. MRI

D. FDG-PET 或 PET/CT

E. 超声

13. 目前临床应用最广泛、被誉为"世纪分子"的肿瘤显像剂是（　　　）

A. ^{18}F-FDG

B. ^{99m}Tc-MDP

C. ^{18}F-FET

D. ^{99m}Tc-MIBI

E. ^{11}C-MET

14. 关于 FDG 肿瘤显像下列做法不妥的是（　　　）

A. 注射前后患者处于安静状态

B. 显像前排空小便有利于腹部显像

C. 禁食 6h 左右，检查前查血糖，如低于正常，适量补充葡萄糖，使血糖正常

D. 空腹血糖升高者必要时可使用胰岛素控制血糖

E. 避免穿带有金属纽扣、金属拉链的衣服并注意保暖，检查前需去除身上的金属物品和首饰

15. 屏蔽 90% 放射性核素 ^{18}F 造成的辐射剂量所使用铅的厚度为（　　　）

A. 1mm

B. 4mm

C. 11mm

D. 16mm

E. 16.6mm

16. 关于 FDG 肿瘤显像适应证，下列说法不全面的是（　　　）

A. 准确提供肿瘤位置、大小

B. 良恶性病变的鉴别

C. 恶性肿瘤的分期

D. 肿瘤治疗后的疗效

E. 鉴别肿瘤复发

17. 贮源箱的屏蔽层结构须分内、外两层，屏蔽材料分别采用（　　　）

A. 内层为铅，外层为铝

B. 内层为铝，外层为铅

C. 内层为硼，外层为有机玻璃

D. 内层为有机玻璃，外层为硼

E. 内外层均为铅

18. 放射源的保管需要（　　　）

A. 一个人

B. 双人

C. 单人单锁

D. 双人双锁

E. 无须专人管理

19. 发生辐射事故时，事故单位应当立即启动本单位的辐射事故应急方案，采取必要防范措施，并在（　　　）内填写《辐射事故初始报告表》，向当地生态环境部门和公安部门报告

A. 2h

B. 3h

C. 4h

D. 5h

E. 24h

20. 治疗分化型甲状腺癌的最佳方案为（　　　）

A. 手术治疗 + 外照射治疗

B. 手术治疗 + ^{131}I 治疗

C. 手术治疗 + 外照射治疗 + 甲状腺激素抑制

D. 手术治疗 + ^{131}I 治疗 + 甲状腺激素

抑制治疗

E. 以上都错

21. 下列关于 ^{131}I 治疗说法错误的是（ ）

A. 甲状腺功能亢进合并突眼并非 ^{131}I 治疗的禁忌证

B. 甲状腺功能亢进合并肝功能受损时，在保肝治疗的同时进行 ^{131}I 治疗是相对最佳的选择

C. 白细胞或血小板减少的甲状腺功能亢进患者，在给予升血药物治疗后，最好选择 ^{131}I 治疗

D. 甲状腺功能亢进合并严重肾功能损害的患者可考虑 ^{131}I 治疗

E. 青少年甲状腺功能亢进患者抗甲状原药物治疗效果不佳时可考虑选择 ^{131}I 治疗

22. 患者，女性，40 岁，因"甲状腺癌术后 1 个月"入院。患者 1 个月前因甲状腺左叶结节行双侧甲状腺全切术，术中快切＋术后病理乳头状甲状腺癌，颈部淋巴结未侵及。来我科要求住院行 ^{131}I 清甲治疗。经主治医生综合判断，给予该患者 ^{131}I3.7GBq，经过一段时间，该患者体内残留 ^{131}I ≤ 1.11GBq，给予办理出院。关于半衰期，不正确的是（ ）

A. 物理半衰期是指放射性核素减少 50% 的时间

B. 生物半衰期指生物体内放射性核素由于机体代谢从体内排出 50% 所需要的时间

C. 有效半衰期是放射性核素由于机体代谢和物理衰变共同作用，减少 50% 所需时间

D. 有效半衰期＝物理半衰期＋生物半衰期

E. 同一核素物理半衰期在体内与体外是相同的

23. ^{131}I 的半衰期是（ ）

A. 6.02h
B. 8.04d
C. 1.658h
D. 109.8min
E. 50.55d

24. 敷贴治疗室内治疗患者座位之间应保持（ ）的距离或设置适当材料与厚度的防护屏蔽

A. 0.5m
B. 0.8m
C. 1m
D. 1.2m
E. 1.5m

25. 比活度小于（ ）的含医用短寿命放射性核素固体废物可作为非放射性废物处理

A. 7.4×10^1 Bq/kg
B. 7.4×10^2 Bq/kg
C. 7.4×10^4 Bq/kg
D. 7.4×10^6 Bq/kg
E. 7.4×10^7 Bq/kg

二、多项选择题

1. 临床核医学体内诊断用发射 γ 射线的放射性核素主要有（ ）

A. ^{123}I
B. ^{67}Ga
C. ^{111}In
D. ^{201}Tl
E. ^{131}I

2. 患者 A 进行骨扫描，其处方剂量为 740 MBq ^{99m}Tc，注射 ^{99m}Tc 后在候诊室里等待扫描。此时被安排给予 ^{131}I 治疗的患者 B 来到，咨询完后坐在候诊室里等待。技师制备了 ^{131}I，叫患者 B 而患者 A 应答了，技师解释了治疗过程，交代接下来的计划安排并给患者 A 服了药。患者 A 后来质问这一过程，才发现，接受 ^{131}I 治疗的患者弄错了。后来立刻将该错误通知了患者 A，于是洗胃，追回了约 1/3 的活度。患者被给予高氯酸盐和复方碘溶液以阻断甲状腺更多的摄取。错误的给药导致错误患者 A 甲状腺的吸收剂量约 8.2Gy。该事件给以我们的经验与教训有（ ）

A. 该事件关键原因是医院的患者身份确认规定没有遵循

B. 教训和应对措施是要有明确的患者

识别程序，如患者的照片

C. 教训和应对措施是要有明确的患者识别程序，如核对患者的电话号码

D. 教训和应对措施是要有明确的患者识别程序，如核对患者的家庭住址

E. 教训和应对措施是在错误患者应答的特殊情况下，通过患者识别程序仍然有效

3. 核医学诊疗过程中对患者防护的主要措施有（　　）

A. 选择适当的核药物

B. 选择适当的检查程序

C. 多种措施减少患者的辐射吸收剂量

D. 注意育龄妇女的防护

E. 注意孕妇的防护

4. 操作非密封源放射性物质时，要根据工作需要穿戴防护衣具，如（　　）等

A. 防护服　　　　B. 手套

C. 鞋罩　　　　D. 防护眼镜

E. 专用的呼吸保护器、气衣

5. 核医学工作场所操作短寿命放射性核素过程中发生放射性溶液洒在地面、台面，正确处理措施有（　　）

A. 使用抹布或拖布清洁

B. 采用吸水纸等吸附，尽量不要扩大污染面积

C. 必要时采用去污剂去污

D. 必要时标记污染区域

E. 擦拭后放射性废物直接进入一般废物桶

6. 体表污染监测的目的是（　　）

A. 证明是否遵守了适当的剂量限值规定

B. 探测可能转移到控制区以外的污染

C. 在事故过量照射情况下为启动和支持适当的健康监护和治疗提供信息

D. 为了疾病的诊断

E. 为了逃避环保部门的处罚

7. 核素治疗病房的要求包括（　　）

A. 为一个辐射隔离区

B. 房间设置防护门，并有观察窗或视频系统

C. 墙壁外表面 30cm 处的周围剂量当量率应小于 2.5 μSv/h

D. 应当具备不同类别的生活垃圾和排泄物收集、处理设施

E. 应定期通风

8. 放射性废物管理原则是（　　）

A. 注意必须区分临床核医学实践中产生的放射性废物与医学研究中产生的放射性废物，两者不可混同收集和处理

B. 不必区分临床核医学实践中产生的放射性废物与医学研究中产生的放射性废物，两者可混同收集和处理

C. 必须区分放射性废物与非放射性废物，两者不可混同收集和处理

D. 不必区分放射性废物与非放射性废物，两者可混同收集和处理

E. 应力求控制和减少放射性废物产生量

9. 下列哪些医用放射性废物处理措施是正确的（　　）

A. 按一般医疗废物处理

B. 分类收集

C. 暂存在放射性废物暂存库

D. 短寿命放射性核素废物暂存待其衰变达到清洁解控水平后可作为一般废物处理

E. 长寿命放射性核素废物应送交有资质单位处理

10. 辐射工作单位应当建立放射性核素台账，记载（　　）

A. 核素名称

B. 出厂时间和活度

C. 放射源标号和编码

D. 源外型尺寸

E. 放射性核素的来源和去向

三、简答题

1. 简述放射性药物不良反应的处理。

2. 患者体检发现右肺肿块，怀疑右肺癌准备手术，术前分期应该做什么核医学检查。简述该检查的临床应用。

3. 简述放射性核素敷贴治疗注意事项。

4. 患者行 ^{18}F-FDG PET/CT 肿瘤显像，应如何控制血糖？

5. 患者张××，男，65 岁，甲状腺乳头状癌术后双肺转移，拟行 ^{131}I 治疗去除残留甲状腺组织，请简述患者行 ^{131}I 治疗后的注意事项。

答案解析：

一、单项选择题

1. 参考《医用放射防护学》：所谓照射途径是指放射性物质能够到达或照射人体的途径。辐射对人体造成的照射通常可分为两种途径，即外照射途径与内照射途径。操作 ^{99m}Tc 标记的放射性药物，防护应既考虑外照射防护，又考虑内照射防护。答案选择 D。

2. 参考《核医学诊疗的辐射防护与安全》：处理挥发性放射性废物产生的气态放射性废物如 ^{131}I、氡气等时，工作人员必须在有过滤抽风装置内操作，通风柜内或抽风系统的过滤出风速≥ 1m/s，不可直接排入大气。答案选择 B。

3. 参考《核医学诊疗的辐射防护与安全》：半衰期又称物理半衰期，是放射性核素的原子数因衰变而减少到原来 50% 所需的时间，用符号 T_r 表示。^{99m}Tc 的半衰期为 6.02h，那么过了 6h 血中药物浓度为最高值的 50%，再过 6.02h 又减少 50%，再过 6.02h 又减少 50%，血中浓度仅为最高浓度

的 1/8。答案选择 C。

4. 参考《核医学检查技术》：全身骨显像，成人剂量为 ^{99m}Tc-MDP 555 ～ 925MBq（15 ～ 25mCi），儿童剂量为 0.925×10^7Bq/kg（0.25mCi/kg），经静脉注入，注射部位应远离有可疑病变的部位。答案选择 B。

5. 参考《核医学与分子影像临床操作规范》：全身骨显像注射显像剂后 3 ～ 6h 行全身一次性显像。答案选择 B。

6. 参考《核医学检查技术》：肾动态显像适应证为肾实质功能的评价、上尿路通畅状况的判断、协助诊断肾血管性高血压、肾内占位性病变的鉴别诊断、肾移植的监测、肾外伤。肾动态显像采用"弹丸式"静脉注射显像剂，同时启动采集开关，行双肾动态采集。答案选择 C。

7. 参考《核医学与分子影像临床操作规范》：肺灌注显像给药方法及途径，患者一般取平卧位，静脉缓慢注射。如检查是否有肺动脉高压血流分布图像时，可采用坐位注射。答案选择 A。

8. 参考《核医学》：骨显像主要是利用放射性核素显像仪器探测放射性核素显像剂在骨骼内的分布情况而形成全身骨骼的影像，而骨骼各部位摄取显像剂的多少主要与骨的局部血流灌注量、无机盐代谢更新速度、成骨细胞活跃的程度有关。答案选择 B。

9. 参考《核医学》：肾静态显像显像剂为 ^{99m}Tc-DMSA 和 ^{99m}Tc-GH。答案选择 B。

10. 参考《核医学》甲状腺显像原理：正常甲状腺组织能特异地摄取和浓集碘离子用以合成和储存甲状腺激素，因此将放射性碘引入人体后，即可被有功能的甲状腺组织所摄取，在体外通过显像仪（γ 相机或 SPECT）探测从甲状腺组织内所发出的 γ 射线的分布情况，获得甲状腺影像，了解甲状腺的位置、形态、大小及功能状态。答案选择 A。

11. 参考《核医学》：急性或亚急性甲状腺炎，甲状腺摄 ^{131}I 率明显降低，而血清中甲状腺激素水平增高，出现摄 ^{131}I 率与血清甲状腺激素水平的分离现象。答案选择 D。

12. 参考《核医学》：临床目前已常规建议对 ≥ 8mm 的肺实性结节进行 PET/CT 显像以资鉴别和临床分期。答案选择 D。

13. 参考《核医学检查技术》：临床核医学常用的正电子类放射性药物有 ^{18}F-FDG、^{18}F-FECH、^{18}F-FLT、^{18}F-FMISO 等，^{18}F-FDG 在临床应用中最广泛，被誉为"世纪分子"。答案选择 A。

14. 参考《核医学》：患者禁食和禁饮含糖饮料至少 4 ~ 6h。血糖水平一般控制在 < 11.1mmol/L。答案选择 C。

15. 参考《核医学诊疗的辐射防护与安全》：屏蔽 90% 放射性核素 ^{99m}Tc 造成的辐射剂量所使用铅的厚度为 1mm，屏蔽 90% 放射性核素 ^{131}I 造成的辐射剂量所使用铅的厚度为 11mm，屏蔽 90% 放射性核素 ^{18}F 造成的辐射剂量所使用铅的厚度为 16.6mm。答案选择 E。

16. 参考《核医学》：FDG 肿瘤显像适应证主要为肿瘤的临床分期及治疗后再分期；肿瘤治疗过程中的疗效监测和治疗后的疗效评价；肿瘤的良恶性鉴别诊断；肿瘤患者随访过程中监测肿瘤复发及转移；肿瘤治疗后残余与治疗后纤维化或坏死的鉴别；已发现肿瘤转移而临床需要寻找原发灶；不明原因发热、副癌综合征、肿瘤标志物异常升高患者的肿瘤检测；指导放疗计划，提供有关肿瘤生物靶容积的信息；指导临床选择有价值的活检部位或介入治疗定位；肿瘤治疗新药与新技术的客观评价；恶性肿瘤的预后评估及生物学特征评价。答案选择 A。

17. 参考《核医学诊疗的辐射防护与安全》：贮源箱的屏蔽层结构须分内、外两层，内层为铝，外层为铅。答案选择 B。

18. 参考《核医学》：放射源的保管需要双人双锁管理。答案选择 D。

19. 参考《医用放射防护学》：发生辐射事故时，事故单位应当立即启动本单位的辐射事故应急方案，采取必要防范措施，并在 2h 内填写《辐射事故初始报告表》，向当地生态环境部门和公安部门报告。答案选择 A。

20. 参考《核医学》：手术治疗是分化型甲状腺癌的首选治疗方法，为后续 ^{131}I 治疗及甲状腺激素抑制治疗奠定了重要的基础。答案选择 D。

21. 参考《核医学与分子影像临床操作规范》：严重肾功能不全为 Graves 甲状腺功能亢进 ^{131}I 治疗的禁忌证。答案选择 D。

22. 参考《核医学》：物理衰变和机体生物活动共同作用而使体内放射性核素减少 50% 所需要的时间，称为有效半衰期。答案选择 D。

23. 参考《核医学检查技术》：^{131}I 的半衰期为 8.04d。答案选择 B。

24. 参考《核医学诊疗的辐射防护与安全》：敷贴治疗患者座位之间，应保持 1.2m 的距离或设置适当材料与厚度的防护屏蔽。答案选择 D。

25. 参考《核医学与分子影像临床操作规范》：一般医用短半衰期低毒性的放射性核素污染的废物，待其自热衰变至 10 个半衰期以上，其比活度小于或等于 7.4×10^4 Bq/kg，即可按一般废物处理。答案选择 C。

二、多项选择题

1. 参考《核医学检查技术》：临床核医学体内诊断用发射 γ 射线的放射性核素主要有 ^{123}I、^{67}Ga、^{111}In、^{201}Tl、^{131}I 等。答案选 ABCDE。

2. 严格按医嘱给药，执行查对制度，

建立有效的患者身份识别制度。答案选ABCDE。

3.参考《核医学诊疗的辐射防护与安全》核医学诊疗过程中对患者防护的主要措施：①严格执行《放射诊疗管理规定》；②坚持医疗照射正当化的原则；③实施诊疗程序的最优化，选择诊疗技术、选择核素、精心计算剂量、保证给药量准确无误；④对特殊患者的防护如儿童、孕妇、哺乳妇女、育龄妇女；⑤健全的质量保证计划与制度。答案选ABCDE。

4.参考《核医学诊疗的辐射防护与安全》：从事非密封源放射工作，除防护设施外，还需采取个人防护作为辅助性防护措施，如工作服、工作帽、工作鞋、手套、口罩、气衣、气盔等，以便达到防护最优化的目的。答案选ABCDE。

5.参考《核医学诊疗的辐射防护与安全》：出现放射性液体污染时，先用干的、易吸水的吸水纸、滤纸、脱脂棉球吸干，再用湿布擦拭。发生大量放射性液体外溢时，宜采用手提式真空吸引器收集，或撒上干锯末后将其吸掉，再用水和去污剂处理。对于水泥地面、墙壁和木质工作台面等多孔性表面污染，用一般清洗剂或化学去污方法通常效果不好。如果被短半衰期核素污染或污染不严重，可用塑料布将其覆盖，待其自然衰变；对长半衰期核素污染或污染严重时，可将污染部分去掉，然后喷刷油漆等。答案选BCD。

6.参考《核医学诊疗的辐射防护与安全》场所监测的主要目的：确认工作环境的安全程度，及时发现辐射安全上的问题和隐患；评估工作场所的辐射状况，审查控制区和监督区的划分是否适当；鉴定操作程序及辐射防护大纲的效能是否符合规定要求；估计个人剂量可能的上限，为制订个人监测计划提供依据；为辐射防护管

理提供依据，也可为医学诊断提供参考资料。答案选ABC。

7.参考《核医学诊疗的辐射防护与安全》：核素治疗应在医院较为僻静，远离人群密集处的地方，并设有单独出入口，墙体及门窗必须严格按照辐射防护要求设置，没有铅玻璃的窗户应高于175cm。除具备普通病房的基本条件外，必须配备电子门禁系统（禁止患者随意出入）、高清电视监控系统（便于医护人员对隔离患者进行实时监控）、中央抽风机、伸出楼顶的通风排气口、辐射剂量监测仪及与病房规模相匹配的衰变池等，同时必须设置各种辐射警示标志。服用^{131}I患者的唾液、汗液、呕吐物、尿液、粪便均具有放射性，必须在病房内配备生活垃圾、排泄物处理设施，医护人员应指导患者在指定区域存放具有放射性污染的废弃物。答案选ABCD。

8.参考《核医学诊疗的辐射防护与安全》放射性废物管理原则：废物管理以安全为目的，以处置为核心；遵守国家法律、法规和标准，对人类健康、环境的影响不超过可接受水平；必须确保不给后代造成过度的负担；中、低放废物区域处置，高放废物应全国集中处置；设立相应的放射性废物管理设施；确定排放限值时应进行最优化分析，并留有余地。答案选ACE。

9.参考《核医学诊疗的辐射防护与安全》：一般医用短半衰期低毒性的放射性核素污染的废物，待其自热衰变至10个半衰期以上，其比活度小于或等于$7.4×10^4$Bq/kg，方可按一般医疗废物处理。答案选BCDE。

10.参考《核医学与分子影像临床操作规范》：辐射工作单位应当建立放射性核素台账，记载生产单位、到货日期、核素种类、理化性质、活度、出厂日期、批号等。答案选ABCE。

三、简答题

1. 参考《核医学》放射性药物不良反应的处理：应用放射性药物时如发现患者出现不良反应，应立即停药，取平卧位，测量血压、脉搏，了解全身情况，根据病情轻重妥善处理，轻者可自行缓解或仅需对症处理，中度者立即给予相应治疗，休克者立即注入肾上腺素及吸氧。以变态反应样症状为主者，给予血管加压剂、抗组胺药物及激素类药物。

2. 参考《核医学》，患者术前分期应行PET/CT 全身肿瘤显像，该检查临床应用：① PET/CT 全身肿瘤显像；②肿瘤的临床分期及治疗后再分期；肿瘤治疗过程中的疗效监测和治疗后的疗效评价；肿瘤的良恶性鉴别诊断；肿瘤患者随访过程中监测肿瘤复发及转移，肿瘤治疗后残余与治疗后纤维化或坏死的鉴别；已发现肿瘤转移而临床需要寻找原发灶；不明原因发热、副癌综合征、肿瘤标志物异常升高患者的肿瘤检测；指导放疗计划，提供有关肿瘤生物靶容积的信息；指导临床选择有价值的活检部位或介入治疗定位；肿瘤治疗新药与新技术的客观评价；恶性肿瘤的预后评估及生物学特征评价。

3. 参考《核医学与分子影像临床操作规范》，放射性核素敷贴治疗注意事项：①对已照射的局部组织要减少摩擦，保持皮肤的卫生；②治疗期间患处禁用热水烫洗、搔抓，避免造成损伤和感染；③患处有破损或感染时，应终止敷贴治疗，并采用抗感染等对症处理；④血管瘤的敷贴治疗适合于早期、增殖期浅表血管瘤，在实施治疗前，应与患者及其家属交代敷贴治疗的优缺点，避免因治疗后局部（尤其是面部）遗留的色素异常改变或瘢痕产生的纠纷。

4. 参考《核医学》，患者行 ^{18}F-FDG PET/CT 肿瘤显像，血糖控制：患者禁食和禁饮含糖饮料至少 4～6h。血糖水平一般控制在 < 11.1mmol/L。血糖水平过高时，可以通过注射短效胰岛素降低血糖水平。胰岛素注射 2h 后应该重新测定血糖水平，< 11.1mmol/L 方可注射显像药物，否则建议专科医生对患者血糖进行控制后择日进行显像。

5. 参考《核医学》，患者行 ^{131}I 治疗后注意事项：① ^{131}I 治疗后第 3 日开始遵医嘱剂量口服甲状腺激素片，开始甲状腺激素抑制治疗，并尽快缓解甲状腺功能减退症状；② ^{131}I 治疗后 2～4 周患者仍应保持低碘饮食，以确保 ^{131}I 更加顺利地摄取进入残余甲状腺或转移病灶并发挥作用；③多饮水，勤排便，保持大便通畅，如厕后多次冲洗马桶，便后勤洗手，使体内多余的 ^{131}I 尽快排出并排入污水系统，以减少对自身及周围人群的辐射损害；④ ^{131}I 治疗后 2 周之内与周围人群保持 1m 以上的距离，对孕妇和儿童要至少 4 周；⑤ ^{131}I 治疗后女性患者 6～12 个月避免妊娠，男性 6 个月内避孕；⑥ ^{131}I 治疗后遵医嘱定期随诊血清学甲状腺激素、甲状腺球蛋白、甲状腺球蛋白抗体水平及颈部超声等影像学检查，及时调节甲状腺素剂量，并监测病情，及时应对病情变化。

参 考 文 献

洪洋，谢晋东，2018. 医用放射防护学 [M].2 版 . 北京：人民卫生出版社 .

黄钢，2014. 核医学与分子影像临床操作规范 [M]. 北京：人民卫生出版社 .

黄嘉麟，欧彦彤，廖彤，2021. 核医学诊疗的辐射防护与安全 [M]. 广州：广东科技出版社 .

李亚明，李思进，2017. 临床核医学辐射安全专家共识 [J]. 中华核医学与分子影像杂志，37（4）：225-229.

潘中允，2013. 实用核医学 [M]. 北京：人民卫生出版社．

王辉，2021.核医学检查技术 [M].北京：人民卫生出版社．

王荣福，安锐，2018.核医学 [M].9 版．北京：人民卫生出版社．

郑淑梅，李雪，2019.影像科护理 [M].北京：人民卫生出版社．

中华医学会核医学分会，中华医学会心血管病学分会，2019.核素心肌显像临床应用指南（2018）[J].中华心血管病杂志，47（7）：519-527.

第十一章

超声医学科检查护理

第一节 检查前准备

一、单项选择题

1. 进行心肌造影对对比剂的要求是
（   ）

A. 微气泡直径小于 8 μm

B. 微气泡要有厚的包裹膜

C. 微气泡的压缩系数要小

D. 微气泡密度要高

E. 微气泡直径要大（大于红细胞）

2. 超声造影对临床在冠心病的介入治
疗上有（   ）作用

A. 作为介入治疗的方法

B. 评价介入治疗的疗效

C. 不应使用，因降低介入治疗的疗效

D. 明显增加介入治疗的疗效

E. 对介入治疗无任何应用价值

3. 左心腔造影，从末梢静脉注入对比
剂其原理是（   ）

A. 微气泡直径大于红细胞，进入右心
再经肺循环入左心

B. 微气泡较大（比红细胞直径大数倍）
从腔静脉入右心再到左心

C. 对比剂进入右心，经肺循环进入左
心腔

D. 微气泡直径大于 10 μm，经肺循环
进入左心

E. 微气泡密度明显大于血液

4. 下列（   ）气体不能用于超声造影

A. 空气   B. 二氧化碳

C. 氧气   D. 纯氮气体

E. 氟碳气体

5. 关于对比剂多次注射的说法，以下
正确的是（   ）

A. 多次使用超声对比剂不安全

B. 短时间内连续多次注射超声对比剂
不影响多次检查结果

C. 多次使用超声对比剂非常安全，再
次注射对比剂时应确认检查部位的
气泡均已爆破或消失

D. 多次使用超声对比剂非常安全，再
次注射对比剂时不用确认检查部位
的气泡爆破或消失

E. 以上说法均不正确

6. 下列关于介入性超声的描述不正确
的是（   ）

A. 安全   B. 痛苦小

C. 可床旁完成   D. 效果明确

E. 存在辐射

7. 超声引导射频治疗的原理是（   ）

A. 高温   B. 凝固坏死

C. 化学溶剂破坏细胞

D. 离子振荡

E. 电流产热

8. 下列关于腹部脓肿的穿刺抽吸及置管引流，不正确的是（　　）

　A. 穿刺方法有套管和导丝法

　B. 膈下脓肿穿刺要避免膈肌及肺

　C. 做置管引流不可以贯穿空腹及实质脏器

　D. 对于腹膜后的脓肿，不应从前腹壁插管

　E. 留管期间每日应用生理盐水冲洗囊腔 2～3 次

9. 下列关于超声导向穿刺点与穿刺路径的选择方法和原则不正确的是（　　）

　A. 在能够避开血管、肠管等重要脏器的前提下，尽量缩短穿刺距离

　B. 尽量减少贯穿非穿刺器官

　C. 对进针路径必须要经过的重要解剖结构特别是大血管、肠管、肋骨等详细观察，用手指按压体表估计进针路径可帮助侧方进针

　D. 对腹膜后病变活检无须避开胰腺

　E. 进针前明确进针方向与深度，固定探头，随后需要再次观察进针路径，以保证准确穿刺

10. 超声引导下的介入治疗缺点有（　　）

　A. 操作烦琐、费时费力

　B. 安全性能差

　C. 对局部脏器损伤大

　D. 靶向性较低

　E. 治疗效果不彻底，主要作为手术的补充方法

11. 下列不是食管超声心动图的适应证的是（　　）

　A. 食管病变、静脉曲张

　B. 瓣膜成形术

　C. 需体外循环的先天性心血管病手术

　D. 肥厚型心肌病左心室流出道疏通术

E. 先天性心血管病诊断

12. 二维经食管超声心动图不能反映（　　）

　A. 前负荷

　B. 左心室舒张末期容积

　C. 区域性室壁运动异常

　D. 收缩期室壁增厚异常

　E. 心肌血流供应

13. 经食管超声心动图的简写为（　　）

A. TTE　　　B. TEE　　　C. DSA

D. MRI　　　E. TOE

14. 关于经食管超声心动图的食管探头运动方向错误的是（　　）

　A. 前进　　　B. 旋转　　　C. 屈曲

　D. 后退　　　E. 以上均不正确

15. 超声心动图检查卵圆孔未闭，最准确的方法是（　　）

　A. 彩色多普勒　　　B. 二维超声

　C. 经食管超声　　　D. 声学造影

　E. 脉冲多普勒

16. 接诊的程序是（　　）

A. 问诊，开具检查单，建立病案

B. 问诊，建立病案

C. 问诊，填写初诊患者登记本，开具检查单，建立病案

D. 开具检查单，建立病案

E. 问诊，建立病案

17. 以下超声检查前准备错误的是（　　）

A. 肝、胆、胰腺检查应在空腹时进行

B. 婴幼儿或不合作者，可给予镇静药

C. 妇科检查前需要排空膀胱

D. 心血管检查前不需要特殊准备

E. 腹部血管检查前可遵医嘱饮水

18. 下列选项，哪一项是肾脏超声检查前的准备（　　）

A. 一般不需要做特殊的准备

B. 检查前饮水 500ml/min

C. 憋尿

D. 空腹

E. 服用消胀片或缓泻剂

19. 患者，男，76岁，因"腹部不适1周"来诊，有乙型病毒性肝炎病史30余年，发现肝硬化20年，肝功能失代偿。常规超声：肝硬化，肝右叶低回声结节，3.0cm×2.8cm×2.5cm，似有晕征；脾大。如果患者申请超声引导射频治疗，还须进行的影像学检查是（　　）

A. 胸部X线片　　B. 腹部X线片

C. 超声造影　　　D. MRI

E. 骨扫描

二、多项选择题

1. 关于频谱多普勒技术，下面说法正确的是（　　）

A. 测量血流速度

B. 确定血流方向

C. 判断血流性质

D. 了解组织器官结构

E. 获得速度时间积分、压差等血流参数

2. 以下哪项不是静脉用超声对比剂的主要反射源（　　）

A. 微气泡　　B. 体液中的蛋白质成分

C. 固体微粒　D. 液体成分

E. 血液

3. 穿刺针的主要目的是（　　）

A. 吸入药物　　　B. 抽吸药物

C. 导入导管　　　D. 建立通道

E. 采取组织

4. 介入性超声应用于（　　）

A. 经骨窗硬膜外颅内占位性病变超声探测

B. 超声引导下穿刺活检术

C. 超声监视下脑脓肿穿刺抽吸术

D. 脑积水脑室留置导管和减压术

E. 脑肿瘤超声引导下放射性铱内照射

治疗

5. 下列属于介入性超声并发症的有（　　）

A. 出血　　B. 胆汁漏及胆汁性腹膜炎

C. 感染　　D. 胰腺炎

E. 肿瘤种植

6. 经食管超声心动图的用途有（　　）

A. 心功能监测

B. 心内气栓诊断

C. 评估局部心功能，早期诊断心肌缺血

D. 瓣膜结构异常、黏液瘤和血栓诊断

E. 诊断心脏解剖结构畸形

7. 患者，女性，60岁，三支冠状动脉病变，拟行冠状动脉旁路移植术。8个月前曾发生心肌梗死，服用过硝酸甘油、美托洛尔和尼莫地平等药物。血压130/85mmHg，心率65次/分。术中经食管超声心动图的适应证为（　　）

A. 监测心室充盈及射血情况

B. 缺血性心脏病

C. 心脏瓣膜疾病、瓣口反流及瓣环狭窄

D. 气体栓塞

E. 心脏肿瘤、先天性心脏病和胸主动脉病变等

8. 患者女性，34岁，月经第6天，下腹部隐痛4d，加剧2h，以右下腹为主，伴恶心、呕吐，申请腹部超声检查。因该患者无明显的停经史，若要进一步明确诊断，应进行的必要检查是（　　）

A. 妊娠试验

B. 经阴道超声检查

C. CT检查

D. 超声引导下腹腔穿刺

E. MRI

9. 下列属于介入性超声范畴的是（　　）

A. 超声内镜

B. 超声引导下穿刺活检

C. 术中超声

D. 超声引导下消融

E. 超声聚焦刀或超声碎石

三、简答题

1. 简述超声检查成像原理。

2. 简述超声检查前的准备。

3. 简述超声造影检查适应证与禁忌证。

4. 简述经食管超声心动图的优点有哪些。

5. 简述超声造影检查推注对比剂时注意事项。

6. 简述患者，男性，50 岁，执行超声引导下肝穿刺术，作为专科护士，术前应当做好哪些准备工作。

答案解析：

一、单项选择题

1. 参考《中国心血管超声造影增强检查专家共识》：心肌造影时，对比剂微气泡直径要小于红细胞直径（8μm），这样才能通过肺循环回到左心，使心肌显影。答案选择 A。

2. 参考《中国心血管超声造影增强检查专家共识》：心血管超声造影的用途包括：检测心肌梗死的危险区、心梗区、冠心病心绞痛型的心肌缺血区、心绞痛或心肌梗死侧支循环是否建立，判断心肌存活，测定冠状动脉血流储备，评价介入治疗效果。答案选择 B。

3. 参考《中国心血管超声造影检查专家共识》：心脏超声造影均从末梢静脉注入，右心对比剂微气泡直径大于红细胞直径（大于8μm），只在右心系统及肺动脉显影，左心造影微气泡直径小于红细胞直径，从右心通过肺循环回到左心，再从主动脉到外周血管。心肌造影微气泡直径小

于1～2μm，用二次谐波成像、间歇式超声成像技术即可。答案选择 C。

4. 参考《超声造影——医学超声发展新的里程碑》：微泡超声对比剂初始研究阶段，最早用于造影的气体主要是空气和氧气，其后是以二氧化碳自由微气泡为代表的无壳膜对比剂静脉注射和经导管肝动脉内注射进行超声造影。20 世纪 90 年代开始，新型对比剂问世，包括含六氟化硫、全氟丙烷、氟碳类微气泡对比剂。答案选择 D。

5. 参考《中国超声造影临床应用指南》：使用超声对比剂非常安全，再次注射对比剂时应确认检查部位的气泡均已爆破或消失，才能保证多次检查之间互不影响。答案选择 C。

6. 参考《介入性超声应用指南》：介入性超声技术作为现代超声医学的一个分支，是在超声显像基础上为进一步满足临床诊断和治疗的需要而发展起来的一门新技术，不存在辐射，但在进行超声引导肿瘤的粒子置入时，可存在辐射现象，按要求进行适当的防护，则对操作者无辐射影响。答案选择 E。

7. 参考《影像引导射频消融治疗肺部肿瘤专家共识（2015 年版）》：恶性肿瘤组织耐热性下降，局部温度达到 42℃ 以上肿瘤细胞就会死亡。射频治疗恶性肿瘤的原理是采用单极或多极射频探针，在超声引导下，经皮肝穿刺，把探针定位于肿瘤组织，使局部温度达到 50 ～ 90℃，使癌细胞产生脱水固化坏死，达到治疗目的。答案选择 E。

8. 参考《介入性超声应用指南》：做置管引流不可以贯穿空腹及实质脏器，应当避免贯穿非穿刺性器官。答案选择 C。

9. 参考《介入性超声应用指南》：对腹膜后病变活检尽量避开胰腺，以免引起急性腹膜炎。答案选择 D。

10. 参考《超声引导微波（射频）消融治疗乳腺纤维腺瘤专家共识》：超声引导下的介入治疗缺点为治疗效果不彻底，主要作为手术的补充方法。答案选择 E。

11. 参考《围手术期经食管超声心动图监测操作的专家共识》：经食管超声心动图适用于感染性心内膜炎；心脏及大血管梗阻引起的休克；胸痛的鉴别诊断，如夹层动脉瘤和心肌梗死后并发症的鉴别；急性瓣膜功能障碍；心源性栓塞的病因诊断；胸部外伤心脏和大血管的并发症，如心脏破裂、主动脉离断等；围手术期心功能监测。不适用于活动性上消化道出血、先天性食管畸形、各种食管病变、食管 - 胃底静脉曲张、凝血功能障碍、纵隔放疗史、颈椎疾病、颈椎损伤等。答案选择 A。

12. 参考《经食管超声心动图在非心脏手术中应用专家共识（2020 版）》：经食管超声可以用于心脏病患者行非心脏手术的围手术期监测，除测定心排血量以外还可提供心肌收缩、前负荷、后负荷等反映左心功能的信息。答案选择 E。

13. 参考《围手术期经食管超声心动图监测操作的专家共识》：经食管超声心动图的英文全称为 trans esophageal echocardiography，即简称为 TEE。答案选择 B。

14. 参考《围手术期经食管超声心动图监测操作的专家共识》：经食管超声心动图的食管探头运动方向包括前进、后退、旋转、屈曲。答案选择 E。

15. 参考《经食管超声心动图在非心脏手术中应用专家共识（2020 版）》：经食管超声可避免因肺气肿、胸廓畸形、肥胖等致经胸探查图像质量差和经胸探查常有的假性回声失落，使图像清晰。答案选择 C。

16. 参考《"6A"护理管理模式在甲状腺结节超声造影检查中的应用》：接诊的程序是问诊，填写初诊患者登记本，开具检查单，建立病案。答案选择 C。

17. 腹部血管超声，需要空腹进行，包括肝脏、胆囊、胆管、胰腺、腹膜后、腹腔大出血等，检查前需要禁食禁水 8h。答案选择 E。

18. 参考《介入性超声应用指南》：肾脏超声检查前一般不需要做特殊的准备。答案选择 A。

19. 参考《影像引导肝脏肿瘤热消融治疗技术临床规范化应用专家共识》：在超声引导射频治疗前，进行超声造影检查，能够确认肝脏肿瘤的实际大小及消融治疗的范围，能够清晰显示出肿瘤的大小、形态、边界、浸润范围及与毗邻结构的关系，为超声引导射频治疗方案的选择提供重要的依据。答案选择 C。

二、多项选择题

1. 参考《下肢静脉超声检查：美国超声医学会外周静脉超声检查指南解读》：多普勒效应是说明振动波源与接收体之间存在运动时，所接收的振动频率发生改变的物理现象。频谱多普勒技术是以多普勒效应为原理，观察血流的性质、状况及有关的各种血流参数，而不是对组织结构观察的技术。答案选择 ABCE。

2. 参考《中国超声造影临床应用指南》：超声造影成像是超声对比剂在传统超声成像中的应用。超声对比剂靠声波在不同介质的交界面反射的方式不同来增强对比，这种交界面可以是小气泡的表面，或其他更加复杂的结构。市面上能买到的对比剂大多是含气体的微泡（微米量级），通过静脉被引入人体血液循环系统。微泡具有很强的声阻抗，从而可以有效地反射声波，而这种反射效果要远高于气泡周围的液体（血液、淋巴液）和生物组织。答案选择 BCDE。

3. 参考《介入性超声应用指南》：穿刺针是介入放射学最基本的器材，用于建立通道后的操作。答案选择 ABCDE。

4. 参考《介入性超声应用指南》介入性超声的适应证：临床各种影像检查疑有占位性病变经超声显像证实者，原则上皆可施行。答案选择 ABCDE。

5. 参考《内镜超声引导下细针穿刺抽吸术的适应证和临床应用进展》：介入性超声的并发症

（1）出血：是介入性超声最常见的并发症，原因主要是穿刺时，损伤了较大的血管或划伤了脏器表面。使用细针穿刺活检后出血的发生率很低，为 0.04%～0.05%。

（2）胆汁漏及胆汁性腹膜炎，近年来采用细针穿刺后发生率降低，为 0.017%～0.08%。

（3）感染：应用细针穿刺感染减少，文献报道发生率约为 0.033%。

（4）胰腺炎：文献报道，细针组织活检发生严重胰腺炎概率约为 3%。

（5）肿瘤种植：文献报道用细针组织活检能大大减少肿瘤种植概率，为 0.003%～0.009%。可见，只要遵循穿刺原则、掌握好适应证等，介入性超声是较安全的。答案选择 ABCDE。

6. 参考《经食管超声心动图在非心脏手术中应用专家共识（2020 版）》：经食管超声心动图的具体应用包括常规应用、紧急应用及其他应用。常规应用包括容量监测、心功能监测、外周血管阻力监测、瓣膜结构与功能监测、瓣膜结构与功能监测。紧急应用包括紧急肺栓塞、气栓监测、急性主动脉夹层、心搏骤停。其他应用包括协助深静脉置管定位、指导漂浮导管定位、协助定位主动脉内球囊反搏。答案选择 ABCDE。

7. 参考《经食管超声心动图在非心脏手术中应用专家共识（2020 版）》：经食管超声心动图的具体应用包括常规应用、紧急应用及其他应用。常规应用包括容量监测、心功能监测、外周血管阻力监测、瓣膜结构与功能监测、瓣膜结构与功能监测。紧急应用包括紧急肺栓塞、气栓监测、急性主动脉夹层、心搏骤停。其他应用包括协助深静脉置管定位、指导漂浮导管定位、协助定位主动脉内球囊反搏。答案选择 ABCDE。

8. 参考《介入性超声应用指南》：超声引导下腹腔穿刺具有安全、创伤小的特点，根据穿刺液性状，可以初步判断病灶性质，如果穿刺液为淡黄色或脓性液体，应考虑为附件区炎性包块，并做血常规检查，以便明确诊断；若穿刺液为不凝血，则应该考虑为黄体破裂或异位妊娠破裂，并根据妊娠试验结果确定诊断。答案选择 AD。

9. 参考《介入性超声应用指南》：介入性超声与诊断性超声最大的不同之处在于它含有"进入"的意思。介入性超声技术有三种，一是腔内超声，就是把超声探头伸入到消化道、泌尿道或是血管之内检查；二是术中超声，如在开腹手术中探头深入腹腔，直接放置在肝脏、胰腺、肾脏的表面检查；三是超声引导穿刺技术，利用超声清晰地显像需要穿刺的部位，并通过超声引导针具准确地穿刺达到目标，其一用于穿刺活检，其二将消融电极植入病灶内，实现射频消融治疗。答案选择 ABCD。

三、简答题

1. 参考《中国超声造影临床应用指南》，超声检查成像原理：目前使用的超声诊断仪都建立在回波的基础上，其物理基础是人体内声阻抗值是不同的，当声波穿过不同的组织器官时，其回声产生相应的变化，从而可提取各种诊断信息。

2. 超声检查前的准备：①腹腔脏器，空腹；②盆腔脏器，膀胱充盈；③心脏，忌服影响心肌收缩力的药物；④表浅器官及外周血管，无须特殊准备。

3. 参考《中国超声造影临床应用指南》：超声造影检查适应证与禁忌证

（1）适应证：①肝脏超声造影，提高检出率；病变定位及定性；疗效判定；门静脉血流研究；②肾脏超声造影，提高肾动脉狭窄的检出率；对移植肾血管彩色多普勒超声有困难者也极有帮助；有助于肾脏肿瘤的检出；③脾脏超声造影，有助于脾脏肿瘤、脾脏外伤及脾脏梗死的诊断及其范围的评价；④胰腺肿块超声造影，提高肿块良恶性判断能力；⑤乳腺肿块超声造影，提高肿块良恶性判断能力；⑥淋巴结超声造影，对识别恶性病变淋巴结转移有肯定的帮助。

（2）禁忌证：①对超声对比剂内任何成分过敏；②近期有急性冠心病症状或临床确定的不稳定性缺血性心脏病；③右向左分流、严重肺动脉高压（肺动脉压力高于90mmHg），不能控制的高血压及呼吸窘迫症；④妊娠及哺乳期女性；⑤适龄小于14岁或高于80岁患者；⑥进行体外冲击波疗法前24h应避免使用对比剂。

4. 参考《经食管超声心动图在非心脏手术中应用专家共识（2020版）》经食管超声心动图的优点：①经食管探查，不受肺、胸肋骨的阻挡，对肺气肿、胸廓畸形、肋间隙狭窄及肥胖患者可获得高清晰度的图像；②对经胸部探查处于声束远场比较模糊的结构，经食管探查可变为近场或中场，故对观察主动脉瓣、左心房、左心耳、肺静脉和降主动脉等有较高价值；③经食管探查，因声束与房间隔较近且方向垂直，不产生回声失落现象，故能准确判断有无房间隔缺损；④对经胸探查深部腔室的血流显示困难者，改经食管检查使距离缩短、声能增强，异常血流显示十分清晰，易于观察及诊断；⑤用于心脏直视手术中监护，对手术无干扰，可减少手术失误。

5. 参考《中国超声造影临床应用指南》，超声造影检查推注对比剂时注意事项：①推注对比剂时护士要再次检查静脉通道是否通畅；②回抽静脉血证实该静脉通道在血管内；③抽取对比剂后连接静脉通道；④在听到医生指令后护士将配好的对比剂迅速倒置摇晃3～5s，快速团注进入静脉，快速注入药物，随之用5ml生理盐水冲管，保证药量准确且快速注入静脉；⑤对比剂经人体血供3～5min最后经肺循环代谢，大概15min代谢完毕；⑥推药后，护士要严密观察患者生命体征变化情况，特别是呼吸及面色、表情情况。

6. 参考《介入性超声应用指南》，执行超声引导下肝穿刺术，术前应做好以下准备工作：①在穿刺之前，必须掌握患者的病史和病情，明确穿刺目的，研究穿刺引导是否可行；②做好患者及其家属的术前谈话，并签署知情同意书；③完成超声引导下探头及穿刺针、导管等介入操作器械的清洁、消毒；④术前1周停服阿司匹林等抗凝剂，检查血常规，凝血三项，肝、肾功能及心功能，掌握患者的超声、CT及其他检查结果；⑤患者术前禁食8～12h，腹胀明显者应事先服用消胀药或清洁灌肠，如患者烦躁不安酌情给予镇静药。

第二节　超声造影检查护理

一、单项选择题

1. 护理评估的开始时间是（　　）

A. 做完治疗后开始

B. 为患者做完入院介绍后

C. 参加医生查房后

D. 第一次抽血后

E. 与患者第一次见面时

2. 护理评估的最终目的是（　　）

A. 全面采集患者的资料

B. 纠正医生不妥的诊断

C. 解决患者的健康问题

D. 取得患者的信任

E. 结合病史做出医疗诊断

3. 心理护理评估的核心是（　　）

A. 为制订心理护理计划提供依据

B. 收集资料

C. 找出心理问题

D. 做出心理诊断

E. 分析资料

4. 护理资料的收集方式应除外（　　）

A. 护理观察　　　B. 护理体格检查

C. 交谈　　　　　D. 药物治疗

E. 阅读

5. （　　）是整个护理程序的基础，也是其中最为关键的步骤

A. 护理评估　　　B. 护理诊断

C. 护理计划　　　D. 实施

E. 评价

6. 患者，男，64 岁，入院时血压 164 / 96mmHg，患者血压分级为（　　）

A. 1 级高血压　　B. 2 级高血压

C. 3 级高血压　　D. 4 级高血压

E. 5 级高血压

7. 下列体质指数（kg/m²）分级错误的是（　　）

A. 低体重：＜ 18.5

B. 正常范围：18.5 ～ 24.9

C. 超重：≥ 25.0

D. 一级肥胖：30.0 ～ 34.9

E. 二级肥胖：≥ 40.0

8. 患者，男，40 岁，从高处坠落致脊柱骨折合并脊髓损伤。患者不能翻身，双下肢可在床上水平挪动，但不能抬高，也不能屈髋屈膝。目前该患者的肌力应评估为（　　）

A. 0 级　　　B. 1 级　　　C. 2 级

D. 3 级　　　E. 4 级

9. 心脏相对浊音界代表（　　）

A. 心脏的真正大小

B. 心脏未被肺组织覆盖的部分

C. 右心室

D. 左心室

E. 右心房

10. 心音共有（　　）个

A. 5　　　　B. 2　　　　C. 3

D. 4　　　　E. 1

11. 颈静脉怒张及肝颈静脉回流征（+）提示（　　）

A. 左心衰竭　　　　B. 心肌炎

C. 全心衰竭　　　　D. 右心衰竭

E. 心肌病

12. 肾脏触诊通常采用（　　）

A. 间接叩诊法　　B. 直接叩诊法

C. 双手触诊法　　D. 深压触诊法

E. 浅部触诊法

13. 精神状况评估不包括（　　）

A. 外表和行为　　B. 言谈和思维

C. 躯体功能　　　D. 情绪状况

E. 感知和认知功能

14. 在清醒状态下，对刺激全无感觉是（　　）

  A. 感觉减退   B. 感觉过敏

  C. 感觉过度   D. 感觉倒错

  E. 感觉缺失

15. 关于应用微泡型超声对比剂进行心脏超声造影，错误的选项是（　　）

  A. 对比剂从外周静脉经腔静脉进入右心

  B. 对比剂进入右心后通过肺循环

  C. 对比剂通过肺循环经肺静脉进入左心腔

  D. 对比剂经外周动脉注入

  E. 对比剂经外周静脉注入

16. 下列不能进行经子宫输卵管超声造影的情况是（　　）

  A. 不孕症

  B. 阴道炎治疗期间

  C. 疑有输卵管阻塞

  D. 评价输卵管成形术效果

  E. 输卵管轻度粘连

17. 心血管和外周血管造影现代的方法是（　　）超声对比剂

  A. 经胃肠灌注 B. 经直肠灌注

  C. 皮下注射   D. 静脉注射

  E. 口服

18. 第二代对比剂（以声诺维为例）微泡的直径平均为（　　）

  A. 3.5μm   B. 2.5μm

  C. 0.5μm   D. 4.5μm

  E. 5.5μm

19. 关于应用微泡型超声对比剂进行心脏超声造影，错误的选项是（　　）

  A. 对比剂从外周静脉经腔静脉进入右心

  B. 对比剂进入右心后通过肺循环

  C. 对比剂通过肺循环经肺静脉进入左心腔

  D. 对比剂经外周动脉注入

  E. 对比剂经外周静脉注入

20. 右心超声造影的原理是（　　）

  A. 对比剂经静脉注射或滴注进入人体

  B. 微气泡直径＜10μm

  C. 微气泡不经过肺循环

  D. 对比剂经腔静脉回流到右心房、右心室

  E. 以上均正确

21. 患儿，5岁，无任何临床症状及体征，房室腔不扩大，胸骨旁左心长轴切面于房室沟处可见一圆形无回声区，大小为15mm×18mm，追踪观察发现此无回声区开口于右心房。如行右心声学造影进行确诊注射对比剂应经（　　）

  A. 左侧肘部静脉 B. 右侧肘部静脉

  C. 左侧足背静脉 D. 右侧足背静脉

  E. 左侧胫前静脉

二、多项选择题

1. 以下属于护理评估中资料收集的内容是（　　）

  A. 一般资料 B. 现在健康情况

  C. 既往健康情况 D. 婚姻情况

  E. 朋友情况

2. 在护理程序中，收集患者资料的途径包括（　　）

  A. 患者   B. 家庭成员

  C. 诊治过的医生 D. 朋友

  E. 过去的病历

3. 心脏听诊的内容包括（　　）

  A. 心率   B. 心律

  C. 心音   D. 心杂音

  E. 心包摩擦音

4. 评估皮肤情况包括（　　）

  A. 颜色   B. 温度

  C. 湿度   D. 水肿

  E. 完整性

5. 下列关于肝脏触诊的描述正确的是

（　　）

  A. 常采用单手或双手触诊

  B. 正常成人的肝脏一般在肋缘下触摸不到

  C. 受检查者处于仰卧位

  D. 受检查者两膝关节屈曲，腹部放松

  E. 检查者站立于受检查者的右侧

6. 肝脏功能检测常用的酶是（　　）

  A. 谷丙转氨酶与谷草转氨酶

  B. 碱性磷酸酶

  C. 乳酸脱氢酶

  D. 三磷酸腺苷辅酶

  E. 谷氨酰转移酶

7. 妇科检查的方法包括（　　）

  A. 外阴部检查 B. 阴道窥器检查

  C. 三合诊 D. 双合诊

  E. 直肠 - 腹部诊

8. 下列哪些不是用于左心声学造影的对比剂（　　）

  A. 生理盐水 B. 葡萄糖溶液

  C. 过氧化氢 D. 微气泡对比剂

  E. 一氧化碳气体

9. 下列发生对比剂外渗时的处理正确的是（　　）

  A. 立即停止注射并拔针，拔针前尽量回抽外渗液，用棉签按压穿刺部位，避免血液外渗加重局部肿胀

  B. 立即用 50% 硫酸镁 + 地塞米松湿敷

  C. 嘱其抬高患肢，促进局部静脉回流，有利于外渗对比剂的吸收，减轻组织水肿渗出

  D. 对比剂外渗后，24h 内热敷，48h 后冷敷

  E. 停止注射对比剂，但不必拔针，待缓解后继续注射对比剂

三、简答题

1. 简述甲状腺触诊分度标准。

2. 简述超声造影检查护理评估的方法。

3. 简述对比剂外渗的预防与发生后的处理方法。

4. 简述经子宫输卵管超声造影患者在检查前的准备事项。

5. 患者，男，45 岁。患者 2 年前体检时发现血压升高，血压 140/90mmHg 左右，无头晕、头痛等不适，既往无心血管疾病史。院外超声提示"肾脏大小正常，肾上腺区未见明显异常，左侧肾动脉近段狭窄可能"，为进一步明确肾动脉狭窄情况，申请肾动脉超声造影检查。简述如何初步判断该患者是否能够进行肾动脉超声造影检查。

答案解析：

一、单项选择题

1. 参考《医学影像科护理工作手册》：在护士与患者初次见面时就开始对患者进行护理评估，可采取系统观察法进行评估。答案选择 E。

2. 参考《医学影像科护理工作手册》护理评估的目的：为做出正确的护理诊断提供依据；为制订有效的护理计划提供依据；为评价护理效果提供依据；为患者提供个性化护理提供依据；有助于及时发现患者的病情变化，发现新的护理问题，及时处理这些问题。最终的目的是帮助患者解决健康问题，促进患者康复。答案选择 C。

3. 参考《医学影像科护理工作手册》：护理评估是有计划、有目的、有系统地收集患者资料的过程。答案选择 B。

4. 参考《医学影像科护理工作手册》：护理资料收集是护理评估的核心，护理资料的收集方法包括交谈、观察、护理体格检查、阅读、应用评估量表。答案选择 D。

5. 参考《医学影像科护理工作手册》：护理评估是整个护理程序的基础，也是其

中最为关键的步骤。答案选择 D。

6. 参考《中国高血压防治指南》，2级高血压（中度）：收缩压/舒张压为160～179 和（或）100～109mmHg。答案选择 B。

7. 参考世界卫生组织成人体质指数（body mass index，BMI），低体重：＜18.5；正常范围：18.5～24.9；超重：≥25.0；一级肥胖：30.0～34.9；二级肥胖：35.0～39.9；三级肥胖：≥40.0。答案选择 E。

8. 参考《2021 年神经病学研究进展》：肌力评估分级中，能移动但是不能克服重力的，肌力评为 2 级。答案选择 C。

9. 参考《2020 室性心律失常中国专家共识（2016 共识升级版）》：心脏叩诊用于确定心脏的大小、形状及其在胸腔中的位置。答案选择 A。

10. 心音共有 4 个，分别为第一心音、第二心音、第三心音、第四心音。第一心音产生于房室瓣关闭，心室肌收缩，半月瓣开放，血液从心室流向大动脉；第二心音产生于半月瓣关闭，心室肌舒张，房室瓣开放，大动脉内血液继续向前流动；第三心音产生于心房内血流快速充盈心室，使室壁、房室瓣、腱索、乳头肌振动；第四心音产生于心室舒张末期心房再次收缩产生振动。答案选择 D。

11. 参考《心脏听诊和经皮脉搏血氧饱和度筛查海南省新生儿先天性心脏病的价值》：颈静脉怒张提示静脉压增高，可见于右心衰竭、心包积液、缩窄性心包炎或上腔静脉阻塞综合征。肝颈静脉回流征（+）是右心功能不全的重要体征，也可见于渗出性或缩窄性心包炎。答案选择 D。

12. 参考《空军飞行学员医学选拔定选阶段肾下垂内科触诊与超声检查结果分析》：肾脏触诊常用双手触诊法。答案选择 C。

13. 参考《临床照护分类系统与北美国际护理诊断分类系统的对比研究》：精神状况评估包括外表与行为、言谈与思维、情绪状态、感知、认知功能、自知力。答案选择 C。

14. 参考《临床照护分类系统与北美国际护理诊断分类系统的对比研究》：感觉系统检查中，感觉减退、感觉过敏、感觉过度、感觉倒错均属于感觉未完全消失。答案选择 E。

15. 参考《中国超声造影临床应用指南》：新型微泡型对比剂，微气泡直径类似于红细胞，可以通过肺循环。心腔造影对比剂通常经肘部外周静脉注入，经腔静脉回流至右心系统，经肺循环后入左心系统。答案选择 D。

16. 参考《中国超声造影临床应用指南》：经子宫输卵管超声造影检查的患者，需要在月经干净后 3～7d 进行，在检查的前 3d 禁性生活，急性阴道炎患者需要在治愈后进行。答案选择 B。

17. 参考《中国超声造影临床应用指南》：心血管和外周血管造影现代的方法是通过静脉注射超声对比剂。答案选择 D。

18. 参考《中国心血管超声造影增强检查专家共识》：Sono Vue 对比剂，其外壳为磷脂，内含气体为六氟化硫，平均直径为 2.5μm。答案选择 B。

19. 参考《中国心血管超声造影增强检查专家共识》：新型微泡型对比剂，微气泡直径类似于红细胞，可以通过肺循环。心腔造影时对比剂通常经肘部外周静脉注入，经腔静脉回流至右心系统，经肺循环后入左心系统。答案选择 D。

20. 参考《中国超声造影临床应用指南》右心超声造影的原理是：经外周血管注入微泡对比剂后，对比剂经腔静脉回流到右心房、右心室，使右侧心腔显影增强。由于右心超声造影不需要对比剂微泡完整通过肺循环到达左心系统，故对微泡对比剂大小要求不严格，可使用直径＞10μm的对比剂。答案选择E。

21. 参考《中国超声造影临床应用指南》：右心超声造影的对比剂注射经左侧肘部静脉。当怀疑患者有永存左位上腔静脉或无顶冠状静脉窦时应分别在左右两个手臂注射对比剂进行检查。答案选择A。

二、多项选择题

1. 参考《临床照护分类系统与北美国际护理诊断分类系统的对比研究》：收集的资料包括一般情况、精神情感状况、生殖系统状况、环境状况、感觉状况、运动神经状况、营养状况、排泄状况、水和电解质平衡状况、循环状况、呼吸状况、体温状况、皮肤状况、舒适和休息状况。答案选择ABCD。

2. 参考《医学影像科护理工作手册》：护理评估中收集患者的资料可通过系统观察患者获得，可与患者或患者的家属、朋友交谈获得相关资料信息，或通过查阅患者的病历获得（其中包括了来源于诊治过的医生的与患者有关的资料）。答案选择ABCDE。

3. 心脏听诊的内容包括心率、心律、心音和额外心音、杂音及心包摩擦音。答案选择ABCDE。

4. 参考《临床照护分类系统与北美国际护理诊断分类系统的对比研究》：皮肤评估包括颜色、温度、湿度、弹性、皮疹、出血、肝掌、蜘蛛痣、水肿、压疮、毛发。答案选择ABCDE。

5. 参考《2017年EASL临床实践指南＜急性（暴发性）肝功能衰竭的管理＞解读》：肝脏触诊常采用单手或双手触诊，受检查者处于仰卧位，两膝关节屈曲，腹部放松，检查者站立于受检查者的右侧，正常成人的肝脏一般在肋缘下触摸不到。答案选择ABCDE。

6. 参考《2017年EASL临床实践指南＜急性（暴发性）肝功能衰竭的管理＞解读》：谷丙转氨酶、谷草转氨酶、碱性磷酸酶、谷氨酰转移酶是肝功能检查的常见四大酶。谷丙转氨酶检查结果偏高出正常值，提示肝功能异常；谷丙转氨酶明显升高，谷草转氨酶/谷丙转氨酶比值＞1，提示有肝实质的损害；碱性磷酸酶主要用于阻塞性黄疸、原发性肝癌、继发性肝脏病变、胆汁淤积性肝病等的检查。谷氨酰转移酶在反映肝细胞坏死损害方面不及谷丙转氨酶，但在黄疸鉴别方面有一定意义。答案选择ABE。

7. 参考《深部浸润型子宫内膜异位症的临床症状和妇科检查价值评估研究》：妇科检查的方法包括外阴部检查、阴道窥器检查、三合诊、双合诊、直肠-腹部诊。答案选择ABCDE。

8. 参考《中国心血管超声造影增强检查专家共识》：用于左心声学造影的对比剂为微气泡对比剂。答案选择ABCE。

9. 参考《中国超声造影临床应用指南》：在注射过程中出现对比剂外渗，必须立即停止注射，并将留置针拔出，拔针前尽量回抽外渗液，用棉签按压穿刺部位，避免血液外渗加重局部肿胀。嘱患者抬高患肢，促进局部静脉回流，有利于外渗对比剂的吸收，减轻组织水肿渗出。采用50%硫酸镁＋地塞米松湿敷。重新选择合适的静脉进行穿刺、注射，并适当减慢注射速度。答案选择ABC。

三、简答题

1. 参考 Ultrasound is superior to palpation for thyroid cancer detection in *high-risk childhood cancer* and BMT survivors 甲状腺肿大触诊分度标准

（1）Ⅰ度：不能看出但能触及。

（2）Ⅱ度：既可看出肿大又能触及，但在胸锁乳突肌以内区域。

（3）Ⅲ度：肿大超出胸锁乳突肌外缘。

2. 参考《医学影像科护理工作手册》，超声造影检查护理评估的方法

（1）交谈：通过与服务对象和家属交谈来了解服务对象的健康状况，包括正式交谈与非正式交谈。

（2）观察：是收集有关服务对象护理资料的重要方法之一。护理人员与服务对象的初次见面就意味着观察的开始，一般观察可以与交谈同时进行。

（3）体格检查：护理人员应掌握一定程度的体检技能，能够为服务对象进行身体评估以便及时了解病情变化和发现服务对象的健康问题。

（4）阅读：包括查阅服务对象的病历、各种护理记录等。

（5）可以用评估量表对服务对象进行相关方面的评估，如用心理测量表评估患者的心理状况。

3. 参考《中国超声造影临床应用指南》，对比剂外渗的预防与处理方法

（1）对比剂外渗的预防：在推注对比剂前需要再次确认软管在血管内，避免在末梢血管内留置软管，避免在同一部位进行反复穿刺，选择弹性良好和较粗的血管，根据患者的年龄与血管情况适当调整推注对比剂的速度。

（2）发生对比剂外渗后的处理方法：在注射过程中出现对比剂外渗，必须立即停止注射，并将留置针拔出，拔针前尽量回抽外渗液，用棉签按压穿刺部位，避免血液外渗加重局部肿胀。嘱患者抬高患肢，促进局部静脉回流，有利于外渗对比剂的吸收，减轻组织水肿渗出。采用50%硫酸镁＋地塞米松湿敷。重新选择合适的静脉进行穿刺、注射，并适当减慢注射速度。

4. 参考《中国超声造影临床应用指南》经子宫输卵管超声造影患者在检查前的准备事项：①需选择月经干净后3～7d；②阴道分泌物检查清洁度Ⅰ度～Ⅱ度；③造影前3d没有同房；④无全身性或心肺血管等重要器官疾病；⑤需眼科门诊会诊排除青光眼后在门诊病历上书写阿托品注射医嘱；⑥造影检查前1周内血常规、凝血检查结果正常；⑦近期传染病八项、心电图结果正常。

5. 参考《肾动脉超声造影检查方法及流程中国专家共识（2021版）》，肾动脉超声造影适应证与禁忌证如下。

（1）适应证：①高血压病因检查，疑诊肾动脉狭窄所致；②肾动脉病变药物、介入或外科手术治疗前诊断及治疗后随访；③移植肾术前肾动脉评估（主肾动脉是否狭窄，副肾动脉的有无、位置及支数）和移植肾术后肾动脉评估（血流是否通畅，有无狭窄、动脉瘤等）。

（2）禁忌证：①有超声对比剂过敏史；②伴有右向左分流性心脏病、重度肺高压（肺动脉压＞90mmHg，1mmHg=0.133kPa）；③未得到控制的重度原发性高血压和成人呼吸窘迫综合征；④超声对比剂禁止与多巴酚丁胺合并用于对多巴酚丁胺使用有禁忌的心血管功能不稳定的患者；⑤孕妇及哺乳期女性；⑥儿童。

判断患者是否能够进行肾动脉超声造影检查需要符合相应的适应证，并排除相应的禁忌证。该例患者在高血压病因的检查中发现左侧肾动脉近段狭窄可能，符合肾动脉超声造影适应证中的"高血压病因检查，疑诊肾动脉狭窄所致"。在禁忌证判断方面，还需要掌握患者的肺内压、用药情况进行进一步的判断。因此，根据现有的资料无法判断患者是否完全排除禁忌证。

第三节 介入性超声检查护理

一、单项选择题

1. 腹部脓肿的穿刺、抽吸及置管引流，不正确的是（　　）

A. 穿刺方法有套管和导丝法

B. 膈下脓肿穿刺要避免膈肌及肺

C. 做置管引流可以贯穿空腹及实质脏器

D. 对于腹膜后的脓肿，不应从前腹壁插管

E. 留管期间每日应用生理盐水冲洗囊腔 2～3 次

2. 超声引导微波治疗肝癌的原理是（　　）

A. 利用微波的机械效应杀死癌细胞

B. 利用微波的空化效应杀死癌细胞

C. 利用微波的热凝固杀死癌细胞

D. 利用微波的 γ 射线杀死癌细胞

E. 利用微波的化学效应杀死癌细胞

3. 关于肾囊肿穿刺引流术，正确的有（　　）

A. X 线引导下定位穿刺

B. 先抽出囊液，再注入无水乙醇

C. 良性囊液可以染血或浑浊

D. 无水乙醇注入安全量是每次 100～150ml

E. 囊肿感染者不能行介入治疗

4. 下列不属于经皮穿刺肾囊肿适应证的是（　　）

A. 炎性囊肿

B. 疑为肾结石

C. 影像学不易确诊的囊性病变

D. 囊肿压迫肾动脉而致高血压

E. 疑为脓肿

5. 经皮肾盂穿刺造瘘术穿刺点一般选择的位置为（　　）

A. 第 8～9 肋间

B. 第 9～10 肋间

C. 第 10～11 肋间

D. 第 11～12 肋间

E. 第 12 肋下

二、多项选择题

1. （　　）是经皮穿刺肾造瘘术并发症，（　　）是经皮穿刺肾造瘘术禁忌证

A. 孤立肾有梗阻性病变

B. 尿瘘形成

C. 脾脓肿

D. 上尿路穿孔

E. 凝血功能障碍

2. 射频消融治疗肝癌的并发症为（　　）

A. 十二指肠穿孔　　B. 肝脓肿

C. 疼痛发热　　　　D. 胸腔积液

E. 心血管意外

三、简答题

1. 简述介入性超声术中护理事项。

2. 简述肝癌消融治疗的并发症种类。

答案解析：

一、单项选择题

1. 参考《介入性超声应用指南》：穿刺路径的设置在进针区避开周围重要脏器、主要血管、神经的前提下，尽量选择短距离路径进行穿刺。答案选择 C。

2. 参考《超声引导下经皮微波消融与 CT 超声引导下肿瘤射频消融治疗原发性肝癌的临床比较》：超声引导微波治疗肝癌的原理是利用微波的热凝固杀死癌细胞。答案选择 C。

3. 参考《多脏器囊肿硬化治疗中国专家共识》（2021 版）：肾囊肿介入治疗一般采用俯卧位，在超声或 CT 引导下定位穿刺，先抽出囊液，再注入无水乙醇，无水乙醇注入安全量是每次 100 ～ 200ml，囊肿感染者可以行穿刺引流术进行治疗。一般良性囊肿囊液为淡黄色、清澈透明，恶性或感染性囊液可能染血或浑浊。答案选择 B。

4. 参考《多脏器囊肿硬化治疗中国专家共识》（2021 版）：经皮穿刺肾囊肿硬化治疗适应证：①肾囊肿最大直径≥ 5cm；②囊肿伴有出血及（或）感染者；③囊肿伴有压迫等症状者；④既往治疗后复发，伴有压迫症状或最大直径≥ 5 cm 者；⑤复杂性肾囊肿，CT 检查 Bosniak 分型Ⅰ型、Ⅱ型者；⑥多囊肾较大囊肿造成压迫症状者。答案选择 B。

5. 参考《介入性超声应用指南》：经皮肾盂穿刺造瘘术穿刺点位于患侧的第 12 肋缘下与腋后线交点。答案选择 E。

二、多项选择题

1. 参考《介入性超声应用指南》：孤立肾有梗阻性病变，发生尿闭者是经皮穿刺肾造瘘术适应证之一。经皮穿刺肾造瘘术的禁忌情况是较少的，对有凝血功能障碍及出血倾向者应慎重。出血、造口管脱出、结石形成、尿外渗与尿瘘形成是经皮穿刺肾造瘘术的常见并发症。答案选择 ABDE。

2. 参考《经皮热消融治疗肝恶性肿瘤致胸膈并发症分析》：肝癌射频消融治疗后，可并发肝脓肿、疼痛、发热、出汗、十二指肠穿孔、胸腔积液、心血管意外等事件。答案选择 ABCDE。

三、简答题

1. 参考《介入性超声应用指南》介入性超声术中护理事项：①体位选择，患者体位根据病灶或目标所在部位可选取仰卧位、侧卧位或俯卧位。预期操作时间较长，在相应病床位置铺垫增厚，以使患者能长时间保持稳定体位；②选择穿刺点，用灰阶超声显示病灶或目标后，确定皮肤进针点；③穿刺配合，配合医生进行消毒和铺无菌单，探头使用无菌探头保护套，局部麻醉后用穿刺探头扫描病灶或目标，迅速将穿刺针沿预设穿刺路径进入预设穿刺点，根据每例病情的要求具体完成穿刺活检、抽液引流、注入药物或导入能量等诊断或治疗操作。如协助材取活检，根据取材不同选用不同的标本固定液（如组织标本用 10% 的甲醛进行固定、甲状腺细胞学检查涂片后用 95% 乙醇固定）。根据不同检查需要留取各种引流液送检；④术中严密观察患者面色及生命体征变化，必要时予以心电监护；⑤术后安全，术后评估患者情况，嘱按压穿刺点及针道处 30min，防止出血。穿刺活检患者将其搀扶坐位休息，无不适再送往观察区休息，禁忌让患者突然起床变换体位，防止血管迷走神经性晕厥发生，做好患者安全防护；⑥介入治疗后患者需有医生陪同回病房。

2. 参考《影像引导肝脏肿瘤热消融治疗技术临床规范化应用专家共识》肝癌消融治疗的并发症种类：疼痛、发热、胃肠道反应、出血、气胸、胸腔积液、肝功能损伤、肾功能障碍、肿瘤崩解综合征、肝脓肿、胆道损伤、胃肠道损伤、高血压危象、皮肤损伤。

第四节　经食管超声心电图检查护理

一、单项选择题

1. TEE 是指（　　　）

A. 胸骨上超声心动图

B. 经食管超声心动图

C. 经气管超声心动图

D. 心阻抗血流图

E. 连续心排血量测定

2. 经食管超声心动图不可用于（　　　）

A. 早期诊断心肌缺血

B. 心内气栓检测

C. 同时检测食管疾病，如食管狭窄等

D. 需体外循环的先天性心血管病手术

E. 指导瓣膜手术

3. 经食管超声电图探头位于食管中段时临近探头位置的心脏结构是（　　　）

A. 右心房　　　　B. 左心房

C. 右心室　　　　D. 左心室

E. 冠状动脉窦

4. 最有发展前景的心排血量和心功能无创监测是（　　　）

A. 超声心动图

B. 心阻抗电流图

C. 食管超声心动图

D. 彩色多普勒

E. 桡动脉搏动图

5. 患者，女性，70 岁，冠心病 2 年，4 周前发生急性前壁心肌梗死，经治疗后好转，现心功能 I 级，心电图未见心律失常，拟行乙状结肠癌根治术。麻醉中监测心肌缺血最敏感和准确的手段是（　　　）

A. 心脏超声

B. 食管超声心动图

C. X 线

D. 12 导联心电图

E. 心肌酶谱测定

二、多项选择题

1. 患者，女性，60 岁，三支冠状动脉病变，拟行冠状动脉旁路移植术。8 个月前曾发生心肌梗死，服用过硝酸甘油、美托洛尔和尼莫地平等药物。血压 130/85mmHg，心率 65 次 / 分。术中经食管超声心动图的适应证（　　　）

A. 监测心室充盈及射血情况

B. 缺血性心脏病

C. 心脏瓣膜疾病、瓣口反流及瓣环狭窄

D. 气体栓塞

E. 心脏肿瘤、先天性心脏病和胸主动脉病变

2. 患者，男，60 岁，因患结石性胆囊炎，拟行择期胆囊切除术，既往有 2 型糖尿病，冠状动脉粥样硬化心脏病，食管静脉曲张，15 年前发生急性心肌梗死，2 年前安置人工心脏起搏器。术中经食管超声心动图的作用是什么，有何风险（　　　）

A. 经食管超声心动图检查有助于判断左、右心充盈情况和功能

B. 术中出现持续低血压、低脉搏血氧饱和度、低呼气末二氧化碳分压且难以纠正时，可通过经食管超声心动图检查发现原因

C. 经食管超声心动图是有风险的，食管静脉曲张是经食管超声心动图的相对禁忌证

D. 经食管超声心动图是胆囊切除术的常规监测

E. 该患者行经食管超声心动图检查前需要进行风险 - 效益评估

三、简答题

简述经食管超声心动图的优点。

答案解析：

一、单项选择题

1. 参考《经食管超声心动图在非心脏手术中应用专家共识（2020 版）》：经食管超声心动图英文全称 trans esophageal echocardiography，简称 TEE。答案选择 B。

2. 参考《围手术期经食管超声心动图监测操作的专家共识（2020 年版）》：经食管超声心动图用于检测心脏方面的疾病或术中监测，食管梗阻或狭窄是经食管超声心动图检查的禁忌证之一。答案选择 C。

3. 参考《经食管超声心动图在非心脏手术中应用专家共识（2020 版）》：经食管超声电图探头位于食管中段时临近探头位置的心脏结构是左心房。答案选择 B。

4. 参考《经食管超声心动图在非心脏手术中应用专家共识（2020 版）》：食管超声心动图不仅可监测心脏整体功能和阶段性室壁运动，而且在术后即可评价手术效果，只要没有食管插管禁忌，术中食管超声心动图都有价值。答案选择 C。

5. 参考《经食管超声心动图在非心脏手术中应用专家共识（2020 版）》：经食管超声心动图通过监测节段性室壁运动异常来诊断和评价有无心肌缺血，其敏感性和准确性高于心电图。答案选择 B。

二、多项选择题

1. 参考《经食管超声心动图在非心脏手术中应用专家共识（2020 版）》：经食管超声心动图适应证：①主动使用，预计非心脏手术或合并心血管问题患者可能在术中出现严重的循环、呼吸或中枢神经系统事件时，提前放置经食管超声电图探头，以便及时发现问题；②被动应用，当患者出现难以解释的威胁到生命的呼吸或循环事件，且难以纠正时，如果设备和技术允许，尽可能使用经食管超声电图检查，以寻找原因，提高处理措施的针对性。答案选择 ABCDE。

2. 参考《经食管超声心动图在非心脏手术中应用专家共识（2020 版）》：预计非心脏手术或合并心血管问题患者可能在术中出现严重的循环、呼吸或中枢神经系统事件时，提前放置经食管超声电图探头，以便及时发现问题，但同时存在相对禁忌证的情况时，需要再进行风险 - 效益评估。该患者既往有冠状动脉粥样硬化心脏病，15 年前发生急性心肌梗死，2 年前安置人工心脏起搏器，由于存在心血管问题，可能在术中出现严重的循环、呼吸或中枢神经系统事件，具备经食管超声心动图检查适应证，但是既往有食管静脉曲张，属于经食管超声心动图的相对禁忌证，故需要再进行风险 - 效益评估。答案选择 ABCE。

三、简答题

参考《经食管超声心动图在非心脏手术中应用专家共识（2020 版）》经食管超声心动图的优点：①经食管探查，不受肺、胸肋骨的阻挡，对肺气肿、胸廓畸形、肋间隙狭窄及肥胖患者可获得高清晰度的图像；②对经胸部探查处于声束远场比较模糊的结构，经食管探查可变为近场或中场，故对观察主动脉瓣、左心房、左心耳、肺静脉和降主动脉等有较高价值；③经食管探查，因声束与房间隔较近且方向垂直，不产生回声失落现象，故能准确判断有无房间隔缺损；④对经胸探查深部腔室的血流显示困难者，改经食管检查使距离缩短、声能增强，异常血流显示十分清晰，易于观察及诊断；⑤用于心脏直视手术中监护，对手术无干扰，可减少手术失误。

参 考 文 献

薄陆敏，徐灿，2021. 内镜超声引导下细针穿刺抽吸术的适应证和临床应用进展 [J]. 中华胰腺病杂志，21（5）：321-324.

曹克将，陈柯萍，陈明龙，等，2020.2020 室性心律失常中国专家共识（2016 共识升级版）[J]. 中国心脏起搏与心电生理杂志，34（3）：189-253.

曹琳，夏庆来，张悦，等，2019. 利用 CT 尿路造影定量评价肾肿瘤及积水患者分肾肾小球滤过率的临床价值 [J]. 中华放射学杂志，53（4）：299-304.

曹秀珠，赵林芳，王雅萍，等，2017.53 例下肢静脉曲张造影患者在超声引导下置入留置针的护理 [J]. 中华护理杂志，52（11）：1396-1398.

超声引导微波（射频）消融治疗乳腺纤维腺瘤全国多中心研究协作组，2018. 超声引导微波（射频）消融治疗乳腺纤维腺瘤专家共识 [J]. 中华乳腺病杂志（电子版），12（6）：321-323.

陈丽梅，刘广健，邓艳红，等，2018. 结直肠癌肝转移瘤热消融治疗国际专家共识分享 [J]. 中国介入影像与治疗学，15（6）：323-326.

陈敏华，严昆，戴莹，等，2013. 肝超声造影应用指南（中国）（2012 年修改版）[J]. 中华超声影像学杂志，22（8）：696-722.

丁建民，经翔，王彦冬，等，2015. 经皮热消融治疗肝恶性肿瘤致胸膈并发症分析 [J]. 中华超声影像学杂志，24（8）：684-687.

费翔，罗渝昆，2018. 胆囊超声造影指南解读与图像分析 [J]. 中华医学超声杂志（电子版），15（1）：5-9.

郭颖，张瑞生，2021. 中国成人心脏瓣膜病超声心动图规范化检查专家共识 [J]. 中国循环杂志，36（2）：109-125.

国家超声医学质量控制中心，中华医学会超声医学分会，2020. 乳腺疾病超声检查质量控制专家共识（2019 版）[J]. 中华超声影像学杂志，29（1）：1-5.

国家肿瘤微创治疗产业技术创新战略联盟专家委员会，中国医师协会介入医师分会消融治疗专家工作指导委员会，北京医师协会介入医师分会，2017. 影像引导肝脏肿瘤热消融治疗技术临床规范化应用专家共识 [J]. 中华医学杂志，97（31）：2420-2424.

经食管超声心动图临床应用中国专家共识专家组，2018. 经食管超声心动图临床应用中国专家共识 [J]. 中国循环杂志，33（1）：11-23.

康杰，孙丽艳，曹森，等，2021. "6A" 护理管理模式在甲状腺结节超声造影检查中的应用 [J]. 实用临床医学，22（3）：74-77.

李丽珍，钟秋红，黄昌辉，等，2017. 超声引导下经皮微波消融与 CT 超声引导下肿瘤射频消融治疗原发性肝癌的临床比较 [J]. 中国 CT 和 MRI 杂志，15（1）：76-78，82.

李雪，曾登芬，2014. 医学影像科护理工作手册 [M]. 北京：人民军医出版社.

李晔，2016. 超声引导微波消融治疗肝癌的护理效果评价 [J]. 中国卫生标准管理，7（16）：242-244.

刘宝东，支益修，2015. 影像引导射频消融治疗肺部肿瘤专家共识（2015 年版）[J]. 中国胸心血管外科临床杂志，22（7）：621-628.

刘慧敏，2020. 整体护理在子宫输卵管超声造影中的应用价值 [J]. 实用医学影像杂志，21（5）：534-535.

陆建勋，崔俊，亢宁苏，等，2020. 腹膜透析与连续性血液净化治疗慢性肾功能衰竭的效果对比及对血清脂蛋白（a）、血肌酐水平的影响 [J]. 国际泌尿系统杂志，40（5）：867-870.

梅丽丽，曾书娥，2019. 超声造影联合实时弹性成像在前列腺穿刺活检中的应用价值探究 [J]. 介入放射学杂志，28（4）：347-352.

穆楠，简伟研，杨磊，等，2021. 临床照护分类系统与北美国际护理诊断分类系统的对比研究 [J]. 中国护理管理，21（11）：1712-1715.

倪俊，崔丽英，2022.2021 年神经病学研究进展 [J]. 中华医学信息导报，37（3）：4-5.

谭琳，王艳，王文婷，等，2019. 卵圆孔未闭患者经胸超声心动图右心声学造影中护理工作要点分析 [J]. 临床超声医学杂志，21（5）：393-395.

田家玮，姜玉新，2015. 超声检查规范化报告 [M]. 北京：人民卫生出版社.

万锦秀，周文娟，郑晓芳，等，2020. 综合性细节护理对经食道超声心动图检查患者的影响 [J]. 国际护理学杂志，39（10）：1822-1825.

王群山，陈牧，徐全福，等，2021.2021 ISHNE/HRS/EHRA/APHRS 关于移动医疗用于心律失常管理的专家共识声明：心脏节律专家的数字医疗工具（二）[J]. 心电与循环，40（2）：127-133+182.

王婷婷，单凤玲，陆汉魁，2017. 不同化学发光免疫分析系统检测亚临床甲状腺功能减退症血清促甲状腺激素的结果对比 [J]. 中华核医学与分子影像杂志，37（06）：342-345.

王宇明，2017.2017 年 EASL 临床实践指南《急性（暴发性）肝功能衰竭的管理》解读 [J]. 中华临床感染病杂志，10（04）：241-249.

围术期经食道超声心动图监测专家共识工作组，2020. 围术期经食管超声心动图监测专家共识（2020 版）[J]. 中华麻醉学杂志，40（12）：1409-1417.

武云龙，蔡子文，王寅，等，2022.《2021AHA/ACC 心脏瓣膜疾病管理指南解读》——人工瓣膜选择 [J]. 临床外科杂志，30（01）：10-12.

尹万红，王小亭，刘大为，等，2019. 中国重症经食管超声临床应用专家共识（2019）[J]. 中华内科杂志，58（12）：869-882.

于小艳，2019. 探讨超声造影在前列腺疾病诊断中的临床应用价值及综合护理干预配合效果 [J]. 中国实用医药，14（25）：126-128.

余明杰，王萍，韩媛媛，等，2017. 肝功能指标及肝纤维化标志物在乙型肝炎患者中的测定意义研究 [J]. 中华医院感染学杂志，27（13）：2912-2915.

张笃飞，陈仁伟，莫泽来，等，2022. 心脏听诊和经皮脉搏血氧饱和度筛查海南省新生儿先天性心脏病的价值 [J]. 中国妇幼保健，37（04）：724-727.

张辉，徐有青，2017.2016 年美国胃肠病学会异常肝脏生化实验评估临床指南解读 [J]. 实用肝脏病杂志，20（03）：385-386.

张敏敏，金震东，2019. 介入性超声内镜诊治进展 [J]. 中华消化内镜杂志，36（09）：625-628.

赵丽云，徐铭军，朱斌，等，2020. 经食管超声心动图在非心脏手术中应用专家共识（2020 版）[J]. 临床麻醉学杂志，36（10）：1025-1030.

中国抗癌协会乳腺癌专业委员会，2019. 中国抗癌协会乳腺癌诊治指南与规范（2019 年版）[J]. 中国癌症杂志，29（08）：609-680.

中国医师协会超声医师分会，2014. 介入性超声应用指南 [M]. 北京：人民军医出版社.

中国医师协会超声医师分会，2017. 中国超声造影临床应用指南 [M]. 北京：人民卫生出版社.

中国医师协会外科医师分会肝脏外科医师委员会，中华肝胆外科杂志编辑委员会，2021. 肝血管瘤热消融治疗专家共识（2021 版）[J]. 中华肝胆外科杂志，27（12）：881-888.

中国重症超声研究组，尹万红，王小亭，等，2019. 中国重症经食管超声临床应用专家共识（2019）. 中华内科杂志，58（12）：869-882.

中华医学会超声医学分会超声心动图学组，2015. 中国心血管超声造影增强检查专家共识 [J]. 中华医学超声杂志（电子版），12（09）：667-680.

中华医学会超声医学分会超声心动图学组，2016. 中国心血管超声造影检查专家共识 [J]. 中华超声影像学杂志，25（04）：277-293.

中华医学会超声医学分会介入超声学组，中国研究型医院学会肿瘤介入专业委员会，2021. 多脏器囊肿硬化治疗中国专家共识（2021 版）[J]. 中华超声影像学杂志，30（08）：645-654.

中华医学会超声医学分会介入诊疗学组，中国超声医学工程学会浅表器官及外周血管专业委员会，海峡两岸医药卫生交流协会超声专业委员会介入超声委员会，2021. 乳腺及引流区域淋巴结介入超声若干临床常见问题中国专家共识（2021 版）[J]. 中华超声影像学杂志，30（09）：737-745.

朱天刚，靳文英，张梅，等，2019. 心脏超声增强剂临床应用规范专家共识 [J]. 中华医学超声杂志（电子版），16（10）：731-734.

第十二章

肿瘤放射治疗护理

第一节 放射治疗护理职责

一、单项选择题

1. 近距离腔内治疗可用于（　　）

A. 鼻咽癌　　　　B. 宫颈癌

C. 食管癌　　　　D. 直肠癌

E. 以上都是

2. 当白细胞低于 2×10^9/L、血小板低于 60×10^9/L 时，暂停放疗，患者进行保护性隔离，不应该（　　）

A. 减少探视人数及时间

B. 必要时嘱患者戴口罩或住单人病房

C. 病室物表、地面、床单元每日使用 0.05% 含氯消毒剂消毒

D. 提倡使用消毒液进行快速手部消毒

E. 保持房间空气清新

3. 体内的细胞群体对电离辐射的敏感性较高正确的是（　　）

A. 造血细胞　　　B. 神经细胞

C. 成熟粒细胞　　D. 肌肉细胞

E. 红细胞

4. 下列不属于根治性放疗主要适应证的是（　　）

A. 病理类型属于放射敏感或中度敏感的肿瘤

B. 术前、术后放射治疗

C. 临床Ⅰ、Ⅱ期及部分Ⅲ期

D. 患者全身状况较好，重要脏器无明显功能损害

E. 治疗后不会出现严重并发症或后遗症，患者自愿接受

5. 下列关于姑息性治疗的描述正确的是（　　）

A. 姑息性放疗是在疾病中晚期、治愈可能性较大的患者，以减轻患者痛苦、改善生存质量、尽量延长生存期为目的放射治疗

B. 姑息性放疗剂量根据需要和具体情况而定，因而治疗技术相对复杂

C. 高姑息治疗用于一般情况尚好的晚期病例，所给剂量为全根治量

D. 低姑息治疗用于一般情况差或非常晚期的病例，所给剂量为 2/3 根治量

E. 姑息性治疗可改善患者的器官功能和精神状态，尽管肿瘤已广泛播散，但当患者看到肿瘤在缩小，症状在缓解或消失，其精神状态就会获得很大的改善

6. 术前放疗的目的是（　　）

A. 抑制肿瘤细胞的活性，防止术中扩散

B. 缩小肿瘤及周围病灶，提高分期手

术切除率

C. 减轻肿瘤的疼痛

D. 器官结构和功能的保存

E. 降低远处转移

7. 下列不是术后放疗适应证的是（　　）

A. 术后病理证实切缘有肿瘤细胞残存者

B. 局部淋巴结手术清扫不彻底者

C. 因肿瘤体积较小或外侵较严重，手术切除不彻底者

D. 原发瘤切除彻底，淋巴引流区需预防照射

E. 手术探查肿瘤未能切除时，需给予术后补充放疗

8. 下列关于急症放疗的说法正确的是（　　）

A. 急症放疗仅可用于脊髓压迫症和上腔静脉综合征

B. 上腔静脉综合征可用急症放疗，照射剂量应根据肿瘤的敏感情况而定，一般为 45～50Gy，不宜超过 55Gy

C. 脊髓压迫症可用急症放疗，一般开始剂量用 3Gy，每日一次，连续 3d 后改为 2Gy，每周 5 次，病灶总剂量在（40～50）Gy/（3～5）周

D. 因肺癌而致的大范围肺不张，用急症放疗可以使呼吸困难明显改善

E. 脊髓压迫症由癌骨转移引起，晚期放疗效果比早期放疗效果好

9. 近距离放疗所使用的放射源是（　　）

A. 开放源

B. 封闭的人工放射性核素

C. 开放或封闭源

D. 天然放射源

E. 开放的人工放射性核素

10. 一般情况下，放疗刚开始时并没有危害，但当放疗剂量到（　　）以后患者会感觉不适或疼痛

A. 1.6～1.8 Gy/10F

B. 1.8～2.0 Gy/10F

C. 1.8～2.2 Gy/10F

D. 2.0～2.2 Gy/10F

E. 2.2～2.4Gy/10F

11. 患者，男，58 岁，因鼻咽癌需进行放疗，在结束第一周的治疗后回到病房，患者自述头痛、恶心，该患者最可能发生了（　　）不良反应

A. 放射性口腔炎

B. 放射性食管炎

C. 脑水肿

D. 口腔黏膜炎

E. 放射性脑神经坏死

12. 患者，女，76 岁，在一次放疗时不小心将某件物品随身带入放疗室，致使该次放疗后皮肤损伤严重，该件物品可能是（　　）

A. 陶瓷义齿　　　　B. 钥匙

C. 放大镜　　　　　D. 患者病历

E. 硅胶折叠水杯

13. 情况允许时，恶性肿瘤骨转移至少使用双膦酸盐类药物多长时间（　　）

A. 3 个月　　　　　B. 4 个月

C. 5 个月　　　　　D. 6 个月

E. 12 个月

14. 晚期放射反应一旦发生不可逆，重在预防，无法避免时应向患者及其家属交代清楚，下列哪一项不属于晚期放射反应（　　）

A. 放射性龋齿　　　B. 放射性直肠炎

C. 骨坏死　　　　　D. 张口困难

E. 放射性口腔炎

15. 放疗中应用最广的射线是（　　）

A. 高能 X 线　　　　B. 浅层 X 线

C. 高压 X 线　　　　D. 深部 X 线

E. γ 射线

二、多项选择题

1. 放疗一般护理常规包括（　　）

A. 患者的精神状态、生命体征、自理能力、营养、高危风险因素及肢体运动情况

B. 患者配合治疗的依从性

C. 患者的心理状况、经济来源、社会关系等。了解患者对疾病发展、预后的认知，以及对放疗的认知和接受程度及应对能力

D. 自放疗开始之日起 3 个月内发生的放射反应

E. 晚期放射反应指自放疗开始之日起 3 个月后发生的放射反应

2. 执行放疗前准备包括（　　）

A. 完善各项检查，如血常规、尿常规、肝肾功能、血凝常规、肿瘤标志物、胸部 X 线、CT、B 超、心电图等

B. 向患者讲解放疗流程（CT 定位→制订计划→核野→治疗），使其了解放疗过程所需时间，缓解焦虑情绪，配合治疗

C. 讲解定位的目的及方法，告知患者定位时的配合方法。定位后要保持标记线清晰及放射野区域皮肤清洁，直至放疗结束

D. 讲解进入机房治疗的注意事项，摘除金属物品，正确摆放体位，保证放疗的精准性

E. 了解各种疾病的放疗方案（部位、剂量、次数）

3. 下列放疗后的护理常规描述正确的是（　　）

A. 放射野区域皮肤仍需保护至少 3 个月

B. 观察局部及全身反应消退情况及有无脊髓或其他重要脏器受照后的近期反应

C. 教会患者放疗后功能锻炼、自我护理的方法

D. 指导患者养成良好的生活习惯，注意科学合理地摄入营养，劳逸结合，生活规律，加强个人卫生，预防感冒

E. 嘱患者按时复查

4. 通过根治性放疗获得较好疗效的肿瘤有（　　）

A. 鼻咽癌　　　　　B. 精原细胞瘤

C. 霍奇金病　　　　D. 食管癌

E. 肺癌

5. 姑息性放疗的适应证为（　　）

A. 镇痛，如恶性肿瘤骨转移及软组织浸润所引起的疼痛

B. 止血，由癌引起的咯血、阴道出血等

C. 缓解压迫，如恶性肿瘤所引起的消化道、呼吸道、泌尿系统等梗阻

D. 促进癌性溃疡的清洁、缩小甚至愈合，如伴有溃疡的皮肤癌、乳腺癌等

E. 改善器官功能和患者的精神状态

三、简答题

1. 简述放疗护理职责的分类。

2. 简述患者放疗期间的饮食护理。

3. 患者，男性，45 岁，鼻咽癌 4 个月，于 2022 年 1 月 12 日开始行 Tomotherapy 放疗，放疗 1 个月时出现放射照射野包括鼻咽部、口腔、上下腭、面颊及咽喉部黏膜大范围溃疡，主诉伴有口干、疼痛及全身发热等症状，患者出现焦虑情绪，如何对该患者进行心理护理。

答案解析：

一、单项选择题

1. 参考《临床常见肿瘤放射治疗学》：

现代近距离放射治疗（简称放疗）广泛用于鼻腔、鼻咽、口腔、气管、支气管、食管、胆管、肝管、阴道、宫颈宫体、直肠及肛管等的治疗。答案选择 E。

2. 参考《中华医学百科大辞海内科学（第三卷）》：出现免疫功能抑制的患者，必要时实行保护性隔离，减少探视人数及时间，保持房间空气清新，病室物表、地面、床单元每日使用 0.05% 含氯消毒剂消毒，接触患者前应严格按照"六步法"洗手，不提倡使用消毒液进行快速手部消毒。答案选择 D。

3. 参考《肿瘤放射治疗学》：体内的细胞群体依据其更新速率不同，可分为 3 类。第 1 类是不断分裂、更新的细胞群体，对电离辐射的敏感性较高，如造血细胞、胃肠黏膜上皮细胞和生殖上皮细胞等；第 2 类是不分裂的细胞群体，对电离辐射有相对的抗性（从形态损伤的角度衡量），如神经细胞、肌肉细胞、成熟粒细胞和红细胞等，均为高度分化的"终末"细胞；第 3 类细胞在一般状态下基本不分裂或分裂的速率很低，因而对辐射相对不敏感，但在受到刺激后可以迅速分裂，其放射敏感性随之增高。典型的例子是再生肝细胞。当肝脏部分切除或受化学损伤而使残留肝细胞分裂活跃时，其放射敏感性高于正常状态下的肝细胞。答案选择 A。

4. 参考《肿瘤诊断与治疗实践》，根治性放疗的主要适应证：①病理类型属于放射敏感或中度敏感的肿瘤；②临床 I、II 期及部分 III 期；③患者全身状况较好，重要脏器无明显功能损害；④治疗后不会出现严重并发症或后遗症，患者自愿接受。答案选择 B。

5. 参考《肿瘤诊断与治疗实践》：对病期较晚、治愈可能性较小的患者，以减轻患者痛苦、改善生存质量、尽量延长生存期为目的放射治疗，称为姑息性放疗，又可分为高姑息和低姑息治疗两种。治疗技术相对简单，剂量也是根据需要和具体情况而定。高姑息治疗用于一般情况尚好的晚期病例，所给的剂量为全根治量或 2/3 根治量。低姑息治疗用于一般情况差或非常晚期的病例，照射方法可采用常规照射，也可使用大剂量少分割方式。改善器官功能和患者的精神状态，尽管肿瘤已广泛播散，但当患者看到肿瘤在缩小，症状在缓解或消失，其精神状态就会获得很大的改善。答案选择 E。

6. 参考《肿瘤诊断与治疗实践》：化疗和放疗综合治疗的目的是提高肿瘤局控率，降低远处转移及器官结构和功能的保存。术前放射治疗的目的是抑制肿瘤细胞的活性防止术中扩散；缩小肿瘤及周围病灶，降低分期提高手术切除率；减轻肿瘤并发症，改善患者状况，以利于手术治疗。答案选择 C。

7. 参考《常见肿瘤的诊断与治疗》术后放疗的适应证：①术后病理证实切缘有肿瘤细胞残存者；②局部淋巴结手术清扫不彻底者；③因肿瘤体积较大或外侵较严重，手术切除不彻底者；④原发瘤切除彻底，淋巴引流区需预防照射；⑤手术探查肿瘤未能切除时，需给予术后补充放疗。答案选择 C。

8. 参考《常见肿瘤的诊断与治疗》：脊髓压迫症是指肿瘤或非肿瘤病变压迫脊髓、神经根或血管，从而引起脊髓水肿、变性及坏死等病理变化，最终导致脊髓功能丧失的临床综合征。由癌骨转移引起症状的病例，早期放疗效果比晚期放疗效果好。照射剂量应根据肿瘤的敏感情况而定，一般为 40～50Gy，不宜超过 55Gy。上腔静脉综合征是上腔静脉或其周围的病变引起上腔静脉完全或不完全性阻塞，导致经上腔静脉回流到右心房的血液部分或全部受阻，从而表现为上肢、颈部和颜面部淤血水肿，以及上半身浅表静脉曲张的一组临床综合征。源于恶性肿瘤的上腔静脉综合征，尤其是对放疗敏感的肿瘤，一般首选放疗；一般开始剂量用 4Gy/d，每日 1 次，连续 3d 后改为 2Gy，每周 5 次，病灶总剂量在（40～50）Gy/（3～5）周。因肺癌而致的大范围肺不张，用急症放疗可以使呼吸困难明显改善。答案选择 D。

9. 参考《肿瘤放射治疗学》：近距离放疗，也称内照射放疗、密封源式放疗、镭疗法或内部镭疗法，是放疗的一种形式，即将放射源放置于需要治疗的部位内部或附近。答案选择 B。

10. 参考《肿瘤放射治疗护理》：一般情况下，放疗刚开始时并没有危害，但当放疗剂量到 1.8～2.2 Gy/10F 以后患者会感觉不适或疼痛，如放射性口腔炎、放射性食管炎、浑身乏力、倦怠、恶心、呕吐等。答案选择 C。

11. 参考《肿瘤放射治疗护理》：头颈部照射时第一周的观察非常重要，患者脑细胞水肿会引起颅内压增高的一些表现，如头痛、恶心、呕吐，需严密观察，积极对症支持治疗。答案选择 C。

12. 参考《肿瘤放射治疗护理》：患者进入放疗室不能带金属物品，如手表、钢笔、项链、耳环、义齿、钥匙等，以免增加射线吸收，加重皮肤损伤。答案选择 B。

13. 参考《肿瘤放射治疗学》：无骨痛的临床症状，但已确诊骨转移的患者，仍然建议常规使用双膦酸盐治疗。情况允许时，双膦酸盐用药 6 个月以上。停药指征为出现不可耐受的药物相关不良反应，或预期继续用药不再获益。答案选择 D。

14. 参考《肿瘤放射治疗护理》，晚期放射反应（放射反应后遗症）指自放疗开始之日起 3 个月后发生的放射反应。晚期

放射反应一旦发生则不可逆，重在预防，无法避免时应向患者及其家属交代清楚，包括：①放射性中耳炎、放射性龋齿；②放射性小肠、直肠、膀胱、食管、气管穿孔等；③放射性皮肤、组织纤维化，皮下水肿，张口困难；④放射性骨髓炎、骨坏死；⑤放射性脑神经坏死、放射性脊髓病等。答案选择 E。

15. 参考《肿瘤放射治疗护理》，放疗使用的放射源现共有三类：①放射性核素发出的 α、β、γ 射线；② X 线治疗机和各种加速器产生的不同能量的 X 线；③各种加速器产生的电子束、质子束、中子束、负 n 介子束及其他重粒子束等。高能 X 线由电子直线加速器产生，是目前放疗中应用最为广泛的治疗设备。答案选择 A。

二、多项选择题

1. 参考《肿瘤放射治疗护理》：放疗一般护理常规包括患者的精神状态、生命体征、自理能力、营养、高危风险因素及肢体运动情况；患者配合治疗的依从性；患者的心理状况、经济来源、社会关系等。了解患者对疾病发展、预后的认知，以及对放疗的认知和接受程度及应对能力；自放疗开始之日起 3 个月内发生的放射反应；晚期放射反应指自放疗开始之日起 3 个月后发生的放射反应。答案选择 ABCDE。

2. 参考《肿瘤放射治疗护理》，执行放疗前准备：完善各项检查，如血常规、尿常规、肝肾功能、血凝常规、肿瘤标志物、胸部 X 线、CT、B 超、心电图等；向患者讲解放疗流程（CT 定位→制订计划→核野→治疗），使其了解放疗过程所需时间，缓解焦虑情绪，配合治疗；讲解定位的目的及方法，告知患者定位时的配合方法。定位后要保持标记线清晰及放射野区域皮肤清洁，直至放疗结束；讲解进入机房治疗的注意事项，摘除金属物品，正确摆放体

位，保证放疗的精准性。了解各种疾病的放疗方案（部位、剂量、次数）。答案选择ABCDE。

3.参考《肿瘤放射治疗护理》：①放射野区域皮肤仍需保护至少1个月，因该区域皮肤在多年以后仍可发生放射性溃疡，故应注意保护，并避免摩擦和强烈的理化刺激；②观察局部及全身反应消退情况及有无脊髓或其他重要脏器受照后的远期反应；③教会患者放疗后功能锻炼、自我护理的方法；④指导患者养成良好的生活习惯，注意科学合理地摄入营养，劳逸结合，生活规律，加强个人卫生，预防感冒；⑤嘱患者按时复查。答案选择CDE。

4.参考《影像科护理》：通过根治性放疗获得较好疗效的肿瘤有口腔癌、喉癌、精原细胞瘤、霍奇金病、宫颈癌、食管癌、肺癌等。答案选择BCDE。

5.参考《常见肿瘤的诊断与治疗》中姑息性放疗的适应证：①镇痛，如恶性肿瘤骨转移及软组织浸润所引起的疼痛；②止血，由癌引起的咯血、阴道出血等；③缓解压迫，如恶性肿瘤所引起的消化道、呼吸道、泌尿系统等梗阻；④促进癌性溃疡的清洁、缩小甚至愈合，如伴有溃疡的皮肤癌、乳腺癌等；⑤改善器官功能和患者的精神状态，尽管肿瘤已广泛播散，但当患者看到肿瘤在缩小，症状在缓解或消失，其精神状态就会获得很大的改善。答案选择ABCDE。

三、简答题

1.参考《肿瘤放射治疗护理》和《影像科护理》中放疗护理职责的分类

（1）按放疗方式可分为远距离治疗护理人员的职责及工作和近距离治疗护理人员的职责及工作。

（2）按放疗的病种可分为各种癌症护理人员的职责，如肺癌、鼻咽癌、食管癌的护理职责等。但肿瘤的护理都有类同性，如心理护理和饮食护理等。

2.参考《肿瘤放射治疗护理》中患者放疗期间的饮食护理：①饮食搭配合理，保证高蛋白、高热量、高维生素、低脂肪饮食，饮食以清淡、易消化食物为主，忌过冷、过硬、过热食物，忌油炸、辛辣刺激性食品，禁烟、酒；②鼓励患者饮水2500～3000ml/d，以增加尿量，促进机体排出毒素，减轻全身放疗反应；③根据放疗反应进行饮食调整。在总热量不减少的前提下，分多次进食。

3.参考《肿瘤放射治疗护理》：急性放疗反应的出现常会加重患者的心理负担，要加强护患之间的沟通，及时发现患者的心理问题，采取个别宣教和集体宣教结合的形式，选择合适的时机，有针对性地适时宣教；通过板报宣传肿瘤防治知识，定期组织小讲座、公休座谈会，增加护-患、患-患交流的机会，介绍放疗成功的病例，鼓励患者增强战胜疾病的信心，顺利完成治疗。

第二节 放射治疗皮肤反应分级与护理

一、单项选择题

1.皮肤放疗反应分为5级，其中描述错误的是（ ）

A. 0级：放疗处皮肤完整无色斑，轻

度疼痛

B. Ⅰ级：滤泡样暗色红斑，脱发，干性脱皮，出汗减少

C. Ⅱ级：触痛性或鲜色红斑，片状湿性脱皮，中度水肿

D. Ⅲ级：皮肤皱褶以外部位的融合的湿性脱皮，凹陷性水肿

E. Ⅳ级：溃疡，出血，坏死

2. 下列关于干性皮肤反应，描述正确的是（　　）

A. 表现为皮肤轻中度红斑、瘙痒、色素沉着及脱皮

B. 无渗出物，能产生临时性浅褐斑

C. 可将脱皮撕剥并给予保护性措施

D. 避免理化刺激

E. 一般需做特殊处理

3. 放疗口腔黏膜反应的护理中，需要使用麻醉药的是（　　）级

A. 0 级　　　　B. Ⅰ级　　　　C. Ⅱ级

D. Ⅲ级　　　　E. Ⅳ级

4. 下列关于鼻咽癌放疗患者口腔溃疡的分级标准的描述正确的是（　　）

A. Ⅰ级：黏膜红斑，疼痛，影响进食

B. Ⅱ级：黏膜红斑明显，疼痛加重，散在溃疡，能进软食

C. Ⅲ级：黏膜溃疡比Ⅱ级明显，溃疡为散在分布片状，进流质饮食疼痛剧烈不能进食

D. Ⅳ级：疼痛剧烈,溃疡融合成大片状，不能进食

E. 以上均错误

5. 有关早反应的说法，不正确的是（　　）

A. 发生时间取决于干细胞多少

B. 发生于放射开始后 3 个月之内

C. 由等级制约细胞系统产生

D. 多发生于早反应组织

E. 可作为慢性损伤保持下去

6. 常规高温热疗的温度范围为（　　）

A. 70 ～ 100℃　　　　B. 37 ～ 40℃

C. 50 ～ 60℃　　　　D. 43 ～ 45℃

E. 112 ～ 120℃

7. 临床上选择超分割放疗，其主要目的在于（　　）

A. 进一步分开早反应组织和晚反应组织的效应差别

B. 限制肿瘤再群体化

C. 促进细胞再氧合

D. 限制肿瘤亚致死性损伤再修复

E. 以上都不对

8. 为了达到最大的治疗增益，晚反应组织的亚致死损伤修复必须彻底，在每日多次分割照射时，两次照射的间隔时间至少需（　　）

A. 8h　　　　B. 2h　　　　C. 6h

D. 4h　　　　E. 10h

9. 鼻咽癌最常见的转移部位是（　　）

A. 骨　　　　　　　　B. 肝

C. 肺　　　　　　　　D. 腋窝淋巴结

E. 腹股沟淋巴结

10. 下列关于湿性皮肤反应描述正确的是（　　）

A. 放疗第 3 周或放疗结束后 1 ～ 2 周可出现

B. 所患者均可出现水疱、溃破等湿性皮肤反应

C. 一般不会在皮肤皱褶处出现

D. 胸壁近腋窝处、乳房下皱襞处、锁骨上皮肤皱褶处会发生

E. 以上都正确

11. 下列关于口咽黏膜炎的描述不正确的是（　　）

A. 放射性口腔黏膜炎多发生于鼻咽脑、口咽癌等肿瘤放疗后

B. 一般在放疗后 1 ～ 2 周出现（10 ～ 20Gy，黏膜炎 1 级），出现时间个体差异较大，常伴有轻度味觉改变、口干和唾液变得黏稠

C. 多数患者放疗 2 周后，味觉改变和受照射区域黏膜充血明显加重，伴有疼痛

D. 吞咽疼痛明显者，可在进食前 10～20min 用 2% 利多卡因口喷或含漱止痛

E. 加强口腔清洁，即饭后用软毛牙刷、双氟牙膏刷牙，定期用漱口液含漱

12. 喉癌患者在进行放疗时，由于唾液腺、味蕾在照射过程中受到一定程度的损伤会导致口腔干燥、味觉障碍的发生。下列关于患者味觉及口干恢复正常的时间正确的是（　　）

A. 味觉在放疗后 6～9 个月可恢复基本正常，口干一般不能恢复到正常水平

B. 味觉在放疗后 6～12 个月可恢复基本正常，口干 6～18 个月恢复到正常水平

C. 味觉在放疗后 6～18 个月可恢复基本正常，口干一般不能恢复到正常水平

D. 味觉在放疗后 9～12 个月可恢复基本正常，口干 6～12 个月恢复到正常水平

E. 味觉在放疗后 12～18 个月可恢复基本正常，口干一般不能恢复到正常水平

13. 放射性口腔炎的严重程度按世界卫生组织推荐的口腔黏膜评估表分为 5 个等级，描述错误的是（　　）

A. 0 级：无征象及症状

B. Ⅰ 级：口腔黏膜充血和水肿，无疼痛

C. Ⅱ 级：口腔黏膜充血和水肿，伴有点状溃疡

D. Ⅲ 级：口腔黏膜充血和水肿，伴有片状溃疡，上覆白膜，疼痛加剧并影响进食

E. Ⅳ 级：口腔黏膜大面积溃疡和剧痛，伴有张口困难，并不能进食，需肠外营养或经肠营养支持

14. 下列关于放射性口腔炎的描述正确的是（　　）

A. 放射性口腔炎的临床症状主要是不同程度进食障碍，伴有口咽疼痛，但不伴声音嘶哑

B. 放射性口腔炎以局部渗出较多，而口腔感染以咽部黏膜干燥、萎缩及腺体破坏或咽黏膜溃疡为主

C. 晚期放射性口腔炎合并感染时则不易鉴别，此时应强调受照射史

D. 慢性放射性口腔炎局部表现为口腔黏膜出现充血、红斑、斑片状黏膜炎、融合性黏膜炎及黏膜萎缩，出现溃疡，严重的深部溃疡同时伴有骨和软骨显露

E. 急性放射性口腔炎局部表现为口腔黏膜萎缩、颜色变白和黏膜柔韧性消失，深浅不等的溃疡、黏膜下软组织和骨显露

15. 国际肿瘤放射学会关于急性放射损伤分级标准进行评估，将皮肤急性放射反应分为 5 级，下列关于急性放射性皮炎的描述正确的是（　　）

A. 0 级：轻度红肿

B. Ⅰ 级：滤泡样粉红色红斑，干性脱皮或脱发，出汗减少

C. Ⅱ 级：触痛性或鲜红色斑，皮肤皱褶处有片状干性脱皮或轻中度水肿

D. Ⅲ 级：皮肤皱褶以外部位融合的干性脱皮，凹陷性水肿

E. Ⅳ 级：溃疡、出血、坏死

二、多项选择题

1. 放疗期间，放射野皮肤护理要点为（　　）

A. 维持放射野内皮肤清洁、干燥，遵医嘱在放疗前后涂抹皮肤保护剂

B. 放疗期间评估放射野皮肤反应程度，定期观察放射野皮肤反应的变化程度

C. 穿全棉、柔软、宽松的衣服

D. 放射野禁用刺激性大的肥皂水清洗及涂抹化妆品；保持放射野皮肤清洁、干燥；放射野皮肤禁忌冷、热敷，不可贴胶布；放射野皮肤避免日光直射

E. 保持放射野标记清晰，如标记颜色变浅，应由管床护士给予描画

2. 下列关于湿性皮肤反应，描述正确的是（　　　）

A. 表现为照射野皮肤出现湿疹、水疱

B. 严重者可造成糜烂、破溃

C. 对有少量渗出液的湿性皮肤反应，可采取暴露疗法

D. 对已发生局部溃疡继发感染者应暂停放疗

E. 发生局部溃疡继发感染者需局部换药，并使用抗生素控制感染

3. 下列关于放射性口腔炎的说法正确的是（　　　）

A. 根据受照射剂量和病情出现的早晚，放射性口腔炎分为急性放射性口腔炎和慢性放射性口腔炎

B. 急性放射性口腔炎是指口腔黏膜受到电离辐射（X射线、γ射线、中子及电子束辐射等）超过其该器官阈剂量，在6个月内引起的急性口腔黏膜反应

C. 慢性放射性口腔炎由急性放射性口腔炎迁延而来

D. 慢性放射性口腔炎是受照射6个月以后引起黏膜溃疡、坏死、黏膜下的软组织和骨显露

E. 放射性口腔炎也是头颈部肿瘤放疗和造血干细胞移植预处理全身照射

的主要并发症，大多在治疗后发生

4. 放射性黏膜炎的发生是一个复杂的多因素参与的过程，下列说法正确的是（　　　）

A. 放射性黏膜炎的发生是由射线直接损伤所致的

B. 射线致口腔黏膜细胞受损，唾液分泌量明显减少，口腔自洁作用降低

C. 射线造成的无菌性炎症致使渗出较多，易继发细菌感染

D. 射线损伤血管，局部血供障碍，导致口腔黏膜修复减慢

E. 受照射者全身免疫系统功能受到抑制，机体抵抗力下降，自身身体状况和口腔卫生等因素均可影响黏膜损伤的程度

5. 放疗期间照射视野皮肤的护理应遵循清洁、舒适、预防感染和安全的原则，使患者能够顺利完成治疗，达到预期的治疗效果，下列关于急性皮肤反应的处理说法正确的是（　　　）

A. 干性反应出现时，勿用手抓挠，以免加重反应。局部外用薄荷淀粉、氢地油等药物，可起到清凉止痒的作用

B. 湿性反应出现时，局部外用氢地油、表皮生长因子外用溶液或湿润烫伤膏等，可减轻局部炎症反应、促进皮肤愈合

C. 反应区域皮肤宜充分暴露，切勿覆盖或包扎

D. 当皮肤反应达Ⅲ级面积较大时，反应区域皮肤清洁换药后使用促进皮肤愈合的药物，同时预防性应用抗生素、给予营养支持促进皮肤愈合，必要时暂停放疗

E. 皮肤出现结痂、脱皮时，禁用手撕剥，以免造成感染、溃烂甚至不易愈合，

皮肤反应一般持续至放疗结束才会逐渐恢复

三、简答题

1. 如何评估放射性口腔黏膜炎口腔溃疡的程度？

2. 简述放疗口腔黏膜反应的护理。

3. 患者，男性，66 岁，鼻咽癌 4 个月，准备行鼻咽癌放疗，请问如何指导该患者预防口腔溃疡的发生？

4. 患者，男性，55 岁，2020 年 10 月因咽痛行喉镜活检，病理显示为鳞状细胞癌，行 TPF 方案化疗 2 周期及注射用尼妥珠单抗靶向治疗 6 次，同步给予局部放疗 30 次。放疗期间，生命体征平稳，颈部照射野皮肤暗红、局部破损、红肿，有血性渗出。请你判断该患者照射野皮肤出现了什么情况？该如何处理？

答案解析：

一、单项选择题

1. 参考《肿瘤放射治疗护理》：皮肤放疗反应分为 5 级。0 级：无反应。Ⅰ级：滤泡样暗色红斑，脱发，干性脱皮，出汗减少。Ⅱ级：触痛性或鲜色红斑，片状湿性脱皮，中度水肿。Ⅲ级：皮肤皱褶以外部位的融合的湿性脱皮，凹陷性水肿。Ⅳ级：溃疡，出血，坏死。答案选择 A。

2. 参考《胸部肿瘤放射治疗精要与临床实践》：干性皮肤反应表现为皮肤轻度红斑、瘙痒、色素沉着及脱皮，但无渗出物，并能产生持久性浅褐斑；应给予保护性措施，切忌撕剥脱皮，避免理化刺激，一般不做特殊处理。答案选择 D。

3. 参考《肿瘤放射治疗护理》，放射性口腔黏膜炎分为 5 级。0 级：无反应。Ⅰ级：充血，可有轻度疼痛，无须镇痛药。Ⅱ级：片状黏膜炎，或有炎性血液分泌物，或有中度疼痛，需要镇痛药。Ⅲ级：融合的纤维性黏膜炎，可伴有中度疼痛，需麻醉药。Ⅴ级：溃疡，出血，坏死。答案选择 D。

4. 参考《肿瘤临床护理问题解析》：鼻咽癌放疗患者口腔溃疡的分级标准是Ⅰ级：黏膜红斑、疼痛、不影响进食。Ⅱ级：黏膜红斑明显，疼痛加重，散在溃疡，能进半流质饮食。Ⅲ级：黏膜溃疡比Ⅱ级明显，溃疡融合成大片状，进流质饮食，疼痛剧烈不能进食。Ⅳ级：疼痛剧烈，溃疡融合成大片状，不能进食。答案选择 D。

5. 参考《肿瘤放射治疗学》，早反应发生有以下特点：①发生时间早，在放疗开始 3 个月内，具体时间取决于功能细胞的寿命；②由等级制约细胞系统产生，产生时间取决于分化了的功能细胞的寿命，反应的严重程度反映了死亡与存活干细胞再生率之间的平衡；③发生在早反应细胞组织，如表皮、骨髓、消化道黏膜等；④如果医治结束时存活干细胞数低于组织有效恢复所需的水平，则初期反应可以作为慢性损伤保持下去，也被称为后果性晚发症。答案选择 A。

6. 参考《实用肿瘤疾病护理手册》临床治疗热疗温度：①超高温治疗（热消融治疗）为 ≥ 65℃；②高温治疗（常规高温治疗）为 43 ～ 45℃；③亚高温治疗（低温治疗）为 39.5 ～ 41.5℃。答案选择 D。

7. 参考《肿瘤放射治疗学》：纯粹的超分割可以被定义为在与常规分割方案相同的总治疗时间内，在保持相同总剂量的情况下每日照射 2 次。超分割的基本目的是通过降低分次剂量进一步分开早反应和晚反应组织的效应差别。答案选择 A。

8. 参考《肿瘤中西医治疗学》：使用较小的分割剂量有利于保护正常组织的前提是在照射间隔期内亚致死损伤能够得到完全修复，如果照射间隔过短，亚致死损伤修复不完全，损伤会逐渐累积。通常认为在每日多次分割照射时，两次照射的间隔时间至少需6h。答案选择C。

9. 参考《肿瘤放射治疗学》：鼻咽癌常见的转移部位依次是骨（70%～80%）、肝（30%）和肺（18%），也有少部分的区域外淋巴结转移（腋窝、纵隔、盆腔、腹股沟）。常见骨转移部位有脊柱、骨性胸廓、骨盆、四肢长骨及颅骨等。答案选择A。

10. 参考《胸部肿瘤放射治疗精要与临床实践》，湿性皮肤反应：放疗第5周或放疗结束后1～2周部分患者可出现水疱、溃破等湿性皮肤反应，一般在皮肤皱褶处如胸壁近腋窝处、乳房下皱襞处、锁骨上皮肤皱褶处会反应较重。答案选择D。

11. 参考《影像科护理》：放射性口腔黏膜炎多发生于鼻咽脑、口咽癌等肿瘤放疗后；一般在放疗后1～2周出现（10～20Gy，黏膜炎1级），出现时间个体差异较大，常伴有轻度味觉改变、口干和唾液变得黏稠；多数患者放疗两周后，味觉改变和受照射区域黏膜充血明显加重，伴有疼痛，其后出现点状或小片状假膜，随着假膜逐渐形成，部分患者可有疼痛症状短暂减轻，但大部分患者表现为疼痛较前加重（30～40Gy，黏膜炎Ⅱ级），患者进食受限，仅能进软食或半流食；吞咽疼痛明显者，可在进食前15～30min用2%利多卡因口喷或含漱止痛；饭后用软毛牙刷、双氟牙膏刷牙，定期用漱口液含漱。答案选择D。

12. 参考《肿瘤放射治疗学》：由于唾液腺、味蕾在照射过程中受到一定程度的损伤而导致口腔干燥、味觉障碍的发生。随着放疗的结束及一段时间的恢复，口腔干燥、味觉障碍可有一定程度的恢复，味觉在放疗后6～18个月可恢复基本正常，但口干一般不能恢复到正常水平。答案选择C。

13. 参考《电离辐射损伤与临床诊治》：放射性口腔炎的严重程度按世界卫生组织推荐的口腔黏膜评估表分5个等级。0级：无征象及症状；Ⅰ级：口腔黏膜充血和水肿，伴有轻度疼痛；Ⅱ级：口腔黏膜充血和水肿，伴有点状溃疡；Ⅲ级：口腔黏膜充血和水肿，伴有片状溃疡，上覆白膜，疼痛加剧并影响进食；Ⅳ级：口腔黏膜大面积溃疡和剧痛，伴有张口困难，并不能进食，需肠外营养或经肠营养支持。答案选择B。

14. 参考《电离辐射损伤与临床诊治》：放射性口腔炎根据受照射史、受照射剂量（有个人剂量档案）和临床表现等进行综合分析，排除其他因素方能做出诊断。与细菌和病毒引起的口腔感染相鉴别：口腔感染以局部渗出较多，而放射性口腔炎以咽部黏膜干燥、萎缩及腺体破坏或咽黏膜溃疡为主；晚期放射性口腔炎合并感染时则不易鉴别，此时应强调受照射史；放射性口腔炎的临床症状主要是不同程度的进食障碍，伴有口咽疼痛，有时伴有声音嘶哑，部分患者表现为烦躁不安、低热和呼吸困难，严重者因吞咽疼痛而不能进食，最终导致营养不良，身体抵抗力下降；急性放射性口腔炎局部表现为口腔黏膜出现充血、红斑、斑片状黏膜炎、融合性黏膜炎及黏膜萎缩，出现溃疡，严重的深部溃疡同时伴有骨和软骨显露；慢性放射性口腔炎局部表现为口腔黏膜萎缩、颜色变白和黏膜的柔韧性消失，深浅不等的溃疡、黏膜下软组织和骨显露。答案选择C。

15. 参考《中华当代护理大全（第3卷）护理技术与设备》：急性放射性皮炎病变主要累及表皮和真皮，严重者可累及皮下组织。皮肤除发生早期急性放射性反应，还会发生晚期损伤，如表皮萎缩变薄、皮下软组织纤维硬化等。临床上要注意观察和记录照射野皮肤反应的范围和程度，并根据国际肿瘤放射学会关于急性放射损伤分级标准进行评估。皮肤急性放射反应分为5级。0级：无变化；Ⅰ级：滤泡样暗红色红斑，干性脱皮或脱发，出汗减少；Ⅱ级：触痛性或鲜红色斑，皮肤皱褶处有片状湿性脱皮或中度水肿；Ⅲ级：皮肤皱褶以外部位融合的湿性脱皮，凹陷性水肿；Ⅳ级：溃疡、出血、坏死。答案选择E。

二、多项选择题

1. 参考《肿瘤放射治疗护理》中放疗期间，放射野皮肤护理：了解放疗的部位、面积、放射源种类、照射剂量，遵医嘱在放疗前后涂抹皮肤保护剂；放疗期间评估放射野皮肤反应程度，定期观察放射野皮肤反应的变化程度；穿全棉、柔软、宽松的衣服；放射野禁用刺激性大的肥皂水清洗及涂抹化妆品；保持放射野皮肤清洁、干燥；放射野皮肤禁忌冷、热敷，不可贴胶布；放射野皮肤避免日光直射是；保持放射野标记清晰，如标记颜色变浅，应由主管医生给予描画。答案选择ABCD。

2. 参考《胸部肿瘤放射治疗精要与临床实践》：湿性皮肤反应表现为照射野皮肤出现湿疹、水疱，严重者可造成糜烂、破溃，对有少量渗出液的湿性皮肤反应，可采取暴露疗法，局部涂喜疗妥乳膏、冰蚌油或庆大霉素、维斯克、康复新液交替湿敷，对已发生局部溃疡继发感染者应暂停放疗，局部换药，并使用抗生素控制感染，促进愈合。答案选择ABCDE。

3. 参考《电离辐射损伤与临床诊治》：依受照射剂量和病情出现的早晚，放射性口腔炎分为急性放射性口腔炎和慢性放射性口腔炎。前者是指口腔黏膜受到电离辐射（X射线、γ射线、中子及电子束辐射等）超过其该器官阈剂量，而在6个月内引起的急性口腔黏膜反应。后者由急性放射

性口腔炎迁延而来，或受照射6个月以后引起黏膜溃疡、坏死及黏膜下的软组织和骨显露。放射性口腔炎也是头颈部肿瘤放疗和造血干细胞移植预处理全身照射的主要并发症，大多在治疗中或治疗后发生。答案选择ABCD。

4. 参考《电离辐射损伤与临床诊治》：放射性黏膜炎的发生是一个复杂的多因素参与的过程。首先，射线直接损伤，口腔黏膜由非角质鳞状上皮细胞组成，其下为涎腺及皮脂腺。射线对基底细胞的损伤，致黏膜细胞的分裂补偿机制受损，黏膜的厚度降低而脆性增加；涎腺损伤，唾液分泌减少，特别是浆液性腺泡组织为纤维组织所代替，导致唾液分泌量明显减少，口腔自洁作用降低；同时，射线造成的无菌性炎症致使渗出较多，易继发细菌感染。其次，射线损伤血管，局部血供障碍，导致口腔黏膜修复减慢。最后，氧自由基浓度升高，受照射后内源性氧自由基产生增加和清除氧自由基的超氧化物歧化酶活性下降，进一步加重口腔黏膜损伤。除此之外，受照射者全身免疫系统功能受到抑制，机体抵抗力下降，自身身体状况和口腔卫生等因素均可影响黏膜损伤的程度。答案选择ABCDE。

5. 参考《中华当代护理大全（第3卷）护理技术与设备》急性皮肤反应的处理：①干性反应出现时，勿用手抓挠，以免加重反应。局部外用薄荷淀粉、氢的油等药物，可起到清凉止痒的作用；②湿性反应出现时，局部外用氢地油、表皮生长因子外用溶液或湿润烫伤膏等，可减轻局部炎症反应、促进皮肤愈合；③反应区域皮肤宜充分暴露，切勿覆盖或包扎；④当皮肤反应达Ⅲ级面积较大时，反应区域皮肤清洁换药后使用促进皮肤愈合的药物，同时预防性应用抗生素、给予营养支持促进皮肤愈合，

必要时暂停放疗；⑤皮肤出现结痂、脱皮时，禁用手撕剥，以免造成感染、溃烂甚至不易愈合，皮肤反应一般持续至放疗结束才会逐渐恢复，放疗期间要积极预防和处理早期出现的皮肤反应，防止严重的急性放射性皮炎的发生。答案选择 ABCDE。

三、简答题

1. 参考《肿瘤临床护理问题解析》，放射性口腔炎患者口腔溃疡程度的评估方法：Ⅰ级，口腔黏膜有 1～2 个＜1.0cm 的溃疡；Ⅱ级，口腔黏膜有 1 个＞1.0cm 的溃疡和数个小溃疡；Ⅲ级，口腔黏膜有 2 个＞1.0cm 的溃疡和数个小溃疡；Ⅳ级，口腔黏膜有 2 个＞1.0cm 的溃疡和（或）融合溃疡。

2. 参考《肿瘤放射治疗护理》中口腔黏膜反应的处理措施：应保持口腔清洁湿润，放疗开始后可使用康复新、复方维生素 B_{12} 溶液等漱口；口腔局部感染时，可根据情况给予西吡氯铵、碳酸氢钠等漱口，并给予口腔护理两次，同时局部喷洒药物（如外用重组人酸性成纤维细胞生长因子等），以促进表皮黏膜生长；疼痛加剧影响进食时，可用局部麻醉剂（利多卡因和庆大霉素配制液）于饭前 30min 含漱数分钟后缓慢吞咽，以缓解疼痛，利于进食。

3. 参考《肿瘤临床护理问题解析》中预防鼻咽癌放疗患者口腔溃疡护理措施：

（1）卫生指导：对化疗过程中反复出现口腔溃疡的患者，应加强健康教育，使其保持口腔卫生，同时配合全身支持疗法，提高机体抵抗力，以减轻放疗时口腔溃疡的发生或发生的程度。放疗期间指导鼻咽癌放疗患者使用软毛刷刷牙，必要时用热水浸泡牙刷增加其柔软性，避免对黏膜的损伤。放疗期间按时冲洗鼻腔 2 次／天，保持鼻咽部清洁。

（2）饮食指导：指导患者戒烟、戒酒，避免进食过冷、过热、酸性或刺激性食物；多进食富含维生素的蔬菜水果，进食小麦胚芽等具有抗氧化作用的食物，稳定细胞膜，减少口腔溃疡的发生；每日饮水＞2000ml，以缓解口腔干燥。

（3）宣教口腔溃疡的观察方法：如口腔黏膜出现红肿疼痛、黏膜白苔及时报告医生，早期积极对症处理。

4. 参考《影像科护理》，放射性皮炎是放疗中常见的放射损伤，发生程度不仅与放射线的性质和放射野的面积、放疗剂量有关，还与放疗期间局部护理密切相关。护理要点：①尽量避免衣领等对颈部照射野内皮肤的摩擦，忌搔抓，不能用化纤类围巾，忌暴晒，禁止用肥皂水擦洗照射区皮肤等以减轻局部皮肤反应；穿棉质低领宽松衣服，清洁皮肤时只需用清水轻轻擦洗即可；保持照射野区皮肤干燥，尤其是腋窝、腹股沟、外阴等处；②涂抹比亚芬软膏保护照射区皮肤，可预防和减轻照射野皮肤干燥，改善患者的舒适度；促进受损细胞再生修复；减轻水肿，加快渗出物的排出，促进损伤组织的愈合；③针对Ⅰ度放射性皮肤反应（Ⅰ度，滤泡、轻度红斑脱皮、干性皮炎、出汗减少），一般不用处理，如瘙痒可用 3% 薄荷淀粉局部使用。Ⅱ～Ⅲ度皮肤反应（Ⅱ度，明显红斑、斑状湿性皮炎、中度水肿；Ⅲ度，融合性湿性皮炎、凹陷性水肿）可用氢地油膏外用，也可在局部创面喷洒金因肽。Ⅳ度皮肤反应（坏死溃疡）按照Ⅱ～Ⅲ度处理，并密切观察其变化，必要时停止放疗。

第三节　放射治疗常见部位损伤的处理和护理

一、单项选择题

1. 晚期放射反应是指自放疗开始之日起（　　）个月后发生的放射反应

A. 1　　　　B. 2　　　　C. 3

D. 4　　　　E. 5

2. 放疗可引起白细胞减少，出现不同程度的免疫功能抑制，若白细胞数量减少到（　　），血小板减少到（　　），应停止放化疗，并按医嘱应用升白细胞药物

A. 2×10^9/L，60×10^9/L

B. 3×10^9/L，50×10^9/L

C. 4×10^9/L，50×10^9/L

D. 3×10^9/L，60×10^9/L

E. 5×10^9/L，60×10^9/L

3. 为预防放射性肺炎，2～3周放射量应为（　　）

A. 18～20Gy 以上

B. 18～20Gy 以下

C. 40Gy 以上

D. 10Gy 以下

E. 以上都不是

4. 在进行直肠癌和宫颈癌放疗时，易发生（　　）

A. 放射性直肠炎

B. 放射性膀胱炎

C. 放射性阴道炎

D. 放射性直肠炎和放射性膀胱炎

E. 放射性膀胱炎和放射性阴道炎

5. 亚致死损伤的细胞修复在照射后（　　）内可以完成

A. 8～12h　　　　B. 1～2h

C. 4～8h　　　　D. 3～4h

E. 12～24h

6. 患者，男性，47 岁，2019 年 8 月病理确诊食管鳞状上皮高级别上皮内瘤伴癌变。放疗 2 周后出现进食疼痛、梗阻的情况而不愿进食，考虑该患者发生（　　）

A. 气管食管瘘

B. 放射性气管炎

C. 放射性食管炎

D. 放射性口腔炎

E. 上腔静脉压迫综合征

7. 患者，女，58 岁，2016 年 3 月确诊为宫颈癌，4 月行宫颈癌阴道内照射加体外远距离照射治疗，放疗后肿瘤完全消失，2021 年后反复发作尿频、尿急及间歇性肉眼血尿等症状，考虑该患者最可能发生了（　　）

A. 宫颈癌转移　　　B. 膀胱癌

C. 放射性膀胱炎　　D. 放射性阴道炎

E. 下尿路感染

8. 颅内压增高的常见症状是（　　）

A. 恶心呕吐　　　　B. 视觉障碍

C. 头痛　　　　　　D. 视盘水肿

E. 意识障碍

9. 宫颈癌放疗晚期的严重并发症最常见为（　　）

A. 子宫体恶性肿瘤

B. 直肠腺癌

C. 膀胱癌

D. 卵巢癌

E. 外阴癌

10. 在临床上，为了保证正常组织受量，下面指标主要作为正常组织耐受剂量的是（　　）

A. TD90/5　　　　B. TD5/5

C. TD50/5　　　　D. TD5/10

E. 以上都不对

11. 下列放疗外照射的临床剂量学原则

错误的是（　　）

  A. 应尽量提高治疗区域内剂量，尽量使周围正常组织的剂量减少至最低程度

  B. 靶区剂量要求准确

  C. 靶区内剂量分布要均匀，最高剂量与最低剂量的差异不能超过 20%

  D. 靶区内剂量分布要均匀，最高剂量与最低剂量的差异不能超过 10%

  E. 尽可能不照射或少照射肿瘤周围的重要器官

12. 急性脑水肿大多发生在照射后（　　）

  A. 12～24h   B. 24h～7d

  C. 半个月   D. 1 个月后

  E. 半年

13. 下列关于日光中紫外线的过度照射说法错误的是（　　）

  A. 面部最易受累

  B. 室外工人发病率较室内工人高

  C. 深肤色个体较多发病

  D. 儿童期减少日光暴晒可明显降低鳞癌的发生率

  E. 紫外线辐射可诱导啮齿动物产生鳞癌

14. 下列关于放疗过程中引起颅内高压的治疗措施不正确的是（　　）

  A. 控制输液量，输液总量为 24h 尿量（600～800）ml+500ml

  B. 过度通气，8～10L/min 的吸氧治疗，可减轻脑水肿

  C. 甘露醇、呋塞米等脱水治疗

  D. 必要时激素治疗：如地塞米松、氢化可的松、泼尼松等

  E. 应用巴比妥类药物及冬眠疗法等减轻脑部耗氧量

15. 患者，女，62 岁，确诊左肺腺癌 5 个月，放疗后出现咳嗽、咳痰、发热 3d，确诊放射性肺炎，对该患者的护理措施不正确的是（　　）

  A. 急性期使用抗生素可控制肺部炎症反应

  B. 监测体温变化，高热可给予 30% 乙醇溶液或温水擦浴，同时多饮水，及时更换衣服、床单位并注意保暖、休息，避免劳累，防止加重放射性肺炎

  C. 患者出现口唇发绀、呼吸困难时，应给予半卧位、氧气吸入。严重呼吸困难时使用呼吸兴奋药以缓解症状

  D. 对于有痰液咳嗽的患者，可给予止咳药，并观察疗效

  E. 保持室内清洁、空气清新，避免异味刺激，室内温度一般在 18～20℃为宜，相对湿度以 60%～65% 为佳

二、多项选择题

1. 电离辐射作用于身体后所引起的反应称为放射反应，一般分为（　　）

  A. 黏膜反应   B. 全身反应

  C. 辐射性白内障   D. 局部反应

  E. 骨反应

2. 下列关于预防放射性肺炎发生的描述正确的是（　　）

  A. 放射治疗前，要根据患者的年龄、肺功能、病灶部位及范围、既往病史等评价患者对放射性肺损伤的耐受情况，制订合理的治疗计划

  B. 对于高龄、肺功能差、病变位于下肺且范围广泛者，尽量不要放化疗同步进行，对肺受照射的剂量体积应严格控制

  C. 治疗过程中注意预防肺部感染，以免加重放射性肺炎的危害

D. 对胸部肿瘤接受放疗患者，要观察其咳嗽、气短、发热等症状，及时发现、及时诊断

E. 注意放射性肺炎的早期症状和早期诊断，并给予及时和恰当的处理，把放射性肺炎控制在 1～2 级，避免升至 3～4 级

3. 下列关于放射性膀胱炎的说法正确的是（　　）

A. 放射性膀胱炎是盆腔肿瘤患者最常见的放疗反应，多见于宫颈癌的放射治疗

B. 患者会出现尿频、尿急、尿痛、血尿、排尿困难、下腹坠胀感等临床表现

C. 指导患者多饮水，进清淡、易消化、高营养饮食，忌辛辣刺激性食物，避免咖啡、浓茶及果汁等酸性饮料，以免加重不适

D. 保持外阴和尿道口的清洁，防止逆行感染，必要时应用抗感染药物

E. 出现血尿予以止血抗炎药物治疗，密切观察病情变化

4. 有关超分割放疗的描述，不正确的是（　　）

A. 总剂量不变　　B. 延长总治疗时间
C. 增加分次次数　D. 降低分次剂量
E. 晚反应减轻

5. 早反应组织的特点是（　　）

A. 对总治疗时间变化不敏感

B. 细胞更新快

C. α/β 比值高

D. 损伤表现早

E. 对分次剂量变化不敏感

三、简答题

1. 简述放射性直肠炎患者的护理。

2. 简述放射性膀胱炎患者的护理。

3. 患者，男性，65 岁，2019 年 4 月因左侧面瘫伴左手麻木确诊为右前额叶脑胶质瘤 Ⅳ 级并行手术切除，术后恢复好，未行放化疗。2020 年 4 月患者无明显诱因再次出现左侧肢体偏瘫，言语不清，病情逐渐加重，出现间断性意识障碍、答非所问症状，于 4 月 10 日收入放疗科，放疗至第 10 次，患者出现头痛、恶心、呕吐，肢体症状及意识障碍加重，你认为该患者出现了什么情况？如何处理？

答案解析：

一、单项选择题

1. 参考《肿瘤放射治疗护理》：晚期放射反应指自放疗开始之日起 3 个月后发生的放射反应。答案选择 C。

2. 参考《肿瘤放射治疗护理》：放疗可引起患者白细胞减少，出现不同程度的免疫功能抑制，若白细胞数量减少到 2×10^9/L，血小板减少到 60×10^9/L，应暂停放化疗，并按医嘱应用升白细胞药物。答案选择 A。

3. 参考《临床中医护理三基训练手》和《肿瘤临床护理问题解析》：肺组织照射剂量达 30～40Gy 时，放射性肺炎发生率明显增高，可出现放射性肺炎，症状为干咳、活动后呼吸困难、发热、胸痛、白细胞升高，胸部 X 线片见放射野小点状和网状阴影。预防措施为限制 2～3 周放射量在 18～20Gy 以下，放射面积在放射量 55Gy 时限制在 $150cm^2$ 以下为宜。答案选择 B。

4. 参考《肿瘤中医外治法》：直肠或骨盆内脏器进行放疗时或在放疗后引起的直肠炎，肠黏膜可发生糜烂、溃疡或出血，表现为直肠刺激症状，如大便次数增多、里急后重。镜检下肠壁充血水肿，浅表性和散在性溃疡、渗血。如不适当处置和护理，易成慢性直肠炎。答案选择 A。

5. 参考《肿瘤中西医治疗学》：亚致死损伤修复通常进行得很快，照射后 1h 出现，4～8h 可以完成，是超分割放疗必须要间隔 6h 以上的理论基础。答案选择 C。

6. 参考《肿瘤放射治疗护理》：大部分患者在放疗开始后 1～2 周（DT20～30Gy 10～15 次）会出现轻重不一的放射性食管炎，主要表现为吞咽疼痛，进食困难的症状较前有加重，或术后放疗患者出现吞咽梗阻的症状。主要原因是食管黏膜充血、水肿、渗出及糜烂。患者因为进食痛、胸骨痛及烧灼感等而不愿进食。答案选择 C。

7. 参考《肿瘤临床护理问题解析》：宫颈癌放疗后出现放射性膀胱炎的时间为从放疗至膀胱炎的出现至少有 5 年，且临床上常先有放射性出血膀胱炎的表现。答案选择 C。

8. 参考《临床常见肿瘤放射治疗学》：颅内压增高的症状有头痛、恶心呕吐、视觉障碍等。头痛是最常见症状，晨起较重，咳嗽、弯腰或低头活动时加重，呕吐后略缓解，性质以胀痛或撕裂痛多见。视盘水肿是颅内压增高的重要体征之一，与头痛、恶心呕吐一起为颅内压增高的典型表现，早期常难以发现，仅表现为视网膜静脉搏动消失等，视盘水肿表现为视神经乳头充血、边缘模糊不清、中央凹陷消失、视盘隆起、静脉怒张。其他常见表现有颈强直、意识障碍、生命体征变化等。初期意识障碍仅表现为嗜睡、反应迟钝，严重病例可出现昏睡、昏迷、瞳孔散大等。生命体征变化有血压升高、脉搏缓慢、呼吸不规律等。答案选择 C。

9. 参考《临床常见肿瘤放射治疗学》：放射癌是指在原放射区域内，经组织学证实，有相当长的潜伏期，并能排除复发或转移恶性肿瘤，是放疗晚期的严重并发症，发生率为 0.12%～2.27%。以子宫体恶性肿瘤（子宫中胚叶混合瘤及子宫内膜腺癌）为最多，其次为直肠腺癌、膀胱癌、卵巢癌、外阴癌、软组织纤维肉瘤及骨肉瘤，治疗应首选非放射疗法。答案选择 A。

10. 参考《肿瘤放射治疗学》：TD5/5 表示最小耐受剂量，指在标准治疗条件下，治疗 5 年内小于或等于 5% 的病例发生严重并发症的剂量。TD50/5 表示最大耐受剂量，指在标准治疗条件下，治疗 5 年内小于或等于 50% 的病例发生严重并发症的剂量。答案选择 B。

11. 参考《肿瘤放射治疗学》中，放疗外照射的临床剂量学原则：①肿瘤剂量要求准确；②治疗的肿瘤区域内，剂量变化梯度不能超过 ±5%，即最高剂量与最低剂量的差异不能超过 10%，而不是 20%；③照射野设计应尽量提高治疗区域内剂量，降低照射区周围组织受量范围；④保护肿瘤周围重要器官免受照射，至少不能使它们接受超过其允许耐受量的范围。答案选择 C。

12. 参考《脑干肿物及其治疗》：脑组织的急性放射反应主要是发生急性脑水肿，大多发生在照射后 24h～7d，可见血管怒张、充血、出血、水肿等。答案选择 B。

13. 参考《临床常见肿瘤放射治疗学》流行病学和实验资料表明，日光中紫外线的过度照射是鳞癌的病因之一，且致癌光谱为中波紫外线：①面部最易受累；②室外工人发病率较室内工人高；③深肤色个体较少发病；④儿童期减少日光暴晒可明显降低鳞癌的发生率；⑤紫外线辐射可诱导啮齿动物产生鳞癌；⑥致癌光谱为中波紫外线（波长为 280～320nm）。答案选择 C。

14. 参考《肿瘤临床护理问题解析》中：颅内高压治疗措施如下。

（1）卧床休息，头部抬高 15°～30°，保持呼吸道通畅。

（2）控制输液量，输液总量为 24h 尿量（600～800）ml+500ml，以输平衡液辅以胶体液为主，可输入少量 5% 葡萄糖注射液。

（3）过度通气：其疗效取决于脑血管对二氧化碳的敏感性。当脑血管麻痹时，过度通气对治疗颅内高压常难以奏效。吸氧 5～8L/min 治疗，可减轻脑水肿。

（4）脱水治疗：① 20% 甘露醇 1～2ml/kg，静脉快速滴注，每日 3～4 次；② 呋塞米 20～40mg 静脉注射，每日 1～2 次；③ 30% 尿素转化糖或尿素山梨醇 200ml 静脉滴注，每日 2～4 次；④ 20% 人血白蛋白 20～40ml 静脉滴注。

（5）必要时激素治疗，如地塞米松、氢化可的松、泼尼松等。

（6）其他治疗：如应用巴比妥类药物及冬眠疗法等减轻脑部耗氧量。答案选择 B。

15.参考《肿瘤临床护理问题解析》中放射性肺炎放疗后护理：①遵医嘱抗感染对症治疗，急性期使用抗生素可控制肺部炎症反应，但应注意现配现用，并注意药物不良反应；②发热的护理，监测体温变化，高热可给予 30% 乙醇溶液或温水擦浴，同时多饮水，及时更换衣服、床单位并注意保暖、休息，避免劳累，防止加重放射性肺炎；③注意观察患者的咳嗽、呼吸和伴随症状，如患者出现口唇发绀、呼吸困难，应给予半卧位、氧气吸入。严重呼吸困难时使用呼吸兴奋药以缓解症状。保持呼吸道通畅，痰多、黏稠时，可用氨溴索等化痰药物或雾化吸入稀释痰液，同时给予叩背协助排痰，并教会患者正确咳痰的方法，以使痰液顺利咳出，必要时给予吸痰，并注意观察痰液的性状、颜色和量。对于有刺激性干咳的患者，可给予止咳药，并观

察疗效；④饮食护理，给予高热量、低脂肪、易消化、富含维生素的清淡饮食，禁食辛辣刺激性食物。放疗中嘱患者多饮水，每日约 2000ml，以增加尿量，促进放疗所致肿瘤细胞大量破裂死亡而释放的毒素排出体外，减轻全身的放疗反应；⑤保持室内清洁、空气清新，避免异味刺激，室内温度一般在 18～20℃ 为宜，相对湿度以 60%～65% 为佳。答案选择 D。

二、多项选择题

1.参考《肿瘤放射治疗学》：电离辐射作用于身体后所引起的反应称为放射反应，一般分为全身反应和局部反应。答案选择 BD。

2.参考《肿瘤临床护理问题解析》中预防放射性肺炎的措施：①首先接受放射治疗前，要根据患者的年龄、肺功能、病灶部位及范围、既往病史等评价患者对放射性肺损伤的耐受情况，制订合理的治疗计划。对于高龄、肺功能差、病变位于下肺且范围广泛者，尽量不要放化疗同步进行，对肺受照射的剂量体积应严格控制；②治疗过程中注意预防肺部感染，以免加重放射性肺炎的危害；③对胸部肿瘤接受放疗的患者，要观察其咳嗽、气短、发热等症状，及时发现、及时诊断，避免在已有放射性肺炎的基础上继续放疗导致严重后果。把放射性肺炎控制在 1～2 级，避免升至 3～4 级。答案选择 ABCDE。

3.参考《肿瘤放射治疗护理》：放射性膀胱炎是盆腔肿瘤患者最常见的放疗反应，多见于宫颈癌的放射治疗，发病率约为 9%。膀胱黏膜充血、水肿、溃疡、出血，患者会出现尿频、尿急、尿痛、血尿、排尿困难、下腹坠胀感等临床表现。护理要点：指导患者多饮水，进清淡、易消化、高营养饮食，忌辛辣刺激性食物、避免咖啡、浓茶及果汁等酸性饮料，以免加重不适；保持外阴

和尿道口的清洁，防止逆行感染，必要时应用抗感染药物；出现血尿予以止血抗炎药物治疗，密切观察病情变化。答案选择ABCDE。

4.参考《肿瘤放射治疗学》：超分割是在与常规分割方案相同的总治疗时间内，在保持相同总剂量的情况下每日照射两次。超分割的基本目的是通过降低分次剂量进一步分开早反应组织和晚反应组织的效应差别。超分割的治疗时间及总治疗剂量与普通分割相同，只是将一次治疗分为间隔的两次。答案选择ACDE。

5.参考《肿瘤放射治疗学》中早反应组织有以下特点：①早反应组织的 α/β 值较大，对总治疗时间变化敏感，而对分次剂量变化不敏感。缩短总治疗时间可以提高肿瘤的控制概率；②细胞更新快，损伤组织能够很快得到恢复；③损伤表现早，发生在 3 个月内。答案选择 BCDE。

三、简答题

1.参考《肿瘤临床护理问题解析》中放射性肠炎患者的护理

（1）心理护理：做好专科治疗相关知识宣教，当有相关不良反应(如血便出现)时，可有效避免患者恐惧和焦虑的心理。关心安慰患者，积极采取相关治疗和护理，取得患者及其家属积极配合，促进放射性肠炎愈合。

（2）生活护理：注意饮食卫生，尽量避免进食对胃肠道刺激较大的食物，如辣椒、胡椒和生蒜等。忌含糖量高和易产气的食物，如马铃薯、土豆、洋葱等。不食生冷或凉拌的食物以免引起肠道过敏不适。嘱患者多进食易消化、纤维素含量少的蔬菜水果，饮食宜以清淡、无刺激、易消化、少食多餐为原则，从而减轻肠道负担。腹泻严重需禁食者，采用胃肠外营养。急性期应卧床休息。

（3）症状护理：腹部不适，每日排便4 次以上伴肛门坠胀时应卧床休息，腹痛明显时遵医嘱应用解痉药物治疗，还可以使用蒙脱石散、洛哌丁胺等对症处理。放射性直肠炎患者常合并不同程度的贫血，在饮食上要注意营养成分的搭配；同时向患者做好补血药物应用指导。

（4）保留灌肠：若药物治疗效果欠佳，可行药物保留灌肠。灌肠前告知患者排空大小便，根据病变位置取左侧或右侧卧位，臀部垫一软枕，取 16 ～ 18 号肛管插入 15cm，用 50ml 注射器吸取药液缓慢推注，嘱患者做深呼吸运动，然后缓慢推注5 ～ 10min 注完。拔出肛管，嘱患者适当抬高臀部，并用手轻轻按揉肛门，静卧 1h。睡前 30min 灌肠，灌肠液须在肠腔内保留2 ～ 6h。

（5）肛周皮肤护理：保留灌肠时动作轻柔，保护肛周皮肤及直肠黏膜。便后进行肛周护理，使用柔软的卫生纸，用温水毛巾擦洗干净，使肛周皮肤清洁、干燥。局部皮肤可涂氧化锌软膏，防止皮肤溃烂，必要时可用高锰酸钾坐浴。告知患者穿棉质透气内衣。

（6）全身支持治疗护理：对症状严重者应暂停放疗，遵医嘱给予大剂量维生素。肾上腺皮质激素可减轻反应。便血多者，静脉应用止血药，必要时输血。

2.参考《肿瘤临床护理问题解析》中放射性膀胱炎的护理

（1）心理护理：出血性放射性膀胱炎患者入院时大多焦虑、紧张不安，护士要热情接待，倾听患者主诉，理解其感受，安慰患者，解释出血性放射性膀胱炎引起的原因及其易形成逆行性感染的特点，使患者了解不良的情绪对身体健康不利。

（2）预防性护理：在实施盆腔放疗前，嘱患者排空小便；腔内放疗时，在阴道内填塞纱布，以增加放射源与膀胱间的距离，减少膀胱受累。有血尿者，应观察并记录尿的量、颜色的变化，有无血块堵塞，并指导家属及患者活动时注意引流袋的高度应低于膀胱位置，防止尿液反流引起感染。做好基础护理，用 1/1000 苯扎溴铵棉球进行会阴消毒，每日 2 次，保持会阴清洁，保持床单位清洁，膀胱阴道瘘患者床上垫橡胶单及中单，臀部垫尿不湿，做好患者的皮肤护理，预防压疮的发生。

（3）并发症的护理：轻、中度急性放射性膀胱炎，主要采用非手术疗法。嘱患者每日饮水 2000～3000ml，及时给予抗感染、止血及对症治疗，以缓解膀胱刺激征；每次排尿后注意外阴及尿道口清洁，防止逆行感染。重度出血者输新鲜血，纠正贫血，改善全身情况。

（4）药物膀胱灌注的护理：重度放射性膀胱炎反复出现肉眼血尿者遵医嘱用庆大霉素 24 万 U+ 地塞米松 5mg+ 肾上腺素 1mg ＋生理盐水 50ml 膀胱灌注，嘱患者排尽尿液后灌注，勤翻身、改变体位，使药液充分接触膀胱内壁，消炎、止血，促进上皮组织修复和黏膜愈合。

（5）全身支持疗法的护理：根据医嘱静脉使用或口服抗生素，预防泌尿系感染，同时监测血常规变化，血尿者静脉应用止血药，观察生命体征变化，若血红蛋白 ＜ 70g/L 可考虑输新鲜血。

（6）指导患者加强营养，进食高蛋白质、高维生素、富含铁剂的饮食，以利机体的恢复。

（7）健康教育及出院指导：指导患者自放疗开始起即应坚持用 1∶5000 高锰酸钾冲洗液或 1∶10 洁肤净等行阴道冲洗，每日或隔日 1 次，直至放疗后半年以上。无特殊情况可改为每周冲洗 1～2 次，坚持 2 年以上为好，以减少感染，促进上皮愈合，避免阴道粘连。每次放疗前排空小便，减少膀胱的受量，增加放疗效果，预防及减少放射性膀胱炎的发生。每日饮水量超过 1500ml，养成定时排尿的习惯，特别是不憋尿，每次排尿后清洗会阴，注意个人卫生。

3. 参考《肿瘤临床护理问题解析》中放疗过程引起的颅内高压患者护理措施

（1）患者应绝对卧床休息，抬高床头 15°～30°。

（2）呕吐者头偏向一侧，以防窒息，并观察记录其呕吐次数、呕吐物的颜色与量。

（3）注意观察生命体征、神志、瞳孔及肢体运动改变，如发现头痛剧烈、呕吐频繁、血压升高、脉搏减慢、呼吸深慢、瞳孔不等大、对光反应迟钝，甚至意识不清应及时报告医生处理。

（4）搬运及翻身时，动作要轻柔，防止颈部过屈、过伸及受压。

（5）坐起或大小便时切勿用力过猛，以免颅内压增高及脑疝形成。

（6）有急性脑水肿时需要限制液体摄入量，成年人每日入水量一般在 2000ml 以内，静脉补液速度不宜过快，每分钟 20～30 滴。

（7）呕吐频繁及使用利尿脱水药、激素药等时应注意电解质平衡，按医嘱记录出入水量。

（8）保持排便通畅，预防便秘，3d 未排便者可根据医嘱予缓泻药或低压灌肠，禁用高压及大量液体灌肠。

第四节　放射治疗引起高热的处理和护理

一、单项选择题

1. 放射区域的皮肤、软组织因免疫功能下降，易发生局部疏松结缔组织炎，出现红、肿、全身高热，常见于（　　）癌

　　A. 喉癌　　　B. 舌癌　　　C. 口腔癌

　　D. 鼻咽癌　　E. 颊癌

2. 放疗后发热患者血象降低，主要是指（　　）降低

　　A. 血小板　　　　B. 血红蛋白

　　C. 白细胞　　　　D. 粒细胞

　　E. 白介素 -11

3. 在用放射性粒子治疗肺部肿瘤后的（　　）粒子易发生脱落

　　A. 2 ～ 7d　　　　B. 3 ～ 5d

　　C. 2 ～ 3d　　　　D. 5 ～ 7d

　　E. 1 ～ 2d

4. 下列关于喉癌放疗并发症处理错误的是（　　）

　　A. 根治性放疗后 3 个月喉水肿持续存在，并伴声带固定，需考虑肿瘤未控可能，一经证实可行解救性喉切除术

　　B. 喉轻度水肿出现时，宜及时予以超声雾化治疗

　　C. 放疗中避免用声过度可减轻急性放射反应

　　D. 喉软骨坏死宜首选抗炎保守治疗

　　E. 放疗前或放疗中戒烟可减少并发症的发生

5. 对处于不同周期时相的细胞，对热疗最敏感的细胞期是（　　）

　　A. M 期　　　B. G_1 期　　　C. G_2 期

　　D. S 期　　　E. 各期细胞敏感性相同

6. 某鼻咽癌患者放疗期间出现鼻咽大出血，此时其最好的急诊止血措施是（　　）

　　A. 气管插管预防窒息

　　B. 加大放疗剂量止血

　　C. 鼻咽塞子填塞压迫

　　D. 使用强效止血药

　　E. 配合大剂量化疗

7. 霍奇金病最常见的自发症状为（　　）

　　A. 贫血

　　B. 脾大

　　C. 无痛性颈部淋巴结肿大

　　D. 间歇性发热

　　E. 胸闷气促

8. 处理放疗引起高热的患者，下述措施不妥的是（　　）

　　A. 卧床休息

　　B. 流质或半流质饮食

　　C. 39℃以上暂停放疗

　　D. 多饮水

　　E. 使用退热药

9. 尤因肉瘤常出现局部皮温增高，下列需与尤因肉瘤相鉴别的疾病是（　　）

　　A. 骨结核

　　B. 化脓性骨髓炎

　　C. 骨囊肿

　　D. 骨纤维肉瘤

　　E. 骨纤维异样增殖症

10. 放射性粒子治疗肝癌的患者一般在（　　）后出现发热，体温为（　　）

　　A. 1 ～ 2d，37.5 ～ 38℃

　　B. 2 ～ 3d，37.5 ～ 38℃

　　C. 3 ～ 4d，37.5 ～ 38℃

　　D. 1 ～ 2d，38 ～ 38.5℃

　　E. 2 ～ 3d，38 ～ 38.5℃

11. 患者，男性，68 岁，2013 年 4 月 24 日因"刺激性干咳进行性加重，伴有明显的头晕、头痛"就诊，经 CT 引导下行肺穿刺活检确诊为"左肺腺癌伴脑转移"，行诱导化疗 2 周期后行头部转移灶放疗，放疗 2 次后出现高热，体温最高达 39.4℃，该患者放疗后发生高热的原因及诱因可能是（　　）

 A. 放疗导致的组织性损伤，特别是病变组织坏死吸收可引起吸收热

 B. 放疗毒性反应引起的血象下降、免疫功能减退

 C. 合并病毒或细菌感染而引起发热

 D. 放化疗结合治疗，不良反应增加及机体修复能力降低

 E. 以上都是

12. 肺癌发热经肺门断层照片有癌瘤阻塞支气管时，处理措施正确的是（　　）

 A. 先做阻塞部放疗，以解除阻塞性肺炎

 B. 先做癌灶部放疗，再做阻塞部放疗，以解除阻塞性肺炎

 C. 先用抗癌药和激素药控制发热，再做癌灶部放疗，以解除阻塞性肺炎

 D. 先用抗癌药和激素药控制发热，再做阻塞部放疗，以解除阻塞性肺炎

 E. 用抗癌药和激素药控制发热，手术解除癌瘤阻塞支气管

13. 放射性粒子治疗肺部肿瘤后最严重的并发症是（　　）

 A. 肺栓塞　　　　B. 气胸、血胸

 C. 出血　　　　D. 发热

 E. 放射性肺炎

14. 头颈部肿瘤放疗初期出现明显腮腺肿痛伴低热，查血未提示感染，下列处理方法合理的是（　　）

 A. 予以热敷治疗即可

 B. 只需要简单退热处理

 C. 口含维生素 C 即可

 D. 尽量保持口腔清洁，予以漱口水处理，必要时加用抗生素及暂停放疗

 E. 终止放疗，并给予全身抗炎治疗

15. 脑部肿瘤患者在进行放射性粒子治疗时，^{125}I 粒子植入后，体温一般在（　　），持续（　　），属于正常反应

 A. 37.5 ～ 38.5℃，5d

 B. 38 ～ 38.5℃，7d

 C. 37.5 ～ 38.5℃，5d

 D. 38 ～ 38.5℃，5d

 E. 37.5 ～ 38.5℃，7d

二、多项选择题

1. 下列关于暂停放疗的说法正确的是（　　）

 A. 有感染病灶暂停放疗

 B. 放疗前对感染病灶先不予以处理，发生急性炎症暂停放疗

 C. 放疗前对感染病灶先行抗炎处理，急性炎症控制后再行放疗

 D. 体温在 38℃ 以上者暂停放疗

 E. 体温在 38.5℃ 以上者暂停放疗

2. 肿瘤扩散可引起发热，特殊情况发热需先做引流，常见于（　　）

 A. 上颌窦癌　　　B. 宫颈癌

 C. 肺癌　　　　　D. 鼻咽癌

 E. 脑瘤

3. 霍奇金患者在进行化疗和放疗的综合治疗时，需要重点交代的远期并发症有（　　）

 A. 第二原发肿瘤

 B. 对远期心功能的影响

 C. 白细胞减少性发热

 D. 放射性肝炎

 E. 肾功能影响

4. 放疗引起高热的护理有（　　）

 A. 给易消化流质或半流质饮食、多饮

温开水

B. 急性炎症控制后再行放疗

C. 体温在 38℃ 以上者暂停放疗

D. 适当使用退热药和抗生素

E. 冰敷降温

5. 肿瘤放疗过程中可能引起高热的因素有（　　）

　A. 无菌性组织坏死：放疗所致脑部肿瘤坏死及周围组织的损伤

　B. 放疗及肿瘤本身所致器官腔道堵塞、淋巴引流不畅导致局部炎性反应

　C. 并发细菌感染：因化疗、放疗后防御机制受损，免疫功能抑制，易并发感染

　D. 原发肿瘤向周围器官浸润形成瘘管，导致感染发热

　E. 放射区域的皮肤、软组织因免疫功能下降，易发生局部疏松结缔组织炎

三、简答题

1. 简述放疗后引起高热的临床表现。

2. 简述特殊情况发热的处理和护理。

3. 简述发热的临床分级标准。

4. 患者，男性，68 岁，左肺腺癌伴脑转移，化疗 2 周期后行头部转移灶放疗，放疗 2 次后出现高热，体温最高达 39.4℃，脉搏 120 次/分，面部潮红伴有寒战，请问应该如何护理？

答案解析：

一、单项选择题

1. 放射区域的皮肤、软组织因免疫功能下降，易发生局部疏松结缔组织炎，常见于鼻咽癌照射后头颈部出现红、肿、全身高热。答案选择 D。

2. 参考《肿瘤临床助理问题解析》：放疗后发热患者血象降低主要为白细胞降低，

降钙素原升高。答案选择 C。

3. 参考《肿瘤放射性粒子治疗的护理规范》：放射性粒子治疗肺部肿瘤后的 2～7d 易发生粒子脱落，植入术一周内需收集 24min 痰液，稀释并过滤，痰中一旦发现粒子，应用长柄镊放入铅罐。答案选择 A。

4. 喉软骨坏死一旦出现只有手术切除坏死骨，必要时需做全喉切除。答案选择 D。

5. 热疗对放疗抗拒的 S 期细胞特别容易被高热杀伤，因此，热疗可以弥补放疗的不足，联用可以提高疗效。答案选择 D。

6. 由于鼻腔血管比较丰富，鼻咽癌在放疗期间出现大出血，放疗、止血药等都是止血方法，但作为急诊止血方法仍以填塞压迫止血法为最好。答案选择 C。

7. 霍奇金病淋巴结肿大首发症状常是无痛性颈部或锁骨上淋巴结进行性肿大。答案选择 C。

8. 参考《肿瘤临床助理问题解析》：放疗期间体温大于 38℃ 应暂停放疗，适当应用解热药，也可给予物理降温，嘱患者多卧床休息。答案选择 C。

9. 化脓性骨髓炎也可表现为高热、局部疼痛、皮温增高；骨结核局部无皮温增高，表现为活动受限，夜间尤为明显；骨囊肿、骨纤维肉瘤和骨纤维异样增殖症均无皮温增高和发热症状。答案选择 B。

10. 参考《肿瘤放射性粒子治疗的护理规范》：放射性粒子治疗肝癌后发热的原因是粒子照射使肿瘤组织凝固坏死，机体对这些坏死组织重吸收导致，一般出现在术后 2～3d，体温为 37.5～38℃。答案选择 B。

11. 参考《肿瘤临床护理问题解析》，发生高热的原因及诱因：①放疗导致的组织性损伤，特别是病变组织坏死吸收可引

起吸收热；②放疗毒性反应引起的血象下降、免疫功能减退，也易合并病毒或细菌感染而引起发热；③放化疗结合治疗，不良反应增加及机体修复能力降低，增加了高热的发生率及程度。答案选择 E。

12. 肺癌发热经肺门断层照片有癌瘤阻塞支气管时，先做阻塞部放射治疗，以解除阻塞肺炎，有利于放疗的顺利进行。答案选择 A。

13. 参考《肿瘤放射性粒子治疗的护理规范》：放射性粒子治疗肺部肿瘤后的并发症有肺栓塞、气胸、血胸、出血、发热、放射性肺炎，其中肺栓塞是最严重的并发症。答案选择 A。

14. 放疗初期出现腮腺肿痛伴低热，查血未提示感染，多考虑为急性放射性腮腺炎，一般出现在放疗的第 1～3 天，主要表现为一侧（少数双侧）腮腺区肿胀、疼痛，严重者局部皮肤红肿、皮温升高，少数伴有发热。其病理生理机制为放疗所致的腮腺导管上皮细胞肿胀而堵塞导管。腮腺肿痛属急性放射反应，尚无特效治疗手段，主要以对症治疗为主，如少吃刺激唾液腺分泌的食物、保持口腔清洁等，必要时可加用抗生素。答案选择 D。

15. 参考《肿瘤放射性粒子治疗的护理规范》：在进行放射性粒子治疗脑部肿瘤时，^{125}I 粒子植入后，由于粒子发挥作用导致肿瘤组织坏死，对坏死肿瘤组织的重吸收反应导致患者术后出现发热，体温一般在 37.5～38.5℃，持续一周左右，要告诉患者这是正常反应。答案选择 E。

二、多项选择题

1. 放疗前对感染病灶先行抗炎处理，急性炎症控制后再行放疗，体温在 38℃ 以上者暂停放疗。答案选择 CD。

2. 上颌窦癌发热做上颌窦开窗引流。宫颈癌因宫颈管阻塞发热，有宫腔积脓者，

应及时做宫腔引流。答案选择 AB。

3. 霍奇金病放疗的远期并发症包括肺、心脏毒性，甲状腺功能低下，第二原发肿瘤等。答案选择 AB。

4. 参考《肿瘤临床助理问题解析》：护理放疗引起高热的患者，体温在 38℃ 以上者暂停放疗，急性炎症控制后再行放疗，适当使用退热药和抗生素，给易消化流质或半流质饮食，嘱患者多饮温开水，保证每日饮水量在 3000ml 左右。答案选择 ABCD。

5. 参考《肿瘤临床护理问题解析》，肿瘤放疗过程中可能引起高热的因素有

（1）无菌性组织坏死：放疗所致脑部肿瘤坏死及周围组织的损伤。

（2）放疗及肿瘤本身所致器官腔道堵塞、淋巴引流不畅导致局部炎症性反应。

（3）并发细菌感染：因化疗、放疗后防御机制受损，免疫功能抑制，易并发感染。

（4）原发肿瘤向周围器官浸润形成瘘管，导致感染发热。

（5）放射区域的皮肤、软组织因免疫功能下降，易发生局部疏松结缔组织炎。答案选择 ABCDE。

三、简答题

1. 参考《肿瘤临床护理问题解析》：放疗后发热主要的临床表现是体温升高，表现为不规则热、多汗、面色潮红，血象降低（主要为白细胞降低，降钙素原升高）。

2. 特殊情况发热的处理和护理：①对由肿瘤扩散引起的发热可加用抗癌药和激素类药物；②上颌窦癌发热做上颌窦开窗引流；③宫颈癌因宫颈管阻塞发热，有宫腔积脓者，应及时做宫腔引流；④肺癌发热经肺门断层照片有癌瘤阻塞支气管时，先做阻塞部放疗，以解除阻塞性肺炎。

3. 参考《新编护理学基础》，以口腔

温度为标准，可将发热程度分为以下4级：①低热，体温为37.3～37.9℃；②中度发热，体温为38～38.9℃；③高热，体温为39～39.9℃；④超高热，体温≥40℃。

4. 参考《肿瘤临床护理问题解析》，放疗引起高热的护理

（1）放疗前对感染病灶先行抗感染处理，急性炎症控制后再行放疗。

（2）放疗期间体温大于38℃者应暂停放疗，适当应用解热药，也可给予物理降温，如温水、乙醇擦浴、冰袋物理降温，注意变换冰块放置位置以免冻伤局部组织，禁止头部置冰袋以防诱发癫痫发生。中枢性发热可用冰毯机降温。当持续高热时给予电冰毯降温，根据患者体温变化的趋势，进行调整设定值，使用冰毯时患者保持平卧位，保证体表与冰毯大面积接触。避免低温下皮肤受压部位血液循环速度减慢，局部循环不良，产生压疮，每隔1～2h翻身1次。

（3）密切观察患者体温、脉搏、呼吸、血压等变化，以及时发现颅内高压症状，防止脑疝形成。

（4）患者以卧床休息为主。

（5）准确记录24h出入量，保证出入量平衡，防止电解质失衡及饮水太多加重脑部负担。

（6）持续低流量吸氧2L/min，治疗过程中保证氧气管道通畅，湿化状态。

（7）加强饮食护理，高热时机体消耗大，及时补充营养，嘱患者进食清淡、易消化饮食，多喝温开水，保证每日的饮水量在3000ml左右，防止脱水及促进代谢产物排出。

（8）定期复查血常规，如有异常积极给予对症治疗。

（9）加强心理护理：护理人员在护理患者过程中保持冷静、镇定，积极配合医生完成治疗并向患者宣教预防发热的方法和措施。

第五节　放射治疗中常见并发症的处理与护理

一、单项选择题

1. 患者，男性，65岁，确诊肺癌，在一次放疗后有喉痒、胸闷的症状，随即咳嗽出约110ml血液，请问该患者咯血量为（　　）

A. 正常　　　　　　B. 微量

C. 少量　　　　　　D. 中等量

E. 大量

2. 鼻咽癌较少见于（　　）

A. 鼻咽鳞癌

B. 鼻咽非角化癌

C. 基底细胞样癌

D. 鼻咽腺癌

E. 大圆细胞癌

3. 肺癌患者放疗过程中出现急性放射性食管炎的时间是（　　）

A. DT40～60Gy　B. DT10～30Gy

C. DT30～50Gy　D. DT20～40Gy

E. DT50～70Gy

4. 子宫内膜癌以下考虑应用化疗不正确的是（　　）

A. ⅢA期及以上患者

B. 细胞分化程度为高分化

C. 透明细胞癌或乳头状浆液腺癌

D. 术前CA125升高

E. 雌激素、孕激素受体阴性

5. 幽门螺杆菌主要用于哪种疾病的筛查（　　）

A. 胃癌　　　B. 肝癌　　　C. 直肠癌

D. 肺癌　　E. 胆囊癌

6. 头颈部恶性肿瘤若先行术前放疗，放疗结束后再行手术的最佳时机是（　　）

A. 放疗结束后 4～6 周

B. 放疗结束后 1 周以内

C. 放疗结束后 2～4 周

D. 放疗结束后 1～2 周

E. 放疗结束后 6～8 周

7. 以下不属于术前放疗在鼻腔及副鼻窦恶性肿瘤治疗中作用的是（　　）

A. 减少出血

B. 提高局部控制率

C. 消灭亚临床病灶

D. 使肿瘤缩小

E. 减少术中播散

8. 下述关于喉癌放疗原则不正确的是（　　）

A. 病变侵及声门下区者行术后放疗时应避开气管造瘘口

B. 早期声门上低分化癌或未分化癌可首选放疗

C. 软骨受侵犯但无淋巴结转移的患者手术切除后仍需行术后放疗

D. T3、T4 期喉癌手术切除后需行术后放疗

E. 病变严重阻塞气道伴呼吸困难者为放疗相对禁忌证

9. 放疗后张口困难的患者发生鼻咽出血，下列处理措施错误的是（　　）

A. 止血方法是迅速清理呼吸道积血，保持气道通畅

B. 2000U 凝血酶原溶于 5ml 生理盐水滴入鼻咽部，也可用此药液浸湿棉塞子行鼻腔填塞

C. 鼻腔填塞后嘱患者取侧卧位

D. 对症治疗仍未能控制出血者，可行双侧颈外动脉结扎术或鼻前野照射止血

E. 填塞后患者应暂时禁食，加强口腔护理，每日漱口 4 次

10. 分析头颈肿瘤患者昏迷原因时，不应考虑（　　）

A. 脑肿瘤和脑转移性肿瘤

B. 颅内并发感染

C. 因天热蚊叮引起乙型脑炎

D. 脑辐射损伤引起昏迷

E. 脑底骨质破坏引起脑膜炎

11. 大咯血并发窒息的抢救配合，下列哪一项不正确（　　）

A. 立即置患者于头低足高位

B. 立即应用呼吸兴奋剂

C. 轻拍背部以利血块排出

D. 清除口腔、鼻腔内血凝块

E. 必要时立即行气管插管或气管镜直视下吸取血块

12. 咯血患者有窒息先兆时，应即刻采取（　　）措施

A. 应用呼吸兴奋剂

B. 导管吸出血凝块

C. 气管插管

D. 人工呼吸

E. 气管切开

13. 喉癌患者放疗前做预防性气管切开的指征是（　　）

A. Ⅰ度呼吸困难　　B. Ⅱ度呼吸困难

C. Ⅲ度呼吸困难　　D. 无呼吸困难

E. 以上都不是

14. 鼻咽癌根治性放疗最常见的并发症是（　　）

A. 后组脑神经损伤

B. 皮肤色素沉着

C. 听力减退

D. 口干及张口困难

E. 涕多

15. 下列不属于放疗的禁忌证的是（　　）

A. 治疗前血红蛋白＜60g/L 未得到

纠正

B. 白细胞 $< 3.0 \times 10^9/L$ 未得到纠正

C. 肿瘤所在脏器有穿孔可能或已穿孔

D. 皮肤或局部组织纤维化

E. 多发骨转移的晚期患者,局部骨痛剧烈者

二、多项选择题

1. 下列关于放射性口腔黏膜炎的描述,正确的是( )

A. 放射性口腔黏膜炎分为 5 级,其中 0 级为无反应

B. 放射性口腔黏膜炎分为 4 级,其中,1 级:充血,可有轻度疼痛,无须镇痛药

C. 放射性口腔黏膜炎分为 5 级,其中,Ⅱ级:片状黏膜炎,或有炎性血液分泌物,或有中度疼痛,需要镇痛药

D. 放射性口腔黏膜炎分为 4 级,其中,Ⅲ级:融合的纤维性黏膜炎,可伴有中度疼痛,需麻醉药

E. 放射性口腔黏膜炎分为 5 级,其中,Ⅳ级:溃疡,出血,坏死

2. 临床上使用放射线治疗某些急症性质的恶性肿瘤,这些急症包括( )

A. 止血　　　　　B. 镇痛

C. 上腔静脉压迫　D. 呼吸困难

E. 消化道梗阻

3. 喉癌放疗时由于合并炎症、充血水肿及放疗反应,造成气管狭窄,加上肿瘤不同程度阻塞声门造成吸入性呼吸困难。下列关于喉源性呼吸困难的描述正确的是( )

A. 喉癌放疗时由于合并炎症、充血水肿及放疗反应,造成气道狭窄,加上肿瘤不同程阻塞声门造成吸入性呼吸困难

B. 按呼吸困难程度分为Ⅳ度

C. Ⅱ度呼吸困难明显,吸气时出现胸骨上窝、锁骨上窝、肋间隙及上腹凹陷,鼻翼扇动,出汗、烦躁不安、轻度发绀

D. Ⅰ度呼吸困难应密切观察,注意病情变化

E. Ⅲ度呼吸困难应紧急气管切开

4. 处理放疗鼻出血时,下列正确的是( )

A. 由放疗引起的鼻出血不必做合血准备,输液即可

B. 出血不多可用麻黄碱滴鼻或填入棉花块

C. 出血较多者可做鼻腔、后鼻孔填塞

D. 难以控制的鼻出血可做颈外动脉结扎

E. 患者取坐位或卧位,为稳定情绪可用镇静药

5. 下列关于鼻咽大出血患者后鼻孔填塞后的护理措施说法正确的是( )

A. 鼻咽填塞后张口呼吸,由于患者不习惯张口呼吸,造成换气不足,所以应取侧卧位

B. 填塞后患者应暂时禁食,加强口腔护理,每日漱口 4 次

C. 用 0.25% 氯霉素滴眼液滴眼 4 次,防止感染,减少分泌物

D. 大出血患者精神紧张,忧虑心理比较突出,应耐心解释,鼓励患者忍耐并配合治疗

E. 48h 后拔除鼻咽腔填塞物,拔除前要做好再出血的急救准备

三、简答题

1. 简述患者放疗时咯血的处理和护理。

2. 简述放疗时癌症患者昏迷的护理。

3. 患者李某,男 38 岁,因"头痛、视

力下降、面神经麻木"来院就诊，确诊为鼻咽癌，治疗方式首选放疗，于第12次放疗后出现鼻咽部大出血，请问如何配合抢救？

答案解析：

一、单项选择题

1. 参考《内科护理学》：根据患者咯血量的多少，将其分为少量咯血、中等量咯血和大量咯血。通常认为24h内咯血量＜100ml者为少量咯血，100～500ml者为中等量咯血，＞500ml或1次咯血量＞100ml者为大量咯血。答案选择E。

2. 参考《临床常见肿瘤放射治疗学》：鼻咽癌可进一步分为鼻咽鳞癌、鼻咽非角化癌（分化型与未分化型）、基底细胞样癌，鼻咽鳞癌占鼻咽癌的98%，其中又以低分化鳞癌最为多见（占95%以上），其次为中分化鳞癌及高分化鳞癌，鼻咽腺癌较少见，依据其在镜下可见腺体的数量和形态可分为高分化腺癌、中分化腺癌和低分化腺癌，未分化癌是指光镜下癌组织中既找不到清楚的细胞间桥和（或）角化，也找不到腺腔结构的鼻咽癌；泡状核细胞癌，即大圆细胞癌，因镜下癌细胞核呈空泡状而得名，由于其具有比较特殊的形态及经放疗后预后较好，故独立成一型。答案选择D。

3. 参考《肿瘤放射治疗学》和《肿瘤放射治疗护理》：急性放射性食管炎是指在肺癌、食管癌等放疗时，由于食管处在照射野之内，随着治疗剂量的增加食管受到不同程度照射损伤的临床病症。放射性食管炎多数表现为吞咽疼痛和进食困难。发生时间多数为20～40Gy，主要原因为食管黏膜的充血、水肿、渗出及糜烂。轻度的放射性食管炎患者可以观察治疗，重者则需要进行激素和抗生素治疗。答案选择D。

4. 参考《肿瘤诊断与治疗》：化疗主要用于晚期及复发子宫内膜癌的综合治疗，近年来，化疗在子宫内膜癌的综合治疗中越来越受到重视。以下情况应考虑应用化疗：①ⅢA期及以上患者；②细胞分化程度为低分化；③透明细胞癌或乳头状浆液腺癌；④术前CA125升高；⑤雌激素、孕激素受体阴性。答案选择B。

5. 参考《肿瘤诊断与治疗实践》：幽门螺杆菌（helicobacter pylori，Hp）与胃癌，Hp感染是慢性活动性胃炎、消化性溃疡、胃黏膜相关淋巴组织淋巴瘤和胃癌的主要致病因素。Hp的检测主要用于胃癌的筛查，Hp联合胃蛋白酶原和胃镜检查是目前胃癌早期筛查的最佳手段。Hp阳性的人群为胃癌高危人群。Hp检查的方法有：①胃黏膜（多为胃窦黏膜）做直接涂片、染色，组织切片染色及细菌培养来检测Hp；②胃活检组织尿素酶试验；③呼吸试验，C或C尿素呼气试验；④Hp抗原和抗体检测。胃活检组织检测Hp最可靠。

6. 放疗容易控制肿瘤周边的病灶，而肿瘤中心部分对放射线较抗拒。单纯手术治疗肿瘤常在周边复发，但有利于切除放疗后残留中心肿瘤。综合使用放射和手术，可以取得互补作用。放疗结束后2～4周是再行手术的最佳时机。如果间隔时间过短，放疗急性反应未过，间隔时间过长，恶性肿瘤会导致组织纤维化形成，这些均会使手术难度增大和并发症增加。答案选择C。

7. 参考《肿瘤放射治疗学》：鼻腔及副鼻窦恶性肿瘤治疗方式以放疗与手术结合为主，疗效明显优于单纯放疗或单纯手术的疗效。术前放疗可以使肿瘤缩小，消灭肿瘤周围的亚临床病灶，减少术中扩散概率，从而降低肿瘤局部复发率。答案选A。

8. 喉癌术后放疗的患者若有下述指征则气管造瘘口必须包括在照射野内：①病

变侵及声门下区；②术前行紧急气管切开术；③颈部软组织受侵；④气管切缘良性；⑤手术切痕通过造瘘口。答案选择 A。

9. 参考《护理学综合研究》：鼻腔填塞后患者需张口呼吸，由于患者一般不习惯张口呼吸，且患者张口困难，造成换气不足，所以应取半坐卧位。答案选择 C。

10. 头颈肿瘤患者昏迷原因：①脑肿瘤和脑转移性肿瘤；②颅内并发感染；③脑辐射损伤引起昏迷；④脑底骨质破坏引起脑膜炎。答案选择 C。

11. 应用呼吸兴奋剂后患者的呼吸会加深加快，不利于血液咯出，有导致患者窒息的危险。答案选择 B。

12. 患者一旦发生咯血，立即头偏向一侧，避免发生误吸，嘱患者不要屏气，鼓励患者将血咯出，有窒息危险时，立刻用负压吸引器清除呼吸道内积血，以防窒息。答案选择 B。

13. 喉癌放疗以小剂量开始，逐渐增大到治疗量。Ⅰ度呼吸困难应密切观察，注意病情变化；Ⅱ度者宜先进行预防性气管切开再做放疗；Ⅲ度者应紧急气管切开。答案选择 B。

14. 参考《肿瘤放射治疗护理》，鼻咽癌根治性放疗常见的并发症有口干、张口困难、脑坏死、骨坏死、听力下降等，其中最常见的有口干及张口困难。答案选择 D。

15. 参考《影像科护理》，放疗禁忌证：①恶性肿瘤晚期呈恶病质；②心、肺、肝、肾重要脏器功能有严重损害者；③合并各种传染病，如活动性肝炎、活动性肺结核；④严重的全身感染、败血症、脓毒血症未控制；⑤治疗前血红蛋白 < 60g/L、白细胞 < 3.0×10^9/L、血小板 < 50×10^9/L，没有得到纠正者；⑥放射中度敏感的肿瘤已有广泛转移或经足量放疗后近期内复发者；

⑦已有严重放射损伤部位的复发，高热或合并脏器穿孔。答案选择 E。

二、多项选择题

1. 参考《肿瘤放射治疗护理》，放射性口腔黏膜炎分为 5 级：0 级，无反应；Ⅰ级：充血，可有轻度疼痛，无须镇痛药；Ⅱ级，片状黏膜炎，或有炎性血液分泌物，或有中度疼痛，需要镇痛药；Ⅲ级，融合的纤维性黏膜炎，可伴有中度疼痛，需麻醉药；Ⅳ级，溃疡，出血，坏死。答案选择 ACE。

2. 参考《现代肿瘤诊疗与护理》中急症放疗：①止血，消化道、呼吸道肿瘤引起的出血，放疗可使之血止，如肺癌、宫颈癌、直肠癌等出血；②镇痛，骨转移或肿瘤压迫神经，放疗局部可使疼痛缓解，有效率达 80% 以上；③肺癌或纵隔肿瘤造成上腔静脉压迫综合征，患者有面颈肿胀、呼吸困难、患侧上肢麻木等症状，可以用放疗使肿瘤缩小，缓解对上腔静脉的压迫；④呼吸困难；⑤消化道梗阻。不同部位、不同种类肿瘤、不同病情，可分别对待。答案选 ABCDE。

3. 参考《呼吸系统疾病诊疗标准》：喉癌放疗时由于合并炎症、充血水肿及放疗反应，造成气道狭窄，加上肿瘤不同程度阻塞声门造成吸入性呼吸困难。按呼吸困难程度分为四度：Ⅰ度安静时无呼吸困难表现，活动时有吸入性呼吸困难；Ⅱ度安静时有轻度吸入性呼吸困难，活动时加重，尚无烦躁不安；Ⅲ度呼吸困难明显，吸气时出现胸骨上窝、锁骨上窝、肋间隙及上腹凹陷，鼻翼扇动，出汗、烦躁不安、轻度发绀；Ⅳ度症状更加重，发绀、面色苍灰，最后昏迷，大小便失禁，窒息以致呼吸、心搏骤停。处理：安静休息和吸氧；喉癌放疗以小剂量开始，逐渐增大到治疗量。Ⅰ度呼吸困难应密切观察，注意病情变化；

Ⅱ度者宜先进行预防性气管切开应再做放疗；Ⅲ度呼吸困难应紧急气管切开。答案选 ABDE。

4. 参考《护理学综合研究》：鼻腔、副鼻窦癌和鼻咽癌出血为放疗常见急症，其处理方法如下。

（1）根据出血量采取坐位、半坐卧位或平卧，安慰患者，缓和紧张情绪。

（2）少量出血者，用 3% 麻黄碱滴鼻后加上棉花填塞，多可止血。

（3）前鼻腔填塞和后鼻孔填塞：1%Dicaine 做鼻腔、口咽黏膜表面麻醉，根据情况做一侧和双侧细纱条或细纱球填塞。

（4）鼻出血在难以控制情况下需行颈外动脉结扎术。

（5）急做血常规、出凝血时间、血型检查，并进行止血，做好紧急输血的准备。

（6）定时测记血压、呼吸、脉搏，血压低于 12kPa 时应予以输血。答案选择 BCDE。

5. 参考《护理学综合研究》：鼻咽填塞后患者张口呼吸，由于患者一般不习惯张口呼吸，造成换气不足，所以应取半坐卧位。填塞后患者应暂时禁食，加强口腔护理，每日漱口 4 次。用 0.25% 氯霉素滴眼液滴眼 4 次，防止感染，减少分泌物。大出血患者精神紧张，忧虑心理比较突出，应耐心解释，鼓励患者忍耐并配合治疗。48h 后拔除鼻咽腔填塞物，拔除前要做好再出血的急救准备。必要时在手术室进行。答案选择 BCDE。

三、简答题

1. 参考《肿瘤临床护理问题解析》中放疗时咯血的处理和护理：喉以下的气管、支气管及肺实质出血，经咳嗽由口腔排出，少量为痰中带血，也可大量咯血。少量咯血为咯血量少于 100ml，中量咯血为 100～300ml，大量咯血大于 300ml。咯血的特点：咯血前胸闷喉痒，血鲜红混有泡沫或痰液，血液由咳嗽而出，血液呈碱性反应。处理措施为绝对卧床休息，稳定情绪，给予镇静药；用纱袋或夏天用冰袋置于患侧胸部，减少活动，促进凝血；使用止血药，大量出血者需用垂体后叶素。10U 加 50% 葡萄糖溶液 20ml，缓慢静注或加入 5% 葡萄糖溶液 500ml 静脉滴注。测量血压、脉搏和呼吸，保持大便通畅，给予润肠剂和祛痰剂。

2. 参考《肿瘤临床护理问题解析》中放疗时癌症患者昏迷的护理：放疗患者昏迷的原因有脑肿瘤和脑转移性肿瘤；颅脑并发感染，如中耳癌鼓室向颅内破坏，鼻咽癌颅底骨破坏引起脑膜炎；急性和慢性脑辐射性损害。此类昏迷患者，应定时测记体温、脉搏、呼吸、血压，观察瞳孔大小和对光反应，保持呼吸道通畅，拉出舌头吸除分泌物。进行吸氧，患者宜用侧卧低头体位，注意大小便护理，注意保暖；应用抗生素预防感染，昏迷者禁用放疗，脑水肿时采用脱水治疗，脑瘤所致昏迷多先行手术切除或减压术。

3. 参考《护理学综合研究》中放疗后鼻咽大出血的急救配合：①迅速通知医生，让患者在床上取侧卧位，取下活动性义齿，解开衣领。嘱患者勿将血液吞下，防止血液吸入气管引起窒息；②同时立即准备抢救物品，包括吸痰机、吸痰用物、开口器、金属压舌板、舌钳、后鼻孔填塞包、鼻腔凡士林纱条、手套、消毒剪刀、中方纱及鹅颈灯、手电筒等，必要时备额镜、鼻咽镜、鼻窥；③用通俗易懂的语言安慰患者，解除其紧张心理，使患者能配合医生操作。及时吸干净口、咽、鼻腔等部位的积血，了解出血部位，协助医生对患者进行前后鼻孔填塞止血；④建立静脉通道，配血、输液。按医嘱使用止血药及镇静药物。

参 考 文 献

陈凡，殷麟，王晓莉，2013.临床常见肿瘤放射治疗学 [M].天津：天津科学技术出版社.

韩丽梅，张红伟，2008.护理学综合研究 下 [M].北京：中国科学技术出版社.

何爱莲，徐晓霞，2020.肿瘤放射治疗护理 [M].郑州：河南科学技术出版社.

贾立群，2020.肿瘤中医外治法 [M].北京：中国中医药出版社.

姜安丽，钱晓路，2018.新编护理学基础 [M] 3 版.北京：人民卫生出版社.

姜恩海，龚守良，曹永珍，等，2015.电离辐射损伤与临床诊治 [M].北京：人民军医出版社.

焦桂梅，2019.常见肿瘤的诊断与治疗 [M].长春：吉林科学技术出版社.

林丽珠，2013.肿瘤中西医治疗学 [M].北京：人民军医出版社.

刘新民,2008.中华医学百科大辞海内科学(第三卷) [M].北京：军事医学科学出版社.

罗莎莉，2017.肿瘤临床护理问题解析 [M].北京：科学出版社.

王春生，曾熙媛，顾美仪，2015.中华当代护理大全 第 3 卷 护理技术与设备 [M].南昌：江西科学技术出版社.

王绿化，朱广迎，朗锦义，等，2018.肿瘤放射治疗学 [M].北京：人民卫生出版社.

王忠诚，2004.脑干肿物及其治疗 [M].北京：中国科学技术出版社.

徐庆锋，杨桂芳，侯淑华，等，2015.现代肿瘤诊疗与护理 [M].昆明：云南科技出版社.

许亚萍，袁双虎，2018.胸部肿瘤放射治疗精要与临床实践 [M].沈阳：辽宁科学技术出版社.

严朝娴，王攀峰，徐瑞彩，2018.肿瘤放射性粒子治疗的护理规范 [M].北京：人民卫生出版社.

尤黎明，吴瑛，孙国珍，等，2017.内科护理学 [M].6 版.北京：人民卫生出版社.

虞向阳，2019.肿瘤诊断与治疗实践 [M].长春：吉林科学技术出版社.

郑淑梅，李雪，2019.培训教材 影像科护理 [M].北京：人民卫生出版社.

朱惠丽，贝政平，2014.呼吸系统疾病诊疗标准 [M].上海：上海科学普及出版社.

邹艳辉，周硕艳，李艳群，2018.实用肿瘤疾病护理手册 [M].北京：化学工业出版社.